U0712150

全国中医药行业高等教育经典老课本

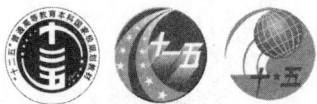

普通高等教育"十二五""十一五""十五"国家级规划教材

新世纪（第二版）全国高等中医药院校规划教材

新世纪全国高等中医药优秀教材

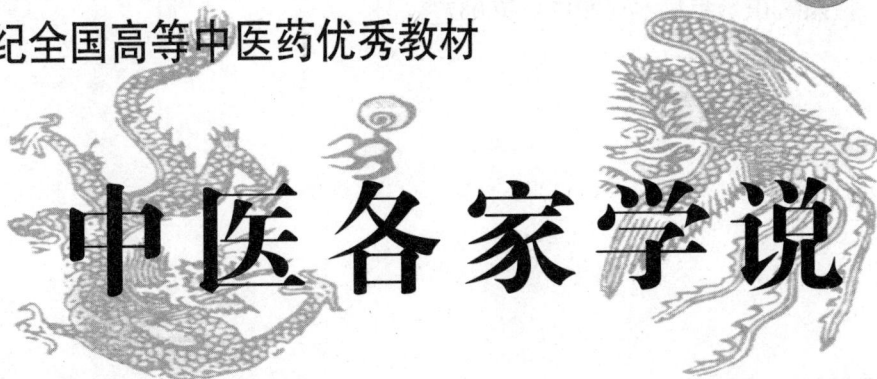

中医各家学说

（供中医药类专业用）

主　编　严世芸（上海中医药大学）

副主编　易法银（湖南中医药大学）

　　　　李笑然（苏州大学）

主　审　朱伟常　周崇仁（上海中医药大学）

中国中医药出版社

·北京·

图书在版编目（CIP）数据

中医各家学说/严世芸主编 . —北京：中国中医药出版社，2017. 3 （2019.11 重印）

全国中医药行业高等教育经典老课本

ISBN 978 - 7 - 5132 - 4036 - 9

Ⅰ. ①中…　Ⅱ. ①严…　Ⅲ. ①中医学 - 中医学院 - 教材　Ⅳ. ①R22

中国版本图书馆 CIP 数据核字（2017）第 037734 号

中国中医药出版社出版

北京经济技术开发区科创十三街 31 号院二区 8 号楼

邮政编码　100176

传真　010 64405750

保定市西城胶印有限公司印刷

各地新华书店经销

开本 850×1168　1/16　印张 23. 5　字数 540 千字

2017 年 3 月第 1 版　2019 年 11 月第 2 次印刷

书　号　ISBN 978 - 7 - 5132 - 4036 - 9

定价　59.00 元

网址　www. cptcm. com

如有印装质量问题请与本社出版部调换　　（010-64405510）

版权专有　侵权必究

社长热线　010 64405720

购书热线　010 64065415　010 64065413

微信服务号　zgzyycbs

书店网址　csln. net/qksd/

官方微博　http：//e. weibo. com/cptcm

淘宝天猫网址　http：//zgzyycbs. tmall. com

出版说明

"新世纪全国高等中医药院校规划教材"是全国中医药行业规划教材，由"政府指导，学会主办，院校联办，出版社协办"，即教育部、国家中医药管理局宏观指导，全国中医药高等教育学会和全国高等中医药教材建设研究会主办，全国26所高等中医药院校各学科专家联合编写，中国中医药出版社协助管理和出版。本套教材包含中医学、针灸推拿学和中药学三个专业共46门教材。2002年相继出版后，在全国各高等中医药院校广泛使用，得到广大师生的好评。

"新世纪全国高等中医药院校规划教材"出版后，国家中医药管理局、全国中医药高等教育学会、全国高等中医药教材建设研究会高度重视，多次组织有关专家对教材进行评议。2005年，在广泛征求、收集全国各高等中医药院校有关领导、专家，尤其是一线任课教师的意见和建议基础上，对"新世纪全国高等中医药院校规划教材"进行了全面的修订。"新世纪（第二版）全国高等中医药院校规划教材"（以下简称"新二版"教材）语言更加精炼、规范，内容准确，结构合理，教学适应性更强，成为本学科的精品教材，多数教材至今已重印数十次，有16门教材被评为"'十二五'普通高等教育本科国家级规划教材"。

当今教材市场"百花齐放""百家争鸣"，新版教材每年层出不穷，但仍有许多师生选用"新二版"教材。其中有出于对老主编、老专家的敬仰和信任，当时的编者，尤其是主编，如今已经是中医学术界的泰斗；也有些读者认为"新二版"教材的理论更为经典；还有部分读者对"绿皮书"有怀旧情结，等等。为更好地服务广大读者，经国家中医药管理局教材建设工作委员会、中国中医药出版社研究决定，选取"新二版"中重印率较高的25门教材，组成"全国中医药行业高等教育经典老课本"丛书，在不改动教材内容及版式的情况下，采用更优质的纸张和印刷工艺，以飨读者，并向曾经为本套教材建设贡献力量的专家、编者们致敬，向忠诚的读者们致敬。

热忱希望广大师生对这套丛书提出宝贵意见，以使之更臻完善。

国家中医药管理局教材建设工作委员会

中国中医药出版社

2017 年 2 月

再版前言

　　"新世纪全国高等中医药院校规划教材"是全国唯一的行业规划教材。由"政府指导,学会主办,院校联办,出版社协办"。即:教育部、国家中医药管理局宏观指导;全国中医药高等教育学会及全国高等中医药教材建设研究会主办,具体制定编写原则、编写要求、主编遴选和组织编写等工作;全国26所高等中医药院校学科专家联合编写;中国中医药出版社协助编写管理工作和出版。目前新世纪第一版中医学、针灸推拿学和中药学三个专业46门教材,已相继出版3~4年,并在全国各高等中医药院校广泛使用,得到广大师生的好评。其中34门教材遴选为教育部"普通高等教育'十五'国家级规划教材",41门教材遴选为教育部"普通高等教育'十一五'国家级规划教材"(有32门教材连续遴选为"十五"、"十一五"国家级规划教材)。2004年本套教材还被国家中医药管理局中医师资格认证中心指定为执业中医师、执业中医助理医师和中医药行业专业技术资格考试的指导用书;2006年国家中医、中西医结合执业医师、执业助理医师资格考试和中医药行业专业技术资格考试大纲,均依据"新世纪全国高等中医药院校规划教材"予以修改。

　　新世纪规划教材第一版出版后,国家中医药管理局高度重视,先后两次组织国内有关专家对本套教材进行了全面、认真的评议。专家们的总体评价是:"本次规划教材,体现了继承与发扬、传统与现代、理论与实践的结合,学科定位准确,理论阐述系统,概念表述规范,结构设计合理,印刷装帧格调健康,风格鲜明,教材的科学性、继承性、先进性、启发性及教学适应性较之以往教材都有不同程度的提高。"同时也指出了存在的问题和不足。全国中医药高等教育学会、全国高等中医药教材建设研究会也投入了大量的时间和精力,深入教学第一线,分别召开以学校为单位的座谈会17次,以学科为单位的研讨会15次,并采用函评等形式,广泛征求、收集全国各高等中医药院校有关领导、专家,尤其是一线任课教师的意见和建议,为本套教材的进一步修订提高做了大量工作,这在中医药教育和教材建设史上是前所未有的。这些工作为本套教材的修订打下了坚实的基础。

　　2005年10月,新世纪规划教材第二版的修订工作全面启动。修订原则是:①有错必纠。凡第一版中遗留的错误,包括错别字、使用不当的标点符号、不规范的计量单位和不规范的名词术语、未被公认的学术观点等,要求必须纠正。②精益求精。凡表述欠准确的观点、表达欠畅的文字和与本科教育培养目的不相适应的内容,予以修改、精练、删除。③精编瘦身。针对课时有限,教材却越编越厚的反应,要求精简内容、精练文字、缩编瘦身。尤其是超课时较多的教材必须"忍痛割爱"。④根据学科发展需要,增加相应内容。⑤吸收更多院校的学科专家参加修订,使新二版教材更具代表性,学术覆盖面更广,能够全面反应全国高等中医药教学的水平。总之,希冀通过修订,使教材语言更加精炼、规范,内容准确,结构合理,教学适应性更强,成为本学科的精品教材。

　　根据以上原则,各门学科的主编和编委们以极大的热情和认真负责的态度投入到紧张的修订工作中。他们挤出宝贵的时间，不辞辛劳，精益求精，确保了46门教材的修订按时按质完成，使整套教材内容得到进一步完善，质量有了新的提高。

　　教材建设是一项长期而艰巨的系统工程，此次修订只是这项宏伟工程的一部分，它同样要接受教学实践的检验，接受专家、师生的评判。为此，恳请各院校学科专家、一线教师和学生一如既往关心、关注新世纪第二版教材，及时提出宝贵意见，从中再发现问题与不足，以便进一步修改完善或第三版修订提高。

全国中医药高等教育学会

全国高等中医药教材建设研究会

2006年10月

修订说明

　　《中医各家学说》是反映历代中医学成就，具体阐述医家学说及其经验的中医专业后期提高课程。其教学目的是使学生在学习了中医学各科课程的基础上，进一步了解与掌握中医历代著名医家的学术思想、学术理论、临床经验，以及主要学术流派对中医学发展的影响，以扩大学生的知识范围，提高理论水平，丰富临床知识，为今后从事临床、科研和教学工作打下扎实基础。这门课程具有很强的理论性、实用性和研究性，它与《中国医学史》及其他课程是有区别的。

　　本教材根据《中医各家学说》教学大纲编写。在编写过程中参考了二版、三版、四版《中医各家学说》教材的内容，根据中医药高等院校几年来教材的使用情况，这次教材编写分总论、各论两大部分。总论主要介绍中医历代各家学说的形成、发展、有关学术流派，以及学习方法。各论收载自唐迄民国初期，共34位医家。在医家的选择上，侧重于在医学理论及临床证治方面有重要贡献的医学家。医家之先后次序按朝代排列。全书共分为晋唐，两宋，金元，明代，清代、民国初期五个时期，并简述各个时期各家学说方面的发展情况。本教材的编写，除医家学说外，进一步充实了临床辨证论治方面的内容，并选择了一些相关医案，穿插其中，以期加深学生对该医家学术思想的理解，继承前贤精湛医术。书末附有《中国历代主要医家生平著作简表》，选取战国时期至清末民初医家共218人，供读者查阅、参考。《简表》由上海中医药大学各家学说教研室制作。

　　本教材经使用五年后，又被列为"十一五"国家级规划教材。经收集全国各中医药院校教学使用后的情况，我们采纳并权衡了各方的经验和意见，对原书进行修订。

　　此次修订，主要在书中所载医家中，删去王冰、成无己、严用和及丁泽周四家，并将戴元礼、王纶两家精简后附于朱震亨之后。这样，所介绍的医家数由原34家减为30家。与此同时，还将列于"学术理论"及"治疗经验"之后的"医论选读"部分概行删除。通过删繁就简，以冀能够适当减轻学生的学习负担。但对于所删的内容，在教学中也可适当作简要的穿插介绍，以进一步扩大学生的知识面，并引导其在可能的条件下进行自学研读。

　　本教材在使用过程中，请各院校不断总结经验，提出宝贵意见，以便今后进一步修订提高。

《中医各家学说》编委会
2007 年 6 月

目 录

总 论

各 论

总　论

中医学是我们祖先历经几千年创造并留传下来的珍贵的民族医学，也是世界医学领域中的一个重要组成部分。它经历了长时期临床实践的反复检验，具有系统的学术理论和丰富的治疗经验，为中华民族的繁衍昌盛作出了巨大贡献。

在春秋战国至汉代这一历史时期，出现了《黄帝内经》等经典医学著作，奠定了中医学理论体系。由于历代医家学术渊源有别和临床经验各有擅长，他们在继承研究与探索过程中又有新的阐发，使这一理论体系不断充实、提高，并向纵深方向发展。故历代医家的学术理论和治疗经验是我们继承和发扬中医学遗产的基础。各家学说的内容丰富多彩、博大精深，能在很大程度上扩展我们的视野，开拓我们的思路，增加我们的治疗手段，无论对临床诊疗或理论研究，都具有十分重要的现实意义和启迪作用。

一、各家学说与中医理论体系

中医各家学说，经历了十分漫长的发展过程。可以认为，医学理论本源自某些医家对医学的认识和见解，由于历代医家在学术上的共同努力和研究，使中医理论不断发展，渐趋完整。

早在西周，医学家已提出四时发病及五药治病等理论，《周礼·医师章》说："四时皆有疠疾，春时有痟首疾，夏时有痒疥疾，秋时有疟寒疾，冬时有嗽上气疾。以五味、五谷、五药养其病；以五气、五声、五色视其死生……"又说："凡疗疡以五毒攻之，以五气养之，以五药疗之，以五味节之。凡药，以酸养骨，以辛养筋，以咸养脉，以苦养气，以甘养肉，以滑养窍。"这种学说已经论述了发病特点以及有关诊断和治疗等问题，其间亦体现了当时医家的理论特色和学术成就。在春秋时代，又有六气致病的学说，如《左传》记载周景王四年（公元前 541 年）秦医和提出："天有六气，降生五味，发为五色，征为五声，淫生六疾。六气曰阴、阳、风、雨、晦、明也，分为四时，序为五节，过则为菑：阴淫寒疾，阳淫热疾，风淫末疾，雨淫腹疾，晦淫惑疾，明淫心疾。"其四时、五节、六气和五味、五色、五声等概念，以及"天人相应"的思想，也都进一步反映了古代医家们在病因学和人体生理病理学方面的学术观点，开中医学理论体系的先河。

《礼记·曲礼》有"医不三世，不服其药"之说，所谓"三世"者，一般认为即《黄帝针经》《素女脉诀》和《神农本草经》，这是有关针刺、脉学以及药物方面的三种著作，它们不仅是当时医疗经验的总结性记录，而且实为古代各门学科和各家学说的代表作，对当时医家产生了重要影响。

自春秋战国至东汉末年，是中医学发展较迅速，成就巨大的历史时期，许多重要医学著作都在此时相继问世，据东汉班固《汉书·艺文志》记载，有医经七家，凡二百一十六卷；经方十一家，凡二百七十四卷，足见当时名医辈出，著述繁多。医经七家包括《黄帝内经》《黄帝外经》《扁鹊内经》《扁鹊外经》《白氏内经》《白氏外经》《白氏旁篇》；经方十一家包括《五藏六腑痹十二病方》《五藏六腑疝十六病方》《五藏六腑瘅十二病方》《风寒热十六病方》《泰始黄帝扁鹊俞拊方》《五藏伤中十一病方》《客疾五藏狂颠病方》《金疮疭瘛方》《妇人婴儿方》《汤液经法》《神农黄帝食禁》等。上述所谓"七家"及"十一家"，乃是泛指医家的诸种著作而言，非为医家之谓，如《白氏内经》《白氏外经》《白氏旁篇》即是白氏的三部医著。《艺文志》说："医经者，原人血脉、经络、骨髓、阴阳、表里，以起百病之本，死生之分，而用度箴石汤火所施，调百药齐和之所宜"；"经方者，本草石之寒温，量疾病之浅深，假药味之滋，因气感之宜，辨五苦六辛，致水火之齐，以通闭解结，反之于平。"可见，无论在医学基础理论或药物学方面，当时的医家著书立说，已有许多不同的论述。

在医经七家、经方十一家中，《黄帝内经》（《素问》《灵枢》各81篇）是唯一现存的著作，其内容丰富，为中医理论体系奠定了基础。《内经》一书的内容，比较系统地反映了西周至西汉末年的医学面貌，它是丰富的医疗实践经验与当时自然科学知识、古代哲学及诸子百家学说相结合的产物，也是这一时期各医家多种学说的荟萃。如《素问》一书，曾采用了古医经二十多种，包括《上经》《下经》《脉经》《九针》《大要》《脉要》《本病》《金匮》《热论》《形法》《针经》《脉变》《五色》《揆度》《奇恒》《阴阳十二官相使》《天元玉册》《太始天元册文》等等。因之，学术见解之不一致处，在《内经》中亦时有所见。

分析《内经》的具体内容，涉及阴阳五行、五运六气、摄生、藏象、经络、病机、诊法、治则、针灸等，这些正是中医学理论体系组成的内容。所以，《内经》的成书，标志着中医学基本理论的确立，它与张仲景的《伤寒杂病论》分别是我国医学基本理论和辨证论治的奠基之作，二书和《神农本草经》《难经》一起被历代医家奉为经典，由此而确立了中医学独特的理论体系，这对后世医学的发展产生了巨大、深远的影响。历代医家的医疗实践无不以之为指导，而这些基础理论则又在医家的临床实践中反复验证并不断得到充实和提高。自晋唐、宋、金元，下迄明清的许多医家，他们在各自的临床经验和理论研究中在某一方面有很大发展，创立了各家学说，发展了中医理论，但在总体上始终保持着中医学术理论的特色，直到近代，中医学仍具有其独特的体系。

二、历代医家的争鸣与中医学的发展

如上所述，虽然《内经》等典籍为各家学说的综合性著作，但其医学思想基本上是一致的，因它奠定了中医理论的基础，故被后世公认为"经典著作"。此后，从魏晋至隋唐、宋代，历代医家在临床医学方面积累的经验越来越丰富，并在理论上也有一定的总结和提高。至金元时代，医家们把临床实践与理论研究更加具体地联系起来，他们各抒己见，发表了不同的学说，如刘完素的火热病机理论、张子和的攻邪理论、李东垣的脾胃内伤学说，以及朱丹溪的养阴学说等，这些医家的学术争鸣，不仅丰富了医学的内容，而且在中医学发展史上，起着承先启后的作用，故《四库全书总目提要》认为"医之门户，分于金元"，人们研究各家学说也多从金元开始。

但须看到在金元之前，诸如唐代孙思邈、王冰，宋代的陈言、成无己、钱乙、朱肱、许叔微、严用和等医家的学说，都各有特点和贡献，对后世医学颇多影响，因此，也是研究各家学说所不能忽视的内容。金元之后，明清之际名家辈出，他们在临床实践的基础上进行理论研究，不仅使各科医学理论趋于综合、融化，而且多所突破，颇有创新，值得我们重视和借鉴。

综观历代卓有成就的医家，他们都有很丰富的临床实践，从生理、病理、诊断、治疗等不同角度，对中医基本理论加以深入的阐发，兹择要举例如下：

（一）阴阳五行学说

1. 阴阳

医家论述阴阳，无不以《内经》为基础。如王冰注《素问》有"阳气根于阴，阴气根于阳。无阴则阳无以生，无阳则阴无以化。全阴则阳气不极，全阳则阴气不穷"的名言。此后，历代医家都十分重视阴阳互根的原理。

元明时代，朱丹溪、张景岳等医家结合生理病理，在水火、命门、阴精、阳气等方面对阴阳问题作了更深入的研究和阐发，朱氏提出"阳常有余，阴常不足"的论点，张氏则认为"阳常不足，阴本无余"。同时，张氏还较为全面地论述了元阴、元阳的问题。总之，这都反映出他们从阴阳角度对生命根源和生理机能问题进行了探讨，其价值和意义是相当重要的。

2. 五行

继《内经》五行学说之后，《难经》根据五行生克乘侮之理，提出了"母能令子虚"，"虚者补其母"；"子能令母实"，"实者泻其子"，以及"东方实，西方虚，泻南方，补北方"的治则。后《中藏经》也强调五行关系，在五脏病中着重提出"金克木"、"水乘火"、"肝来克脾"、"肺来乘脾"等说。在《隋志》所录的谢士泰《删繁方》中又提出了母虚补子的内容，这些理论，甚为唐、宋、金、元医家（如孙思邈、王焘、许叔微、陈无择、钱乙、刘河间等）所重视，并加以发挥，遂使五行生克学说更广泛地运用于临床，如明代薛己以五行相生原理治足三阴虚，用滋化源法，又认为"补脾土则金旺水生，木得平而自相生"。历代之所谓"水不涵木"、"木火刑金"、"肝木克土"等病机和病变概念，以及"滋水涵木"、"培土生金"等治则亦渐次形成。下迄清季的许多医家，都在临床上将这些作为治疗的重要法则，使五行学说能比较全面地指导临床实践。

（二）五运六气学说

王冰编纂《素问》，补充了《天元纪大论》等有关运气学说的七篇大论，系统阐述并全面讨论了自然变化与人体发病的关系问题。之后，历代医家对运气学说研究不息，其观点亦各不同。在宋代，运气学说对中医理论影响很大，特别是刘温舒《素问入式运气论奥》问世以后，运气学说广为流行，宋太医局并将其定为考试科目。像《本草衍义》《圣济总录》等颇有影响的著作，均对此说加以推崇，甚至还预制六十年运气主病方，说明此说在当时颇为盛行。

对于运气的机械推算法，在当时也有人反对，如沈括认为运气虽"随其所变，疾疠应之"，有其合理内容，但不能"胶于定法"。金代，刘河间对运气学说也很重视，但刘氏之论运气能独创新说，其特点在于除论述自然界的五运六气与人体的关系之外，还以运气阐明脏腑病机，认为"寒、暑、燥、湿、风、火六气，应于十二经络"，"脏腑经络，不必本气兴衰而能为其病，六气互相干而病也"，对运气学说在原有基础上别有发挥。此外，他还对运气学说中的"亢则害，承乃制"理论作了新的阐发，认为"所谓五行之理，过极则胜己反来制之，故火热过极则反兼于水化"，就这样以"胜己之化"来解说某些病理假象。

又如张元素，他将五运六气之理融于制方遣药之中，其论方则以六气而分；言药则据五运以别，如"风升生"、"热浮长"、"湿化成"、"燥降收"、"寒沉藏"等，别具一格，对李东垣及后世医家的立方用药有深刻影响。

明代张景岳，对运气学说亦悉心研究，颇有心得，曾谓运气"十应八九"而"有少不相符者"。他一方面认为"用运气之更迁，拟主病之方治，拘滞不通"。同时又认为偏执己见，不信运气者也不全面。指出"疫气遍行，以众人而患同病"是"运气使然也"。后如清代的吴谦、徐灵胎、陈修园等医家，对运气学说虽有赞同，但对以岁时机械推疾病者多持异议。至于明代缪希雍则全盘否定运气之学，认为"无益于治疗而有误于来学"。然而清代晚期，如王朴庄、陆九芝等却又大力推崇。说明对于运气学说，历代医家各有不同见解。

总之，五运六气与发病有一定的联系，古代医家试图设法掌握其一定的规律，其精神是可嘉的，但如果进行机械推算，并据此制方定药，则无疑有违辨证论治的本旨。

（三）藏象学说

自《内经》提出藏象学说之后，历代医家颇注重于肾命、脾胃等问题的研究。刘河间有"土为万物之本，水为万物之元……根本者，脾胃、肾也"之论，对二者同等重视。明代李士材也总结出"先天之本在肾，后天之本在脾"之结论。在脾胃方面，诸家尤多阐发，如李东垣论述脾胃，特重于脾胃阳气的升发；朱丹溪在重视阴精的同时，并重视脾土阴血。明代王纶宗丹溪之学，明确提出了"脾阴"的概念；周慎斋更重视脾阴虚的证治，后缪希雍对脾阴不足的治疗也甚有经验。至清代，叶天士又论述胃阴，提倡养胃阴法，从而使脾胃理论更趋完善。

命门理论始自《难经》左肾右命之说，晋唐医家亦有论及。金元医家如刘河间、王好古则有以右肾为命门相火的说法，张洁古称"命门为相火之源"，李东垣又把"阴火"纳入相火的范畴。以上均开明代命门学说之先河，是中医命门学说发展中的一个重要过程。

明代医家为探索生命之奥秘，对命门问题论述尤多，如孙一奎把《难经》中的"命门"与"动气"联系起来，认为命门为肾间动气。赵献可强调命门之火的作用，把命门置于十二官之上；张景岳则认为命门为阴阳之宅、水火之府、精气之海、死生之窦。虽然诸家论述不同，但都强调了命门作用均以阴精为基础。

在景岳等医家之前，李时珍也认为命门为有形之体，藏精系胞，下通二肾上通心肺而贯脑，为相火之主，精气之府，其说与景岳有相同之处。

藏象学说中有关心的论述，历代医家不断有所阐发，如孙思邈《千金要方》谓："心主神，神者五藏专精之本。"并指出心火与肾水的关系，还列举了心病可引起诸多疾病。沈金鳌则谓："十二经皆听命于心，故十二经之精皆贡而养心，故为生之本、神之居、血之主、脉之宗。盖神以气存，气以精宅，惟心精常满，故能分神于四藏；心气常充，故能引精于六腑，故必肾水足，而后心火融，肾水不足，必致心火上炎，而心与肾百病蜂起矣。"以上论述，说明心的功能作用与精气血脉联系密切，故心病为导致百病丛生的根源，在《内经》藏象学说的基础上做了很多新的发挥。

关于脑为奇恒之府的认识，李时珍称"脑为元神之府"，后金正希、汪昂、王清任等都认为"灵机记性在脑不在心"。又阐明了心脑之间的功能区别。

此外，清代王旭高有关肝气、肝阳、肝风、肝阴等论述，沈金鳌论肺与心、肝、脾、肾及大肠的密切关系，以及喻昌有关燥与肺气郁的论述，都是别具一格的。上述例子，反映了各家学说在藏象理论方面的贡献。

（四）气血理论

《内经》对气血的生理、病理、治疗，均有丰富的论述，后世医家多所阐发。如病理方面关于气血受病的先后问题，《难经》说："气主煦之，血主濡之，气留而不行者，为气先病也；血壅而不流者，为血后病也"。此说对后人影响很大。宋代许叔微也说："人之一身不离气血，凡病经多日，治疗不愈，须当为调血。"清代叶天士则更明确地提出了"初病气结在经，久则血伤入络"的理论。

此外，在调治气血方面，杨士瀛说："气者血之帅也，气行则血行，气止则血止……故人之一身，调气为上，调血次之。"李东垣也善于通过补气以益血，其当归补血汤即是取阳生阴长之意，赵献可因此提出了"有形之血不能速生，无形之气所当急固"的名言。李士材也认为"气血俱要，而补气在补血之先。"李梴又变通旧说，自出机杼，提出："补血以益营，非顺气则血凝；补气以助卫，非活血则气滞"的见解。汪机更有营气、营血之说。

对于失血证，历来有去瘀生新之说，如缪仲淳认为"宜行血不宜止血"，认为止血则瘀留，反使血不归经。

清代王清任、唐宗海等对血证很有研究。《医林改错》列出50多种瘀血病证，其著名的血府逐瘀汤和补气活血的补阳还五汤在临床上卓有疗效；唐氏有"气为血之帅，血随之而运行；血为气之守，气得之而静谧"之说，并立止血、消瘀、宁血、补血四法，具有重要临床意义。

（五）经络学说

继《内经》经络学说之后，历代医家除对十二经脉的研究有很大发展外，《难经》还阐述了奇经八脉的特点、作用和病证。王冰注《素问》曾发"冲为血海，任主胞胎，二者相资，故经并论"，进一步引起了后人的重视。明代李时珍著《奇经八脉考》，提出奇经对十二经络起主导作用的独创之见，此后，在临床方面叶天士十分重视奇经辨证，对奇经虚证和奇经实证提出了治疗方法。

（六）六经、卫气营血和三焦辨证学说

在经络学说的启示下，《素问·热论》曾论述热病的六经传受，张仲景《伤寒论》则以六经作辨证施治纲领。宋代朱肱《活人书》提出"治伤寒先须识经络"，用经络循行以解释六经病证。

六经辨证还应用于杂病证治，如巢氏《诸病源候论》论治疟疾分六经。后许叔微、王好古等，均以六经用于杂病证治。清代柯琴也认为："仲景之六经为百病立法，不专为伤寒一科。"

在温病学说中，叶天士所倡卫气营血辨证论治方法，实胎息于六经辨证，然而，也有所发展和补充。

关于三焦问题，在《内经》中，三焦原属手少阳三焦经，本属经络学说的一个组成部分。嗣后《难经》曾有上焦"其治在膻中"、中焦"其治在脐旁"、下焦"其治在脐下"等说。后世医家将此说联系疾病病疗，如刘河间论消渴病主张三焦分治，明代孙一奎治胀满、癃闭等病，悉宗《难经》之法。清代喻嘉言又有"三焦论疫"，这对叶天士深有影响，以后吴鞠通复据叶氏之说提出了温病三焦辨证论治治法，也离不开《伤寒论》的辨证论治精神。故喻昌有"凡治病不明脏腑经络，开口动手便错"之论，说明了三者之间的密切关系。

（七）病因学说

《内经》对六淫及疫疠等病邪均有论述，但对饮食、劳倦、情志、房室等病因也很重视。

《金匮要略》论述病因，以客气邪风为主，凡经络受邪入脏腑者称为内所因；从四肢九窍血脉相传为外皮肤所中，此外，还有为房室金刃虫兽所伤。

宋代陈无择《三因方》则以六淫为外因；七情为内因；饮食、劳倦、跌仆、金刃、虫兽等所伤为不内外因。

在六气致病方面，仲景《伤寒论》统论中风、伤寒、温热。刘河间论六气主病时突出了火热，并补充了"燥"病，清代喻嘉言发展为秋燥论。

关于湿热病的论治，刘河间、李东垣、朱丹溪等均有论及。早在《难经》中已有"湿温"之称，王叔和《脉经》复引《医律》之说详载了湿温的病因、症状、治法及禁忌。嗣后，如《活人书》所载的白虎加苍术汤是湿温病的要方。至于清代，温病学家对外感湿热及其他温热病则有了更多阐发，如薛生白于湿热证治，论述独详，著有《外感湿热篇》。

传染疫病，自《内经》指明"五疫之至，皆相染易"之说后，晋代葛洪又有具体论述。巢元方明确提出："人感乖戾之气而生病，则病气转相染易，乃至灭门，延及外人。"此后，历代医家不乏其论。明代吴又可对温疫论述颇多新见，他在论"戾气"自口鼻而入的同时，又提出了"杂气"的概念，他认为，外感杂气可发生各种性质不同的疾病，这就扩大了对六淫致病的认识，这种观点和理论，从当时世界传染病学的发展水平来说是很有创见性的。

至于饮食、劳倦内伤致病，以东垣论述最详。朱丹溪则对饮食及情欲所伤的病因，论述较为明晰。

　　情志所伤致病，在《内经》中已有丰富理论，包括了情志与生理、病理、病证和治疗等各方面内容，此后，为历代医家所重。如《济生方》《儒门事亲》《赤水玄珠》等著作，都曾列举情志疾患几十种，张子和等医家又以情志疗法有效地施用于临床，这种七情致病理论以及情志治疗法，乃是中医学的精髓之一。

　　中医的病因学说，十分重视"痰饮"和"瘀血"。《内经》中无"痰"字，《金匮要略》《千金翼方》原皆称"淡饮"，《诸病源候论》中有了寒痰、热痰的论述，后《三因方》《济生方》均有较详的论述，元代王隐君、朱丹溪对痰的证治甚有心得。张景岳又有"实痰无足虑"，"最可畏者惟虚痰"之说，丰富了痰证的论治内容。至于瘀血致病，在《内经》论述的基础上，其后张仲景及历代医家均有阐发，下至清代，王清任、唐宗海等更有详尽的发挥。

（八）四诊、八纲

　　在《内经》中，早已有察色、按脉、听音以及问饮食居处等记载，《难经》则完整地提出望、闻、问、切的诊断方法。如说"望而知之，闻而知之，问而知之，切脉而知之"等。明代虞抟《医学正传》明确指出："古有四诊之法……曰：形、声、色、脉四者而已。"他如周慎斋提出"辨证施治"的概念，张景岳、林之翰等医家，也均强调四诊合参。

　　四诊之中，舌诊和脉诊为历代医家所重，从而形成了中医诊病方法的特色之一。

　　《内经》有"舌上黄"、"舌转可治"、"舌卷"等对舌诊的简单论述，《伤寒论》《中藏经》《千金方》《外台》等均有所载述。元代敖氏《伤寒金镜录》论伤寒舌诊分十二图。后杜清碧又增补至二十四图，并载方治。明代申斗垣演为137舌。清代《伤寒舌鉴》又删补为120舌。傅耐寒《舌苔统志》把前人以苔色分门，易以舌质分类，注意到舌质的变化，具有新的意义。此后，叶天士《温热论治》又进一步记载了温热病察舌的丰富经验。

　　脉诊理论，在《内经》已基本形成，《难经》中二十二难专论脉学，首提"独取寸口"，并指出："三部者，寸、关、尺也，九候者，浮、中、沉也"，其法沿用至今。

　　晋代王叔和《脉经》联系脏腑辨证，系统论述了24脉，成为脉学的经典。元代滑伯仁《诊家枢要》载有30脉，集脉学之大成。明代李时珍《濒湖脉学》论述最详，而为后世所宗。

　　在问诊方面，历代医家均有论述，而推张景岳为最，其《十问歌》至今尚有影响。

　　关于"八纲"，《内经》早将阴阳作为诊断的总纲，所谓"善诊者，察色按脉，先别阴阳"。仲景《伤寒论》包括了阴阳、表里、寒热、虚实的辨证概念。宋代许叔微强调论治伤寒须辨"表里虚实"，王执中及方隅进一步提出"虚实、阴阳、表里、寒热"八字。后张景岳则明确提出阴阳为"二纲"，表里、虚实、寒热为"六变"，认为天下之病因不能出此八者。现代所阐述的"八纲"辨证方法实由此发展而来。

（九）治则、治法

　　在治则、治法方面，《内经》载有丰富的内容。仲景《伤寒杂病论》也具体运用了汗、吐、下、和、温、清、补、消等法，后世医家奉为治法之圭臬。

《内经》"上工治未病"和"治病求本"的思想，有效地指导着医家的临床实践，如张仲景"见肝之病，知肝传脾，当先实脾"乃是"上工治未病"的体现，并成为后世医家治疗疾病的准绳。

《内经》还论述了各种具体治法，如对一般的寒证或热证，可取"寒者热之，热者寒之"的治法，但对阴虚、阳虚，则提出了"诸寒之而热者取之阴，热之而寒者取之阳"的方法，王冰阐述其义而有"壮水之主以制阳光，益火之源以消阴翳"之名论，开后世治疗阴阳虚衰之法门。如薛己、赵献可均以六味、八味为治肾之剂。张景岳又结合《内经》"从阴引阳"、"从阳引阴"的治则，提出"阴中求阳"、"阳中求阴"；"精中生气"、"气中生精"的大法，而制成左归、右归等方。在虚损治疗方面，《内经》还有"形不足者，温之以气；精不足者，补之以味"；"阴阳形气俱不足者，勿取以针，而调之以甘药"的论述等等，每为后人立方遣药所本。此外，《难经》还有"损其肺者，益其气；损其心者，调其营卫；损其脾者，调其饮食，适其寒温；损其肝者，缓其中；损其肾者，益其精"等治损之法，后世医家亦无不以此为准则。

对于表里实证，《内经》有"其在皮者，汗而发之"、"其高者，因而越之"、"中满者，泻之于内"、"其下者，引而竭之"等说，开创了汗、吐、下三大法，在这方面贡献巨大者有张子和，其祛邪三法包括内容很广，在具体方法以及治疗方药方面均有较大发展。

对于血瘀、气虚之治，《内经》有"血实宜决之，气虚宜掣引之"之法，如后世的补中益气、活血化瘀及张子和的出血疗法，均由此化裁而来。

刘河间治外感热病，多用辛凉解表或表里双解，为温病治疗开拓了道路，他治杂病热病，主用降心火、益肾水，丹溪宗之，而发展为滋阴降火法。

又如，在《金匮要略》旋覆花汤和鳖甲煎丸等方的启发下，叶桂又制辛润通络法和虫蚁搜剔法，为络瘀治疗提出了新的方法。

清代程钟龄《医学心悟》曾总结前人治法为"汗、和、下、消、吐、清、温、补"八法，影响深远，至今沿用。

吴师机总结前人经验，结合自己临床实践，以外治法治疗诸病，别具一格。

此外，历代医家还根据不同情况而制订出许多治则和多种治疗方法，如引火归原、纳气归肾、利水通阳、化汗于血、生气于精、畜鱼置介、逆流挽舟等法，使中医学的治则、治法日趋丰富和发展。

三、各家学说的形成因素及特点

各家学说的形成受着各方面因素的影响。医家们由于所处时代不同，自然气候各异，地域环境有别，师承授受及医疗实践经验的特殊情况等原因，创立了各种不同的理论观点和治疗法则。虽然，诸家学说各有特长，但就中医学术思想的继承和发展而论，则又有其共同的特点。

（一）各家学说的形成因素

各家学说的形成因素很多，大抵可归纳为如下方面：

1. 汉以前医学经典著作的影响

历代各家学说都是在《内经》《伤寒杂病论》等经典医著的理论基础上发展起来的，医学家们除对上述著作进行校订、注解、阐发，做专门研究之外，还通过临床实践，分别在病机理论、诊疗技术等方面不断加以总结、充实和发展。同时，或对《内经》中的部分材料进行归纳、演绎而成为一种有系统的理论；或以《内经》《难经》等学术思想为依据，结合其临床经验而发挥成为一家之说。徐大椿曾谓："自古言医者，皆祖《内经》，而《内经》之学至汉而分。仓公氏以诊胜，仲景以方胜，华佗氏以针灸杂法胜"。（《难经经释》叙）故虽师承各别，但皆不离乎《内经》，逮晋唐以后，则支流愈分。如金元四大家，虽以《内经》病机学说为依据，但通过各自的临床实践而形成各种不同的学术思想。明代各家的命门学说则是在《难经》命门理论指导下，结合临床而阐明的专题论述。明清的温病学说，也是在《素问·热论篇》和《伤寒论》理论的基础上不断发展、演化而成的。另如王清任的活血化瘀论和吴师机外治方法统治诸疾的创制，也无不受到《内经》《难经》《伤寒论》等书的影响。

2. 哲学及其他学科对医学的影响

在中医学理论体系的发展过程中，其他学科对各家学说的形成也有非常重要的作用。尤其是哲学思想渗透入中医学领域之后，对医学理论的发展产生了深刻影响。它在某一时期或对某一医家的学术思想方面甚至还起着指导性的作用。

例如，继《内经》的精、气、神学说之后，道家对精、气、神的研究不断深入，称之为人身三宝，其所称"精气互藏"说，与宋代理学家的"阴阳互根"论颇为相近。这些思想也反映在医学上。如陈抟之"无极图"和周敦颐论宇宙发生的"太极图说"，对中医理论的发展起着一定指导作用。刘河间的火热病机理论，朱丹溪的"相火论"和"阳有余阴不足论"，乃至明代孙一奎、赵献可、张景岳等人的命门学说都在不同程度上受到哲学的启迪作用。

又如，《内经》论天地之气有"高下相召，升降相因"等论，宋代哲学家张载发挥了古人的"元气"学说，重视气之"浮沉升降与动静相感"，（《正蒙》）此后中医理论中"气"的学说也随之而发展，如张元素论药物气味有升降浮沉之性；李东垣提出了脾胃之气为一身之"元气"的论点，而尤重阳气的升发。这些多与哲学思想有一定关系。同时，李东垣还以《易》卦中"乾"、"坤"二卦的变化来说明人身元气的升降浮沉问题。

再如，在宋代哲学家邵雍等从《易经》中阐发先天、后天之说后，元明医家对人身之气也有先后天之分，并且对于脾和肾也有肾为先天根本和脾为后天根本的论说。

上述实例说明，哲学思想对医学的渗透与各家学说的形成是有一定影响的。

3. 时代的影响

各家学说的形成与时代背景密切相关。例如，金元医家学术思想之所以如此活跃，是绝非偶然的，现分析如下：

（1）自汉以后，唐宋医学虽大有发展，但多详于方治，略于理论。因此长期以来积累的丰富经验必须进行总结和提高。这是金元医家开创医学理论的原因之一。

（2）古代医籍历经毁坏，到宋代已多散乱阙佚，但宋代官方比较重视医学，于是由校正医书局刊行了汉唐以来的医书多种，加上活字印刷术的发明和推广，使古代湮没或散佚的医籍重行于世，为金元医家的理论研究提供了条件。

（3）当时医界恪守宋王朝颁行的《和剂局方》，忽视辨证，滥投芳香燥烈，造成极大时弊。于是，激发了金元医家补偏救弊的革新思潮，倡论泻火或滋阴的学说，从而改变了一二百年来的保守局面，开展金元时代的医学争鸣，如孙一奎所说："丹溪阳有余阴不足之论，盖为当时《局方》温补之药害人，故著此以救一时之弊。"（《赤水玄珠·虚怯虚损痨瘵门总论》）

（4）金元时代社会动荡、战争纷扰、疾病流行，旧有的治法已很难满足新的医疗要求，因而，有革新精神的医家势必致力于开辟新路，在医疗实践中创立新的理论和方药。同时，宋、金对峙的局面，也有利于当时医家开展对各种医药时弊的批判。

所有这些，说明时代环境的特点对医家学说形成有重要的影响作用。

4. 医家学术思想之间的相互渗透

由于师承和私淑等关系，造成了当时医家学术思想的继承和相互渗透，这也是医家学说形成的重要因素。

就河间、洁古学说而论，近世有河间学派、易水学派之称，并认为刘氏的"六气病机学说"和张氏的"脏腑病机学说"迥然有别，其实，河间、易水两家并非截然不同。洁古的"脏腑病机学说"除受《中藏经》《千金方》和钱乙等有关脏腑寒热虚实论说的影响之外，还受到河间学说的一定影响。因为河间的"六气病机学说"虽然论述了四时六气，但更重要的是发明了脏腑内在六气的病机问题。所以"六气病机学说"实质上也包括了脏腑病机问题。同时，张洁古对运气也很有研究，他还采纳了河间著作中的"天地六位藏象"说，这更足以证实河间脏腑六气病机学说对张氏的影响。此外，洁古还特别重视"去脏腑之火"，并列举各脏腑去火专药，于此，尤见洁古学说的形成与河间学说的渗透是分不开的。河间与易水之间的学术关系既有区别又有联系，而与两家各有师承和私淑关系的张从正、李东垣、朱丹溪等医家，其学术思想的互相渗透，则更为人们所熟知。明清之际，各家学说的相互影响更为错综复杂，如明代张景岳不仅在医学上继承了《内经》之旨，而且也受历代名家如王冰、许叔微、李杲、薛己等的学术思想的渗透，并把天文、易理融会于医学理论之中。又如清代叶天士的温病学说不仅对仲景《伤寒论》有所发展，而且继承了刘河间治疗热病的经验和李东垣的清暑益气法、吴又可的温疫学说、张凤逵"暑邪首用辛凉，继用甘寒，后用酸泄敛津，不必下"之说，以及喻嘉言芳香逐秽宣窍之法。叶氏"温邪上受，首先犯肺，逆传心包"之说，实是承袭了《难经》的"肺邪传心"，也是盛启东"热传心包"说的发展。在杂病方面，亦有同样情况。说明各家学术思想的渗透影响，对于医家学说的形成有十分重要的作用。

5. 医疗实践的基础

各家学说的形成，与医家本身医疗实践的关系更为密切，包括所处的方土气候、发病特点，以及治疗对象等不同情况。如丹溪认为："西北之人，阳气易于降；东南之人，阴火易于升。"孙一奎也说："东垣北人，故著《脾胃论》，以补中益气、升阳散火为主治，丹溪南人，故创'阳有余阴不足'之说，以滋阴降火立法。"至于临床经验，常是形成各家学说的重要因素。如东垣重视脾胃，他亲历大梁之围，围城中人胃气亏乏，疾病流行，而当时医者妄用发表攻下，死人无数，东垣故作《内外伤辨惑论》以阐明内伤发热不同于外感。又如明末吴又可根据当时疫病流行特点，总结其临床经验而著《温疫论》，开创"戾气"之说，对外感疾病的病因作出了贡献。清代余师愚，也通过临床实践，根据当时疫病特点，认为温疫乃运气之淫热，内入于胃，敷布十二经所致，创制清瘟败毒饮，以石膏重剂泻诸经表里之火。当时京师大疫，他以大剂石膏应手而瘳。上述例子，说明历代诸多著名医家都通过其实践经验而立论制方，自成一家之说，丰富了各家学说的内容。

6. 国外医学的影响

在各家学说形成过程中，国外医学也起了一定的作用。早在南北朝，陶弘景整编葛洪《肘后方》，就曾引用印度医学的观点。唐代孙思邈《千金方》也引用其地、水、火、风四大不调之说，与阴阳五行交相并列。这些内容反映了国外医学对我国医学有所渗透，他如《龙树眼论》等医著亦于唐代传入，直至宋代仍列入太医局的学习课程，对我国眼科学的发展有一定影响。《千金方》还记载有一些国外的医疗、养生方法。又如宋代，芳香药物的大量输入，为后世"芳香开窍"法提供了物质基础。到了明清时代，西方医学传入日益增多，这对中医学有较大影响。不少医家如朱沛文、唐宗海、张锡纯等，都主张"汇通"中西医学，他们开始尝试进行两种医学的沟通，以西医的学术见解来发展中医学术，逐渐形成了中西医汇通的思潮。

此外，我国各族人民都有丰富的医疗经验。在历史上，曾经涌现出一些少数民族的著名医家和著作，如唐代藏医宇妥·元丹贡布的《四部医典》、元代蒙医忽思慧的《饮膳正要》等，他们的论著丰富了各家学说的内容，又如元代医家积累了不少创伤外科的治疗经验，对丰富骨伤科的治疗颇有影响，从而使祖国医学理论体系更为完善。

（二）各家学说的共同特点

各家学说的形成情况证明，历代医家虽有各自的经历和不同的学术成就，但是，有继承、有取舍、有发展，使医学得以提高，这是各家学说的共同特点。

在继承方面，单纯的师承传授或私淑一家，所得的只能是比较狭隘的经验或理论，如不研究《内经》《伤寒杂病论》等基础理论，不接受历代的各种医学理论，在学术上就很难有所成就。自古医家有较大成就者必然对基础医学理论及历代诸家学说有所继承，并且在临床实践研究的基础上开展学术争鸣，提出自己新的观点和方法，并将临床经验进一步上升为理论，从而在学术上有所突破和发展。

学术争鸣，推动了医学的发展。如刘河间提出"五运六气有所更，世态居民有所变"，批判了"发表不远热"之说，而倡用辛凉、甘寒的解表之法。后张洁古也反对医者治病的因循守旧之风，提出"运气不齐，古今异轨，古方新病，不相能也"之论，使他获得方剂学上的重大成就。张子和为纠正当时庸医治病"纯补其虚，不敢治其实"，病人也喜用补药，"虽死亦不知觉"的不良风气，从而著书立说，发展了汗、吐、下三法的祛邪理论，并丰富了三法的内容。李东垣则批评了当时以外感法治内伤发热之误，创甘温除热之法。朱丹溪批判滥用辛燥的流弊，而创养阴的理论。明代薛立斋、赵献可、张景岳等重视温补阳气；

缪仲淳力主甘寒养阴，也都是针对当时俗医滥用苦寒而有所建树。

由此可知，各家学说形成的共同特点，是在于继承前贤的精粹，批判当世的时弊，从而有所创新和建树，促进了中医学的发展。

四、医家与学派

历代医家由于所处时代不同，自然气候各异，地域环境有别，师承授受及医疗实践经验的特殊情况等原因，创立了各种不同的理论观点和治疗法则。近年来，有学者主张用医学流派的归纳方法，来研究各家学说，认为在中医学的发展史中，历代医家不断产生，各个不同学术流派便逐渐形成，而通过学派之间的争鸣，又促进了中医学的不断发展，充实和丰富了学术内容。

历史上存在着无数医家和某些流派，其中起主要作用者，有伤寒、河间、攻邪、丹溪、易水、温补、温病等医学流派。伤寒派善用六经辨证，温病派习惯卫气营血和三焦辨证，河间派发挥病因病机，易水派发挥脏腑病机，攻邪派擅于攻邪除病，丹溪派侧重滋阴降火，温补派主张温养脾肾。兹简述七大医学流派之概要如下。

（一）伤寒学派

在晋以后中医学术发展的不同历史时期，都有许多著名医家致力于《伤寒论》的研究，并取得显著成果。在中医各家学说领域里，将历史上不同时期研治伤寒而卓有成就的医家统称为伤寒学派。该派始于晋唐，盛于明清。其学术研究历千余年而不衰，对中医理论和临床医学的发展，特别是对外感热病的辨证论治体系的发展，有着深远的影响。

伤寒学派诸家以《伤寒论》为其学术研究的主要对象。张仲景所著《伤寒杂病论》把医学理论和临床经验有机地结合起来，融理法方药为一体，从而确立了临床医学辨证论治的基本体系，为临床医学的发展奠定了基础。该书具有极高的临床指导价值，立即受到人们的青睐，当时名医华佗就曾赞誉："此真活人书也"。由于东汉末年战乱频仍，该书曾一度散佚，未能广泛流传。直到晋太医令王叔和通过收集整理，将其书中伤寒部分的内容重加编次，名曰《伤寒论》，成为流传后世的唯一传本。后世医家所藉以研究的正是经过王叔和重编的《伤寒论》，由此导致了后世医家在《伤寒论》条文真伪问题上长期争论不休。

总之，伤寒学派诸家以研究张仲景的《伤寒论》为指归，各自从不同的角度用不同的方法进行研究和发挥，形成了阵容强大的伤寒学派。根据其不同时期的学术研究特点，一般习惯分为宋金以前伤寒八家和明清时期伤寒三派。

1. 宋金以前伤寒八家

仲景《伤寒论》一直为后世医家所珍视，历代治伤寒之学者为数甚多，王焘《外台秘要》就汇集了唐以前21家的经验，共305条。从晋迄宋，研治伤寒最有成就者约有八大家，他们是王叔和、孙思邈、韩祗和、朱肱、庞安时、许叔微、郭雍、成无己。兹分述如下：

王叔和与张仲景几乎前后同时代，他对已散失不全的《伤寒杂病论》进行收集整理和重新编次，使《伤寒论》得以保存并流传后世。其所增诸篇内容反映了叔和研究《伤寒论》的成果，其在《伤寒例》中对一些理论问题进行了探讨，如寒毒发病，引《内经》以例伤寒三阴三阳，重申风伤卫、寒伤营等，皆为首倡，而对后世学术研究起到了导向作用，产生了深远影响。

孙思邈，唐代著名医学家。他创用了"方证同条，比类相附"的研究方法，以揭示伤寒六经辨治的规律。这种研究方法开后世以方类证研究之先河，也为其他多种分类研究方法提供了借鉴。孙氏研究伤寒的另一重要观点是他特别推崇太阳病桂枝、麻黄、青龙三法的运用，这一观点对后世医家产生了深远影响，明代方有执、喻嘉言宗其说而发挥为"三纲鼎立"之说，成为错简重订派的主要观点之一。

韩祗和，北宋医家，著《伤寒微旨论》，惜原本已佚。今有传本，系后人自《永乐大典》中辑出者。其析伤寒之病机为阳气内郁，治伤寒杂病于一炉，强调从脉证入手分析，主张杂病应以证为先，脉为后；伤寒则脉为先，证为后。只师仲景之心法，而不泥于《伤寒论》之方药，故临证多自拟方。尤以依时令用药为特色，大致分立春以后至清明以前、清明以后至芒种以前、芒种以后至立秋以前三个阶段，为其独到之处。

朱肱，北宋医家，著《南阳活人书》。其治伤寒，重视经络的作用，"伤寒须先识经络，不识经络，触途冥行，不知邪气之所在"。认为伤寒三阴三阳病即是六经为病，主张从经络辨识病位，伤寒六经经络之辨自此倡言。其又注重病与证的鉴别诊断，主张"因名识病，因病识证"，可谓病与证结合辨析的首倡者。诊断上强调脉与证合参以辨阴阳表里。方药研究则承袭孙思邈之法，以方汇证，颇切实用。

庞安时，北宋医家，以善治伤寒闻名于江淮间。著《伤寒总病论》。阐发广义伤寒的病因为冬伤于寒毒杀厉之气，即病者为伤寒，不即病者寒毒藏于肌肤，至春发为温病，至夏发为暑病，至长夏发为湿病，于八节可为中风。此说系承袭《伤寒例》而发挥者。其又强调人的体质强弱、宿病之寒热、地域之南北高下、季节气候等对伤寒发病与转归的影响，颇具临床指导意义。其讨论天行温病为感受四时乖戾之气而发，具有流行性、传染性。其辨治与伤寒大异，也不同于一般温病。其结合发病时节与证候，将天行温病按孙思邈的命名分为五种，即青筋牵、赤脉攒、黄肉随、白气狸、黑骨温，各系以主治方药。虽其证治方药均取材于孙思邈《千金要方》，然其汇集成篇，以示有别于伤寒，对后世余师愚治疫不无影响。

许叔微，南宋医家，著《伤寒百证歌》《伤寒发微论》《伤寒九十论》等。其于《伤寒论》的八纲辨证最有研究，主张以阴阳为纲，统领表里寒热虚实，并把六经分证和八纲辨证紧密地结合起来。其《伤寒百证歌》《伤寒发微论》均体现了这一思想。许氏对伤寒方证的临床应用十分娴熟，其《伤寒九十论》就是他临床应用仲景方的验案汇编，共收集其伤寒治验 90 例，其辨证、方治及论说皆本于《伤寒论》，颇具启发性。

郭雍，南宋医家，著《伤寒补亡论》。其因《伤寒论》中方药多有缺失，遂摭取后世方以弥补之。其所取以朱肱、庞安时、常器之三家为多，兼擅其长。朱庞之书，世有传本，而常器之论著已佚，赖《补亡论》存其一二。常氏善守仲景方而活用之，对原论中未出方治诸条，常氏每取经方补之，而颇切当。郭氏收采其说以补亡，确有意义。

成无己，金代医家，著《注解伤寒论》《伤寒明理论》。他是注解《伤寒论》的第一家，有首创之功。其注释的特点可概括为以经释论，其注释水平较高。他还特别重视对伤寒症状的鉴别，所著《伤寒明理论》就是一部关于伤寒临床症状鉴别诊断的专著，列举《伤寒论》中五十个常见的主要症状进行类症鉴别，其于定体、分形、析证、明理，颇有独到见解。

从晋唐至两宋研治伤寒者不下数十家，举以上八家为代表，各从不同角度阐发《伤寒论》的辨证论治精神，他们的学术成就对后世治伤寒诸家有很大影响。至此，伤寒学派已初具规模，成为我国医学史上公认的一个学术流派。

2. 明清伤寒三派

宋金以前伤寒诸家治伤寒各擅其长而无争鸣。主要是对《伤寒论》原著进行搜集、整理、注释、阐发，自明代方有执倡言错简，实施重订，方启后世伤寒学术争鸣之端。至清代，诸家各张其说，在研究方法上展开了激烈的学术争鸣，在伤寒学派内部形成了不同的派系，从而促进了伤寒学派的发展，其影响较大者有错简重订派、维护旧论派和辨证论治派。

（1）错简重订派：认为世传本《伤寒论》有错简，主张考订重辑的观点为明末方有执首先提出，清初喻嘉言大力倡导之。而后从其说者甚众，形成错简重订一派。

方有执，明医家。著《伤寒论条辨》。云："曰伤寒论者，仲景之遗书也；条辨者，正叔和故方位而条还之之谓也。"其所重订，削去《伤寒例》；合《辨脉》《平脉》改置篇末；对六经证治诸篇大加改订，把太阳病三篇分别更名为《卫中风》《营伤寒》和《营卫俱中伤风寒》，将桂枝汤证及其相关条文共 66 条 20 方列入《卫中风》，麻黄汤证及相关条文 57 条 32 方列入《营伤寒》，青龙汤证及相关条文 38 条 18 方列入《营卫俱中伤风寒》，六经之外，另增《辨温病风温杂病脉证并治篇》，计 20 条 3 方。以为如此便基本恢复了《伤寒论》原貌。

喻昌，清初三大家之一。著《尚论张仲景伤寒论重编三百九十七法》。他推崇方有执错简重订的观点，并发挥为三纲鼎立之说，即：四时外感以冬月伤寒为大纲，伤寒六经以太阳经为大纲，太阳经以风伤卫、寒伤营、风寒两伤营卫为大纲。以此三纲订正仲景《伤寒论》为 397 法，113 方。其《尚论篇》虽保留叔和之《伤寒例》，但其意在驳之，对成无己之校注亦大加批评，与方有执尊重王叔和，含蓄地批评后世注家的做法不同。以致后来从其说者无不攻击王叔和，批驳成无己，喻氏可谓始作俑者。

主张错简重订的还有其他医家。

张璐，清初三大家之一。著《伤寒缵论》《伤寒绪论》，观点悉从方、喻，尤以喻昌之说为法。吴仪洛，著《伤寒分经》，推崇喻昌《尚论篇》，附和其三百九十七法之说。吴谦，清初三大家之一，乾隆时任太医院院判。奉敕编著《医宗金鉴》，内有《订正仲景全书》，其中《订正伤寒论注》编次悉以方有执《条辨》为蓝本，取方、喻之注亦复不少。因其为御赐书名颁行天下，故其影响甚大。其后从方、喻之说者甚众，与此不无关系。程应旄，崇尚方有执之说，故名其所著为《伤寒论后条辨直解》，倡伤寒六经统赅百病之旨。章楠，著《伤寒论本旨》，依方有执风伤卫、寒伤营、风寒两伤营卫之例编定。周扬俊，著《伤寒论三注》。兼采方、喻两家之说，合己见故名三注，而每篇首揭经脉环周之说为独创。黄元御，著《伤寒悬解》，侈言错简尤甚，兼采方、喻之说，而以阐发五运六气见长。

总之，错简重订之说，自方、喻倡之，和者甚众，故而成派。诸家以错简为由，行重订之实。其所重订，大多围绕风寒中伤营卫之说为辨，在一定程度上揭示了仲景伤寒六经辨证论治的规律性。该派医家思想活跃，不囿于旧说，有一定创新精神，为伤寒研究注入新风，固为可嘉。然而，若过分强调以恢复《伤寒论》旧貌为目的，则不免有强加于古人之嫌了。

（2）维护旧论派：维护旧论派是指主张维护世传《伤寒论》旧本内容的完整性和权威性的众多医家。同讥讽王叔和、批评成无己的错简重订派诸家相反，维护旧论诸家对王叔和编次《伤寒论》和成无己首注《伤寒论》持基本肯定和褒扬的态度。认为王叔和编次，仍为长沙之旧，不必改弦更张，而成无己的注释，不仅未曲解仲景之说，其引经析奥，实为诸注家所不胜。因此，世传旧本《伤寒论》的内容不能随便改动。尤其是《伤寒论》中十篇即六经证治部分并无错简，无需重订，只可依照原文研究阐发，才能明其大意。主张仿照治经学的章句法进行注释，故称维护旧论派。该派代表医家有张遂辰、张志聪、张锡驹、陈念祖等。

张遂辰，明代医家，著《张卿子伤寒论》。他认为，王叔和所编次的《伤寒论》虽卷次略有出入，而内容仍是长沙之旧；成无己依旧本全加注释，其"引经析义，诸家莫能胜之"。故悉依成氏注本，篇卷次第及成氏注文一仍其旧，并选择性地增列了后世医家如朱肱、庞安时、许叔微、张元素、李杲、朱震亨、王履、王肯堂诸家之说。在伤寒诸家中，张氏可谓是尊王赞成之最为旗帜鲜明者。

张志聪，清代医家，张遂辰之高徒，著《伤寒论宗印》和《伤寒论集注》。他承其师说，认为《伤寒论》传本之条文编次不但没有错简，而且义理条贯，毫无阙漏。故就其原本"汇节分章"，然后"节解句释，阐幽发微"，如此则"理明义尽，至当不移"。此即所谓章句法，成为维护旧论的有力武器。但其认为《伤寒例》却属王叔和所作，初稿于论末，后竟删之，并将《辨脉》《平脉》置于论末，是与其师不同处。张氏对方喻等人的三纲鼎立说大加反对，对成无己的某些注释也表示了不同见解。并首倡六经气化说，主张以五运六气、标本中气之理来理解伤寒六经的生理病理，则伤寒三阴三阳之病，多是人体六气之化，而人体六气之化，"本于司天在泉五运六气之旨"。自此，六经气化说成为伤寒六经研究的一个重要内容。

张锡驹，与张志聪同学于张遂辰。受其师门影响，成为力主维护旧论者。故其所著《伤寒论直解》，于三阴三阳诸篇悉依旧本次第，并依张志聪《集注》所分之章节为之阐扬。其于六经研究，亦持气化之说，认为六经六气有正邪两个方面，正气之行，由一而三，始于厥阴，终于太阳，运行不息，周而复始；邪气之传，由三而一，初犯太阳，终传厥阴，惟其传变有不以次，当随其证而治之。次为辨析六经传变之要旨。

陈念祖，清代医家，著《伤寒论浅注》《伤寒真方歌括》《长沙方歌括》和《伤寒医诀串解》等。他是继钱塘二张之后力主维护旧论，反对错简影响最大的一家，成为维护旧论派的中坚。并悉依隐庵所分章节，定为三百九十七法。自《太阳篇》至《劳复篇》十篇洁本《伤寒论》，自此风行。又对二张之从运气阐发六经之理颇为赞赏。

总之，维护旧论一派，反对重订，驳斥三纲，注重义理贯通。其阐发六经气化，又不乏新见。除张遂辰外，诸家一律删去《伤寒例》者，非为贬低王叔和，而是为突出张仲景不得已而为之，其尊王赞成的倾向也是显而易见的。

（3）辨证论治派：明清时期伤寒学派诸家中，有一些医家着眼于对张仲景《伤寒论》辨证论治规律的探讨和发挥。他们对错简重订和维护旧论的观点均持反对意见，认为不必在孰为仲景原著，孰为叔和所增方面争论不休，而应当在发扬仲景心法上下工夫，形成了伤寒学术研究中的辨证论治派。根据其研究特点，大致可分为以柯琴、徐大椿为代表的以方类证派，以尤怡、钱潢为代表的以法类证派和以陈修园、包诚为代表的分经审证派。

①以方类证：以方类证的方法可以导源于唐代孙思邈的方证同条、比类相附，宋代朱肱亦曾用此法进行方证研究，至清代则有柯琴、徐大椿进行以方类证研究，卓有成就。柯琴，清代医家，著《伤寒论注》《伤寒论翼》《伤寒附翼》，三书合称《伤寒来苏集》。他根据《伤寒论》中原有桂枝证、柴胡证等语，提出了汤证的概念，即将某汤方的主治证称作某汤证，如桂枝汤证、麻黄汤证等。并采用以方类证的方法，汇集方证条文分属于六经篇中。在六经研究上，以经界释六经，提出六经地面说，"凡风寒湿热，内伤外感，自表及里，有寒有热，或虚或实，无乎不包"。并据此而提出了六经为百病立法，指出："伤寒杂病，治无二理，咸归六经节制"。这对于扩大六经辨证论治范围是很有意义的。徐大椿，清代医家，著《伤寒论类方》。徐氏穷研《伤寒论》数十年，结合临床实践，悟出仲景之辨证心法，"不类经而类方"。于是他大胆突破六经的束缚，把论中113方分作桂枝、麻黄、葛根、柴胡、栀子、承气、泻心、白虎、五苓、四逆、理中、杂方等12类。除杂方外，11类各有主方与其主治条文，次列与主方有关的加减方。这种类方研究更切于临床应用。其类方虽未分经，但将六经主要脉证汇列于后，以便观览，并要求学者"熟记于心"，是知徐氏并非轻视六经者。柯、徐二人均以方类证，惟柯氏以方名证，证从经分；徐氏更侧重于类方研究，方不分经。

②以法类证：钱潢，清代医家，著《伤寒论证治发明溯源集》，其以研究六经分证治法为指导思想，所归纳治法较为详细。其在以法类证研究中吸收了方、喻的风伤卫、寒伤营、风寒两伤营卫的观点。故其《太阳上篇》为中风证治，《太阳中篇》为伤寒证治，《太阳下篇》为风寒两伤营卫证治，是承袭三纲学说而以法类证者。尤怡，清代医家，著《伤寒贯珠集》。其治伤寒以突出治法研究为特点。三阳篇归纳为八法，曰正治法、权变法、斡旋法、救逆法、类病法、明辨法、杂治法和刺法等。三阴经亦有表里温清诸法可辨。如此则一部《贯珠集》，以治法提纲挈领，归于一贯，颇受后人好评。尤怡与钱潢均注重《伤寒论》的治法研究，但钱潢墨守方喻三纲之说，所立治法亦过细；尤怡则超脱方喻之外，以治法为纲统领病证、病机与方药，别具一格。

③分经审证：陈念祖，清代医家，为维护旧论的中坚。其对《伤寒论》的临床运用，采用分经审证的研究方法。如太阳病分作经证、腑证和变证，阳明、少阳皆分经腑，太阴有阴化阳化，少阴有水化火化，厥阴有寒化热化。如此分证深得六经六气之旨，对于掌握六经病机、传变特点和证治规律极有帮助。包诚，清代医家。著《伤寒审证表》，主张从六经审证。其将太阳经分作本病中风、本病伤寒、兼病、阳盛入腑、阴盛入脏、坏病、不治病等七证；阳明经分作腑病连经、腑病、虚证、不治病等四证；少阳经分作经病、本病、入三阴病、入阳明病、坏病等五证；三阴经均有脏病连经、脏病二证，少阴、厥阴各有不治病一证。综其分证特点，为经病主表，脏腑主里，腑病多实，脏病多虚而已。陈、包二氏之分经审证俱从六经分证。惟陈氏融入六经气化之说，将深奥的理论落实到临床证治，实属难能可贵；包氏注重从经、腑、脏的传变上分辨表里虚实，亦切于临床实用。

总之，明清时期所形成的错简重订、维护旧论和辨证论治三个伤寒学术流派是伤寒诸家不同学术观点争鸣的结果。这种学术争鸣反映了伤寒学术研究的兴旺，也推动了伤寒学术研究的发展，促使伤寒学术研究达到了一个新的水平。

（二）河间学派

河间学派是以宋金时期河北河间著名医家刘完素为代表的医学流派。以《内经》理论为指导，以阐述火热病机，善治火热病证而著称于世。倡"六气皆能化火"说，治病善用寒凉，世人亦称之为寒凉派。河间学派在发展过程中丰富和发展了中医对火热病的认识，促进了病机学说的发展。为攻邪学派、丹溪学派的形成奠定了理论基础，亦是明清时期温病学派形成的先导。

河间学派有其独特的理论体系和师承授受关系，自刘完素创火热论之后，承袭其术者不乏其人。据史料记载，亲炙其学者，有穆大黄、穆子昭、董系、马宗素、荆山浮屠等。穆大黄，名字里籍及著作俱无从考。穆子昭与其父穆大黄同学于刘完素。董系亦为传河间辛凉之法者。

刘河间，金著名医家，著有《素问玄机原病式》《医方精要宣明论》《三消论》等。他的火热理论，源于《素问·热论》和《至真要大论》病机十九条，其主要内容为"六气皆能化火"，临床分表里证辨治之，火热在表，治以辛凉甘寒；火热在里，用承气诸方；表里俱热，用防风通圣、凉膈以两解之。自完素以后，讨论火热证的理论方药便自成体系。

马宗素，《宋以前医籍考》云："宗素亦金人，当得亲炙于守真之门者"。其著《伤寒医鉴》一书，从伤寒病的角度来宣扬刘完素的火热论，大张刘氏"人之伤寒则为热病，古今一同，通谓之伤寒"（《伤寒医鉴·论六经传变》）及"六经传变皆是热证"（《伤寒医鉴·论汗下》）之说。

荆山浮屠，《明史·方技·戴思恭传》云："震亨……学医于宋内侍钱塘罗知悌，知悌得之荆山浮屠，浮屠则河间刘守真门人也"。可知其学一传于罗知悌，再传于朱震亨，使河间之说由北方而传到南方。

罗知悌，宋濂《丹溪先生墓表》云："罗司徒知悌，宋宝祐中寺人，精于医，得金人刘完素之学，而旁参于李杲、张从正二家。尝言医学之要，必本于《素问》《难经》，而湿热相火，为病最多，人罕有知其秘者。兼之长沙之书，详于外感，东垣之书，详于内伤，必两尽之，治病方无所憾，区区陈、裴之学，泥之且杀人。"弟子朱震亨沿袭其说，尤重相火为病，大倡"阳有余阴不足论"，治疗强调滋阴降火，而开后世滋阴一派的先河。

略先于朱震亨而私淑刘完素之学者，有葛雍、馏洪、张从正及弟子麻九畴、常德等。

葛雍，字仲穆，《医籍考》云："编《河间刘守真伤寒直格》三卷，亦为传河间之学者。"

馏洪，著《伤寒心要》一书，《伤寒辨注》云："其论伤寒，大率以热病为主，此得河间之一偏。"

以上二家，虽非刘完素门人，却是最守刘完素火热论的，其著作之内容，虽多寡悬殊，然立论之旨，与马宗素之《伤寒医鉴》几无二致。

河间学派的学术理论盛行于金元，薪传数百年，极大地丰富了中医学对火热病的认识，促进了病机学说的发展，对后世医学流派的创立影响很大。金张从正私淑河间之学而创攻邪学派。元朱震亨师承河间之学，又旁开东垣、戴人之门，而创丹溪学派。明清治温病学诸家又遥承河间学说，发展成为温病学派。故河间学派实为攻邪学派和丹溪学派的形成奠定了基础，又是温病学派产生的先导，是中医学术史上颇具影响的学派之一。

（三）易水学派

金元时期，新说竞兴。略后于河间学派而能与之媲美者，首推以张元素为代表的易水学派。刘完素创立火热论之后，张元素探索脏腑辨证，在总结前人成就的基础上，创立了较为系统的脏腑寒热虚实辨证学说。其后经其弟子及后世私淑者不断发挥，在脏腑病机和辨证治疗方面取得了巨大成就，汇成了著名的易水学派。

张元素整理总结《内经》《难经》《中藏经》等著作中有关脏腑辨证的医学理论，吸取《千金方》《小儿药证直诀》的脏腑辨证用药经验，结合其临床实践经验，建立了以寒热虚实为纲的脏腑辨证体系，在医学发展上起到了承前启后的作用，成为易水学派的开山。

张元素，金著名医家。著《医学启源》《脏腑标本寒热虚实用药式》《珍珠囊》等。元素是一位具有革新思想的医家。虽于"五运六气"极有研究，但与刘完素的论点尚有不同之处。他并不以"亢害承制"为研究运气的中心，而是以脏腑寒热虚实变化来分析疾病的发生和演变。有感于当时医者执古方以疗今病的习俗，针对性地提出"运气不齐，古今异轨，古方今病不相能也"（《金史·列传》）。主张从实际出发，强调脏腑辨证用药。并发明性味归经理论，如同为泻火药，黄连泻心火，黄芩泻肺火，白芍则泻肝火，知母则泻肾火，木通泻小肠火，石膏则泻胃火等等；又有引经报使之说，如太阳小肠膀胱经病，在上用羌活，在下则用黄柏；阳明胃与大肠经病，在上则用升麻、白芷，在下则用石膏等味。在张元素广泛研究脏腑病机的影响下，易水学派医家逐步转向对特定脏腑进行专题研究，并各有创见。

李杲，金著名医家。从学于张元素，尽得其传。在其师脏腑辨证说的启示下，探讨脾胃内伤病机，总结出"脾胃内伤，百病由生"的理论，制定升阳泻火、甘温除热大法，创制补中益气、升阳益胃等名方，并详辨内伤与外感之异同，被后世称为补土派的代表、易水学派的中坚。所著《脾胃论》《内外伤辨惑论》《兰室秘藏》为医家所推崇，其学术影响极为深远。李氏的亲传弟子有王好古、罗天益等。

王好古，元医家。初师事张元素，后从李杲学，得张、李二家之传，重视脏腑内伤阳气虚损的一面，发挥为阴证论，所著《阴证略例》为阐发阴证病因病机和辨证治疗的专著。从肝脾肾阳气虚损的角度探讨阴证学说，与东垣同中有异。

罗天益，元医家。从李杲学医十余年，得其真传。著《卫生宝鉴》，发挥李杲脾胃内伤学说。理论上深入探讨了脾胃的生理功能，他指出："《内经》曰：肝生于左，肺藏于右，心位在上，肾处在下，左右上下，四脏居焉。脾者，土也，居中为中央，处四脏之中州，治中焦，生育营卫，通行津液，一有不调，则营卫失所育，津液失所行"。（《卫生宝鉴·劳倦所伤虚中有寒》）此说揭示了脾胃与其他四脏以及营卫津液的关系，对于正确理解脾胃内伤诸证病机颇有裨益。并评论了饮伤食伤、劳倦所伤虚中有寒、虚中有热等证治。此外，其重视三焦分治，亦有相当影响。

张元素、李杲、王好古、罗天益诸家，他们的学术观点和理论体系源于《内》《难》，师生一脉相承，又各具特色，使其理论体系日臻完善，形成了易水学派，丰富了中医学的脏腑学说，对脏腑病机、辨证、治疗的发展起到了积极的推动作用。明代医家薛己、赵献可、张介宾等继承其说，发展成为温补学派。因此易水学派又为温补学派的形成奠定了基础。

（四）攻邪学派

攻邪学派以攻击病邪作为治病的首要任务，强调邪留则正伤，邪去则正安之理，善于运用汗、吐、下三法。其学说的产生，远则取法于《内经》《伤寒论》，近则受刘河间火热论及其治病经验的影响，张从正为该学派的代表人物。

张从正，金著名医家。《金史》载："其法宗刘守真，用药多寒凉。"阐发河间六气病机之旨，尝有"风从火化，湿与燥兼"之论，并认为风、火、湿、燥，皆为邪气，邪留正伤，邪去正安，故治法一以攻邪为宗，遂成为攻邪派的师祖。是河间之学传之张从正，又为之一变矣。张从正的攻邪学说抨击了宋金一些医家盲目投补给病人带来的严重危害，对纠正医界的不良时弊起到了积极作用，其学术经验阐发了攻邪祛病的道理，使《内经》有关论述得以发扬，并在临床上得到了验证。攻邪学说充实和发展了中医辨证论治体系，对后世医界产生了深远影响。

张从正的入室弟子有麻九畴、常德。

麻九畴，长于经史，《归潜志》云："晚更好医方，与名医张子和游，尽传其学"。子和所著书，多半出于麻九畴手。张颐斋序《儒门事亲》曰："宛丘张子和，兴定中召补太医，居无何求去，盖非好也。于是退而与麻征君知几、常公仲明辈，日游溵上，相与讲明奥义，辨析至理，一法一论，其大义皆子和发之，至于博之于文，则征君所不辞焉。议者咸谓，非宛丘之术，不足以称征君之文，非征君之文，不足以弘宛丘之术，所以世称二绝。"常德，字仲明，镇阳人。著有《张子和心镜》（又名《伤寒心镜》）一书，首论刘河间双解散，及从正增减之法，其余都属于刘、张二家的绪论。

私淑从正之学的有李子范。

李子范，《儒门事亲·后序》云："有隐士林虑李君子范者，以其有老母在，刻意岐黄，及得是书，喜而不舍，遂尽得宛丘之传"。则李子范为私淑从正之学而有心得者。

攻邪学派对后世医学的发展及学派的创立有一定影响。攻邪学说为明清温病学派开了先河，奠定了理论基础，指出了治疗方向。吴有性《温疫论》首要达邪，强调下法。其后叶桂、薛雪、吴瑭、王士雄等温病学家又有所发展和创新，均具攻邪学说余绪。

（五）丹溪学派

丹溪学派以养阴为宗旨，强调保存阴气对人体健康的重要意义，其学术理论远绍《内经》，近亦受河间火热理论影响，然丹溪学派侧重于阐述阴虚火旺之证，朱震亨为学派之倡导者。丹溪学派的形成和发展，有力地促进了中医学的繁荣和进步。

朱震亨，元著名医家，他认为肾精不足，相火易亢，是人体发病的关键，故尤重相火为病，大倡"阳有余阴不足论"，治疗强调滋阴降火，而开后世滋阴法之先河，并擅长气、血、痰、郁等杂病的论治，是河间之学传至震亨已渐变矣。传朱震亨学说的门人，主要有赵道震、赵良仁、戴垚、戴思恭、王履、刘叔渊、刘纯等，最有成就者，当推戴思恭、王履，使丹溪学派的影响日益扩大。

赵道震，《定远县志》云："凡轩岐以下诸书，靡不精究。受学丹溪，所造益深。洪武己巳，徙籍定远，活人颇多，未尝言利"。可惜他的著作《伤寒类证》未见有传本，其学术思想难以测知。

赵良仁，《苏州府志》云："少试吏宪司，即弃去，从丹溪朱彦修学医，治疗多有奇效，名震浙东西。所著《医学宗旨》《金匮方衍义》并《丹溪药要》等书"。《医学宗旨》《丹溪药要》两书均未见，《金匮方衍义》亦未能详刊，至康熙朝经周扬俊补注，名为《金匮玉函经二注》之后，始有传本。该书系研究仲景学说的专著。

戴垚，以母病死于庸医之手而弃儒从医，率子戴思恭徒步至义乌，受业于朱震亨，"当时游丹溪之门者，弟子颇多，惟元礼父子最得其传"。(《历代名医列传》)

戴思恭，明医家。丹溪之得意高足，著有《推求师意》《证治要诀》等书，畅发其师的"阳有余阴不足论"及论治杂病的心法，他所发挥的气血盛衰论，发展了丹溪乃至河间研究火热的学术思想，对后来汪机的学术观点产生了很大的影响。

王履，明医家。《明史列朝诗集》载："精医药，从金华朱彦修游，尽得其传。"著有《医经溯洄集》等书。其学一本丹溪"起度量，立规矩，称权衡，必也《素》《难》诸经"之说，于《内经》《难经》理论多有独到见解，并倡伤寒温暑为治不同论，充实河间火热论的观点。

刘叔渊，明医家。其子刘纯（字宗厚）著《医经小学》序云："昔丹溪朱先生以医鸣江左，家君亲从之游，领其心授。纯生晚学陋，承亲之训有年矣。"惜刘叔渊之学不传，惟从刘纯著作中见之。刘纯之作尚有《玉机微义》一书。

私淑朱震亨，竟传其学的，则有汪机、王纶、虞抟、徐彦纯等，尤以汪机、王纶成就最著。

汪机，明医家。著有《石山医案》等，其学源于朱震亨，并受到戴思恭的影响。但倡卫有余营不足论，谓卫有余而不待于补，营不足则以参、芪补之，实与朱震亨泻火养阴之旨面目全非。

王纶，明医家。明代浙江慈溪人，著有《明医杂著》一书。其传丹溪之学，强调补阴，尤对丹溪论治杂病的心法，体会深刻。强调"气、血、痰三病，多有兼郁者，有郁久而生病，或久病而生郁，或误药杂乱而成郁"。(《明医杂著·医论》)

虞抟，明医家。明代浙江义乌人。其曾叔祖虞诚斋"与丹溪生同世，居同乡，于是获沾亲炙之化，亦以其术鸣于世"。遂世代相传，皆以丹溪为宗，其亦"承祖父之家学，私淑丹溪之遗风"，(《医学正传·序》)对丹溪杂病心法理解较深，在所著《医学正传》的各个病证里，都列有"丹溪要语"、"丹溪心法"、"丹溪活套"等内容，此外，对丹溪的"阳有余阴不足论"，亦独具心得。

徐彦纯，明医家。杨士奇序《玉机微义》，谓其私淑朱彦修，著有《本草发挥》，又著

《医学折衷》，言杂病证治，多采刘完素、张从正、朱震亨等诸家之说，经刘纯续编后，更名为《玉机微义》。

丹溪学术思想以养阴为主题，于气、血、痰、郁、火诸证的治疗亦多发挥，每被后世奉为圭臬。丹溪学派的形成和发展，对其后的医学流派产生了深远的影响，所倡"相火论"成为后来温补学派诸家论命门之火的理论依据。温病学派诸家所采用的养阴、救液、填精诸法的确立亦受丹溪滋阴理论的影响。

（六）温补学派

继河间、丹溪之学广为传播之后，明代时医用药每多偏执于苦寒，常损伤脾胃，克伐真阳，又形成了新的寒凉时弊。鉴于此，以薛己为先导的一些医家在继承东垣脾胃学说的基础上，进而探讨肾和命门病机，从阴阳水火不足的角度探讨脏腑虚损的病机与辨证治疗，建立了以温养补虚为临床特色的辨治虚损病证的系列方法，强调脾胃和肾命阳气对生命的主宰作用，在辨证论治方面，立足于先后天，或侧重脾胃，或侧重肾命，而善用甘温之味，后世称之为温补学派。代表医家有薛己、孙一奎、赵献可、张介宾、李中梓等。

薛己，明医家。其学术思想悉以东垣脾胃内伤论为中心，强调"人以脾胃为本"，"胃为五脏本源，人身之根蒂"，"若脾胃一虚，则其他四脏俱无生气"，（《明医杂著·补中益气汤》注）"人之胃气受伤，则虚证蜂起"，（《明医杂著·风症》注）发挥了东垣"脾胃内伤，百病由生"的理论，更强调了脾胃内伤与虚证的关系。在治疗上统治以东垣补中益气汤，或出入于四君、六君之间。又主张若补脾不应，即求之于肾和命门之水火阴阳不足，若肾阴不足，用六味丸，壮水之主以制阳光；若命门相火不足，用八味丸，益火之源以消阴翳。此等理论实遥承于唐代王冰，而六味、八味之用又效法于宋代钱乙。其对肾命的认识虽未脱离《难经》左肾右命门之说，但其已明确指出"两尺各有阴阳，水火互相生化"，故以六味、八味补之，使"阳旺则阴生"，"阴旺则阳化"。临床上崇尚温补，力戒苦寒，实为温补学派之先驱。

孙一奎，明医家，著《赤水玄珠》《医旨绪余》等。其论命门学说的特点是综合《难经》关于命门和肾间动气理论，并融入《易经》中太极生阴阳的思想，阐发为动气命门说，即以命门为两肾间动气，为人身生生不息之根，并以命门动气说指导临床，突出表现在注重保护三焦元气，对虚损诸证，多从下元不足论治，自制壮元汤，配合东垣补中益气汤作为三焦元气不足之主方。此外，注意保护脾胃，也是孙氏的临床特点之一。

赵献可，明医家，著《医贯》，阐发命门学说，自成一家言。其论命门，认为位居两肾之中，有位无形，为人身之君主之官，居于十二官之上，实为生命之主宰。曾云："命门为十二经之主，肾无此则无以作强，而伎巧不出矣；膀胱无此则三焦之气不化，而水道不行矣；脾胃无此则不能蒸腐水谷，而五味不出矣；肝胆无此则将军无决断，而谋虑不出矣；大小肠无此则变化不行，而二便闭矣；心无此则神明昏，而万事不能应矣。"（《医贯·玄元肤论·十二官论》）以命门为君火，并居先天之水火。其临床治疗亦特别重视先天之水火，云："先天水火，原属同宫，火以水为主，水以火为原。故取之阴者，火中求水，其精不竭；取之阳者，水中寻火，其明不息。斯大寒大热之病得以平矣。"（《医贯·阴阳论》）其所谓"火中求水",即用六味丸补水以配火,用治因真水不足所致之火有余证,壮水之主以制阳光;"水中寻火",乃用八味丸于水中补火,用治因真火不足而致的水有余证,益火之源以消阴翳。大大推广了六味、八味的临床应用。

张介宾,明著名医家,著《景岳全书》《质疑录》《类经》等。张氏所论命门与赵献可略同。认为命门藏先天之水火,为元阴元阳所居之所,故"命门之水火为十二脏之化源,五脏之阴气非此不能滋,五脏之阳气非此不能发"。(《类经附翼·求正录·真阴论》)五脏之功能必赖命门始能发挥正常。若命门之元阴、元阳亏损,则必变生脏腑阴阳虚损之病,所谓"火衰其本则阳虚之证迭出,水亏其源则阴虚之病迭出"。(《类经附翼·求正录·真阴论》)创制左归、右归作为治疗命门先天水火不足的主方。大力倡导"阴阳相济",完善了阴阳虚损治法。其阴阳理论的另一个重要观点是阳重于阴,反对朱丹溪的"阳常有余,阴常不足"论,针对性地提出"阳非有余"论,认为"天之大宝,只此一丸红日;人之大宝,只此一息真阳",(《类经附翼·求正录·大宝论》)为其温补学说奠定了理论基础。

李中梓,明医家,著《医宗必读》《内经知要》等。其学术思想宗东垣、立斋。明确提出先天之本在肾,后天之本在脾,脾有阴阳,肾分水火,宜平不宜偏,宜交不宜分,并表现出明显的重阳抑阴的倾向,尝谓:"气血俱要,而补气在补血之先;阴阳并需,而养阳在滋阴之上。"(《医宗必读·水火阴阳论》)其在临床上善于博采众家之长,持论公允,又多有创见,如擅长辨治寒热真假、实虚疑似之证,倡言"大实若羸状,至虚有盛候",(《医宗必读·疑似之证须辨论》)颇具临床指导意义,为后世医家所称道。

温补学派诸家发展了易水学派的脏腑病机学说,既重视调理脾胃以治疗内伤杂病的积极作用,又深入探讨了肾命学说,从真阴元阳两个方面阐明了人体阴阳平衡的调节机制及其重要意义。对于命门的部位及其生理作用,提出了不少学术见解,有力地推动了中医学理论的发展。

温补学派的学术思想对后世临床各科及众多医家都产生了积极而深远的影响,追随之学者甚众,如士材之学一传沈朗仲、马元仪,再传尤在泾,他们继承了李中梓的学术观点并有所创新和发扬,均成为一代名医。又如清初之张璐,辨治杂病多取法于薛立斋、赵养葵、张景岳诸家方论,受温补学派的思想影响较深。再如高鼓峰、吕留良、董废翁等医家都不同程度地继承和发展了温补学派的学术思想。

(七)温病学派

温病学派是以研究外感温热病为中心课题的一个医学流派。这一学派在明清时期最盛于我国南方,在研究温热病的发生发展规律、病因病机及辨证论治等方面作出了巨大贡献,推动了中医学的发展。

明清之际,江浙一带温疫流行猖獗,促使诸家对温病进行研究,由此逐渐形成学派。该学派虽形成于明清,但早在《黄帝内经》中已有关于温病的记载,如《素问·生气通天论》:"冬伤于寒,春必病温"。《素问·热论》:"凡病伤寒而成温者,先夏至日者为病温,后夏至日者为病暑"。《素问·刺法论》:"五疫之至,皆相染易,无问大小,病状相似"。这些内容已涉及温病的各个方面。《难经》里亦载有一些论述温病的内容,如《五十八难》:

"伤寒有五，有中风、有伤寒、有湿温、有热病、有温病"。《伤寒论》明确指出："太阳病，发热而渴，不恶寒者为温病，若发汗已，身灼热者，名风温。"晋王叔和在《伤寒例》中阐发《内经》伏气温病说，云："冬令严寒，万类深藏，君子固密，则不伤于寒，触冒之者，乃名伤寒耳……中而即病者，名曰伤寒；不即病者，寒毒藏于肌肤，至春变为温病，至夏变为暑病。暑病者，热极重于温也……从立春节后，其中无暴大寒，又不冰雪，而有人壮热为病者，此属春时阳气，发于冬时伏寒，变为温病。"晋葛洪的《肘后备急方》收录了许多防治温病、温疫、温毒的简便药方，如太乙流金方、辟温病散等，并指出温病主要是感受厉气所致。隋巢元方在《诸病源候论》中列举了热病候28论、温病候34论、时气病候43论、疫疠病候3论，叙述了温热病的致病因素、病机原理，以及症状特点，提出温病、时气、疫疠皆"因岁时不和，温凉失节，人感乖戾之气而生病"，"病气转相染易，乃至灭门，延及外人"。（《诸病源候论·温病诸候》）唐孙思邈的《千金方》亦收载了不少治疗和预防温病的有效方剂，及各名医论述温病的内容。北宋庞安时在《伤寒总病论》里亦着意发明温病，将其分为一般温病及天行温病两类，强调寒温分治，并具体论述了天行温病的病因、发病、证治、预防，指出天行温病与异气有关，既可即时而发，又可伏而后发，季节不同则证型不同、治法有别，但总以清热解毒，重用石膏为主。南宋朱肱的《南阳活人书》注重伤寒与温病的辨别，对多种温热病，如热病、中暑、温病、温疟、风温、温疫、湿温、温毒等进行了详细的阐述，在治疗上虽未跳出伤寒圈子，但也不墨守伤寒成方，而能灵活化裁，变动不拘。郭雍在《伤寒补亡论》中强调温病的病因不限于冬伤于寒，其云："冬伤于寒，至春发者，谓之温病；冬不伤寒，而春自感风寒温气而病者，亦谓之温。"（《伤寒补亡论·卷十八·温病六条》）以上诸家虽各有发挥，但多是零散的认识与经验，仍未形成独立的体系而隶属于广义伤寒病。

金元以降，对温热病的研究有了较大的进展和突破。刘完素据《素问·热论》创立六气皆从火化的病机学说及辛凉甘寒解表的治疗原则，标志着外感温热病的治疗在理法方药诸方面开始自成体系，温热学说初具规模，出现了"热病用河间"的局面。其后，元明之际的王履在《医经溯洄集》中进一步强调伤寒温病不可同治。明代汪机在《石山医案》中提出新感温病的概念。缪希雍在《先醒斋医学广笔记》里指出温疫邪气侵犯人体"必从口鼻"而入。凡此种种，充分说明明代以前中医学对温热病的认识虽不甚完善，但已具备了一定的水平，为清代温病学派的形成奠定了基础。

明末，我国温疫流行，极为猖獗，专门研究温病的著名医家不断涌现，温病学派遂应运而生。代表医家有吴有性、戴天章、余霖、叶桂、吴瑭、王士雄、薛雪等。

吴有性，明医家，著有《温疫论》。他对温疫病的致病因素、感受途径、侵犯部位、传变方式、临床表现、治疗方法等详加探究，指出温疫乃感天地之异气所致，邪自口鼻而入，先伏于膜原，后传于表里，感之深者，中而即发，感之浅者，未能顿发，或由诱因，正气受伤，邪气始张，治疗总宜疏利膜原，表里分消，形成了一套比较完整的认识，自此温疫学说开始建立，并得到迅速发展。

戴天章，清医家，著《广瘟疫论》。他十分推崇吴有性的《温疫论》，为推广吴氏之学，戴氏在吴有性所论的基础上，详尽论述了温疫的辨证与治法，在辨证方面，尤殚心于温疫病早期的鉴别诊断，提出辨气、辨色、辨舌、辨神、辨脉是识别温疫的五种大法。强调温疫汗不厌迟，下不厌早，清法贯穿始终，补法用于善后，表里寒热虚实并见或余热未尽，则用和法。可谓充实了吴有性的辨证论治思想。

余霖，清医家，著《疫疹一得》。他就乾隆之际的温疫大流行阐发己见，认为该温疫的流行乃运气之淫热入胃，敷布于十二经脉所致，因而倡用石膏重剂泻诸经表里之热，实为补充了吴有性论温疫之未逮。并制定名方清瘟败毒饮，为人所称道。

叶桂，清著名医家，著《温热论治》。创立温病卫气营血辨治大纲，他认为："温邪上受，首先犯肺，逆传心包，肺主气属卫，心主血属营……卫之后方言气，营之后方言血"。（《温热论治》）治疗宜"在卫汗之可也，到气才可清气，入营尤可透热转气，入血则恐耗血动血，直需凉血散血"，（《温热论治》）极大提高了河间学派对温热病的认识，使温热病形成了更为独立完整的体系，彻底从《伤寒论》中摆脱出来。此外，他还注重辨舌验齿和斑疹、白㾦的辨别，并作了具体阐述，丰富了温病诊断学的内容。叶氏因之成为这一时期的代表人物和温热学派的中坚。

薛雪，清医家，著《湿热条辨》。详细论述了湿热病的病因病机、发病特点、传变规律、临床证型、遣方用药，弥补了叶氏详论温热、略论湿热的不足。自此，温热学说与温疫学说均日臻完善，温病学派发展到鼎盛时期。

吴瑭，清医家，著《温病条辨》。强调以上中下三焦为纲统论温热、湿热与温疫。充实了温病清热养阴的治疗大法。并组成银翘、桑菊等方，进一步发展和提高了叶氏的理论。

王士雄，清医家，著《温热经纬》。集前人之大成，对温病学进行了一次史无前例的大总结，另外，其对暑邪、伏气温病，顺传逆传及霍乱病等均作了深入的阐发，纠正了前人的谬误，补充了前人之未及。对暑、湿、火三气辨证尤多发挥。

清代末年，南方诸医对温病的研究仍方兴未艾，浦城雷丰反对吴有性、吴瑭温瘟不分的模糊认识，撰《时病论》专论非疫性外感病，包括风热、伤暑、冒暑、中暑、暑温、疰夏、热病、湿热、湿温、秋燥、冬温、春温、风温、温毒、伏暑等十余种新感及伏气温病，对其病因、病理、证候特点、立法方药详加论述，颇为实用。此外，江阴柳宝诒针对"重新感，轻伏邪"的时弊，撰《温热逢源》详论伏气温病，强调伏邪为病颇多，致病较重，治疗宜以清泄里热为主，兼顾温肾育阴，疏解新邪。

总之，温病学派是在历代医家研究外感温热病的基础上形成的，经过明清两代而逐渐发展成熟，在其形成发展过程中，又分为二个派系，一为温疫学派，一为温热学派，温疫学派以吴有性、戴天章、余师愚为代表，以探讨温疫病见长，为温疫学说的创立与完善作出了巨大的贡献。温热学派以叶桂、薛雪、吴瑭、王士雄四大家为代表，研究普通温热病（包括湿热病）的发生发展证治规律，具有更为广泛的意义，为温热学说的成熟做出了卓越的贡献。

温疫学派和温热学派在促使外感热性病脱离《伤寒论》的束缚而自成体系方面，发挥了重要的作用，对中医学的发展产生了极其深远的影响。

以上关于学术流派的论述，有利于我们对历代各家学说有一个系统的认识。但是，医家与学派之间的关系是错综复杂的，很多著名的医家都是博览群书，擅学众长，虽在医学某些问题上有独到之见，卓然自成一家，但其专长并不局限于一方面，往往还有其他方面的重要贡献，故本书的编写是以"家"为主，既可比较全面地介绍该医家的各种专长，而不致有所遗漏，同时亦如实介绍其有关学派的沿革概况。这样，有助于了解每个医家学术经验的全貌，而免以偏概全之弊。

五、怎样学习各家学说

（一）循名责实，勘误求真

在学习各家学说时，必须重视对许多专用名词、概念及有争议问题的研究。各种学说，产生于各个时代，出诸医家的各自阐述，受到时代的影响或囿于个人学识，因而在一些"名"、"实"问题上常会出现某种程度的误解或附会，学习时倘掉以轻心或不求甚解，便会令人困惑。因此一定要历史地有分析地来看待它们，要通过医家们所议论问题之名，来探求其实质所在。如有关相火问题的讨论，历代医家在《内经》"君火以明，相火以位"的基础上，各自进行了阐发，刘完素称"三焦相火无不足"；张元素称"命门为相火之原"；李东垣称"相火，下焦包络之火，元气之贼，火与元气不两立，一胜则一负"；朱震亨称"天主生物，故恒于动；人有此生，亦恒于动，其所以恒于动，皆相火之为也"，又称"相火之气，经以火言之，盖表其暴悍酷烈，有甚于君火者也，故曰：相火元气之贼"；张介宾称"凡火之贼伤人者，非君相之真火，无论在内在外，皆邪火耳，邪火可言贼，相火不可言贼也"等等。显然，历代医家们围绕着"相火"的名称，阐述了各自的见解，然而归根结底，这些不同的观点是由于对相火概念的不同理解而引起的，刘、张以运气结合脏腑来理解相火的生理作用，但刘则提示了相火有余的害处，而李氏根据自己的体会把它引申为"元气之贼"，当作邪火论；朱氏总结了前人的论述，既强调了它的生理作用，又指出了它的病理危害；张介宾则针对苦寒盛行的流弊，严格地区别了邪火和相火，以避免过用寒凉克伐真阳，把相火局限在生理之火的认识中。因此，我们必须根据相火之名，来分析其概念和实质，这样既可扩展视野、深化认识，又可不为某种观点所纠缠，而有利于学术的发展。

研究各家学说务必忠实于前人原著精神，如实地反映医家学术的本来面貌，不可曲解误会，人云亦云，以讹传讹，只有在这个基础上才能明确问题的实质。

中医界长期以来，在某些问题上存在着对前人不正确或失实的评价，而这些评论又往往出诸名家的著作，遂使谬误流传，影响甚大。如许叔微的脾肾观，历代许多学者均称之为"补脾不若补肾"，尊奉为补肾之圭臬，而李时珍对此首先提出了不同的看法，在《本草纲目》中说："许叔微学士《本事方》云：孙真人言补肾不若补脾，予曰补脾不若补肾。"张介宾沿其后，亦说："观东垣曰补肾不若补脾，许知可曰补脾不若补肾，此二子之论，各有所谓，固不待辨而明矣。"朝鲜许浚在《东医宝鉴》中也有类似提法："孙真人云补肾不若补脾，许学士云补脾不若补肾。"直到晚近，许多学者仍持此论。然而在许氏著作中未见有能反映出这种观点的有关资料，固然他重视肾气，但并没有轻视胃气，在他的《本事方》中更记载了不少调补脾胃的宝贵经验和有效良方，因此，所谓"补脾不若补肾"之说，是后人附会而强加的，需要勘误求真，恢复其脾肾观的原貌。

（二）掌握特点，了解全面

学习各家学说，首先应抓住医家的学术特点，全面掌握其医学思想及治疗经验，以避免出现曲解附会。如以朱丹溪为例，既要重点研究其养阴学说，又要全面掌握他治疗杂病（特别是气、血、痰、郁以及益气温阳）的经验；又如张子和，擅长于汗、吐、下三法，但他同时还对情志致病及情志治疗有独到研究，对食疗、食养的方法深有造诣。对其他各家亦当如此。在抓住特点的同时，还须避免把各医家学说孤立起来，而应当从医学科学的连续性、渗透性和发展性方面去探索他们之间的相互关系。这样既可以掌握各家的学术特点，又可以全面了解中医学理论体系的具体发展情况。

初学各家学说，每因不得其法而有众说纷纭、莫衷一是之感，从而，也就难以对各家学说做出适当的评价。须知历代医家每为阐明一义，强调一说，故其议论必然有所侧重；或者，为了纠偏补弊，也难免有偏激之词，这是可以理解的。然而如果深入研究其著作，则不难发现医家的临床施治虽然各具特点，但始终掌握辨证原则，寒热补泻诸法多不偏废，正如李士材《医宗必读》所说："子和一生，岂无补剂成功？立斋一生，宁无攻剂获效？但著书立言则不及之耳。"李氏在评价金元四家时还说："四家在当时，于病苦莫不应手取效，考其方法若有不一者，所谓补前人之未备，以成一家言，不相撷拾，却相发明，岂有偏见之弊？"故对各个医家必须有全面的了解，然后对他的评价就能较为中肯和合理。譬如刘河间之主火，是从火热病的多发性、普遍性方面加以强调的，原不脱离辨证原则，其《宣明论方》中温热多于寒凉，亦足证其并无偏见；又如景岳虽重温补，但尤重于填补精血，且在其所著新方及验案中也不废寒凉攻下。

可见，如果对医家学说不能全面掌握，就往往会发生曲解而不能作出合理的评价。

（三）取长补短，兼收并蓄

由于各家学说多从某一方面作出贡献，诸家学术也毕竟各有专长，故学者还必须注意兼收并蓄，以期集思广益。如以金元时期的医家为例，则攻邪之法莫备于子和；清热泻火当推河间为巨擘；滋阴降火之论，则丹溪有其特长；补中益气和甘温除热，自以东垣独擅其胜，然而这四家除上述特点外，还有其他兼长，都是在我们的学习中必须注意的。何况除此之外，历代医家之可师可法者大有人在，我们如能博采众长，以熔于一炉，则方能对前人学术经验做到全面继承和融会贯通。

学习各家学说，必须尊重历史事实。历代医家的论述，对中医学起有推动和促进作用，这往往与当时的历史背景有密切的联系。由于时代背景和历史条件不同，每一医家的学说常有其一定的局限性，既有其特长，也有不足之处，所以，我们学习各家学说必须注意撷取其精华，了解他在某一方面所取得的成就，同时对他的学说所论述的某些片面观点，也必须作具体而细致的分析，因为这是由历史和他的处境所决定的，我们只能取长补短，而不能求全责备。例如张子和长于攻邪而对"扶正"的论述不够。又像赵献可重视命门，以六味、八味统治诸病，但在临床上未必完全适宜，这些不足之处，又往往为后代医家的学说所弥补。如李东垣论述阳气升降而重于升，缪仲淳重视气机升降而重在降，又东垣重于升补脾胃之阳气而仲淳善于滋养脾脏之阴液，其后叶桂又擅长补养胃阴，他们都从不同角度补充了东垣之不足，从而使医学理论和治疗方法随着时代的前进而有所发展。

各家学说的正确学习方法，在于理解和掌握中医学在人体生命现象、疾病发生和发展，以及治疗方面的特点。此外，我们还须学习古代医家严谨的治学态度以及重视继承、深入研究、大胆创新的治学精神，这对于我们继承和发展中医学具有重要的现实意义。

各 论

晋唐时期

　　晋唐是我国医学发展史中承先启后的一个重要历史时期，在编纂、校注经典著作，阐述医学理论，研究养生，辑集方剂等方面颇多贡献。

　　（一）编纂、校注经典医籍。在对《内经》考证校释方面有梁全元起的《内经训解》，隋杨上善的《黄帝内经太素》等，对《内经》原文进行考证训诂和注释；唐王冰的《黄帝内经素问》，在注解、阐发经旨的同时，增补了有关五运六气学说的七篇大论；西晋皇甫谧则撰集《素问》《针经》《明堂孔穴针灸治要》三部，成《黄帝针灸甲乙经》等。在《伤寒杂病论》方面，王叔和曾详加辑集和研究；孙思邈则在《千金翼方》中，搜集和保存了仲景要论。这些都为经典著作的保存和流传作出了贡献。

　　（二）阐述医学理论。如隋巢元方撰《诸病源候论》，系统地阐述病机理论，是我国第一部病理学的专著。《中藏经》及《千金方》对脏腑辨证颇多阐发。王冰在《黄帝内经素问》的注释中，发挥了阴阳互根的有关论说，并提出了"益火之源以消阴翳；壮水之主以制阳光"的治则名言。又如华佗关于伤寒热毒入胃，胃烂发斑的认识；许仁则对中风病因的分析，注重于"本气"虚亏；褚澄在虚劳、血证方面颇有阐发；王叔和在《脉经》中总结脉象加以论述；陈藏器在《本草拾遗》里提出方药"十剂"等，都对后世医学产生了重大影响。

　　（三）研究养生。如葛洪《抱朴子》论述养生，强调"宝精、行气"；陶弘景《养性延命录》保存了先秦以下各种有关资料，包括列子、彭祖、张湛《导引经》等论述；《诸病源候论》载有《养生方》，重视补养宣导之法；《千金方》更详细地讨论了养生的理论和多种具体方法等。

　　（四）辑集方剂。晋唐之际，方书繁多，如葛洪的《金匮药方》《肘后备急方》；范汪的《东阳方》、姚僧垣的《姚氏集验方》、陈延之的《小品方》、谢士泰的《删繁方》、龚庆宣的《刘涓子鬼遗方》等等，惜大都已亡佚。现存陶弘景整理的《肘后百一方》，孙思邈的《千金要方》《千金翼方》，后两书衰辑了大量方剂。晋唐重视方书，其遗风及于宋代，对后世也产生了重大影响。

孙 思 邈

一、生平和著作

孙思邈，初唐著名医学家，京兆华原（今陕西耀县）人。其生卒年代，据考证为公元581～682年（隋开皇元年～唐永淳元年），一说为公元541～682年。孙氏品性高雅，博学多闻，通晓经史佛老之学。《旧唐书》称其"善谈老庄及百家之说，兼好释典"。在当时享有盛名，且性甘淡泊，不事仕进，过着隐居生活。

孙氏致力于医学的研究，勤奋诚笃，终生未辍，正如他自己所说："青衿之岁，高尚兹典；白首之年，未尝释卷"。[1]他认为医学乃"至精至微之事"，不能以"至粗至浅之思"而草率从事，必须"精勤不倦"，方克有成。对医理的研探，他强调医者须博览群书，增加知识，提高修养，指出："凡欲为大医，必须谙素问、甲乙、黄帝针经、明堂流注、十二经脉、三部九候、表里孔穴、本草药对，张仲景、王叔和、阮河南、范东阳、张苗、靳邵等诸部经方……不尔者，如无目夜游，动致颠殒"。[2]

孙氏十分重视吸取他人的学术经验，曾说："至于切脉诊候、采药合和、服饵节度、将息避慎，一事长于己者，不远千里，伏膺取决"。[1]反对学医浅尝辄止，沾沾自喜的不良学风，认为愚者"读方三年，便谓天下无病可治，及治病三年，乃知天下无方可用"[3]。孙氏这种谦虚好学、精勤不倦的学习态度，是极为可贵的。

孙氏集毕生之精力，著成《备急千金要方》《千金翼方》两书，虽名为方书，实乃各科兼备、理法俱全的医学巨著。根据《旧唐书》记载，孙氏的著作还有《摄生真录》《枕中素书》。

《千金要方》凡三十卷，计233门，方论5300余首。在医理方面，博采群经，辑录了《内经》和扁鹊、仲景、华佗、王叔和、巢元方等名家论述，是研究魏、晋、隋、唐医药的重要文献；在方药方面，广泛哀集了前代医家的大量方剂以及当时流传民间的许多有效方药，并参以己说，总结了用药经验，内容丰富，资料翔实。宋代林亿曾赞之说："上极文字之初，下迄有隋之世，或经或方，无不采撷，集诸家之秘要，去众说之所未至……厚德过于千金，遗法传于百代。"[4]《千金翼方》三十卷，是孙氏补充《千金要方》的著作，在其晚年撰成，内容虽有重复之处，但又新增了不少资料，如采集了仲景《伤寒论》的大体内容，对传播和推广《伤寒论》的学术内容，起了积极的历史作用。还增加了"药录纂要"和"本草"，是我们研究唐代药物学的珍贵资料。

二、学术理论

（一）大医精诚论

强调医德是中医学的优良传统，孙氏在《千金要方》中首列《大医精诚》，较全面地论述了医者必须恪守的道德准则,其核心就是"精诚"两字。首先,他指出医学为"至精至微之事","故学者必须博极医源,精勤不倦"。同时,他说:"凡大医治病,必当安神定志,无欲无求,先发大慈恻隐之心,誓愿普救含灵之苦;若有疾厄来求救者,不得问其贵贱贫富,长幼妍蚩,怨亲善友,华夷愚智,普同一等,皆如至亲之想;亦不得瞻前顾后,自虑吉凶,护惜身命,见彼苦恼,若己有之,深心凄怆,勿避崄巇、昼夜、寒暑、饥渴、疲劳,一心赴救,无作功夫形迹之心,如此可为苍生大医,反此则是含灵巨贼。"[3]他对医者提出了严格的要求,首先必须具有恻隐之心,视病人普同一等,把他们的痛苦当成自己或亲人的事情来对待。其次,救治必须一心一意,无欲无求。孙氏认为:"人命至重,有贵千金,一方济之,德逾于此。"其著作以"千金"命名,正是体现了这种崇高的精神境界。

他痛斥当时医界的不良风气,指出:"末俗小人,多行诡诈,倚傍圣教而为欺绐,遂令朝野之士庶,咸耻医术之名,多教子弟诵短文,构小策,以求出身之道,医治之术,阙而弗论"。这里的所谓"末俗小人",是指那些医德败坏的渔利欺世者,他们的恶劣影响,使当时社会鄙弃医术,从而妨碍了医学的发展。

在医疗实践中,孙氏提出了一句珍贵的名言:"胆欲大而心欲小,智欲圆而行欲方"[5]。强调医者治病,既须小心翼翼,周密谨慎,又要大胆果断,毅然能决。在具体治疗方面,须灵通圆活,随机应变,而在医者的行为上,又须端方正直,一丝不苟地恪守医德准则,不可稍有偏离。他这一胆大心小、智圆行方的告诫,赢得后世医家的普遍推崇。

在治病时,孙氏强调医者须持严肃稳重的态度,"不得多语调笑,谈谑喧哗"[3];也不可任意诽谤其他医者,"道说是非,议论人物,炫耀声名,訾毁诸医"[3];当取得治疗效果后,更不能骄傲自满"而有自许之貌"[3],否则,便是"医人之膏肓"。

他所提倡的医德,表现了医者忘我救治的善良之心,是古今医务人员必须遵循的医疗道德准则,至今仍具有重要的现实意义。

(二)养生论述

"养性"和"养老",即养生之道和老年保健,为历代医家所重视。它涉及预防医学、心身医学和老年医学等各个方面。孙思邈对此有颇为深刻的研究,其《养性》《退居》等篇章载述的内容,十分丰富多彩。凡所论述,无不反映了他"安不忘危,预防诸病"的医学思想。其所以克享遐龄,亦是他身体力行的缘故。

孙氏曾说:"夫养性者,欲所习以成性……性既自善,内外百病皆悉不生"[6]。说明"养性"就是养成良好的习性,维护精气,增强体质,以期却疾延年。他认为"神仙之道难致,养性之术易崇"[7],但如果不知其术,则"纵服玉液金丹,未能延寿"[6]。

养性之道包括多方面。孙氏力主"易"、"简",而将其归纳为"啬神"、"爱气"、"养形"、"导引"、"言论"、"饮食"、"房室"、"反俗"、"医药"、"禁忌"等十要点。其所谓"反俗",就是主张"不违情性之欢而俯仰可从;不弃耳目之好而顾眄可行"的养生术。兹将其有关内容阐述如下:

1. 抑情节欲

孙氏根据《素问·上古天真论》摄生之旨,反对恣情纵欲。他说:"纵情恣欲,心所欲得则便为之……无所不作，自言适性，不知过后一一皆为病本"[8]。又谓："少年之时，乐游驰骋，情致放逸，不至于道，倏然白首，方悟虚生"[9]。说明情欲过度是罹疾早衰的重要因素。孙氏指出："人之寿夭，在于搏节"[6]。《千金翼方》认为人生大限百年，应当注意"节护"，譬如"如膏用小炷之与大炷"[7]，若不知搏节，则犹同大炷焚膏，其熄必速。故善于养生者当知"十二少"，即不多思、多念、多欲、多事、多语、多笑、多愁、多乐、多喜、多怒、多好、多恶，实为适当节制，以免"荣卫失度，血气妄行"，而为"丧生之本"。上述内容，包括啬神、爱气、养形、言论、饮食、房室等事宜，尤其强调"抑情养性"以及"慎言语"、"节饮食"的重要性，如不"浮思妄想"可避免许多情志疾患；"慎语言"可以养气；"节饮食"能预防多种疾病的发生。总之，孙氏提倡抑情节欲，在于不违生理，而使气血充固，精神内守，真气长存。正如《养性篇》引《抱朴子》之言所说："割嗜欲所以固血气，然后真一存焉，三一守焉，百病却焉，年寿延焉。"

2. "常欲小劳"和导引、按摩

运动是摄生养性的重要方面，孙氏继承了华佗的养生思想，指出"流水不腐，户枢不蠹，以其运动故也"[8]。他认为适当的运动对人体保持健康是必要的，如果运动太少或过度，均无益于健康，故说："养性之道，常欲小劳，但莫大劳，及强所不能堪耳。"[8]他所提倡的适当活动，包括华佗五禽戏、天竺国按摩法十八势、老子按摩法等。五禽戏根据虎、鹿、熊、猿、鸟的姿势进行活动锻炼；天竺国按摩法十八势、老子按摩法以导引、按摩相结合。孙氏认为这些方法不仅可施于平日，亦可用于患病时，如"小有不好，即按摩挼捺，令百节通利，泄其邪气"[10]。《千金翼方》又载单纯按摩之法："清旦初，以左右手摩交耳，从头上挽两耳，则面气流通，如此者令人头不白，耳不聋；又摩掌令热，以摩面，从上向下二七过，去气，令人面有光，又令人胜风寒时气，寒热头痛，百疾皆除。"这是简易可行的方法。此外，孙氏还主张每于食讫，行步踌躇，并以手摩面及腹，使饮食易消，若"饱食即卧，乃生百病"。这些论述，体现了他主张"常欲小劳"的观点。

适当的运动，可以增加全身各部分的活动，不仅促进气血的运行生化，也有助于疏治病邪。可见，"常欲小劳"与片面主静或主动的观点相比，显然更为合理和优越。

3. 依时摄养

"依时摄养"[6]也是养性应遵行的一种方法。孙氏认为衣食寝处皆适，能顺时气者，始尽养生之道。他继承了《素问·四气调神论》的论说，并增加了许多具体内容。如说："春冻未泮，衣欲上厚下薄，养阳收阴……冬时天地气闭，血气伏藏，人不可作劳出汗，发泄阴气，有损于人也。又云冬日冻脑，春秋脑足俱冻，此圣人之常法也。春欲晏卧欲早起；夏及秋欲侵夜乃卧，早起；冬欲早卧而晏起，皆益人。虽云早起，莫在鸡鸣前；虽言晏起，莫在日出后。凡冬月忽有大热之时，夏月忽有大凉之时，皆勿受之。人有患天行时气者，皆由犯此也。即须调气，使寒热平和，即免患也。"[8]凡此等等，说明无论衣着、劳作、起卧，均须与季节特点相适应，并应重视预防四时不正之气的侵犯。《千金翼方》引《列子》的话说"一体之盈虚消息，皆通于天也，应于物类"。人居天地气交之中，自然界的变化与人体息息相关，故顺应自然，依时摄养，对于保持健康具有重要的意义。

4. 内视、调气

古代养生术的"内视"、"调气"，是一种专意存思、吐纳气息，以却疾强身的方法。"内视"，是一种专意存想的养生法。《素问》遗篇《刺法论》早有论述。孙氏著作中载有"黄帝内视法"及"彭祖和神导气法"等内容，可供研究参考。

孙氏主张人在康健之时，"每日必须调气补泻、按摩导引为佳"[10]，并认为养性"常当习黄帝内视法"[8]。其法为："存想思念，令见五脏如悬磬，五色了了分明，勿辍也。仍可每旦初起，面向午，展两手于膝上，心眼观气，上入顶，下达涌泉，旦旦如此，此名曰迎气；常以鼻引气，口吐气，小微吐之，不得开口，复欲得出气少，入气多。每欲食，送气入腹，每欲食气为主人也。"[8]这是"内视"和"调气"相结合的方法。

又有"调气"法，辅以叩齿、咽津，其法在夜半后、日中前，将床铺厚软，枕之高下与身平，然后仰卧，意专思存，舒手展脚。两手握大拇指节，去身四五寸，两脚相去四五寸。数叩齿，饮玉浆（口津）。引气从鼻入腹，足则停止，有力更取，久住气闷，从口细细吐出使尽，还从鼻细细引入，出气一准前法。若阴雾风寒之日，则但闭气，勿更取气。古人认为这些方法可使"身体悦泽，面色光辉，发毛润泽，耳目精明，令人食美，气力强健，百病皆去"[11]。

《千金要方》还有调气以治五脏病的记载。"若患心冷病，气即呼出，若热病，气即吹出；若肺病即嘘出；若肝病即呵出；若脾病即唏出；若肾病即呬出"[11]。并在调气之先，左右导引三百六十遍。以上呼、吹、嘘、呵、唏、呬"息之六字"，是调气治病的重要方法，早在陶弘景《养性延命录》中就有记载，此后颇为养生家所重视，认为其可以通过呼吸吐故纳新，促进新陈代谢。故曰："气息得理，即百病不生，若消息失宜，即诸疴竞起，善摄养者，须知调气方焉。"[11]

5. 食宜、食养和食疗

孙氏十分注意食宜、食养和食疗等问题。

首先，他在《食治》篇中引卫汛的话说，"安身之本必资于食"[12]，但"不知食宜者不足以存生"[12]，故养性之道当明饮食宜忌。如"食不欲杂"[12]，饮食过杂，必然久积为患。孙氏举例说："关中土地，俗好俭啬，厨膳肴羞，不过菹酱而已，其人少病而寿；江南岭表，其处饶足，海陆鲑肴，无所不备，土俗多疾而人早夭。"[8]因此，他以为"厨膳勿使脯肉丰盈，常令俭约为佳"[8]，并谓"每食不用重肉，喜生百病。常须少食肉，多食饭及少菹菜，并勿食生菜、生米、小豆、陈臭物，勿饮浊酒"[8]。为了避免酸咸过度，有伤于人，他还主张"学淡食"，这对后世医家如朱丹溪等力主"茹淡"，是深有影响的。同时，孙氏又反对暴饮暴食，提倡少食多餐，曾说："善养性者先饥而食，先渴而饮。食欲数而少，不欲顿而多，多则难消也。常欲令饱中饥，饥中饱耳。"[8]并告诫"夜勿过醉饱。食勿精思，为劳苦事"[8]，否则致疾生灾，其害非浅。孙氏还提出进食时要有良好的精神状态，如果进食时为七情所伤，或强力劳苦，不仅损伤脾胃，对全身气血也有影响。

在理论上，孙氏发挥《内经》之旨，阐论了味归形、气归精；味伤形、气伤精的问题，认为"精以食气，气养精以荣色；形以食味，味养形以生力……精顺五气以为灵也，若食气相恶，则伤精也；形受味以成也，若食味不调，则损形也。是以圣人先用食禁以存性，后制药以防命也"[12]。说明饮食气味相宜，则生精养形，气味相恶不调，则伤精损形，故养生欲求食之所宜，必先知"食禁"。

孙氏还十分重视"食治"，"食治"实包括了"食养"和"食疗"。他认为"食能排邪而安脏腑，悦神爽志以资血气"[12]，强调了食物对养身和治病的重要作用。

"食养"，是用饮食以养脏腑之气。由于五味入口，各有所走，各有所病，故孙氏还以为欲以饮食养脏腑之气，必须在不同季节损益五味，即春省酸增甘，以养脾气；夏省苦增辛，以养肺气；秋省辛增酸，以养肝气；冬省咸增苦，以养心气，季月各十八日省甘增咸，以养肾气。这是根据五行相克之理，不使主时的脏气偏胜而害于他脏。此法可供进一步研究。

孙氏通过丰富的临床实践，认识到张仲景所说的"药势偏有所助，令人脏气不平"[12]实为至理名言，故积极提倡食疗。他说："医者当须先洞晓病源，知其所犯，以食治之，食疗不愈，然后命药"[12]，并称："若能用食平疴，释情遣疾者，可谓良工。"在《千金要方·食治》篇中曾记载果实、菜蔬、谷米、鸟兽虫鱼等百余种食物，详论其气味以及对于养身和治病的功用。

6. 服食、服水

所谓"服食"，即服饵方药，以期益寿济命。《千金要方》记载认为，根据季节，在四季分别服小续命汤、肾沥汤、黄芪丸及某些药酒，能有利于却病强身。然而这必须因人因体质而施，《服食法》指出："夫欲服食，当寻性理所宜，审冷暖之适，不可见彼得力，我便服之。"[13]作为"服饵"的药物，包括草木石药。草药如天冬、地黄、黄精、乌麻、松子；木药如茯苓、枸杞、柏实、松脂、松子仁；石药如云母水、炼钟乳粉等。服饵方法有一定次序，一般当先驱除虫积，再用补养之剂，如孙氏所说："服饵大法，必先去三虫，次服草药，次服木药，次服石药"。其驱邪药物有干漆、大黄、芜菁子、瓜子、真丹等。这些记载，可供后人研究。

《千金翼方》还介绍了"服水"方法。"水之为用……可以涤荡滓秽，可以浸润焦枯"，对人体也起有同样作用。服水法，在天晴日出时，以瓦器贮水三杯，每杯一升。先向东立，叩齿并鸣天鼓三通，然后服水一杯，饮时须"细细而缓"、"专心注下"，服后徐行，如此三遍。并可进食枣栗，凡陈臭、生冷、辛热诸物，则在所禁。孙氏认为，凡年十岁以上，八十以下，均可终身行此法。服水法原出古代养生家的《服水经》，该书寓有神秘色彩，但其合理的内核，应该得到重视和研究。

7. 养老

养老是指老年人的养性，也包括老年病的防治。孙氏认为"人年五十以上，阳气日衰，损与日至"[9]，故常须慎护之。如避免六淫、七情之所伤，体力上不宜"强用气力"、脑力方面不应"大用意"，凡"非其务勿行"。在饮食方面，切忌"贪味伤多"，"常宜清甜淡之物"[9]。又"常宜温食"，且当保持"常不饥不饱、不寒不热"[9]。这样，起居饮食，随宜调护，自可有益。

"食养"对老年人尤为重要，孙氏称之为"长年饵老之奇法，极长生之术"[12]。在食物中，如乳酪、酥、蜜等品，可经常适量温食。孙氏推崇牛乳之功，曾说："牛乳性平，补血脉、益心、长肌肉，令人身体康强润泽，面目光悦，志气不衰。故为人子者须供之以为常食……此物胜肉远矣"[9]。

至于老年疾病，孙氏更主张"期先命食以疗之，食疗不愈，然后命药"[14]。尤其是老人虚损，用食治最多，常用甘润和血肉填精之品，符合"甘旨养老"之旨。如耆婆汤（酥、生姜、薤白、酒、白蜜、油、椒、胡麻仁、橙叶、豉糖）、乌麻方、蜜饵（白蜜、猪脂肪、胡麻油、干地黄末）、牛乳补虚破气方（牛乳、荜茇）、猪肚补虚羸乏力气方（猪肚、人参、椒、干姜、葱白、粳米）、补虚劳方（羊肝、肚、肾、心、肺、胡椒、荜茇、豉心、葱白、犁牛酥）等。

对于养老，孙氏还指出："非但老人须知服食，将息节度，极须知调身按摩，摇动肢节，导引行气"[14]。同时，由于年老往往"兴居怠堕，计授皆不称心……情性变异"[9]，所以后辈当识其性情，"常须慎护其事"[9]。

如上所述，孙思邈对"养性"、"养老"等进行了较为全面的阐述，并说明两者之间有密切联系。他为中医养生学的发展作出了重要贡献。

（三）脏腑虚实寒热辨证

孙思邈是继《脉经》后对脏腑辨证颇有建树的医家，他将多种疾病分属五脏六腑进行论治，如坚癥积聚属肝、胸痹属心、痢疾属脾……这种按脏腑系统归纳的疾病分类法，基本上是合理的。《千金》所载的脏腑虚实寒热辨证法，比之《脉经》有了明显提高，对后世脏腑辨证的进一步发展有着深远的影响。

脏腑虚实寒热的辨证纲领，是每一脏、每一腑都有"实热"和"虚寒"证，而相为表里的脏腑又有"俱实"、"俱虚"或"俱实热"、"俱虚寒"的情况（实际上，也包括了脏腑虚热和寒实的证治内容），孙氏在此辨证纲领下，记载了许多具体症状和治疗方药。如举肝胆为例：

"肝实热，左手关上脉阴实……病苦心中坚满，常两胁痛，自忿忿如怒状"[15]；"肝虚寒。左手关上脉阴虚……病苦胁下坚，寒热，腹满不欲饮食，腹胀，悒悒不乐，妇人月经不利，腰腹痛"[15]；"胆实热，左手关上脉阳实……病苦腹中气满，饮食不下，咽干头痛，洒洒恶寒，胁痛"[16]；"胆虚寒，左手关上脉阳虚……病苦眩厥痿，足指不能摇，躄不能起，僵仆，目黄失精"[16]；"肝胆俱实，左手关上脉阴阳俱实……病苦胃胀，呕逆，食不消"[15]；"肝胆俱虚，左手关上脉阴阳俱虚……病如恍惚，尸厥不知人，妄见，少气不能言，时时自惊"[15]。

孙氏的脏腑虚实寒热辨证纲领，论说精炼简洁，罗列病证详细，治疗方药具体，如治肝实热，目痛胸满，气急塞，用泻肝前胡汤[25]；治肝虚寒，胁下痛，胀满气急，目昏浊，视物不明，用槟榔汤[26]；治胆腑实热，精神不守，用泻热半夏千里流水汤[27]；治大病后虚烦不得眠，此胆虚寒故也，宜服温胆汤[28]，凡此等等，其中不少方剂均为后人取法的典范。而在脏腑辨证中所论的"肝虚寒"、"胆虚寒"，以及"肺虚寒"、"肾实热"等证治，其中有很多内容为后世医家所忽略，故尤当引起我们的重视。

（四）伤寒温病方论

1. 研究仲景学说，搜集诸家方论

唐初，《伤寒杂病论》流传未广，"江南诸师秘仲景要方不传"[17]。因之，医者多难于获得仲景旨趣，其用药"极与仲景本意相反"[18]。孙氏有鉴于此，遂在其晚年，辑集《伤寒论》要妙，在《千金翼方》中加以著录，对仲景著作的传播和研究，发挥了重要作用。

孙氏对仲景《伤寒论》有高度的评价，他说："伤寒热病，自古有之，名医睿哲，多所防御，至于仲景，特有神功"[18]。其研究《伤寒论》，采用了"方证同条，比类相附"[18]的方法。将《伤寒论》所有条文，分别按方证比类归附，使之以类相从，条理清楚。

如其通过分析，把太阳病分为桂枝汤法、麻黄汤法、青龙汤法、柴胡汤法、承气汤法、陷胸汤法，以及杂疗法等，各法之下，有证有方。他认为"寻方之大意，不过三种。一则桂枝，二则麻黄，三则青龙。此之三方，凡疗伤寒不出之也。其柴胡等诸方，皆是吐下发汗后不解之事，非是正对之法。"[18]说明了桂枝、麻黄、青龙是伤寒太阳病的治疗主方。其他阳明、少阳、太阴、少阴、厥阴诸病，无不如此类分。这种"以方类证"的研究法，颇为后世医家如柯琴、徐大椿等所心折，而曾经效法。其麻、桂、青龙三方之说，又为成无己、方中行、喻嘉言诸人"三纲鼎立"说的滥觞。其影响是十分深远的。

除仲景之外，汉、魏及晋唐医家，在外感热病治疗方面也积有丰富经验。孙氏《千金要方》精选了华佗、王叔和、陈延之等医家的有关理论和治疗方药，这对后世温病学的发展，有着深远的影响。如华佗论发斑，认为属于胃热，但有虚实两种，一由"热毒在外，未入于胃，而先下之，其热乘虚入胃……胃虚热入烂胃也。其热微者赤斑出……剧者黑斑出"[17]；一因"病者过日，不以时下，则热不得泄，亦胃烂斑出"[17]。上述"胃烂发斑"之说，为历代医家所沿袭，如清代温病学家叶天士亦继承此说。孙氏所采治疗伤寒、温热的方药，也很重要。如小品葳蕤汤，治冬温、风温及春月中风伤寒，而见发热、咽干、喉痛等症者；犀角地黄汤治伤寒、温病失汗所致的内蓄血，如吐衄、便黑、面黄，或喜忘、如狂等症。此外，治疗"天行时气、温疫热入脏腑"、"内入攻心"的紫雪和玄霜，经千百年来临床实践证明，是抢救温热病危重证的有效良方。可见，孙思邈研究伤寒，是学宗仲景而博采众方，仅从上列的医论和方剂来看，已开后世"温病学派"之先河。

2. 主用除热解毒，善于养阴生津

关于伤寒的治疗，孙氏认为本宜"逐日深浅，以施方治"，但因病变迅速，主张"临时消息制方"，并提出了"方虽是旧，弘之惟新"[18]，处方用药重在化裁的论点。

《千金要方》对于伤寒（包括时气温疫）的治法有很大发展。其最为突出的是，治疗方药主用"除热解毒"，并重视养阴生津。因此，他所称伤寒，实包括后世所称的多种温病和温疫，其临床表现以热证为多，在病变过程中所出现的种种证候，也多因热毒所致。在具体用药方面，孙氏以汗、吐、下三法为祛邪大法。其发汗之法，广泛采用了汤剂、丸散，这些方剂，不但以清热者居多，且有不少创新。如治"时气，表里大热欲死方"，以麻黄、葛根、升麻与大黄、芒硝、石膏、寒水石同用；治伤寒头痛壮热，用葱、豉、栀子，合大黄、黄连、黄柏。又如，治疗时行热毒，变生外证之漏芦连翘汤，用漏芦、连翘、黄芩、麻黄、

白蔹、升麻、甘草、枳实、大黄，热盛加芒硝。上述诸方，说明晋唐医家早已不为"发表不远热"的旧说所囿，而开"表里双解"之法。

在着重清热解毒的同时，他还注意养阴生津。如"生地黄煎主热方"，用生地汁、麦冬汁、生地骨皮、生天门冬、瓜蒌、葳蕤、知母、石膏、竹叶、蜜、姜汁等味，养阴清热。后世治温热病诸方，多由此化裁而来。又如，下法之中的大柴胡加葳蕤知母汤治伤寒七八日不解，默默心烦，腹中有干粪，谵语；生地黄汤治伤寒有热，虚羸少气，心下满，胃中有宿食，大便不利。为后世医家开启了扶正攻下和滋阴润下的法门。后人治疗温病的许多方药，实多自孙思邈著作中承袭损益而成。

3. 重视温疫，详论防治

孙氏《千金要方·伤寒》把温疫防治放在首要的位置。首先，他把温疫与其他热病区别开来。指出"时行温疫"乃是"毒病之气"所致。为了预防"温疫转相染着"，孙氏首重"辟温"，他记载了前贤研制的屠苏酒、太乙流金散、雄黄散、辟温病粉身散、治瘴气方等。这些方药用以预防疫病，多在当时临床上流传使用。

在"时行温疫"的证治方面，孙氏详载了四时五脏阴阳毒的病名、病机及证治。如春三月的"青筋牵病"，属肝腑藏温病阴阳毒，以发热、项直、背强等为特点；夏三月的"赤脉攒病"，属心腑藏温病阴阳毒，以发热、战掉惊动、口开舌破为特点；秋三月的"白气狸病"，属肺腑藏温病阴阳毒，以体热生斑，或暴嗽呕逆、气喘引饮为特点；冬三月的"黑骨温病"，属肾腑藏温病阴阳毒，以里热外寒、恶寒引饮，及胸胁腰部疼痛等为特点；可发于四季的"黄肉随病"，属脾腑藏温病阴阳毒，以隐隐发热、不相断离、头重颈直、皮肉强痹、颈侧结核等为特点。其治疗方药基本上多采用石膏、大青叶、栀子、芒硝，或加生地、豆豉、黄芩、知母、升麻、羚羊角等品，总以清解热毒为主，结合养阴生津。由于宋代名医庞安常将上述内容载入《伤寒总病论》中，故后人多误认是庞氏发明。这也说明《千金要方》关于伤寒温疫的论治对温病学的发展有着重大影响。然其诸多内容，竟被人们所忽视，这是深为可惜的。

（五）治疗经验

1. 中风

关于中风的病因、病机和治疗，《千金》分别从内、外两个方面进行认识。

在外则属"风中五脏六腑之腧，亦为脏腑之风"[19]，即脏腑受外来之风而致病，并且将人体在四时各季节所受之风结合五脏而命名，所谓"以春甲乙伤于风者为肝风；以夏丙丁伤于风者为心风；以四季戊己伤于风者为脾风；以秋庚辛伤于风者为肺风；以冬壬癸伤于风者为肾风"[19]。

对外风的治疗，《千金》收载了以驱散风邪为主的古方如大续命汤、小续命汤等。孙氏称"小续命，治卒中风欲死，身体缓急，口目不正，舌强不能语，奄奄忽忽，神情闷乱，诸风服之皆验"[19]。本方虽合麻黄、桂枝两方疏散外邪，但又因正虚，故用人参扶正，这是循"内虚邪中"之说而立方。孙氏又记载："大续命汤，治肝厉风，卒然喑痖。"[19]并说明古法用大续命、小续命二汤，通治五脏偏枯贼风。大续命汤是在小续命汤中去人参、附子，加入石膏清热、荆沥涤痰，侧重外风而兼痰热者，与小续命汤有所不同。上述两方，每被后世医家奉为治疗真中风的代表方剂。

《千金》又在内因方面指出"人不能用心谨慎，遂得风病，半身不遂，言语不正，庶事皆废，此为猥退病，得者不出十年……当须绝于思虑，省于言语，为于无事，乃可永愈，若还同俗类，名利是务，财色为心者，幸勿苦事医药，徒劳为疗耳。"[20]明确地把劳心烦神、嗜欲杂念、摄养不慎作为中风病证的重要内因。这对后世"类中"、"内风"说的产生，有一定影响。

除正虚引邪而为中风外，正虚亦可直接产生内风，这种由内风而造成的中风病证，皆呈本虚标实，本虚为精气之亏，标实为痰火之盛。由于阴液匮乏，痰火肆虐，故内风多见热证，孙氏所谓"凡患风人多热"、"凡中风多由热起"。对于这种中风的治疗，他主张初发病时以清热涤痰治标为先，宜竹沥汤（生葛汁、竹沥、生姜汁）、荆沥方（荆沥、竹沥、生姜汁），又宜接服羚羊、石膏、黄芩、芍药、升麻、地骨皮、地黄、天冬等，意在平肝熄风，清热养液。虽然在当时不少有关方剂之中，尚杂有麻黄、防风、附子、独活等辛刚之品，但这是受当时医界所盛行的外风论治影响的结果。而在病因方面能认识到此证是由于"不用心谨慎"，将息失宜所引起；在症状方面，表现多呈痰火热证；治疗用药以羚羊、石膏、竹沥等为主，都是新见卓然，对发展中风论治具有一定贡献，但这些观点和治疗经验，每易为后人忽略。

2. 虚损

虚损的形成，孙氏强调内因，在《千金翼方·叙虚损论》中指出："凡人不终眉寿，或致夭殒者，皆由不自爱惜，竭情尽意，邀名射利，聚毒攻神，内伤骨髓，外败筋肉，血气将亡，经络便壅，皮里空疏，惟招蠹疾，正气日衰，邪气日盛"。孙氏所称虚损，范围很广，与后世虚损的概念不尽相同。

《千金》把虚损分为五劳、六极、七伤。其内容与《诸病源候论》基本相同。纵览《千金》所述虚损，包括病证甚多，诸如积聚、大风、湿痹、偏枯、浮肿、寒热、惊悸、喘息、消渴、血衄、黄疸、痈肿等，凡正气虚怯，邪气留连者多属本证范围。

在补虚治疗方面，《千金》十分重视心肾两脏，如称："疾之所起，生自五劳，五劳既用，二脏先损，心肾受邪，腑脏俱病"[21]。其补益心气，常用人参、甘草、茯苓、五味子、远志等；滋养肾脏则侧重在血肉补精和温润益精两法，前者用如牛髓、羊髓、羊肾、羊肚、羊肝、麋角胶、鹿茸、鹿角胶、白马茎等；后者用如地黄、菟丝子、山萸、杜仲、远志、巴戟、麦冬、五味、人参、苁蓉、石斛、茯苓、桂心、附子等，这些方药，对后世补肾益精类方剂的发展，有一定影响。

《千金》所指虚损的病种很多，治疗各有特点，其间有一些重要的法则，如"补剂兼泻"、"以泻为补"、"寒热互济"、"劳则补子"等，对临床颇有指导意义。兹分述如下：

（1）补剂兼泻：《千金》把许多疾病都归附在虚损门下，在病机方面多存在着各种正虚邪踞的情况，即使是虚象明显的疾病，在补益方中亦每兼以泻，使正气强盛而邪不得留，邪气祛除而正气得复。

补方中加入祛邪药物，如黄芪丸治五劳、七伤诸虚不足，肾气虚损，目视䀮䀮，耳无所闻，在人参、黄芪、石斛、当归、地黄、苁蓉、羊肾等补药中参入防风、羌活、细辛等。又如治男子五劳、七伤的肾沥散中用干漆；治虚损羸瘦百病的大薯蓣丸中用干漆、大黄。此外，在补方中还每兼化痰、消滞诸药。

（2）以泻为补：在正虚邪盛，或邪恋而致正虚不复的情况下，此时暂不投补，常用泻剂来驱除外邪，以达到保存正气的目的，如治骨极虚热而见膀胱不通，大小便闭塞，颜色枯黑，耳鸣者，用三黄汤通利为先（大黄、黄芩、栀子、甘草、芒硝）；又如用西州续命汤治肉极虚热，津液开泄而用麻黄、防风、黄芩、石膏等药。这种不同一般的治法，值得后世医家重视和研究。

（3）寒温相济：在《千金》所载诸多补益方中，常见寒凉药与温热药兼用，大致有如下几种情况。

温阳散寒为主，济以苦寒清火。如"治久病虚羸，脾气弱，食不消"的温脾丸，组方以吴萸、桂心、干姜、细辛、附子温阳逐寒为主，又加入苦寒的黄柏、黄连和大黄，这是因真火式微，脾虚不能熟腐水谷，但宿食停滞，蕴积不消，又郁而为热，所以"非用三黄之苦寒，标拨上盛，则萸、桂、姜、附入胃先助上热"[22]，就不能起到达下焦暖补阳气的作用。

甘寒养液为主，济以辛温开滞。如地黄煎治疗"肺胃枯槁，不能滋其化源，而致烦渴便难"[22]之证，方中以地黄汁、麦冬汁、栝楼根、知母、鲜骨皮等甘寒濡润之味为主，又佐入姜汁一味，取"辛以开结滞之气"。又如"治精极，五脏六腑俱损伤，虚热，遍身烦疼"之证，主以生地汁、麦冬汁、石膏、竹沥、黄芩等养液清热，同时参入桂心和麻黄二味辛温药物，以"发越怫郁"，宣通气机。其配伍寓有深意。

温补精气，济以养阴清热。如治男子风虚劳损方，方中有苁蓉、桂心、菟丝子、巴戟天温补肾阳，又用生地黄汁、生地骨皮、生麦门冬汁、石斛、白蜜等甘寒濡养阴液，适用于阴阳俱亏之证，使阳得阴助，生化无穷，阴得阳济，泉源不竭。

（4）劳则补子：在虚劳的治疗方面，《千金》载有劳则补子之法，即"心劳补脾"、"脾劳补肺"、"肺劳补肾"、"肾劳补肝"、"肝劳补心"，其意是指凡母脏虚劳，须补益子气，子气充盛，必能上感于母，使母气受益而恢复健康。如"白石英丸补养肺气方"中有白石英、阳起石、苁蓉、菟丝子、巴戟天、干地黄等补益肾气，俾肾气旺盛而上感于肺，肺气充复则虚劳自愈。

劳则补子之法，原载于谢士泰《删繁方》中，是虚则补母之外的又一补虚途径，但临床上多拘囿于虚则补母之说，孙氏重视并采录其内容，可以开拓医家之思路。

3. 血证

《千金》引陈廪丘之论认为："吐血有三种，有内衄，有肺疽，有伤胃"[24]。内衄"得之于劳倦饮食，过常所为"，血色深暗，如豆羹汁；肺疽常因酒毒血热举发；伤胃每由"饮食大饱之后……不能消化"，食伤胃腑所致，表现为血色鲜红，腹痛，呕吐等。

对吐血的治疗，在消瘀、凉血、清热方面，《千金》颇具特色，常用犀角、大黄、生地、丹皮、桃仁、芍药等药。如名方犀角地黄汤，即初载于此，原为《小品方》芍药地黄汤，"治伤寒及温病应发汗而不汗之内畜血及鼻衄、吐血不尽，内余瘀血，大便黑，面黄"[16]，有凉血"消瘀"之功，如果瘀热甚而"喜忘如狂者"加大黄、黄芩。

虚劳吐血方面，在扶正的同时，亦重视消瘀，如"治吐血胸中塞痛方"[29]，内有大黄、桃仁、虻虫、水蛭等；又如治"吐血虚劳胸腹烦满疼痛"的干地黄丸[30]，也用干漆、大黄、虻虫、䗪虫等。胸腹疼痛则为用消瘀药物的重要指征。需要指出的是，古代许多药物的功效与今日的认识不尽相同，如《千金》认为干地黄能"破恶血……通血脉"；生地黄"主妇人崩中血不止，及产后血上薄，心闷绝，伤身胎动，下血胎不落，堕坠踠折，瘀血、留血、衄鼻、吐血"诸症；芍药能"除血痹，破坚积寒热疝瘕……通顺血脉……散恶血，逐贼血"等，这些都是我们在学习分析《千金》治疗方药时所必须加以注意的。

基于临床实践，《千金》又记载了许多单方，如"吐血百治不差，疗十十差，神验不传方"[24]（地黄汁、大黄生末），疗效确切，已得到今日临床的验证。又如对某些血证服用大量桂心末，以及"捣荆叶汁"等，尚有待于进一步研究。

《千金》治吐血，虽然侧重在消瘀、凉血、清热，但俱以严格的辨证论治为基础，如温摄则用黄土汤，中虚则用坚中汤（糖、芍药、桂心、甘草、生姜、大枣、半夏），气血虚亏加入人参、阿胶，兼夹外邪则佐以宣泄等等。总之，《千金》所载治吐血的方法灵活而全面，对后世有重大指导意义。

4. 备急

"备急"、"解毒"也是《千金》的重要内容。古人为了救急，往往因陋就简，就地取材进行治疗。其中也积有不少可贵的经验，可供我们参考。如治"卒死，针间使各百余息。又灸鼻下人中"；"治卒忤"服盐汤取吐即愈；治"五绝"，取半夏末吹鼻中；救溺水不醒，灸脐中；治猘犬毒，服葛菩子、敷猘犬脑或用灸法。此外，如"甘草解百药毒，此实如汤沃雪，有同神妙"；鸡子清治野葛毒；甘草汁、蓝青汁治"食葛菩，闷乱如卒中风，或拟热盛狂病"；蓝子汁解杏仁毒等等。都体现了《千金》所载的备急、解毒方法，具有一定的科学价值。

（六）方剂学方面的成就和特色

1. 集方剂之大成

孙氏搜集、保存了大量古方和当时流行的验方，仅《千金要方》一书，已有方剂5300首之多，《千金翼方》中又有不少补充，其中许多名方，得以流传后世，对中医方剂学的发展，作出了重大贡献。

《千金方》中许多方剂成为后世医家常用的名方，如犀角地黄汤、大续命汤、小续命汤、紫雪丹、孔子枕中丹、肾沥汤等。也有许多方剂，被后人应用化裁而发展为新方，如"治男子五劳六绝"的"内补散"（干地黄、巴戟天、甘草、麦门冬、人参、苁蓉、石斛、五味子、桂心、茯苓、附子、菟丝子、山茱萸、远志、地麦），实为后世治疗喑痱的地黄饮子所本。又如生地黄煎（生地黄汁、生地骨皮、生天门冬、生麦门冬、白蜜、竹叶、生姜汁、石膏、栝楼、茯苓、葳蕤、知母），对清代温病学家们所习用的甘寒养液诸方，亦有很大影响。

《千金》中尚有单方、验方，对某些疾病具有很好的疗效，如独活寄生汤、鲤鱼汤、苇茎汤、神曲丸（即磁朱丸），以及后世定名的苏子降气汤，又如以栝楼为主的治疗消渴的制方；以海藻、昆布为主的治瘿诸方；以莨菪子为主的"治积年上气不差，垂死者方"、"治水气肿、鼓胀、小便不利"方、治癫痫方；外科疮痈方面的漏芦汤等等。在浩如烟海的大量方剂中，有的已被后人所采纳应用，尚有许多未被人们重视，值得进一步研究。

2. 化裁发展古方

《千金》又善于化裁古方，以使其更切合于实用。于仲景方尤多研究，根据临床的实际需要，灵活加减，扩展成许多类方，如仲景当归生姜羊肉汤，《千金》则衍变为羊肉汤、羊肉当归汤、羊肉杜仲汤、羊肉生地黄汤、羊肉桂心汤、羊肉黄芪汤等，都是根据妇女产后的不同病证，从仲景方损益发展成为新的方剂。

又如仲景小建中汤，《千金》所载由此而衍变的类方有前胡建中汤，"治大劳虚羸劣，寒热呕逆，下焦虚热，小便赤痛，客热上熏头目及骨肉疼痛口干"[31]；黄芪汤，"治虚劳不足，四肢烦疼不欲食，食即胀，汗出"[31]；乐令黄芪汤，"治虚劳少气，心胸淡冷，时惊惕，心中悸动，手足逆冷，体常自汗，五脏六腑虚损，肠鸣，风湿，荣卫不调百病，补诸不足，又治风里急"[31]。又将小建中汤施治于妇女产后诸病，如内补当归建中汤，治"产后虚羸不足，腹中疗痛不止，吸吸少气，或苦小腹拘急、挛痛引腰背，不能饮食"[32]；内补芎劳汤治"妇人产后虚羸，及崩伤过多，虚竭，腹中疗痛"；大补中当归汤"治产后虚损不足，腹中拘急……"[32]等等。反映了孙氏重视实践及学古能化的精神。

3. 组方配伍特色

《千金》方中有许多方剂组方繁杂，药味多至数十种，熔寒热补泻于一炉，乍看似多牴牾，实则其结构至为严密，俱根据临床较复杂的病情而用药。如以镇心圆为例，该方治"男子女人虚损，梦寐惊悸失精，女人赤白注漏，或月水不通，风邪鬼疰，寒热往来，腹中积聚，忧恚结气诸疾"[21]，凡下寒上热之虚损惊悸失精，妇人虚羸而瘀血阻滞之干血劳，虚人受邪寒热往来，赤白痢下，癥瘕积聚诸症，"皆悉主之"。因上述病证之病机极为复杂，《千金》针对这种病情，以寒热虚实为纲，井然不紊地展开治疗，下虚寒有紫石英、苁蓉、桂心的温养，上火热用石膏、牛黄以凉泄，正虚以人参、地黄、薯蓣、当归等培补，瘀滞则用卷柏、大黄、䗪虫等推荡，又参入铁精、银屑以定惊安神，防风、乌头等疏散风寒。

又如孙氏收载的羚羊角汤一方，以寒凉的羚羊角与温热的乌头相配伍，治气阻不食之证。治心腹积聚的乌头汤方以人参、半夏、巴豆、大黄、乌头组成，其中大黄与巴豆寒热并用，半夏和乌头借相反之性以发挥攻邪之力，清代张璐称其为"反用"和"激用"法。

再如耆婆万病丸，能治癖块、癫病、蛊毒、黄病、疟疾、水肿、大风、痹证、喘嗽、积聚、宿食、疥痢、虫积、痰饮、瘀血等，方剂组成有兽类、石类、虫类药，作用有攻下、疏宣、益气、理血、温热、清凉等，虽为外来古方，却也代表了当时中医方剂丰富多彩、配伍灵活的特点。临床病情寒热、深浅、温凉、轻重各有不同，孙氏均能把握病机，全面照顾，后人称为"大而有法，杂而有方"，实为切中肯綮的评价。其他类似的方剂，在其著作中屡见不鲜，如应用得当，皆卓有成效。这些都值得我们很好地学习和研究。

孙氏以后，直到晚近，由于历代各家学说的发展，以及近代学术流派的形成，总体上各种医学理论和治疗方法都有所丰富，但是近代医家在辨证论治方面每有流于程式化的偏向，处方用药亦随之而趋向呆滞和狭隘，以致反不能正确地理解《千金》中许多寒热补泻灵活结合的方剂，更少在临床应用，这是值得我们加以深思的。

除上述学术内容之外，孙思邈又十分重视妇科、幼科，在《千金要方》《千金翼方》中他都把妇科列为临床各科之首，《千金要方》中有关妇科的内容极为丰富，不失为一部妇科专著。在幼科方面亦载述很多病证，是我们今天研究儿科疾病的重要资料。

此外，于五官科"七窍病"，外伤科"疔肿痈疽"、"痔漏"、堕跌各病，针灸治病，以及诊断学方面的诊气血、诊脉等都有专题论述，值得我们重视和借鉴。由此也说明了孙氏在医学上的贡献是巨大的。

三、学术评议

（一）孙思邈的"大医精诚"，强调医者必须具备基本医德修养，初步制定了医德规范，为中医伦理学的完善作出了贡献。

（二）在养生、养老方面，孙氏造诣颇深，不仅衰集医、道、儒、佛之长，而且结合自身经验，进行了较为全面的阐述。

（三）孙氏提出的脏腑虚实寒热辨证纲领，对后世脏腑辨证的进一步发展具有积极影响。

（四）在外感热病辨治方面，《千金要方》既宗仲景方法，又主用清热解毒，为金代刘河间的伤寒论治及明、清温病学说奠定了重要基础。其记载的辟温法，反映了晋唐时期对于外感传染性疾病重视预防的思想。孙氏整理《伤寒论》，取"方证同条，比类相附"之法，并提出麻、桂、青龙三方为纲的思想。

（五）《千金要方》对杂病的辨治提纲挈领，治疗方法灵活而多样，具有重要的临床价值。

（六）孙氏《千金》集唐以前方剂之大成，又化裁发展了古方，处方用药不拘常法，值得深入研究。

【注释】
[1]《备急千金要方·序》
[2]《备急千金要方·大医习业》
[3]《备急千金要方·大医精诚》
[4]《新校备急千金要方·序》
[5]《旧唐书·本传》
[6]《备急千金要方·养性序》
[7]《千金翼方·养性禁忌》
[8]《备急千金要方·道林养性》
[9]《千金翼方·养老大例》
[10]《备急千金要方·居处法》
[11]《备急千金要方·调气法》
[12]《备急千金要方·食治》

［13］《备急千金要方·服食法》

［14］《千金翼方·养老食疗》

［15］《备急千金要方·肝脏》

［16］《备急千金要方·胆腑》

［17］《备急千金要方·伤寒》

［18］《千金翼方·伤寒上》

［19］《备急千金要方·诸风》

［20］《千金翼方·中风》

［21］《千金翼方·补益》

［22］《千金方衍义》

［23］《备急千金要方·胃腑》

［24］《千金翼方·杂病》

［25］泻肝前胡汤：前胡、秦皮、细辛、栀子仁、黄芩、升麻、蕤仁、决明子、苦竹叶、车前子、芒硝，一方有柴胡。（《备急千金要方·肝脏》）

［26］槟榔汤：槟榔、母姜、附子、茯苓、橘皮、桂心、桔梗、白术、吴茱萸。（《备急千金要方·肝脏》）

［27］泻热半夏千里流水汤：半夏、宿姜、生地黄、酸枣仁、黄芩、远志、茯苓、秫米，以长流水煎。（《备急千金要方·胆腑》）

［28］温胆汤：半夏、竹茹、橘皮、生姜、甘草、枳实。（《备急千金要方·胆腑》）

［29］治吐血胸中塞痛方：芍药、干姜、茯苓、桂心、当归、大黄、芒硝、阿胶、甘草、人参、麻黄、干地黄、虻虫、水蛭、大枣、桃仁。（《备急千金要方·胆腑》）

［30］干地黄丸：干地黄、当归、大黄、细辛、白术、茯苓、前胡、人参、虻虫、䗪虫、干姜、麦门冬、甘草、黄芩、厚朴、干漆、枳实。（《备急千金要方·胆腑》）

［31］《备急千金要方·肾脏》

［32］《备急千金要方·妇人方》

【复习思考题】

1. 孙思邈有关医德的论述主要有哪些？

2. 孙思邈在伤寒研究和杂病论治方面有哪些成就？对目前临床有什么指导意义？

3. 孙思邈的养性、养老学说有哪些主要内容？

4. 孙思邈对方剂学的贡献包括哪些方面？

两宋时期

我国医学发展到宋代，已有良好的基础，积累了丰富的经验，理论上的提高和新问题的研究，都已具备了条件。承袭晋唐遗风，文人通医的情况更为普遍，不少宋代名人皆研究医学而有所著述，如司马光的《医问》、文彦博的《药难》、苏轼的《圣散子方》、沈括的《灵苑方》《良方》、张耒的《治风方》等等。文人进入医学队伍，提高了医学队伍的素质，与朝廷重视医学也是分不开的。当时士人知医，成为风尚，每有"不为良相，则为良医"之说，"儒医"之称，亦源于此时。这一时期医学成就有如下两个方面。

（一）研究伤寒，阐发补充。宋以前医书虽丰，而亡佚大半，流传于世的一些古医籍，亦常常错简脱衍，讹误滋生。嘉祐年间（公元 1057 年）成立官方的校正医书局，专门从事辑集、校订、刊行古典医著工作，《素问》《伤寒论》《金匮要略》《脉经》《甲乙经》《千金要方》《千金翼方》《外台秘要》等宋以前重要医著才能流传于世。宋代研究伤寒颇多，例如，成无己著《注解伤寒论》，首注伤寒，对伤寒病机理论进行了阐发；朱肱著《南阳活人书》，认为伤寒六经即经络，并突出了表里阴阳的辨证；庞安常著《伤寒总病论》，阐述伤寒寒毒伤阳的问题，重视四时温证的论治；许叔微著《伤寒发微论》，以表里虚实为辨证要点，着重于八纲辨证的发挥；郭雍著《伤寒补亡论》，补仲景论述之阙略。

（二）各抒医理，发挥专长。例如陈无择著《三因极一病证方论》，强调以内因、外因、不内外因的"三因说"论治疾病，为中医病因学专著；钱乙著《小儿药证直诀》，首用五脏辨证于儿科临床，诊断方面提出了简要的小儿脉法和"面上证"、"目内证"；严用和著《济生方》，以虚实为纲，总结脏腑辨证，重视脾肾，提出"补脾不如补肾"说；刘昉著《幼幼新书》，论述了小儿指纹法的研究，提出虎口三关指纹诊察法。

此外，如孙兆、张杲论"补肾不如补脾"；杨士瀛提出"气者血之帅，气行则血行"等等，均丰富和发展了中医学理论。

钱　乙

一、生平和著作

钱乙，字仲阳，宋东平郡（今山东郓城东平）人，约生活于公元 1035 ~ 1117 年（北宋天圣十年 ~ 政和三年），享年 82 岁，是历史上著名的儿科大家。

钱乙祖籍浙江钱塘，至曾祖北迁郓州。父钱颢，善针医，然嗜酒喜游，一旦隐匿姓名，浪游海上而不返，乙时年 3 岁，嗣后母亲又病故，姑母哀其孤而收养为子。于是随姑丈吕氏学医，至吕将殁，乃告以家史，乙号泣请往，寻其父凡五六返，方得相见，又积数岁，迎父以归，乙年已 30 余岁。又历 7 年，父以寿终。

钱乙为医，于 20 余岁时，即以善颅囟方而著名。元丰年间，长公主女有疾，召钱乙诊治而愈，乃授以翰林医学士。次年，皇子仪国公病瘛疭，乙以黄土汤治愈，因而提升为太医丞，从此，医名大噪，不论皇室官宦之家，或是庶民百姓，争相求医。10 年后，乙患周痹，辞官返里。

钱乙精通儿科，亦通各科。平生注重方药研究，于本草尤邃。并多识物理，喜欢气象，诸书无不涉猎。钱乙著作很多，有《伤寒论指微》5 卷，《婴孺论》百篇，皆已亡佚，现存

《小儿药证直诀》3 卷。

《小儿药证直诀》，由其学生阎季忠搜集钱乙生前论述、方剂编辑而成。上卷论脉法治法，中卷为医案，下卷为方剂，较全面地论述了小儿的生理、病理特点，五脏辨证及小儿常见疾病论治方法，还记载了 120 多首方剂，是我国现存第一本以原本形式保存下来的儿科著作，对儿科学术发展有重大影响。

继承钱乙之学者，有与钱乙同时的董汲、阎季忠等人。

二、学术理论

钱乙在继承《内经》及历代诸家学说的基础上，结合自己丰富的儿科经验，在小儿生理、病理及疾病辨证、诊断、治疗等方面颇多创见。

（一）明析儿科生理病理特点

小儿与成人相比较，生理病理有不少相同之处，诸如脏腑的基本功能，阴精阳气的基本作用等，但小儿在生理病理上又有很多与成人不同之处，认识和掌握这些特点是使儿科学能发展成为一门独立学科的先决条件。

钱乙论述儿科疾病，首先从小儿生理特点入手研究，并加以阐发。他在《灵枢·逆顺肥瘦》篇"婴儿者，其肉脆，血少气弱"以及《诸病源候论·小儿杂病候》"小儿脏腑之气软弱，易虚易实"等学说的启发下，结合自己丰富的临床经验，指出小儿从初生到成年，处于不断生长发育的过程中，无论生理病理都与成人有所不同，而且年龄越小，差别越大，因此不能简单地把小儿看成是大人的缩影。钱氏认为："小儿在母腹中，乃生骨气，五脏六腑，成而未全。自生之后，即长骨脉，五脏六腑之神智也。"[1]小儿随着年龄的增长而不断变化，此时脏腑"始全"，但犹是"全而未壮"，因此"脏腑柔弱"[2]、"血气未实"[3]是小儿的生理特点。由于小儿脏腑柔弱，形气未充，一旦调护失宜，则外易为六淫所侵，内易为饮食所伤，易于发病且传变迅速。在发病过程中，具有"易虚易实、易寒易热"的病理特点。"易虚易实"，是指小儿一旦患病，则邪气易实而正气易虚，实证也往往可以迅速转化为虚证，或出现虚实并见、错综复杂的证候。"易寒易热"是说在疾病过程中，由于"血气未实"，既易阴伤阳亢而表现热的证候，又容易阳衰虚脱而出现阴寒之证。

因此，钱乙对小儿病的治疗，时时以妄攻误下为禁约。例如，他在分析小儿疳证病因时指出："小儿病疳，皆愚医之所坏病"，"小儿易虚易实，下之既过，胃中津液耗损，渐令疳瘦。"又说："小儿之脏腑柔弱，不可痛击，大下必亡津液而成疳。"[4]认为小儿病虽有非下不可之证，亦必"量其大小虚实而下之"[4]，并在使用下药之后，常用益黄散[5]等和胃之剂以善其后。钱氏还进一步强调："小儿易为虚实，脾虚不受寒温，服寒则生冷，服温则生热，当识此勿误也。"[6]由于小儿形质脆弱，易虚易实，易寒易热，尤其是脾虚小儿，更应注意，若调治稍乖，则毫厘之失，遂致千里之谬，钱乙之说对临床诊治有极为重要的指导意义。

总之，掌握小儿生理、病理特点，作为临证治疗的重要前提，乃是钱乙学术思想中非常突出的一个方面，并对后世儿科学的发展，起着深远的影响。

【医案例举】

李司户孙病，生百日，发搐三五次。请众医治，作天钓或作胎惊痫，皆无应者。后钱用大青膏[7]如小豆许，作一服发之。复与涂囟法[8]封之，及浴法[9]，三日而愈。何以然？婴儿初生，肌骨嫩怯，被风伤之，子不能任，故发搐。频发者，轻也。何者？客风在内，每遇不任即搐。搐稀者，是内脏发病，不可救也。搐频者，宜散风冷，故用大青膏。不可多服，盖儿至小，易虚易实，多则生热，止一服而已，更当封浴，无不效者。（《小儿药证直诀·卷中》）

分析　本案为婴儿百日内发搐，此证危及生存，要特别注意辨别真假。如为真病，是内生惊痫，发搐不过三两次，即能死亡；如为假者，发作虽然频繁，并不严重，大都由外伤风冷所致，因为小儿血气未实，不能抵御邪气的侵犯，所以发搐。后者最主要的一个症状是口中气出发热。治之可以发散，用大青膏，并涂囟法、浴法。钱乙明析小儿生理病理特点，成为他对小儿疾病进行辨证论治，并遣方用药的重要基础。

（二）发展儿科诊断方法

古代中医曾把儿科称为"哑科"，认为小儿疾病比其他科的疾病都难以诊治，这主要是由于小儿多不能自己正确表述病情，同时小儿疾病变化多，传变快，儿科病的诊断确实有不少困难。钱氏对小儿疾病的诊断提出了简易有效的方法。

钱氏首先归纳出儿科病证六种常见脉象："脉乱不治，气不和弦急，伤食沉缓，虚惊促急，风浮，冷沉细"。[10]这种扼要的分类，具有独创性，使繁杂的脉法更切合于儿科临床。

除了提出简要的脉法外，钱氏又提出了"面上证"和"目内证"。

面上证：左腮为肝，右腮为肺，额上为心，鼻为脾，颏为肾。如上述某一部位出现赤色，赤者热象，则知为某脏热证，而随证治之。

目内证：赤者心热，淡红者心虚热；青者肝热，浅淡者虚；黄者脾热。无精光者肾虚。即根据目色、光彩诊断五脏虚实寒热。

这两种特殊的诊断方法，是继承了《素问·刺热论》《素问·脉要精微论》《灵枢·大惑论》等理论，并结合五脏证治而提出的，实际可行，不仅可用于审证求因，还可用于预测疾病转归。《小儿药证直诀》还记述了其他诊断办法，包括注意观察小儿的皮肤、指甲、大小便等等。例如，同一个"面㿠白"，却能区分出"胃气不和"、"胃冷虚"、"虫痛"三种原因，又如"黄相似"，可因"黄病"、"黄疸"、"脾疳"、"胎疳"与"胃不和"等不同疾病所引起，钱氏都一一详加鉴别。

钱氏诊察小儿之疾，主张四诊合参，尤重望诊，经验丰富，诊断准确。

【医案例举】

例一　冯承务子，五岁，吐泻，壮热，不思食。钱曰：目中黑睛少而白睛多，面色㿠白，神怯也。黑睛少，肾虚也。黑睛属水，本怯而虚，故多病也。纵长成，必肌肤不壮，不耐寒暑，易虚易实，脾胃亦怯。更不可纵酒色欲，若不保养，不过壮年。面上常无精神光泽者，如妇人之失血也。今吐利不食，壮热者，伤食也，不可下。下之，虚入肺则嗽，入心则惊，入脾则泻，入肾则益虚。此但以消积圆[11]磨之，为微有食也。如伤食甚则可下，不下则成癖也。实食在内，乃可下之，毕，补脾必愈。随其虚实，无不效者。（《小儿药证直诀·卷中》）

分析　钱氏借助望诊，根据"目中黑睛少而白睛多，面色㿠白"指出患儿禀赋不足，肾虚神怯，只能缓图，不可急攻。于是选用消积圆以磨之并预测：像这样先天虚怯、生而多病的小孩，"纵长成，必肌肤不壮，不耐寒暑，易虚易实，脾胃亦怯"。并谆谆告诫"更不可纵酒色欲，若不保养，不过壮年"。钱乙诊断之精细于此可窥一斑。特别指出脾肾不足之体，预后变化多端，值得记取。

例二　辛氏女子，五岁，病虫痛。请医以巴豆、干漆、硇砂之属，治之不效。至五日外，多哭而俯仰，睡卧不安，自按心腹，时大叫。面无正色，或青或黄或白或黑，目无光而慢，唇白吐沫。至六日，胸高而卧转不安。召钱至，钱详视之，用芜荑散[12]三服，见目不除青色，大惊曰：此病大困，若更加泻，则为逆矣。至次日，辛见钱曰：夜来三更果泻。钱与泻盆中看，如药汁，以杖搅之，见有丸药。钱曰：此子肌厚当气实，今证反虚，不可治也。辛曰：何以然？钱曰：脾虚胃冷则虫动，而今反目青，此肝乘脾，又更加泻，知其气极虚也。而丸药随粪下，即脾胃已脱，兼形病不相应，故知死病。后五日昏笃，七日而死。（《小儿药证直诀·卷中》）

分析　钱氏借助望诊及五脏辨证纲领，根据服药后，"目不除青色"及排泄物中有不消化吸收的丸药，预测患儿形病不相应，预后不佳。

（三）确立儿科五脏辨证纲领

钱氏在《内经》《难经》《金匮要略》《中藏经》《千金方》所论脏腑分证的基础上，首先把五脏辨证的方法运用于儿科临床，并有所发挥。在《小儿药证直诀》中，先列"五脏所主"，即五脏的主证，并辨别其虚实。

"心主惊。实则叫哭发热，饮水而摇（一作搐）；虚则卧而悸动不安。"

"肝主风。实则目直，大叫，呵欠，项急，顿闷；虚则咬牙，多欠气。"

"脾主困。实则困睡，身热，饮水；虚则吐泻，生风。"

"肺主喘。实则闷乱喘促，有饮水者，有不饮水者；虚则哽气，长出气。"

"肾主虚。无实也。惟疮疹，肾实则变黑陷"。"肾病，目无精光，畏明，体骨重。"

这个纲领，是以五脏为基础，以证候为依据，以虚实寒热为论治的准则。其中把"风、惊、困、喘、虚"归纳为肝、心、脾、肺、肾五脏的主要证候特点，用虚实寒热来判断脏腑的病理变化，用五行来阐述五脏之间以及五脏与气候时令之间的相互关系，立五脏补泻诸方作为治疗的基本方剂，可谓切合儿科病特点的辨证方法，在临床具有执简驭繁的作用。

如从主要病证来分析，心属火，主神明，小儿神气怯弱，若遇大声骇异，或受邪热，则心火内动，神不安舍，故易发惊。肝属木，主风，主惊，其声呼，开窍于目，小儿真阴不足，柔不济刚，若受邪热，热极生风，风热相搏，故易发抽搐。脾属土，主运化水谷，主肌肉，小儿运化力薄，一旦受邪或饮食不节，最易发生脾病，湿遏则肢体困重、嗜卧、疲倦、懒动。肺属金，主气，外合皮毛，开窍于鼻，小儿肺气娇嫩，肌腠不密，故易受外邪，不论从皮毛而入，或从口鼻而受，均先及于肺，肺病气机失利，则发为喘嗽。肾属水，主藏精，主骨，小儿本体虚怯，血气未安，精气未充，故病及肾，多为虚证。"惟疮疹，肾实则变黑陷"，是指邪热内陷，属肾虚邪实证，非真正指肾气实。

再从五脏分证论治来看，钱氏列为虚实两大类，包括虚实寒热，所列补泻诸方，按"盛即下之，久即补之"[13]、"热者寒之"、"寒者热之"的治则制定，其中侧重于五脏热证，列实热证、虚热证为多。因为小儿脏腑柔弱，但又生长旺盛，所以感邪之后易于热化而出现阳热亢盛的实热以及津液损耗的虚热现象。

钱乙针对五脏虚实，立补泻主治诸方。

心气热，导赤散[14]主之；心实热，泻心汤[15]主之；心虚热，生犀散[16]；若心虚肝热用安神丸[17]。

肝实热，泻青丸[18]主之；若肝肾俱虚则用地黄丸[19]滋水涵木。

脾实热，泻黄散[20]主之；邪热伤脾，用玉露散[21]；若脾气虚，则用益黄散；

肺实证，泻白散[22]或甘桔汤[23]主之；肺有痰热，用葶苈丸[24]；若肺气虚则用阿胶散[25]。

肾虚用地黄丸补肾。

钱氏强调五脏证治，但不孤立对待，而是从整体观出发，认为五脏之间可以相兼为病，四时气候对小儿五脏疾病有一定的影响。因此，运用五行生克乘侮理论，来辨别五脏相兼病证的虚实，判断其预后，以及采取相应的治法，这又是钱氏五脏辨证论治法的一大特点。如肺病又见肝虚证，咬牙、多呵欠，以肝虚不能胜肺，肺金尚能制肝木，故易治。如肺病又见肝实证，目直视、大叫哭、项急、顿闷，以肺久病渐成虚冷不能制木，肝木反实侮金，故难治。至于治疗，又提出"视病之新久虚实，虚则补母，实则泻子"[26]大法。结合四时气候而论，如"肝病秋见（或作日晡），肝强胜肺，肺怯不能胜肝，当补脾肺治肝，益脾者，母令子实故也。补脾益黄散；治肝泻青圆[27]。"又如"肺病春见（或作早晨），肺胜肝，当补肾肝治肺脏。肝怯者，受病也。补肝肾，地黄圆；治肺，泻白散主之"[28]。这些方法在治病中得到充分运用。

【医案例举】

朱监簿子，三岁，忽发热。医曰：此心热。腮赤而唇红，烦躁引饮，遂用牛黄圆三服，以一物泻心汤下之。来日不愈，反加无力、不能食，又便利黄沫。钱氏曰：心经虚而有留热在内，必被凉药下之，致此虚劳之病也。钱先用白术散[29]，生胃中津，后以生犀散治之。朱曰：大便黄沫如何？曰：胃气正，即泻自止，此虚热也。朱曰：医用泻心汤何如？钱曰：泻心汤者，黄连性寒，多服则利，能寒脾胃也。坐久众医至，曰：实热。钱曰：虚热，若实热，何以泻心汤下之不安，而又加面黄颊赤，五心烦躁，不食而引饮？医曰：既虚热，何大便黄沫？钱笑曰：便黄沫者，服泻心汤多故也。钱后与胡黄连圆[30]治愈。（《小儿药证直诀·卷中》）

分析　本案是钱乙运用五脏辨证纲领阐明类证鉴别的一个例子。忽发热，腮赤，唇红，烦躁引饮，前医误诊为心实热，遂用苦寒凉下，致使脾阳受损，病情加重。钱乙诊断为心经虚而有留热在内，在先用白术散救药误的基础上，后用生犀散清心凉血以治心经虚热，因误治之后，寒药伤中，发热虽愈而渐成疳疾，故用胡黄连圆而收功。证明钱乙"心经虚热"的诊断是正确的。

三、治疗经验

钱乙具有丰富的临床经验，具有不少创见。兹举其论治疮疹、惊风、疳证的经验分述如下。

（一）论治疮疹的经验

钱氏所论的疮疹，其状包括水疱、脓疱、斑、疹等，从描写的症状看，类似后世所称的麻疹、天花、水痘及其他发疹性传染病。

钱氏首先指出疮疹的病因多系"外感天行，内蕴热毒"而成。并详细记述了病初症状为"面燥腮赤，目胞亦赤，呵欠顿闷，乍凉乍热，咳嗽喷嚏，手足梢冷，夜卧惊悸多睡"[31]等等。钱氏对疮疹的辨证是以五脏分证立论的。不论是初期的证候或是痘、疹发出后的见症都是这样。把呵欠顿闷归属于肝，时发惊悸归属于心，乍凉乍热、手足梢冷归属于脾，面燥腮赤、喷嚏归属于肺；水疱归属于肝，脓疱归属于肺，斑归属于心，疹归属于脾，疹痘黑陷归属于肾。钱氏细致观察预后表现，指出："疮疹属阳，出则为顺。"但"若一发便出者，必重也；疮夹疹者，半轻半重也；出稀者轻，里外微红者轻；外黑里赤者微重也；外白里黑者大重也。"[31]若疹青干紫陷，患儿昏睡，汗出不止，烦躁热渴，腹胀啼喘，大小便不通，或米谷及泻乳不化等等，都是逆证；如疹黑陷，靦、耳反发热，也是逆证。这些经验至今还有参考价值。

钱氏认为其治疗原则为"温凉药治之，不可妄下及妄攻发"，"宜解毒"[31]，目的是使邪毒能从外疏散，从里清解，而不至于邪毒内陷。代表方药为：用紫草散[32]开泻散风，清解热毒。若疹出不快，热盛昏睡可用抱龙丸[33]治之；若疮疹黑陷以百祥丸[34]、牛李膏[35]下之；若出现吐血衄血，则可用生犀磨汁服之；疮疹病后阴虚津伤，余焰未尽，上攻口齿，用五福化毒丹[36]；疮疹入眼成翳，轻则可用羊肝散[37]，重则蝉蜕散[38]。并提出护理小儿，不可令饥及受风寒，乳母亦当忌口，这样外不致复感新邪，内不致损伤脾胃，病期就容易顺利度过。

（二）论治惊风的经验

北宋以前，惊风统属于痫证门，合称为"惊痫"。《太平圣惠方》首将惊风分为急惊、慢惊。钱乙亦以急慢论说，但在病因、病机、论治上则有更进一步的论述。关于惊厥的原因，《诸病源候论》认为是风、惊、食三种。钱氏指出，急惊风是心肝"热盛则风生"，由外感热邪或素蕴痰热，或伤食积滞，或惊恐引起。他说："小儿急惊者，本因热生于心。身热面赤引饮，口中气热，大小便黄赤，剧则搐也。盖热盛则风生，风属肝，此阳胜阴虚也。""小儿热痰客于心胃，因闻声非常，则动而惊搐矣，若热极，虽不因闻声及惊，亦自发搐。"[39]而"慢惊风"多因"病后，或吐泻脾胃虚损"而生风，表现为"遍身冷，口鼻气出亦冷，手足时瘛疭，昏睡，睡露睛"[40]。在此，钱氏认为"急惊"的原因除受大惊外，高热也是原因之一；"慢惊"主要是吐泻等病后，脾胃虚损所致，这是过去文献所未见记载的。钱氏将"急惊风"的病理归为痰热客于心胃，阳盛而阴虚，"慢惊风"的病理归为脾虚无阳。故前者证型为"无阴"，后者证型为"无阳"。

急慢惊是两种不同的病证，治法迥别。钱氏谆谆教诲，"凡急慢惊，阴阳异证，切宜辨而治之"，"世间俗方多不分别，误小儿甚多。"[40]治疗上，急惊风则以"急惊合凉泻"[39]法，主要用泻青丸泻肝热，泻心汤、导赤散泻心火，利惊丸[41]利下痰热，抱龙丸镇惊开窍，地黄丸补肝肾之阴，诸方皆治小儿热病神昏惊厥实证之效方。慢惊风以"慢惊合温补"[40]法，缘其大多续发于重病或久病之后，所以因病而异，对症下药，如用栝楼汤[42]、宣风散[43]、钩藤饮子[44]、羌活膏[45]等解毒生津、豁痰开窍、祛风镇惊以治标，使君子丸[46]、益黄散、白术散、调中丸[47]等温补脾胃以治本。

【医案例举】

例一　皇都徐氏子，三岁，病潮热，每日西则发搐，身微热而目微斜，反露睛，四肢冷而喘，大便微黄。钱与李医同治。钱问李曰：病何搐也？李曰：有风。何身热微温？曰：四肢所作。何目斜露睛？曰：搐则目斜。何肢冷？曰：冷厥必内热。曰：何喘？曰：搐之甚也。曰：何以治之？曰：嚏惊圆鼻中灌之，必搐止。钱又问曰：既谓风病，温壮搐引，目斜露睛，内热肢冷，及搐甚而喘，并以何药治之？李曰：皆此药也。钱曰：不然。搐者肝实也，故令搐。日西身微热者，肺潮用事。肺主身，温且热者，为肺虚。所以目微斜、露睛者，肝肺相胜也。肢冷者，脾虚也。肺若虚甚，用益黄散、阿胶散。得脾虚证退后，以泻青圆、导赤散、凉惊圆[48]治之。后九日平愈。（《小儿药证直诀·卷中》）

分析　本案既非急惊，又非慢惊，而是虚实互见的抽搐病，潮热抽搐，虽属实证，但热不甚重，且现目微斜反露睛，四肢冷而喘，大便微黄等，脾肺两虚之象，极为明显。故钱氏断为肝木有余，乘脾侮肺之证，用益黄散、阿胶散，先补脾肺之虚，再用泻青圆、导赤散、凉惊圆，以泻木火之实而收清热平肝、熄风定惊之功。此案论证用药，颇有理致可循，而且层层深入，引人入胜，是善予人规矩者。

例二　东都王氏子，吐泻，诸医药下之，致虚，变慢惊。其候，睡露睛，手足瘛疭而身冷。钱曰：此慢惊也。与栝楼汤。其子胃气实，即开目而身温。王疑其子不大小便，令诸医以药利之。医留八正散等，数服不利而身复冷。令钱氏利小便。钱曰：不当利小便，利之必身冷。王曰：已身冷矣，因抱出。钱曰：不能食而胃中虚，若利大小便即死。久即脾胃俱虚，当身冷而闭目，幸胎气实而难衰也。钱用益黄散、使君子圆，四服，令微饮食。至日午果能饮食。所以然者，谓利大小便，脾胃虚寒，当补脾，不可别攻也。后又不语，诸医作失音治之。钱曰：既失音，开目而能饮食。又牙不紧，而口不紧也，诸医不能晓。钱以地黄圆补肾。所以然者，用清药利小便，致脾肾俱虚，今脾已实，肾虚，故补肾必安。治之半月而能言，一月而痊也。（《小儿药证直诀·卷中》）

分析　此案治疗经过可分为三个阶段认识。初起因病吐泻，误用攻下之药，造成脾胃之寒而起慢惊，症见睡时露睛，手足瘛疭而身冷，钱氏用栝楼汤。服后患儿胃气渐实，即目开气温，病见好转，这是第一阶段。因患儿不大小便，前医用八正散等利尿药，又犯虚虚实实之戒，阳气受损，二便不利而身复冷，且不能食。钱氏认为再利二便使脾胃虚寒更甚，预后不佳，故用益黄散，使君子丸补益中宫，运化水谷，这是第二阶段。第三阶段投以地黄圆补肾而收功。从此案可知钱氏重视调治小儿脾肾之一斑。

（三）论治疳证的经验

"疳"证是小儿慢性消化不良和营养失调所造成的证候群的总称。在钱氏之前的医学文献，如《诸病源候论》仅仅记载有"疳湿疮"，《千金方》指的是局部的疳证，如走马疳等，和儿科的关系不很密切，而且失之过简。《颅囟经》记小儿肝、骨、肺、筋、血、心、脾、肉、脊等疳。《太平圣惠方》记载有近二十种疳，但失之繁琐。至钱氏，提出应以肝、心、肺、脾、肾、筋、骨疳论治，最为简明扼要。

在病因方面，钱氏认为"疳皆脾胃病，亡津液所作也。因大病或吐泻后，以药吐下，致脾胃虚弱亡津液"[4]。其症状多样，包括体黄瘦，皮肤干燥，身上或头面疮疥，甚至不易结痂；目肿，目涩或白膜遮睛；下泻青白黄沫，甚或泻血；发鬃呈穗状，头大颈细，腹大；口渴饮水，喜食泥土，气喘，身热，喜卧冷地等。

疳证的治疗，首先需顾护脾胃，"初病津液少者，当生胃中津液，白术散主之，惟多则妙"[4]。具体再分别冷热肥瘦，"其初病者为肥热疳；久病者为瘦冷疳"[4]。热疳胡黄连圆主之，冷疳木香丸[49]，冷热夹杂宜如圣丸[50]，五脏诸疳，可依本脏补其母给予治疳药，同时常以补脾、磨积、安虫等法随证使用于临床。

（四）调剂制方的特色

钱氏平生刻意方药，故《小儿药证直诀》对儿科方剂学的贡献十分突出，其遣药制方，既宗轩岐仲景之旨，又处处照顾小儿的特点，立法精当，制方严谨，用药灵活，其特点可归纳为以下五个方面。

1. 用药务求柔润

小儿稚阴未充，体属纯阳，在疾病过程中，常呈阴虚阳亢而表现阳热的证候。因此，治疗小儿疾病，应时时以顾护阴液为要。钱氏用药讲究柔润，轻清灵动，扶助脾胃生生之气。如著名的地黄丸，即在金匮肾气丸[51]的基础上减去桂、附之温燥，而存六味之柔润，变温阳之剂，为养阴之方，适合小儿阴常不足之生理特点。地黄丸对历代医家很有启发，如朱丹溪的滋阴大补丸[52]，便是在地黄丸和还少丹[53]的基础上加减而成的。李东垣的益阴肾气丸[54]、王海藏的都气丸[55]都是地黄丸的类方。嗣后，明代的薛己承用此方，推为补真阴之圣药，赵养葵极为推崇本方，作为补养命门真水之专剂，故有人认为钱氏创立了后世滋阴大法。

其余如泻白散、导赤散等，皆以甘寒柔润之品组方，盖泻白、导赤二方，均为清热泻火之剂，其所以不用苦寒之芩连者，是因为芩连易于化燥伤阴故也。再如治小儿气血虚弱夜啼的当归汤[56]，治小儿肺阴虚损的阿胶散，则又以柔润而不滋腻呆胃为其特点。钱氏使用柔润药物之精纯手法，于此可见一斑。

2. 力戒呆补峻攻

小儿"脏腑柔弱，易虚易实"，不仅在感邪患病后，邪气易实，正气易虚，而且用药不慎，也易导致虚实之变，钱氏据此特点，在祛邪务尽的原则下，力求攻不伤正，补不滞邪，或消补兼施，以通为补，力戒蛮补妄攻。例如小儿肺虚，唇色白，气粗喘促，理当补肺阴，然肺为娇脏，尤不宜呆补，故以阿胶养阴补肺，粳米、甘草培土生金，而用马兜铃、牛蒡子化痰宣肺，该方名阿胶散，是补中有泻，泻中寓补的典范，诚如《小儿药证直诀笺正》所评曰："钱氏制阿胶散，专补肺阴，而用兜铃、牛蒡开宣肺气，俾不壅塞，是其立法之灵通活泼处，与呆笨蛮补者不同。"又如上述地黄丸，更以三补三泻为制方之楷模。

钱氏还明确指出："小儿脏腑柔弱，不可痛击。"[2]观其所创的祛邪诸方，并非单纯攻邪，而常于祛邪方中佐以扶正之品，如败毒散[57]，本为治疗外感风寒表证而制，方中以羌活、独活、柴胡、前胡等以散邪祛湿，尤妙在大队表散药中，加一味人参以扶正气，盖小儿易虚故也。此方补中兼发，邪气不至滞留；发中带补，元气不至耗散，其药物配伍，颇有理法，用于小儿外感表证，甚为合拍，迄今仍为扶正解表的代表方。余如上述导赤散用生地，泻白散用粳米、甘草，皆有泻中兼补之义。

3. 注意升降气机

钱氏以重视脾胃而闻名，处方用药处处顾及脾胃之升降功能，治脾病注重升举清阳，治胃病重视降其逆气。针对小儿胃有虚寒，津液亏耗，中气下陷等证，钱氏创制了著名的白术散。盖脾胃虚弱，当健脾补中，但脾虚吐泻频发，乃中阳下陷之征，若仅以四君健脾，难以取效，故加葛根升举清阳，藿香、木香悦脾，振奋脾胃气机，从而使下陷之脾阳得升，中气得复，则诸症可愈。又如治疗胃虚有热，面赤呕吐等症，创制了藿香散[58]，方中以麦冬、甘草滋养胃阴而清热，半夏降逆而止呕，重用藿香芳香化浊以散中州之气滞。此与白术散，一升一降，前方重脾，后方重胃。

4. 善于化裁古方

钱氏灵活变通，采用药味加减化裁、剂型服法变更等方法创制新方。上述地黄丸、白术散、藿香散，皆由古方加味而成。又如异功散[59]，亦以四君子汤加陈皮一味，成为调理脾胃，培土生金的常用方。再如唐《兵部手集方》的香连丸用黄连苦降清热，木香芳香行滞，本是治痢之方，钱氏广为加减，加豆蔻温涩止泻，名豆蔻香连丸[60]；加诃子肉苦温涩肠，名小香连丸[61]；加白附子祛寒，名白附子香连丸[62]；加豆蔻仁、诃子肉、没石子，名没石子丸[63]。上述五方虽皆治小儿腹痛泻利诸症，但寒热通涩之性已有变化。又如升麻葛根汤[64]，即是《千金方》芍药四物汤的化裁，去黄芩之苦寒，加甘草之甘缓，于小儿伤寒、温疫、风热、疮疹初起等证最为适宜。如此等等，反映了钱氏师古而不泥古，于继承之中又有创新的精神。

5. 创制简便成药

钱氏根据儿科发病急、小儿不易服药等特点，于药物的剂型、服法深有研究，《小儿药证直诀》载方120余首，除口服汤剂23首外，余皆为丸、散、膏方及少数外用药，其辨证准，用药精，味少量小，易为小儿所接受和脾胃吸收。钱氏善用成药，有其独到之处，简述如下。

（1）简便救急：儿科多为急症，来势迅猛，若临时配方煎药，缓不济急，钱氏善用成药治疗急性病，取其随时应急，方便效捷等优势。如：急惊风用利惊丸以除痰热，泻青圆以泻肝火；慢惊风用温白丸[65]祛风豁痰；高热用泻心汤为末冲服等。

（2）寓猛于宽：钱氏遣药，继承了唐宋时期善用金石重坠、介类及香窜走泄药品之特点，这些药，有的不宜入汤剂，如麝香、冰片等；有的为峻猛之品，如干姜、甘遂、巴豆霜等。上述烈性剧药，制为成药，既可发挥其力专的祛邪作用，又能减轻药物的副作用，以尽峻药缓攻之妙。

（3）药饮多样：钱氏对于口服成药，讲究服法，以有利于药达病所及进入胃肠吸收。有的仅为了便于吞服，就只用开水或米饮汤送服，有的药饮本身即是一味对症的药物，或是不宜入煎，或是作为药引，种种用意，因病而异。又选用薄荷汤、温酒、蜜汤、蝉壳汤、天门冬汤、乳汁、金银花汤、紫苏汤、龙脑水、生姜水等调服散剂或送服丸剂。

四、学术评议

（一）钱乙继承了《内经》《伤寒论》《金匮要略》等典籍中的学术观点，并做出一定的发展。他不仅指出了小儿的生理病理特点，确立了五脏辨证纲领，而且还化裁和创制了众多的儿科方剂，奠定了中医儿科学基础。其遣药制方，主张轻灵柔润，力戒呆补峻攻，善于化裁古方，剂型多样，善用成药，其方量少易服，疗效卓著，至今仍为儿科所推崇。正如清《四库全书总目提要》之赞誉："小儿经方，千古罕见，自乙始为专门，而其书亦为儿科之鼻祖。后人得其诸论，往往有回生之功。"

（二）钱氏的五脏辨证为易水学派创始人张元素所推崇；其注重调理小儿脾胃的论点对李杲有启发；其创制的地黄丸则为薛己、赵献可效法；其治疗小儿外感热病神昏惊厥，注重清凉解毒、芳香开窍等法，为清代温病学家所采纳。可见他的学术思想影响已遍及内、外、妇、儿各科。

（三）因历史条件及个人经验所局限，《小儿药证直诀》也有某些不足之处，例如在五脏辨证上，详于五脏而略于六腑；在论述五脏之间、脏腑与气候时令之间的相互关系及其用方方面，显得比较刻板；在诊治上仅强调肾阴虚的一面，而忽视肾阳虚的证治等等。但毕竟瑕不掩瑜。

【注释】

[1]《小儿药证直诀·变蒸》

[2]《小儿药证直诀·阎季忠序》

[3]《小儿药证直诀·百日内发搐》

[4]《小儿药证直诀·诸疳》

[5] 益黄散（又名补脾散）：陈皮（去白）、丁香（一方用木香）、诃子（炮，去核）、青皮（去白）、甘草（炙），共为细末。

[6]《小儿药证直诀·虚实腹胀》

［7］大青膏：天麻、白附子、青黛、蝎尾、乌梢蛇肉、朱砂、天竺黄。上研细，生蜜合成膏。

［8］涂囟法：麝香、薄荷叶、蝎尾（去毒，为末）、蜈蚣末、牛黄末、青黛末，上同研，用熟枣肉剂为膏，新绵上涂匀，贴囟上，四方可出一指许，火上炙手频熨。

［9］浴法：天麻末、全蝎（去毒，为末）、朱砂、乌蛇肉（酒浸，焙干）、白矾、麝香、青黛，上同研匀，每用三钱，水三碗，桃枝一握，叶五七枚，同煎至十沸，温热浴之，勿浴背。

［10］《小儿药证直诀·小儿脉法》

［11］消积圆：丁香、缩砂仁、乌梅肉、巴豆。上为细末，面糊圆，黍米大。

［12］芜荑散：白芜荑、干漆。上为细末，米饮调下。

［13］《小儿药证直诀·咳嗽》

［14］导赤散：生地黄、甘草（生）、木通、竹叶。一本不用甘草，用黄芩。

［15］泻心汤：黄连（去须）。

［16］生犀散：生犀、地骨皮、赤芍药、柴胡根、干葛、炙甘草。

［17］安神丸：马牙硝、白茯苓、麦门冬、干山药、龙脑、寒水石、朱砂、甘草，上末之，炼蜜为丸。

［18］泻青丸：当归、龙脑、川芎、山栀子仁、川大黄（湿纸裹煨）、羌活、防风，上等分为末，炼蜜为丸。

［19］地黄丸：熟地黄、山萸肉、干山药、泽泻、牡丹皮、白茯苓，上为末，炼蜜为丸。

［20］泻黄散：藿香叶、山栀子仁、石膏、甘草、防风，上切，同蜜酒炒微香为细末。

［21］玉露散（又名甘露散）：寒水石、石膏、甘草，上同为细末。

［22］泻白散（又名泻肺散）：地骨皮、桑白皮（炒）、甘草（炙），上为末，加粳米为煎服。

［23］甘桔汤：桔梗、甘草。

［24］葶苈丸：甜葶苈（隔纸炒）、黑牵牛（炒）、汉防己、杏仁（炒，去皮尖），上为末，入杏仁泥，取蒸陈枣肉和捣为圆，如麻子大。

［25］阿胶散（又名补肺散）：阿胶（麸炒）、黍黏子（炒香）、甘草（炙）、马兜铃（焙）、杏仁（炒，去皮尖）、糯米（炒）。

［26］《小儿药证直诀·五脏所主》

［27］泻青圆：当归（去芦头，切焙）、龙脑（焙）、川芎、山栀子仁、川大黄（湿纸裹煨）、羌活、防风（去芦头，切焙）。

［28］《小儿药证直诀·肺病胜肝》

［29］白术散：人参、白茯苓、白术（炒）、藿香叶、木香、甘草、葛根，上切碎，水煎。

［30］胡黄连圆：川黄连、胡黄连，以上二物为细末，入朱砂末，都填入猪胆内，用淡浆水煮，勿著底，候一炊久取出，研入芦荟、麝香各一分，饭和圆为麻子大。

[31]《小儿药证直诀·疮疹候》

[32] 紫草散：钩藤钩子、紫草茸，上为细末，温酒调下。

[33] 抱龙丸：天竺黄、雄黄、辰砂、麝香、天南星，上为细末，煮甘草水和圆皂子大。

[34] 百祥丸（一名南阳丸）：用红芽大戟，阴干，浆水软去骨，日中曝干，复内汁中煮，汁尽焙干为末，水圆如粟米大。

[35] 牛李膏（一名必胜膏）：牛李子杵汁，石器内密封，每服皂子大。

[36] 五福化毒丹：生熟地黄（焙）、玄参（焙）、天门冬（焙）、麦门冬（焙）、甘草（炙），上六味为细末，后研入硝、黛，炼蜜圆如鸡头大。

[37] 羊肝散：用蝉蜕末，水煎，羊子肝汤调服二三钱。

[38] 蝉蜕散：蝉蜕、猪悬蹄甲（罐子内盐泥固济，烧存性），上二味研，入羚羊角细末拌匀，温水或新水调下。

[39]《小儿药证直诀·急惊》

[40]《小儿药证直诀·慢惊》

[41] 利惊丸：青黛、轻粉、牵牛、天竺黄，上为末，白面糊丸（一法炼蜜丸）。

[42] 栝楼汤：栝楼根、白甘遂，上用慢火炒焦黄色，研匀。

[43] 宣风散：槟榔、陈皮、甘草、牵牛，上为细末，蜜汤调下。

[44] 钩藤饮子：钩藤、蝉壳、防风、人参、麻黄、白僵蚕（炒黄）、天麻、蝎尾（去毒，炒）、甘草（炙）、川芎、麝香，上同为细末，水煎。

[45] 羌活膏：羌活、川芎、人参、赤茯苓、白附子（炮）、天麻、白僵蚕（酒浸炒黄）、干蝎（去毒，炒）、白花蛇（酒浸，取肉焙干）、川附子（炮，去皮脐）、防风、麻黄、豆蔻肉、鸡舌香、藿香叶、木香、轻粉、珍珠、麝香、牛黄、龙脑、雄黄、辰砂，上同为细末，熟蜜和丸。

[46] 使君子丸：厚朴（去粗皮，姜汁涂焙）、甘草（炙）、诃子肉（半生半煨）、青黛、陈皮、使君子（去壳，面裹煨熟，去面不用）。

[47] 调中丸：人参、白术、干姜（炮）、甘草（炙），上为细末，圆如绿豆大。

[48] 凉惊圆：草龙胆、防风、青黛、钩藤、黄连、牛黄、麝香、龙脑，面糊圆，粟米大，金银花汤下。

[49] 木香丸：木香、青黛、槟榔、豆蔻、麝香、续随子、虾蟆（烧存性），上为细末，炼蜜圆绿豆大。

[50] 如圣丸：胡黄连、白芜荑、川黄连、使君子（去壳）、麝香、干蛤蟆（切，酒熬膏），上为末，用膏圆如麻子大，人参汤下之。

[51] 金匮肾气丸：熟地黄、山萸肉、干山药、泽泻、牡丹皮、白茯苓、肉桂、附子。

[52] 滋阴大补丸：大枣、杜仲、牛膝、远志、石菖蒲、肉苁蓉、巴戟天、小茴香、山萸肉、五味子、茯苓、山药、熟地黄、枸杞。

[53] 还少丹：楮实、大枣、杜仲、牛膝、远志、石菖蒲、肉苁蓉、巴戟天、小茴香、山萸肉、五味子、白茯苓、山药、熟地黄、枸杞。

［54］益阴肾气丸：熟地、山药、山茱萸、丹皮、归尾、五味子、柴胡、茯神、泽泻蜜丸，朱砂为衣。

［55］都气丸：熟地黄、山茱肉、干山药、泽泻、牡丹皮、白茯苓、五味子。

［56］当归汤：当归、白芍药、人参、甘草（炙）、桔梗、陈皮（不去白），上为细末，水煎。

［57］败毒散：柴胡（洗去芦）、前胡、川芎、枳壳、羌活、独活、茯苓、桔梗（炒）、人参、甘草，上为末，入生姜、薄荷煎，加地骨皮、天麻；或咬咀，加蝉蜕、防风，治惊热，可加芍药、干葛、黄芩，无汗加麻黄。

［58］藿香散：麦门冬（去心，焙）、半夏曲、甘草（炙）、藿香叶，上为末，水煎，食前温服。

［59］异功散：人参（切去顶）、茯苓（去皮）、白术、陈皮、甘草。

［60］豆蔻香连丸：黄连（炒）、肉豆蔻、南木香。

［61］小香连丸：木香、诃子肉、黄连。

［62］白附子香连丸：木香、诃子肉、白附子。

［63］没石子丸：木香、黄连、没石子、豆蔻仁、诃子肉。

［64］升麻葛根汤：干葛、升麻、芍药、甘草（炙），上为粗末，水煎。

［65］温白丸：天麻、白僵蚕（炮）、白附子、干蝎（去毒）、天南星（汤浸七次，焙），上同为末，汤浸，寒食面和圆。

【复习思考题】

1. 试述钱乙五脏证治纲领的主要内容。
2. 钱乙对小儿疾病的诊断提出哪些有效方法？
3. 试述钱乙遣方用药的特点与对后世的影响。
4. 简述钱乙论治疮疹、惊风、疳证的经验。

许 叔 微

一、生平和著作

许叔微，字知可，真州白沙（今江苏仪征）人。约生活于公元 1079～1154 年（北宋元丰三年～南宋绍兴二十四年）。11 岁时，父以时疫，母以气中，百日之间，先后辞世。许氏深感医道之重要，在习儒同时，刻意方书，精研医学。凡有病者来召，不分昼夜，无问贫富，誓欲以救物为心，志在活人，而不求其报。其医术之精湛、医德之高尚，颇受时人嘉许。《伤寒百证歌·张郯序》中说："建炎初，剧贼张遇破真州，已而疫疾大作，知可遍历里门，视病与药，十活八九。"许氏 53 岁时中进士，曾任徽州、杭州教官及翰林集贤院学士，故后世称之为"许学士"。

许氏对《伤寒论》研究颇深，著成《伤寒百证歌》《伤寒发微论》《伤寒九十论》（合称《许氏伤寒论著三种》）等三部，均存于世，流传至今。许氏又善化裁古方，创制新剂，晚年汇萃平生所得，编撰成《普济本事方》《普济本事方续集》。此外，还著有《仲景脉法三十六图》《治法八十一篇》《翼伤寒论》《辨类》等，惜均遗佚。

《伤寒百证歌》五卷，许氏取仲景方论编成歌诀 100 首，以便后学习诵。卷一、卷二为伤寒辨证总纲歌诀，卷三至卷五为伤寒各种证候歌诀。其中仲景有论无方者，则取《千金》等方书之方补入。在歌诀的注解中，许氏援引《诸病源候论》和朱肱、孙尚、严用和、王实等人之说以补充发挥，并把自己多年研究伤寒的体会夹叙其中。歌诀对于传播和普及《伤寒论》及其辨证论治精神，起了很大的作用。

《伤寒发微论》分上、下两卷，收载许氏论文 22 篇。第一论列举伤寒 72 证，并逐一阐释其病机和辨证用药的经验；第二论以下，则多为许氏抒发己见的短篇医话、医论，不少论点颇有见地。如桂枝汤用赤白芍药不同，桂枝、肉桂作用不同，伤寒以真气为主等。本书内容涉及伤寒的证候、病证、脉法、治法和用药等方面，反映了许氏治伤寒独到的心得和体会。

《伤寒九十论》记载许氏临床治疗的 90 例病案。每论首记病例和治疗经过，然后依据《内经》《难经》《伤寒论》等典籍，结合个人见解，阐发其机理和处方用药心得。案例有成功的经验，也有不治的病例，是现存最早的医案专著，也是学习《伤寒论》的重要参考书。《古今医案按·伤寒》评说："仲景《伤寒论》，犹儒书之《大学》《中庸》也，文词古奥，理法精深。自晋迄今，善用其书者，惟许学士叔微一人而已。所存医案数十条，皆有发明，可为后学楷模。"

《普济本事方》十卷，按病分为 23 门，收载 370 余方（包括针灸及其他法治），既辑录了古代文献中的方剂，也收载了自拟方、当代名医方、民间单验方。书中处方简单，选药精当，且多有发明。每味药必详列炮制方法，书后"治药制度总例"记录了 88 种药物的炮制方法。

二、学术理论

在许氏当时，医学界普遍存在着重方药、轻理论的倾向。许氏能不为所囿，坚持理论研究，并能联系实践，从而在学术上取得了一定的成就。他的著作，旁引曲证，执简驭繁，不仅对仲景的伤寒学说多所阐发，且对杂病的论说也从临床实践体会出发，论理清晰，卓有创见。他收录的方药和丰富的临床经验多为后世医家所汲取。

（一）论治伤寒重视表里虚实

许氏认为，仲景《伤寒论》辨证的关键在于辨清表里虚实。他指出："伤寒治法，先要明表里虚实。能明此四字，则仲景三百九十七法可坐而定也。"[1] 又说："伤寒最要辨表里虚实为先。有表实，有表虚，有里实，有里虚，有表里俱实，有表里俱虚。先辨此六者，然后用药，无不差矣。"[2] 可见，在繁复的伤寒辨证中，许氏是以"表里虚实"四个字作为提纲挈领的辨证施治方法的。

在《伤寒百证歌》中，许氏对于脉证的辨析，都是以这四个字为要，并把相关内容分别归纳为"表证歌"、"里证歌"、"表里虚实歌"、"表里两证俱见歌"、"无表里证歌"等。许氏指出:"脉虽有阴阳,须看轻重,以分表里。"[2]又说:"伤寒先要辨表里虚实,此四者最急。仲景云:浮为在表,沉为在里。然表证有虚有实,浮而有力者表实也,无汗不恶风;浮而无力者表虚也,自汗恶风也。"[2]至于在证情的辨析上,又"有表实,有表虚,有里实,有里虚,有表里俱实,有表里俱虚"[2]的区别。比如在《伤寒百证歌》中,论表证说:"脉浮而缓表中虚,有汗恶风腠理虚;浮紧而涩表却实,恶寒无汗体焚如。"论里证说:"不恶寒兮反恶热,胃中干燥并潮热,手心腋下汗常润,小便如常大便结,腹满而喘或谵语,脉滑而沉里证决。""三阴大约可温之,积证见时方发泄。太阴腹满或时痛,少阴口燥心下渴,积证悉具更无疑。"

针对表里虚实的治疗提出,"麻黄汤类为表实而设也,桂枝汤类为表虚而设也,里实承气之类,里虚四逆、理中之类是也"[1]。

在掌握了以"表里虚实"四字为论治伤寒大法的前提下,许氏对伤寒的每一个症状的分析也十分重视,如认为发热有阴阳之辨,发厥有寒热之分,烦躁有虚实之别,恶寒有表里之异,特别是认为对在伤寒发病过程中出现的真寒假热、真热假寒、似里而实表、似表而实里、阴证似阳、阳证似阴等则须详加分辨,在《伤寒百证歌》中说:"病人身热欲得衣,寒在骨髓热在肌。""病人身寒衣褫退,寒在皮肤热在髓。""又如大便数日结,头痛更兼身有热,其人小便却又清,亦是两证当区别。大便坚硬脉沉细,里证当下分明谛;头汗出时微恶寒,手足兼冷却非是。"再如:"烦躁面赤身微热,脉至沉微阴作孽,阴证似阳医者疑,但以脉凭是要诀。身热里寒阴躁盛,面戴阳兮下虚证,阴发躁兮热发厥,物极则反皆理性。""小便赤色大便秘,其脉沉滑阳证是,四肢逆冷伏热深,阳证似阴当审谛。"在错综复杂的病情中,许氏重视脉证合参,强调以表里寒热为纲,从而把寒热、阴阳真假分辨清楚。

总之,许氏认为,辨治伤寒只有首先弄清表里虚实,方不致有治伤寒"不循次第",而犯虚虚实实、实实虚虚之误。

值得注意的是,许氏以"表里虚实"概括伤寒,是一种提纲挈领的方法。他由此而进一步分辨阴阳寒热,如说:"恶寒发热在阳经,无热恶寒病发阴;阳宜发汗麻黄辈,阴宜温药理中宁"。[2]在这里,许氏把辨别表里虚实与阴阳寒热有机地结合起来。

同时,许氏还非常重视对具体证候的辨析。如论发热恶寒有阴阳之辨,厥有冷热之分,结胸与痞的区别,发黄有湿热与瘀血的不同,发狂有阳毒、蓄血之异等等。

可见,许氏论治伤寒,既以"表里虚实为先",又重视阴阳寒热的病机,强调具体证候具体分析,从而反映了其严谨的辨证论治精神。

【医案例举】

昔有乡人邱生者,病伤寒。予为诊视,发热头痛烦渴,脉虽浮数而无力,尺以下迟而弱。予曰:虽属麻黄证,而尺迟弱。仲景云,尺中迟者,荣气不足,血气微少,未可发汗。予于建中汤加当归、黄芪令饮。翌日,脉尚尔。其家煎迫,日夜督发汗药,言几不逊矣。予忍之,但只用建中调荣而已。至五日,尺部方应,遂投麻黄汤,啜第二服发狂,须臾稍定,略睡,已得汗矣。信知此事是难是难。仲景虽云,不避晨夜,即宜便治。医者亦须顾其表里虚实,待其时日。若不循次第,暂时得安，亏损五脏，以促寿限，何足贵也。

黄芪建中加当归汤：黄芪（蜜炙）、当归（洗，去芦，薄切，焙干秤）各一两半，白芍药三两，桂一两一分（去粗皮，不见火），甘草一两（炙）。上粗末，每服五钱，生姜三片，枣一个，水一盏半，同煎至八分，去滓，取七分清汁，日三服，夜二服。尺脉尚迟，再作一剂。（《普济本事方·卷八·伤寒时疫上》）

分析　邱生病伤寒，发热、头痛、烦渴，本应用麻黄汤发汗解表（或用大青龙汤解表清里），由于其脉浮数而无力，尺以下迟而弱，为荣气不足，血气微少之证，许氏隐忍其家之煎迫，用建中汤加当归、黄芪治之，待其正气恢复，气血得充，再投麻黄汤，使邱生狂汗而表解病愈。此案例体现了许氏临证注重顾护表里虚实的辨证论治思想。

（二）因虚受邪，留而成实

许氏在《伤寒九十论》中指出："或问伤寒因虚，故邪得以入之。今邪在表，何以为表实也？予曰：古人称'邪之所凑，其气必虚。'留而不去，其病则实。盖邪之入也，始因虚，及邪居中，反为实矣。"可见，许氏在《内经》所论发病原因的基础上，在疾病的病机上提出了新的认识，他认为人体致病的内因固然多因于正虚，但是受邪之后，疾病的性质往往属实。这一认识，充实和完善了《内经》的病机理论，并对后世祛邪学说有很大的影响。

基于上述观点，许氏提出了"先去邪后议补"的见解。如《普济本事方》中记载，"歙县尉宋荀甫膀胱气作疼不可忍，医者以刚剂与之，疼愈甚，小便不通三日矣。脐下虚胀、心闷"。许氏视其"面赤黑，脉洪大"，断为"投热药太过"，造成"阴阳痞塞，气不得通"。所以用五苓散加连须葱、茴香、盐，"令接续三服，中夜下小便如墨汁者一二升，脐下宽得睡。翌日诊之，脉已平矣，续用硇砂圆[3]与之，数日差"。许氏分析治疗经过时指出，"此疾因虚得之，不可以虚而骤投补药"[4]，其治疗关键在于"必先涤所蓄之邪，然后补之"[4]。在谈到用温脾汤[5]"治痼冷在肠胃间，连年腹痛泄泻，休作无时，服诸热药不效"时，许氏指出："宜先取去，然后调治易差，不可以畏虚以养病。"[5]即使对年老体弱、正虚邪盛之人，也主以祛邪为先。许氏认为："脏有热毒，虽衰年亦可下。"[6]理由是"老壮者，形气也；寒热者，病邪也"[6]，祛邪正为扶正。因此，许氏的许多治疗用药，常常采用辛热通宣法以攻逐寒邪，而收到邪去正安的理想效果。

（三）伤寒应以真气为主

许氏倡言伤寒应以真气为主，在《伤寒发微论》中，专门撰写了"论伤寒应以真气为主"一篇，阐明这一问题。文中以《内经》"能知七损八益，则二者可调"为依据，进而论述了真气在人生命活动和发病中的重要地位。许氏认为，只有"真气完固"，才能"身常无病"。即使感受了寒邪，也易于用药。"盖病人元气不固，真阳不完，受病才重，便有必死之道，何也？阳病易下，真气弱则下之多脱；阴病宜温，真气弱则客热便生，故医者难于用药。非病不可治也，主本无力也"。所以，"伤寒不问阴证阳证、阴毒阳毒，要之，真气完壮者易医，真气虚损者难治"，"是知伤寒以真气为主"。许氏的这一认识，并非凭空推论，而是有其临床实践作为依据的。如在《伤寒九十论》中，诊朱保义为肾阳虚脱，就是基于这一认识而做出的判断。

【医案例举】

朱保义抚辰，庚戌春，权监务。予一日就务谒之，见拥炉忍痛，若不禁状。予问所苦，小肠气痛，求予诊之。予曰：六脉虚浮而紧，非但小肠气，恐别生他疾。越数日再往，卧病已五日矣。入其室，见一市医孙尚者供药。予诊之曰：此阴毒证，肾虚阳脱，脉无根蒂。独见于皮肤，黄帝所谓悬绝，仲景所谓蔫如羹上肥也。早晚喘急，未几而息已高矣。孙生尚与术附汤、灸脐下。予曰：虽卢扁之妙，无及矣。是夕死。故论伤寒以真气为主。（《伤寒九十论·肾阳虚脱证八》）

分析　患者虽为小肠气痛，但其六脉虚浮而紧，当属肾阳虚脱之阴寒证，故许氏认为，虽卢扁之妙，无及矣。可见，在临证时辨识真气的强弱是非常重要的。

（四）对脾肾理论的研究

许氏十分重视脾肾在人体的重要作用。他在《普济本事方·伤寒时疫》和《伤寒百证歌·伤寒脉证歌》等篇中都指出："跌阳胃脉定生死，太溪肾脉为根蒂。""定生死"、"为根蒂"，既反映了脾胃乃人体生死之所系，肾为一身精气之根本的观点，又提示脾肾两脏在人体生命活动中关系着生死存亡。故当疾病危重之际，必诊太冲以察胃气之有无，诊太溪以候肾气之盛衰。若二脉不应，则多为逆证危候。

1. 注重脾胃

许氏十分注重脾胃在人体的重要性。他认为"脾为中州土，主四肢一身之事"[7]，并在《普济本事方续集》中明确指出，人体营卫气血和五脏六腑的营养全赖于胃气，云："何谓须用胃气？缘胃受谷气，谷气生则能生气血，气血壮则荣卫不衰，荣卫不衰则病自去矣。五脏六腑表里之间，皆出自谷气而相传授，生气血而灌荫五脏。或气血不足，则五脏六腑荫无所自。"[7]这说明其视脾胃为维持全身脏腑气血正常生理功能之根本所在。脾胃功能失常，则是疾病发生的重要根源。

许氏在临床上常把调补脾胃的方法灵活地运用于各种疾病的治疗中，可大致归纳如下：

（1）健脾益气法：以人参、黄芪、白术、茯苓等为主。如人参圆"平补五脏虚羸、六腑怯弱"[8]。

（2）理中补脾法：用理中汤加味。如补脾汤[9]，治伤寒汗后，脾胃虚弱，气血不和。

（3）温阳化湿法：以白术、白豆蔻、干姜、白茯苓等为主。如用健运温中，温阳化饮的曲术圆[10]治脾元久虚，不进饮食，停饮胁痛。

（4）温脾导积法：以干姜、附子、甘草为主。如用温脾汤[5]加大黄、厚朴温脾阳，通冷积，治连年腹痛泄泻；实脾散[11]温脾阳，利水湿，治脾虚浮肿。

（5）调中健脾法：以厚朴、木香、砂仁、白术、茯苓等为主。如调中圆[12]治久伤脾胃之腹胀。

（6）燥脾填臼法：以苍术、白术等为主。如苍术圆[13]治停饮癖囊。

（7）清养胃阴法：以竹茹、葛根、麦冬等为主。如竹茹汤[14]治胃热呕吐。

此外，许氏用加料十全饮[15]补脾益气养血；用妙香散[16]健脾，补气血，安神镇心。

【医案例举】

政和中，一宗人病伤寒，得汗身凉数日，忽呕吐，药与饮食俱不下。医者皆进丁香、藿香、滑石等药，下咽即吐。予曰：此正汗后余热留胃脘。孙氏竹茹汤正相当尔。亟治药与之，即时愈。（《普济本事方·卷四》）

竹茹汤见注释［14］

分析 本案为余热滞留胃脘，胃气不降之证，并非胃寒呕吐，故用丁香、藿香下咽即吐。许氏用孙氏竹茹汤，以干葛、竹茹清解胃中余热，少佐半夏和胃降逆，故达到"即时愈"的效果。

2. 重视肾及肾中真火

许氏不仅注重脾胃，也十分重视肾及肾中真火的重要性。在《普济本事方·消渴消中肾消论证》中，集中体现他十分重视并继承了唐代李祠部之说，强调："若腰肾气盛，是为真火上蒸脾胃，变化饮食，分流水谷，从二阴出。精气入骨髓，合荣卫行血脉，营养一身。其次以为脂膏，其次以为血肉也，其余则为小便。"在《普济本事方·补脾并补肾论证》中又说："有人全不进食，服补脾药皆不验……盖因肾气怯弱，真元衰劣，自是不能消化饮食。譬如鼎釜之中，置诸米谷，下无火力，虽终日米不熟，其何能化？"在《本事方续集·卷一》中则进一步指出："下有暖气蒸则脾润。"这三段论述，说明许氏继承了《外台秘要》中祠部李郎中对消渴病机的认识，深入阐述了肾主水、肾藏精和肾中阳气的蒸腾作用与气化作用。

当肾气怯弱，真元衰劣，脾胃失去温煦，自是不能消化饮食。"腰肾既虚冷，而不能蒸化谷气，则尽下为小便……若下冷极则阳气不能升，故肺干则渴"[7]。"肾经虚则五脏六腑衰极而渐至肾，则诸病生焉"[7]。

许氏虽然没有明确提出"补脾不若补肾"之说，但他重视肾及肾中真火的思想显而易见，这正是严用和提出"补脾不若补肾"的启示所在。

在处方用药方面，鉴于时医不分阴虚阳虚，喜用温热刚燥补剂之风，许氏戒用刚燥而力主温润之法，使能精中生气、气中生精。温润药可分两种：一是草木之味，如地黄、肉苁蓉、补骨脂、菟丝子、枸杞子、覆盆子、巴戟天、山萸肉、杜仲、川断、五味子、茴香、胡桃等；二是血肉有情之品，如鹿茸、鹿角胶、羊肾等。这一观点，对后世的补肾之法，有一定的启迪，明代张景岳、清代叶天士都颇受其影响。分析许氏记载的补肾方法大致属六种：

（1）补肾益精法：以地黄为主，鹿茸、苁蓉、山萸、菟丝子等药也常常选用。如温补肾经的香茸丸[17]等。

（2）暖补肾气法：常取附子、肉桂、巴戟、补骨脂等为主药，温补腰肾。如麋茸圆[18]治肾经虚，腰不能转侧；椒附散[19]治肾气上攻，项背不能转侧等。

（3）温肾固摄法：以五味子、山茱萸、山药、龙骨等为主药。如金锁丹[20]治遗精梦漏，关锁不固。

（4）温肾祛风湿法：以续断、附子、牛膝、苡仁、杜仲、巴戟天、萆薢等为主药。如续断圆[21]治风湿四肢浮肿，肌肉麻痹，甚则手足无力，筋脉缓急。

（5）补肾壮筋骨法：用鹿茸、熟干地黄、牛膝、仙灵脾、肉苁蓉等。如地黄圆[22]补肝肾，壮脚膝。

（6）温肾回阳法：以硫黄、附子为主。如黑锡丹、破阴丹[23]之类。

【医案例举】

顷年乡人李信道得疾，六脉沉不见，深按至骨则沉紧有力。头疼身温烦躁，指末皆冷，中满恶心，更两医矣。医者不识，止供调气药。予因诊视曰：此阴中伏阳也。仲景法中无此证，世人患此者多。若用热药以助之，则为阴邪隔绝，不能导引真阳，反生客热；用冷药则所伏真火愈见消铄。须用破阴散气、导达真火之药，使火升水降，然后得汗而解。予授此药（指破阴丹）二百粒作一服，冷盐汤下。不半时烦躁狂热，手足躁扰，其家大惊。予曰：此俗所谓换阳也。须臾稍定，略睡已得汗，自昏达旦方止，身凉而病愈。（《普济本事方·卷八》）

破阴丹方见注释[23]。

分析　本案系阴中伏阳之证，若单用热药，则反生客热；独用冷药，则所伏之真火愈见消铄。许氏用破阴丹以破散阴气，导达真火，使患者体内水升火降，得汗而解。可谓判断准确，处方贴切，使阳气得回而瘥。

3. 脾肾兼治

许氏十分重视人体精气的生化与肾气、"真火"的密切关系，并把肾气、"真火"和脾胃的关系比喻为"薪"和"釜"的关系。在临床上，凡遇到脾元久虚、饮食不进、泄泻不止或消渴的病证，许氏每责之下火无力、真元衰微，而用附子、肉桂、补骨脂及二神圆[24]以暖补肾气，这对后世命门学说的发展也有一定的影响。值得注意的是，许氏在治疗肾亏时，也同样重视脾胃与肾的关系，常常把补脾苏胃和补肾填精合于一方。观其正补肾经的八味肾气圆、增损肾沥汤[25]，治疗肾虚的麋茸圆[18]，治疗肝肾俱虚的五味子丸等方剂，都不乏人参、黄芪、白术、茯苓、甘草、大枣等补脾药，这充分反映了许氏脾肾并重的观点。

由上可见，许氏重肾在于维护精气与真元，重脾在于安谷生精。谷气之生有赖于肾气的蒸煦，而精气必生于谷气。这两者之间存在着密切的关系，足见许氏对脾肾理论的深刻研究和独到见解。

三、治疗经验

（一）杂证论治举隅

许氏对杂证的论治，集中反映在《普济本事方》中。《普济本事方》先列方剂，后记述医案，或引前人论述，或有独到的阐发。兹举例说明之。

1. 论治头晕

许氏论治头晕大致有以下五方：

（1）风眩头晕：用庞先生川芎散[26]，滋补肝肾，益气养血熄风。方中以山萸肉、山药、人参滋阴益气，甘菊、茯神、川芎养血平肝。近代宁波名医范文虎将本方易名为"头晕六味方"，认为此方配合默契，补中有泻，寓泻于补，成通补开合之剂，治肝肾不足，气虚脾弱，或夹风、夹痰所致的眩晕，有桴鼓之效。

（2）肝厥头晕：用钩藤散[27]平肝清热。其方以钩藤、甘菊、防风平肝熄风，二陈汤化痰，麦冬、茯苓安神，石膏清热，人参益气扶正。

（3）气虚头晕：用白芷圆[28]健脾散风燥湿，治气虚头晕。方中以白术、甘草、茯苓、陈皮、厚朴、干姜、肉桂健脾燥湿，白芷、细辛、防风、石斛、五味子养阴散风。

（4）风痰头晕：治用祛风化痰平肝的羚羊角散[29]，方中以羚羊角清肝熄风，防风、白芷、川芎祛风，附子、生姜温散，半夏、枳壳、甘草化痰和中。

（5）头风病：此病每发必掉眩，如在车上，治用芎芷汤[30]，养血熄风。方中以川芎、当归、熟地养血，羌活、细辛、荆芥、藁本、蔓荆子祛风，旋覆花、半夏曲化痰，石膏清解郁热。

2. 论治气中

许氏在《普济本事方》中介绍苏合香圆时指出："世言气中者，虽不见于方书，然暴喜伤阳，暴怒伤阴，忧愁不意，气多厥逆，往往多得此疾。"虽患者突然出现涎潮昏塞，牙关紧急，酷似中风的表现，这仅仅是一时气厥而已，绝不能误作中风，若采用攻邪之法，非止不相当，且多致杀人。

【医案例举】

元祐庚午，母氏亲遭此祸，至今饮恨。母氏平时素食，气血羸弱。因先子捐馆忧恼，忽一日气厥，牙紧涎潮。有一里医便作中风，以大通圆三粒下之，大下数行，一夕而去。予常痛恨。每见此症，急化苏合香圆四五粒，灌之便醒。然后，随其虚实寒热而调治之，无不愈者。经云：无故而喑，脉不至，不治自已，谓气暴逆也，气复则已。审如是，虽不服药亦可。（《普济本事方·卷一》）

分析 气厥和中风，病机迥异。气厥宜芳香开窍，中风则宜区别中脏、中腑，以息风通络。里医判断失误，错把气厥认成中风，误用大通圆，落井下石，致许母大下数行，一夕乃去，遂使许氏饮恨终身。

3. 治疗哮喘

治疗哮喘发作，晨夕不得卧，许氏用紫金丹[31]峻剂取得了良好的疗效。该方内有信石，其猛烈有毒，运用必须掌握其用量，方能取得满意的效果。

【医案例举】

有一亲表妇人，患（哮喘）十年，遍求医者，皆不效。忽有一道人货此药（即紫金丹）赠一服，是夜减半，数服顿愈。遂多金丐得此方。予屡用以救人，特为神异。（《普济本事方·卷二》）

分析 哮喘病用信石治疗，数服顿愈，说明其神异的效果，正所谓"单方一味，奇似名医"。

4. 自治膈中停饮

许氏自己曾患膈中停饮，"一味服苍术，三月而疾除"。他的经验是，"初服时必膈微燥，且以茅术制之；觉燥甚，进山栀散一服，久之不燥矣"[32]。

【医案例举】

予平生有二疾，一则脏腑下血，二则膈中停饮。下血有时而止，停饮则无时。始因年少时夜坐为文，左向伏几案，是以饮食多坠向左边。中夜以后稍困乏，必饮两三杯。既卧就枕，又向左边侧睡。气壮盛时殊不觉。三五年后，觉酒止从左边下，辘辘有声，胁痛，饮食殊减。十数日必呕数升酸苦水。暑月止是右边身有汗，漐漐常润；左边病处绝燥。遍访名医及海上方服之，少有验。间或中病，止得月余复作。其补则如天雄、附子、矾石，其利则如牵牛、甘遂、大戟，备尝之矣。予后揣度之，已成癖囊，如潦水之有科臼，不盈科不行，盈科而行也。清者可行，浊者依然停滀，盖下无路以决之也。是以积之五七日，必呕而去；稍宽数日复作。脾，土也，恶湿，而水则流湿。莫若燥脾以胜湿，崇土以填科臼，则疾当去矣。于是悉屏诸药，一味服苍术，三月而疾除。自此一向服数年，不吐不呕，胸膈宽，饮啖如故。暑月汗周身而身凉，饮亦当中下。前此饮渍其肝，目亦多昏眩。其后灯下能书细字，皆苍术之力也。其法：苍术一斤去皮，切末之。用生油麻半两、水二盏，研，滤取汁。大枣十五枚，烂煮，去皮核，研，以麻汁匀研成稀膏，搜和入白熟杵，圆梧子大，干之。每日空腹用盐汤吞下五十圆，增至一百圆、二百圆。忌桃李雀鸽。初服时必膈微燥，且以茅术制之；觉燥甚，进山栀散一服，久之不燥矣。予服半年以后，止用燥烈味极辛者，削去皮，不浸，极有力，亦自然不燥也。山栀散用山栀一味，干之为末，沸汤点服。故知久坐不可伏向一边，时或运动，亦消息之法。（《普济本事方·卷三》）

分析　许氏以亲身经历和大胆实践，总结了苍术的效用和制苍术之燥的方法，实属可贵。

5. 其他

治疗水气病，许氏指出必须"忌盐三月日"[33]，用紫金丹[34]兼以温补脾元气血药调理；对"视一物为两"的目疾，世皆以补肝常法论治，而许氏按经脉循行径路，独主用"驱风入脑药"见效。许氏又善于根据便血的颜色和性状来区别不同疾患，如下清血色鲜者为肠风；血浊而色黯者属脏毒；肛门射如血线者系虫痔。对高空坠下之证，许氏认为必挟惊悸而血气错乱，故必须首用苏合香丸以开窍镇惊，并行气化滞。

【医案例举】

例一　仙居湛新道人传此方（紫金丹），病者不能忌盐，不若勿服，徒劳无功。果欲去病，杜死求生，须依此去盐，至诚服之。并不动脏腑，只于小便内旋去水。病初去，每日须服此药一两，兼以温补脾元气血药调理，自然向安。（《普济本事方·卷四》）

例二　荀牧仲顷年尝谓予曰：有一人视一物为两，医者作肝气有余，故见一为二，教服补肝药，皆不验。此何疾也？予曰：孙真人云，目之系上属于脑，后出于脑中。邪中于颈，因逢身之虚，其入深，则随目系入于脑，入于脑则转，转则目系急，急则目眩以转。邪中于睛，所中者不相比，则睛散，睛散则歧，故见两物也。令服驱风入脑药得愈。（《普济本事方·卷五》）

例三 顷年有一人下血几盈盆，顿尔疲苶，诸药皆不效。予曰：此正肠风，令服玉屑圆，三服止。予苦此疾三十年，蓄下血药方近五十余品。其间或验或否，或始验而久不应；或初不验弃之，再服有验者，未易立谈。大抵此疾品类不同，对病则易愈。如下清血色鲜者，肠风也；血浊而色黯者，脏毒也；肛门射如血线者，虫痔也……

治肠风泻血久不止玉屑圆：槐根白皮（去粗皮）、苦楝根白皮（去粗皮）各三两，椿根白皮（去粗皮）四两，三味于九月后、二月前取软者日干，天南星、半夏各半两（并生），威灵仙一两（去苗，洗），寒食面三两。上为细末，滴水圆如桐子大，干之。每服三十圆，水八分一盏，煎沸，下圆子煮令浮，以匙抄取，温温送下，不嚼，空心食前服。（《普济本事方·卷五》）

例四 宣和中有一国医，忽承快行宣押，就一佛刹医内人，限日令便行。鞍马至则寂未有之，须臾卧轿中扶下一内人。又一快行送至，奉旨取军令状，限日下安痊。医诊视之，已昏死矣。问其从人，皆不知病之由，惶恐无地。良久，有二三老内人至，下轿环而泣之，方得其实。云：因蹴秋千自空而下坠死。医者云：打扑伤损自属外科，欲申明，又恐后时参差不测。再视之，微觉有气，忽忆药篮中有苏合香圆。急取半两，于火上焙去脑麝，用酒半升研化灌之，至三更方呻吟，五更下恶血数升，调理数日得痊。予谓正当下苏合香圆。盖从高坠下，必挟惊悸，血气错乱。此药特逐瘀血，而又醒气，医偶用之遂见功。此药居家不可缺，如气厥、鬼邪殗碟、传尸、心痛、时疾之类皆治。（《普济本事方·卷六》）

分析 上述四则医案，从不同角度反映了许氏临床经验之丰富。水肿病人忌盐；以祛风入脑药治目疾；对下血证区分肠风、脏毒；苏合香丸"特逐瘀血，而又醒气"。凡此，对今日临床仍有重要价值。

（二）用药制方经验

1. 用药经验

许氏在用药方面颇有发挥和创见。他在《普济本事方》中指出："大抵透肌解热，干葛第一，柴胡次之。"[35]"铁粉非但化痰镇心，至如摧抑肝邪特异。若多恚怒，肝邪太盛，铁粉能制伏之"[36]。椒附散[19]治肾气上攻，项背不能转侧，其中用川椒引肾气，"归经则安矣"[37]。

许氏又对白芍、赤芍，以及桂枝、肉桂的作用进行了区分。他在《伤寒九十论》中指出："仲景桂枝加减法，十有九证，但云芍药。《圣惠方》皆称赤芍药，《孙尚药方》皆曰白芍药。《圣惠方》，太宗朝翰林王怀隐编辑；孙兆为国朝医师，不应如此背戾。然赤者利，白者补。予尝以此难名医，皆愕然失措"，"故用白芍药以补"，而"时行寒热，则全是赤芍药也"。其在《伤寒发微论》中又说："仲景桂枝汤用桂枝者，盖取桂之枝梢细薄者尔，非若肉桂之肉厚也。盖肉桂厚实，治五脏用之者，取其镇重也；桂枝轻扬治伤寒用之，取其发散也。"

许氏还能大胆而谨慎地选用有毒之药，如有生半夏、生南星、生白附组成的三生圆，治疗风痰瞑眩；由硫黄、水银等组成的青金丹，治疗霍乱转筋；由砒石、豆豉组成的紫金丹，治疗哮喘气急等，为治疗重、急病证，提供了经验和方剂。

许氏治疗积病也颇有经验，认为"以所恶者攻之，以所喜者诱之，则易愈"[38]。例如："硇砂、水银治肉积，神曲、麦蘖治酒积，水蛭、虻虫治血积，木香、槟榔治气积，牵牛、甘遂治水积，雄黄、腻粉治涎积，礞石、巴豆治食积，各从其类也。"[38]详审病情，辨证论治，用药精专，实属可贵。

2. 蒐集效方、创制新方

许氏"及长成人，刻意方书"，在年逼桑榆之时，"漫集已试之方及所得新意，录以传远"[39]。

（1）蒐集效方：在《普济本事方》中，有出自《千金方》《和剂局方》《必用方》《活人书》《千金髓》《经效产宝》等医书和庞安时、孙兆、杨吉老、沈括、医官都君予、张医博士、蔡太师、张昌时、晁推官、郑康德、崔元亮、田滋、大智禅师、佛智和尚、湛新道人等及民间的单验方。许氏将这些单验方分隶于五脏诸病证等条下，述证列方，或写明来源，或记述其效验。如选录《千金方》之方有竹沥汤、熏虫痔方、神精丹、枳壳散、桃仁煎等，选录《和剂局方》的有感应圆、五苓散加味、佛手散等，选录庞安时的有防己汤、川芎散、枳壳散等方，选录杨吉老的有养血地黄圆[40]、羚羊角汤[41]等方，选录孙兆的有急救稀涎散、竹茹汤[14]等方。这些方剂不是比他药捷而效速，就是有饮食倍进、饮啖如故，终剂而愈或数服即愈的效果，值得临床应用参考。

（2）损益古方：《普济本事方》中记述了许多按古方损益的方剂，反映出许氏重视辨证、随证制宜的治病特点。例如：

真珠圆由《金匮》酸枣仁汤演变而来。方中真珠母、龙齿二味，直入肝经，以镇飞扬浮越之神魄；枣仁、柏子仁补肝肾之阴虚，当归、地黄补血养肝，人参、茯苓培土荣木，犀角凉血清火以除烦；沉香微温，行气不伤气，温中不助火，扶脾达肾，引火归原。

【医案例举】

绍兴癸丑，予待次四明。有董生者，患神气不宁。每卧则魂飞扬，觉身在床而神魂离体，惊悸多魇，通夕无寐，更数医而不效。予为之诊视，询之曰：医作何病治？董曰：众皆以为心病。予曰：以脉言之，肝经受邪，非心病也。肝经因虚，邪气袭之。肝藏魂者也，游魂为变。平人肝不受邪，故卧则魂归于肝，神静而得寐。今肝有邪，魂不得归，是以卧则魂扬，若离体也。肝主怒，故小怒则剧。董欣然曰：前此未之闻，虽未服药，已觉沉疴去体矣。愿求药法。予曰：公且持此说与众医议所治之方，而徐质之，阅旬日复至，云：医遍议古今方书，无与病相对者。故予处此二方以赠。服一月而病悉除。此方大抵以真珠母为君，龙齿佐之。真珠母入肝经为第一，龙齿与肝相类故也……治魂飞扬者，宜以龙齿。万物有成理而不说，亦在夫人达之而已。

治肝经因虚，内受风邪，卧则魂散而不守，状若惊悸，真珠圆：真珠母（未钻真珠也）三分（研如粉同碾）、当归（洗，去芦，薄切，焙干后秤）、熟干地黄（酒洒，九蒸九曝，焙干）各一两半，人参（去芦）、酸枣仁（微炒，去皮，研）、柏子仁各一两，研，犀角（镑为细末）、茯神（去木）、沉香、龙齿各半两。上为细末，炼蜜为圆，如梧子大，辰砂为衣，每服四五十圆，金银薄荷汤下，日午夜卧服。

独活汤：独活（黄色如鬼眼者，去芦，洗，焙，秤）、羌活（去芦）、防风（去钗股）、人参（去芦）、前胡（去苗，净洗）、细辛（华阴者，去叶）、五味子（拣）、沙参、白茯苓（去皮）、半夏曲、酸枣仁（微炒，去皮，研）、甘草（炙）各一两。上为粗末，每服四大钱，水一盏半，生姜三片，乌梅半个，同煎至八分，去滓，不拘时候。（《普济本事方·卷一》）

分析　董生卧则魂魄飞扬，惊悸多梦，据常理，心主神明，诸医俱从心治，原本无可厚非，但久治不效，而仍以为心病，则落窠臼矣。然许氏析前医之说，独辟蹊径，以"肝经因虚，邪气袭之"立论，而悉除其病，可示人以圆机活法。

干姜圆即古方三物备急圆加参，治"因忧愁中伤，食积久在肠胃，故发吐利。自后至暑月，稍伤则发，暴下数日不已。《玉函》云：下利至隔年月日不期而发者，此为有积，宜下之，止。用温脾汤尤佳。如难取，可佐以干姜圆，后服白术散"[42]。诚如《本事方释义》所说："治因忧愁中伤，食积久在肠胃，吐痢频发，暑月更甚，以数年不愈之证，畏攻病，虑其体虚；欲补虚，虑其留邪，故温下之药佐以扶正，则两不相悖。"

清气散[43]为败毒散中去桔梗加白术、青皮，因荣卫不调，三焦不顺，风热壅秘，痰涎上逆，故以补中之品扶持正气，以祛风药祛除外邪，则病退而正气不伤。防风汤[44]"为玉屏风之变法。白术气味甘温微苦，入足太阴；防风气味苦辛甘温，入足太阳；牡蛎气味咸涩微寒，入足太阴。以酒为引，取其送药达表。"此"亦虚风多汗恶风者，以甘温而兼辛温之药佐之咸涩之药，则表固而汗止"[45]。这显然是许氏发展了前人的经验。

此外，许氏用黄芪建中加当归汤治伤寒尺中脉迟、小柴胡汤加地黄治妇人热入血室，则是他通过对《伤寒论》的学习之后，结合临床，随机应变拟订的方剂。

【医案例举】

辛亥中寓居毗陵，学官王仲礼其妹病伤寒发寒热，遇夜则如有鬼物所凭。六七日忽昏塞，涎响如引锯，牙关紧急，瞑目不知人，疾势极危。召予视。予曰：得病之初，曾值月经来否？其家人曰：月经方来，病作而经遂止。得一二日，发寒热。昼虽静，夜则有鬼祟。从昨日来，涎生，不省人事。予曰：此热入血室证也。仲景云：妇人中风，发热恶寒。经水适来，昼则明了，暮则谵语，如见鬼状，发作有时，此名热入血室。医者不晓，以刚剂与之，遂致胸膈不利，涎潮上脘，喘急息高，昏冒不知人。当先化其涎，后除余热。予急以一呷散投之。两时顷，涎下得睡，省人事。次授以小柴胡加地黄汤，三服而热除，不汗而自解矣。

治妇人室女伤寒发热，或发寒热，经水适来，或适断，昼则明了，夜则谵语，如见鬼状。亦治产后恶露方来，忽尔断绝，小柴胡加地黄汤：柴胡一两一分（去苗，洗净）、人参（去芦）、半夏（汤洗七次）、甘草（炙）、生干地黄各半两。上粗末，每服五钱，水二盏，生姜五片，枣二个，同煎至八分，去滓，温服。（《普济本事方·卷八》）

分析　室女经来适断，是由伤寒发寒热而致，其状昼则明了，夜则谵语，如见鬼状，谓之"热入血室"。此时血已深入血分，许氏恐其更深入至阴之处，故先用一呷散化其涎，再用小柴胡汤加生地，泻其血分热邪，使热退神安，不汗而自解。

（3）创制新方：许氏又长于创制新方，以广临床应用。如开胃养气进食的七珍散[46]、治脾元久虚的曲术圆[10]、治肾经虚的麋茸圆[18]、治脾肾虚弱全不进食的二神圆[24]、"予家秘方"惊气圆[47]、治妇人头风的芎羌汤[30]等等。在清代汪昂的《医方集解》中，就载有《本事方》的8个方剂，如治一切积聚痰饮、心胁引痛的硇砂圆，治肠风脏毒下血的槐花散，治心中烦躁、不生津液、不思饮食的黄芪汤，治产妇老人便秘的麻仁苏子粥，治妊娠中风的羚羊角散等方，这些方剂对后世临床很有影响。

另外，《普济本事方》还记载有艾灸的治验9处。其中有范子默记治疗中风十二穴（听会、颊车、地仓、百会、肩髃、曲池、风市、足三里、绝骨、发际、大椎、风池）取穴法、灸法及适应证等，依而用之，无不立效；还有家藏方中"灸中风口眼㖞斜不正者，右（指前证）于耳垂下麦粒大灸三壮，左引右灸，右引左灸"[48]。同时许氏还记述了肾俞、期门、关元、气海、脐中等穴位的功效。刺期门穴治妇人热入血室；灸肾俞穴治腰痛；配合玉真圆，灸关元穴百壮，治肾气不足，气逆上行，头痛不可忍的肾厥。从中，也可以看出许氏对灸法运用的独到之处。

【医案例举】

戊戌年八月，淮南大水，城下浸灌者连月。予忽脏腑不调，腹中如水吼数日，调治得愈。自此腰痛不可屈折，虽颏面亦相妨，服遍药不效。如是凡三月。后思之，此必水气阴盛，肾经感此而得，乃灸肾俞三七壮，服此药（麋茸圆）差。（《普济本事方·卷二》）

分析　许氏因受潮湿，而导致水气内侵肾经，腰痛不可屈折。以艾绒灸肾俞，既可温壮肾阳，又能达到祛散水湿之效。配服麋茸圆则更增强了温肾散寒、除湿止痛的功效，故调治得愈。

四、学术评议

（一）许叔微是宋代著名的医学家，其以研究《伤寒论》最为突出。正如清代徐彬在《伤寒方论》中所说："古来伤寒之圣，唯张仲景。其能推尊仲景而发明者，唯许叔微为最。"许氏一生十分推崇张仲景，对《伤寒论》的研究，吸取庞安时、朱肱等人之长，探隐发微，颇多创见。许氏或以歌诀形式，对《伤寒论》中的百证进行阐发，或列举自己的验案，联系《伤寒论》的条文加以印证，或针对《伤寒论》中的病证和方药，加以分析探讨，简明扼要。许氏治伤寒之学，立足于理论密切联系实际，并有所发挥和补充。其《普济本事方》对中医方剂学的发展，起到了承先启后的作用。

（二）许氏重视表里寒热虚实辨证，并系统整理其内容，不仅反映了他严谨的辨证论治精神，而且对明代医家张景岳等提出"二纲"、"六变"和八纲辨证的确立有很大的影响，丰富和促进了辨证论治体系的形成和完善。

（三）许氏注重真气及对脾肾理论的阐发和实践，启示严用和提出"补脾不若补肾"，促进了温补学派的形成。

（四）许氏对杂病治疗的总结，以及对药物和方剂的研究，受到后世众多医家的重视。宋代严用和《济生方》，元代危亦林《世医得效方》，明代王肯堂《证治准绳》、孙一奎《医旨绪余》、龚廷贤《寿世保元》、戴原礼《证治要诀》、陈实功《外科正宗》，清代汪昂《医方集解》、徐灵胎《兰台轨范》、沈金鳌《杂病源流犀烛》等书，都辑录了《普济本事方》的许多内容。另外，许氏对金元四大家的临证和温补学派的形成也有一定影响。叶天士《临证指南医案》，引述许氏论述、化裁许氏之方每每可见。叶氏治疗杂病的经验、对脾胃学说的阐发、对奇经八脉用药的探讨和久病入络说的提出等卓越成就，大都是汲取许氏的思想和观点发展而成的。叶天士曾赞，许氏"盖士而精于医者也。观其用药制方，穷源悉委，深得古人三昧。苟非三折肱，良不易辨。盖其心存普济，于以阐发前人之秘，以嘉惠后人者，厥功伟矣"[45]。

【注释】

[1]《伤寒发微论·论表里虚实》

[2]《伤寒百证歌》

[3] 硇砂圆：木香、沉香、巴豆肉（全者）各一两，铜青半两（研），青皮二两（不去皮），硇砂一分（研）。上药二香、青皮三味细锉，同巴豆慢火炒，令紫色为度，去巴豆，为末，入青、砂二味研匀，蒸饼和圆如梧子大。每服七圆至十圆，盐汤吞下，日二三服，空心食前服。（《普济本事方·卷三·膀胱疝气小肠》）

[4]《普济本事方·卷三·茴香散》

[5] 温脾汤：治痼冷在肠胃间，连年腹痛泄泻，休作无时，服诸热药不效，宜先取去，然后调治易差，不可畏虚以养病也。厚朴（去粗皮，姜制）、干姜（炮）、桂心（去皮，不见火）、附子（生，去皮脐）各半两，大黄生四钱（碎切），汤一盏，渍半日，搦去滓，煎汤时和滓下。上细锉，水二升半，煎八合后，下大黄汁，再煎六合，去滓，澄去脚。不要晚食。分三服温服，自夜至晓令尽。不快，食前更以干姜圆佐之。（《普济本事方·卷四·脏腑泄滑及诸痢》）

[6]《伤寒九十论·阳明可下证》

[7]《本事方续集》

[8] 人参圆：平补五脏虚羸、六腑怯弱，充肌肤，进饮食。人参（去芦）、山萸、白术、白茯苓（去皮）、石斛（去根，净洗，细锉，酒炒）、黄芪（蜜水涂炙，取头末）、五味子（拣）各一两。上为细末，炼蜜圆如梧子大，每服三十圆，空心食前饮下。久服不热，尤宜少年。（《普济本事方·卷二·补益虚劳方》）

[9] 补脾汤：治伤寒汗后，脾胃伤冷物，胸膈不快；寻常血气不和，宜服补脾汤。人参（去芦）、干姜（炮）、白术、甘草（炙）、陈皮（去白）、青皮（去白），等分。上细末，每服三钱，水一盏，煎数沸，热服，入盐点亦得。（《普济本事方·卷九·伤寒时疫下》）

[10] 曲术圆：治脾元久虚，不进饮食，停饮胁痛。神曲十两（微炒），白术五两，干姜（炮）、官桂（去粗皮，不见火）各三两，吴茱萸（汤浸七次，焙）、川椒（去目并合口微炒，地上出汗）各二两。上为细末，薄糊圆如梧子大。每服三五十圆，生姜汤下。食前

稍空腹。有饮加半夏曲二两。(《普济本事方·卷二·心小肠脾胃病》)

[11] 实脾散:治脾元虚浮肿。大附子一个(炮,去皮脐)、草果子(去皮)、干姜(炮)各二两,甘草一两(炙),大腹(连皮)六个,木瓜一个(去瓤,切片),上用水于砂器内同煮一半以来,擘开干姜,心内不白为度。不得全令水干,恐近底焦。取出锉,焙为末。每服空心日午,用沸汤点服。(《普济本事方·卷四·肿满水气蛊胀》)

[12] 调中圆:治小儿久伤脾胃,腹胀。干姜(炮)、橘红、白术、茯苓(去皮)、木香、缩砂仁、官桂(去粗皮,不见火)、良姜各等分,上细末,糊圆如麻子大。每服二三十圆,食后熟水下。(《普济本事方·卷十·小儿病》)

[13] 苍术圆:苍术一斤(去皮切末之),用生麻油半两、水二盏,研滤取汁,大枣十五枚煮烂,去皮核研,以麻汁匀研成稀膏,搜和入白熟杵,圆梧子大,干之。每日空腹,用盐汤吞下五十圆,增至一百圆、二百圆。忌桃李雀鸽。(《普济本事方·卷三·风痰停饮痰癖咳嗽》)

[14] 竹茹汤:治胃热呕吐。干葛三两,甘草三分(炙),半夏三分(姜汁半盏,浆水一升,煮耗半)。上粗末,每服五钱,水二盏,生姜三片,竹茹一弹大,枣一个,同煎至一盏,去滓,温服。(《普济本事方·卷四·翻胃呕吐霍乱》)

[15] 加料十全饮:治诸虚并腹病。白茯苓(切,微炒)、白术(微炒)、人参(去芦)、桂(去粗皮,不见火)、川当归、川芎、黄芪、熟地黄(洗净)、白芍药、甘草各等分,腹病加后五味:莪术(炮)、三棱(炮)、良姜、丁香(不见火)、缩砂,各等分,上为粗末,每服四钱重,水一盏半,生姜七片,枣三枚,煎七分,去滓,温服,不拘时候。(《普济本事方·卷四·卷外》)

[16] 妙香散:治诸虚。茯苓(去皮,不焙)、茯神(去皮木,不焙)各二两二分,人参、桔梗、甘草各一两一分,薯蓣(姜炙)、远志(去心,炒)、黄芪各二两三分,辰砂一两(水飞),麝香二分(别研),木香三分(纸裹,温水微煨)。上细末,每服二钱,温酒调服。常服补气血、安神、镇心。(《普济本事方·卷四·卷外》)

[17] 香茸圆:鹿茸(酥炙黄,燎去毛)、熟干地黄(酒洒,九蒸九曝,焙干秤)各二两,苁蓉(酒浸,水洗,焙干)、破故纸(炒)、附子(炮,去皮脐)、当归(去芦,薄切,焙干秤)各一两,麝香一钱,沉香半两。上为末,入麝香研匀,炼蜜杵,圆如梧子大,每服三五十圆,空心用盐汤下。(《普济本事方·卷二·肺肾经病》)

[18] 麋茸圆:治肾经虚,腰不能转侧。麋茸一两(酥炙黄,燎去毛,无即以鹿茸代),舶上茴香半两(炒香),菟丝子(酒浸,曝干,用纸条子同碾,取末)一两,上为末,以羊肾二对,酒煮烂,去膜,研如泥,和圆如梧子大,阴干。如肾膏少,入酒糊佐之,每服三五十圆,温酒、盐汤下。(《普济本事方·卷二·肺肾经病》)

[19] 椒附散:治肾气上攻,项背不能转侧。大附子一枚(六钱以上者,炮,去皮脐,末之),上每末二大钱,好川椒二十粒,用白面填满,水一盏半,生姜七片,同煎至七分,去椒入盐,通口空心服。(《普济本事方·卷二·肺肾经病》)

[20] 金锁丹:治遗精梦漏,关锁不固。舶上茴香(炒)、胡芦巴、破故纸(炒香)、白龙骨,以上各一两,木香一两半,胡桃肉三十七个(研),羊石子三对(破开,盐半两

擦，炙热，研如泥）。上五味为末，下二味同研成膏，和酒浸，蒸饼杵熟，圆如梧子大。每服三五十圆，空心温酒下。（《普济本事方·卷三·膀胱疝气小肠精漏》）

[21] 续断圆：治风湿四肢浮肿，肌肉麻痹，甚则手足无力，筋脉缓急。川续断（洗，推去节，锉，焙）、萆薢、当归（洗，去芦，薄切，微炒）、附子（焙，去皮脐）、防风（去钗股）、天麻各一两，乳香（乳钵坐水盆中研）、没药各半两，川芎三分。上为细末，炼蜜圆如梧桐子大。每服三四十粒，酒或饮下，空心食前。（《普济本事方·卷三·风寒湿痹白虎历节走注诸病》）

[22] 地黄圆：益气血，补肝肾，祛风湿，壮腰膝。熟干地黄（酒洒，九蒸九曝，焙干）一两，牛膝（洗锉，焙，酒浸一宿，再焙）、石斛（洗，去根）各三分，肉苁蓉（水洗，酒浸，切片，焙）、茵芋（去梗，锉，炒）、防风（去钗股）、川芎（洗）、五味子（拣）、桂心（不见火）、附子（炮，去皮脐）、薏苡仁（炒）各半两。上为末，炼蜜圆如桐子大。每服三四十圆，酒吞下，空心食前。（《普济本事方·卷四·肾脏风及足膝腰腿脚气》）

[23] 破阴丹：治阴中伏阳。硫黄（舶上者）、水银各一两，陈皮（去白）、青皮（去白）各半两（末）。上先将硫黄铫子内熔，次下水银，用铁杖子打匀，令无星，倾入黑茶盏内，研细；入二味匀研，用厚面糊圆如桐子大，每服三十圆。如烦躁，冷盐汤下；如阴证，冷艾汤下。（《普济本事方·卷八·伤寒时疫上》）

[24] 二神圆：治脾胃虚弱，全不进食。破故纸四两（炒香）、肉豆蔻二两（生），上为细末，用大肥枣四十九个、生姜四两（切片）同煮，枣烂去姜，取枣剥去皮核用肉，研为膏，入药和杵，圆如梧子大。每服三十圆，盐汤下。（《普济本事方·卷二·心小肠脾胃病》）

[25] 增损肾沥汤：治风虚劳损挟毒，脚弱疼痹，或不随，下焦虚冷，胸中微有客热，心虚惊悸不得眠，食少失气味，日夜数过，心烦迫不得卧，小便不利，又时复下。病似此者，服无不差，随宜增损之方。黄芪（蜜炙）、肉苁蓉（洗，酒浸，焙干秤）、赤石脂、地骨皮（去心）、磁石（久煅，醋淬八九次）、枳实（去瓤，麸炒，锉）、龙骨（粘舌者）、芍药、麦门冬（水浸，去心，焙秤）、人参（去芦）、熟干地黄（九蒸九曝，干，秤）、茯神（去木）、当归（水洗，酒浸一宿，切焙）、甘草（炙）、远志（去心，洗锉，炒黄色）各一两，桂心（去皮，不见火）、芎䓖各二两，生姜四两，五味子（拣）三两，半夏一升（汤洗七次，去滑），白羊肾一具，大枣三十个（去核），《胡治方》无黄芪，以下八味并半夏，有黄芩为十五味。上二十三味，㕮咀，以水二斗煮羊肾，取汁一斗二升，纳诸药煮取四升，分为五服。不利下者，除龙骨、赤石脂；小便涩，以赤茯苓代茯神，加白术三两；多热，加黄芩一两；遗溺，加桑螵蛸二十枚。（《普济本事方·卷二·肺肾经病》）

[26] 川芎散：治风眩头晕。山茱萸一两，甘菊花（去蒂梗）、人参（去芦）、茯神（去木）、小川芎各半两。上细末，每服二钱，酒调下，不拘时候，日三服。不可误用野菊。（《普济本事方·卷二·头痛头晕方》）

[27] 钩藤散：治肝厥头晕。钩藤、陈皮（去白）、半夏（汤浸，洗七遍，薄切，焙干）、麦门冬（略用水浸，去心）、茯苓（去皮）、茯神（去木）、人参（去芦）、甘菊花

（去萼梗）、防风（去钗股）各半两，甘草一分（炙），石膏一两（生）。上为末，每服四钱，水一盏半，生姜七片，煎八分，去滓，温服。（《普济本事方·卷二·头痛头晕方》）

[28]白芷圆：治气虚头晕。白芷（不见火）、石斛（去根，净洗，细锉，酒炒）、干姜（炮）各一两半，细辛（去叶）、五味子（拣）、厚朴（姜汁炒）、茯苓（去皮）、肉桂（去粗皮，不见火）、防风（去钗股）、甘草（炙）、陈皮（去白）各一两，白术一两一分。上为细末，炼蜜圆如梧子大。每服三十圆，清米饮下，不饥不饱服。（《普济本事方·卷二·头痛头晕方》）

[29]羚羊角散：治一切头眩，本因体虚，风邪乘于阳经，上注于头面，遂入于脑；亦因痰水在于胸膈之上，犯大寒，使阳气不行，痰水结聚，上冲于头目，令头眩。羚羊角（镑）、茯神（去木）各一两，芎䓖、防风（去钗股）、半夏（汤洗七次）、白芷（不见火）、甘草（炙）各半两，枳壳（去瓤，细锉，麸炒）、附子（炮，去皮脐）各三分。上为粗末，每服四钱，水一盏半，生姜半分，慢火煎至七分，去滓，不拘时候温服。（《普济本事方·卷二·头痛头晕方》）

[30]芎䓖汤：妇人患头风者，十居其半。每发必掉眩，如在车上。盖因血虚肝有风邪之尔。《素问》云：徇蒙招摇，目眩耳聋，上虚下实，过在足少阳厥阴，甚则归肝，盖谓此也。予尝处此方以授人，比他药捷而效速。川芎一两（洗）、当归三分（去芦，薄切，焙干秤）、羌活（洗，去芦）、旋覆花、细辛（华阴者，去叶）、蔓荆子（拣）、石膏（生）、藁本（去苗，净洗）、荆芥穗、半夏曲（炒）、防风（去钗股）、熟地黄（酒洒，九蒸九曝，焙干）、甘草（炙）各半两。上为末，每服二钱，水一大盏，姜五片，同煎至七分，去滓，温服，不拘时候。（《普济本事方·卷十·妇人诸疾》）

[31]紫金丹：治多年肺气喘急，呴嗽晨夕不得眠。信砒一钱半（研飞如粉），豆豉（好者一两半，水略润少时，以纸浥干，研成膏）。上用膏子和砒同杵极匀，圆如麻子大。每服十五圆。小儿量大小与之。并用腊茶清极冷吞下，临卧以知为度。（《普济本事方·卷二·肺肾经病》）

[32]《普济本事方·卷三·风痰停饮痰癖咳嗽》

[33]《普济本事方·卷四·肾脏风及足膝腰腿脚气》

[34]紫金丹：《万金方》治十种水气。禹余粮三两，针砂五两（须是真者，市中所卖，多杂砂铁屑，最宜拣择，先用水淘洗极净，控去水。更以铫子盛炒干，方同禹余粮一处用酸醋三升，就铫子内煮，醋干为度。却并铫子入一秤炭火中烧二物，铫子炭火一般通赤，净扫砖地，倾药地上候冷，一处研至无声，须极细如粉止），蛇黄三两（大者用新铁铫子盛入一秤炭火中烧，蛇黄铫子炭火一般通赤。铁钳取铫子，便倾蛇黄入酸米醋二升中，候冷取出，研至无声，须极细如粉止）。（《普济本事方·卷四·肾脏风及足膝腰腿脚气》）

[35]《普济本事方·卷四·虚热风壅喉闭清利头目》

[36]《普济本事方·卷二·心小肠脾胃病》

[37]《普济本事方·卷二·肺肾经病》

[38]《普济本事方·卷三·积聚凝滞五噎膈气》

[39]《普济本事方·序》

[40] 养血地黄圆：治筋极。熟干地黄（酒洒，九蒸九曝，焙干秤）十分，顽荆一分，山茱萸五分（连核），地肤子、黑狗脊（炙去毛，净焙，锉）、白术、干漆（炒令烟出）、泽泻、牛膝（酒浸，水洗，焙干）各一两。上为细末，炼蜜和杵，圆如梧子大。每服五十圆，温酒下，空心夜卧服。（《普济本事方·卷一·中风肝胆筋骨诸风》）

[41] 羚羊角汤：治筋痹，肢节束痛。羚羊角（镑）、肉桂（不见火）、附子（炮，去皮脐）、独活（黄色如鬼眼者，去芦，焙，秤）各一两三钱半，白芍药、防风（去钗股，炙）、芎劳各一两，上为粗末。每服三大钱，水一盏半，生姜三片，同煎至八分，取清汁服，日可二三服。（《普济本事方·卷一·中风肝胆筋骨诸风》）

[42] 白术散：白术、木香、附子（炮，去皮脐）、人参（去芦）各等分，上细末。每服二钱，水一盏，生姜三片，枣一个，煎六分，温服。（《普济本事方·卷四·脏腑泄滑及诸痢》）

[43] 清气散：调荣卫，顺三焦，治风壅，消痰涎，退烦热。前胡（去苗，洗）、柴胡（去苗，洗）、川芎（洗）、枳壳（去瓤，锉，麸炒）、白术、青皮（去白）、羌活（去芦）、独活（黄色如鬼眼者，去芦，洗，焙秤）、甘草（炙）、人参（去芦）各等分。上为末。每服二钱，水一盏，荆芥一穗，煎七分服。此方败毒散中去桔梗，加白术、青皮，增损亦有理，用之良验。（《普济本事方·卷四·虚热风壅喉闭清利头目》）

[44] 防风汤：治中风内虚，脚弱语謇。石斛（洗，去根）一两半，熟干地黄（酒洒，九蒸九曝，焙干秤），杜仲（去皮，锉如豆，炒令黑）、丹参各一两一分，防风（去钗股）、川芎（洗）、麦门冬（用水浸，去心）、桂枝（不见火）、川独活（黄色如鬼眼者去芦，洗，焙秤）各一两。上为粗末。每服五钱，水一大盏半，枣二枚，同煎八分，去滓温服。（《普济本事方·卷一·中风肝胆筋骨诸风》）

[45] 《本事方释义》

[46] 七珍散：开胃养气进食。人参（去芦）、白术、黄芪（蜜水涂炙）、山萸、白茯苓（去皮）、粟米（微炒）、甘草各一两（炙）。上为细末，每服二钱，水一盏，姜枣同煎，至七分。如大故不思饮食，加白扁豆一两蒸用，名八珍散。（《普济本事方·卷二·心小肠脾胃病》）

[47] 惊气圆：治惊忧积气，心受风邪，发则牙关紧急，涎潮昏塞，醒则精神若痴。附子（炮，去皮脐）、南木香、白僵蚕（去丝嘴，炒）、花蛇（酒浸，去皮骨，炙）、橘红、天麻（去芦）、麻黄（去根节）各半两，干蝎一两（去毒），紫苏子一两（淘洗），天南星（洗浸，薄切片，姜汁浸一夕）半两，朱砂（水飞）一分（留少许作衣）。上为末，入研脑麝少许，同研极匀，炼蜜杵，圆如龙眼大。每服一粒，金银薄荷汤化下，温酒亦得。（《普济本事方·卷二·心小肠脾胃病》）

[48] 《普济本事方·卷一》

【复习思考题】

1. 许叔微对《伤寒论》的研究有哪些成就？

2. 许叔微认为《伤寒论》辨证的关键是什么？

3. 伤寒治法，先要明表里虚实的意义是什么？

4. 许叔微如何看待正邪关系?

5. 许叔微如何重视脾肾在人体的重要作用?

6. 简述许叔微杂病论治心得。

7. 许氏在方剂方面的贡献有哪些?

金元时期

医学发展到了金元便进入了一个更新的重要历史时期。各家纷起,学术争鸣,正如《四库全书提要》中所云"医之门户,分于金元",使我国医学面貌为之一新。这一时期的成就主要有如下几个方面。

(一)研究伤寒,阐发温病。例如刘河间强调"六经传受皆为热证",决定了河间治疗外感热病的具体方法。他善用寒凉之剂,自制新方,曾说:"余自制双解、通圣之剂,不遵仲景法桂枝、麻黄之药,非余自炫……故善用药者,须知寒凉之味。"从而突破了辛温发表,先表后里的成规,为温病学的形成奠定了基础;王好古倡论伤寒内感阴证,指出"阴证一节,害人为尤速",其伤寒内感阴证理论,实质上是将伤寒学说与脾胃内伤学说作了进一步有机的联系,也是对仲景和易水学说的重要发挥;杜本以《敖氏金镜录》为蓝本,又增补了二十四舌图及有关方剂,专以舌色诊断伤寒,对外感热病的临床诊断具有十分重要的意义,直至明代王肯堂《伤寒准绳》时,还采取了其内容。

(二)新学肇兴,百家争鸣。刘河间以"五运主病"、"六气为病",探讨脏腑六气病机学说;张洁古亦以"五运主病"、"六气为病"为基础,提出"脏腑标本寒热虚实用药式";张子和力主祛邪却病,善用汗、吐、下三法;李杲重视脾胃元气,强调阳气升发,提出内伤热中证证治;罗天益承东垣之学,述气分、血分、三焦热的治疗,论饮食伤须分饮食,劳倦伤当辨寒热,并总结了药误教训;朱丹溪论述相火,倡"阳有余阴不足论",认为湿热相火为病最多,杂病论治以气血痰瘀为重点。

此外,元末明初王履着重对医经的研究,如阐论"亢害承制",分析四气所伤,发挥阴阳虚实补泻,讨论伤寒与温暑为治的不同,并首创真中、类中说,对后世有一定影响。

刘 完 素

一、生平和著作

刘完素,字守真,号通玄处士。约生活于公元 1110~1200 年(宋大观四年~金承安五年),金代河间(河北河间县)人,后人称他为刘河间,为金元时期著名医家。他毕生重视《内经》理论的研究,旁及易学及前代诸医家学说,认为医学的"法之与术,悉出《内经》

之玄机"[1]。刘氏在重视《内经》理论和对五运六气学说进行了深入研究的基础上，对火热病证详加阐发，提出了脏腑六气病机、玄府气液理论，创一家之说，为金元时期各医家学术争鸣做出了良好的开端，促进了中医学的发展。

刘氏著作传留于世的，有《素问玄机原病式》《医方精要宣明论》《三消论》，并传著《素问病机气宜保命集》。至于《伤寒直格》《伤寒医鉴》《伤寒标本心法类萃》《伤寒心要》，都为后人所著，但从中也反映了刘氏及其相传的学术思想。

《素问玄机原病式》，二卷。成书于1182年，是刘河间最主要的医学著作。把《内经》有关病机理论与运气学说联系起来，结合运气学说阐发病机十九条。将十九条的内容，分属五运主病和六气主病，增补了"诸涩枯涸，干劲皲揭，皆属于燥"这一燥病病机，使《内经》的六气病机臻于完善。此书还发展了亢害承制理论，提出六气化火及玄府气液诸说。

《医方精要宣明论》，十五卷。成书于1172年，是刘河间的重要临床著作。卷一、二把《内经》记载的六十一种病证加以解释与论述，并制定六十二方与其配合。以下诸卷共分十七门，每门先述总论，下列主治之方，计三百五十首左右，是一部很有临床价值的著作，金元时期盛行于北方，与南方的《和剂局方》形成了南北对峙的局面，后人称之为"南局北宣"。

《素问病机气宜保命集》，三卷。成书于1186年。对于本书的作者问题有着不同看法。李时珍在《本草纲目》序例中称该书为《活法机要》或《治法机要》，认为是张洁古的著作，《四库全书总目提要》也持同样见解，有待考证。上卷载有原道、原脉、摄生、阴阳、察色、伤寒、病机、气宜和本草九论，中、下卷则论述了多种疾病的辨治经验，以及对《伤寒论》的研究见解等。其内容反映了刘、张二家的学术思想。

二、学术理论

（一）脏腑六气病机说

刘完素在《内经》"天人相应"的理论指导下，认为人体也是一个小天地，在人体内部存在着类似天地五运六气的兴衰变化，他指出，人体"皆备五行，递相济养，是谓和平；交互克伐，是谓衰兴；变乱失常，患害由行"[2]，"寒、暑、燥、湿、风、火之六气，应于十二经络脏腑也"[3]。他在《素问玄机原病式》一书中，把五脏之病归于五运，并独具灼见地将人体脏腑的虚实与六气的变化相联系，提出了脏腑六气病机说，为中医学病机理论的阐发做出了重要的贡献。

针对当时俗医治病忽视医理，滥用辛热香燥药物的状况，刘氏致力于补偏救弊。他在《三消论》中指出："叔世不分五运六气之虚实，而一概言热为实"[2]，"凡脏腑诸气，不必肾水独当寒，心火独当热，要知每脏每腑，诸气和同，宣而平之可也。"[2]他强调病机不可单纯地局限于寒热之气的变化，必须全面考虑各脏腑相应诸气的虚实，从而将运气学说的研究扩大到人体内部，提出了"脏腑六气"的卓越观点，他指出："一身之内，寒、暑、燥、湿、风、火六气，浑而为一，两停则和平，一盛一衰，病以生也。"[4]可见，刘氏对病机的研究与认识，已不囿于外界四时六气与人体之间的一般联系，而把研究的重点放在体内寒、暑、燥、湿、风、火六气之间兴衰变化的相互关系上。刘氏这种重视人体内生六气兴衰的学术观点，为阐发人体脏腑病机，提供了有益的理论和研究途径。

刘氏根据《内经》的有关理论，如木主春，在六气为风，在人体为肝；火主夏，在六气为热，在人体为心；土主长夏，在六气为湿，在人体为脾；金主秋，在六气为燥，在人体为肺；水主冬，在六气为寒，在人体为肾等理论，进而扩大引申，指出脏腑的本气是：肺气清，肝气温，心气热，脾气湿，肾气寒。如果脏腑的虚实发生了变化，则脏腑相应之气亦随之而异，这就是刘氏所谓的"盖肺本清，虚则温；心本热，虚则寒；肝本温，虚则清；脾本湿，虚则燥；肾本寒，虚则热"[2]。值得注意的是，刘氏所指的温、清、寒、热、燥、湿之六气，不是外感六淫之邪气，而是指与脏腑虚实密切相关的人体内生六气，它的变化是脏腑生理、病理变化的结果。然而，刘氏也并不排斥自然界气候与脏腑本气之间的相互关系，因此他又指出："一身之气，皆随四时五运六气盛衰而无相反矣"[5]。对于脏腑本气兴衰所引起的疾病，刘氏认为人体内生六气不仅反映诸脏腑的属性，同时也是脏腑病变的证候反映，如他在论述脾胃之病理变化时曾分析指出："脾胃土本湿也，湿气自甚，则为积饮、痞满，或为肿满，以药燥去其湿，是谓泻其脾胃，土之本也；或病燥热太甚，而脾胃干涸成消渴者，土湿之气衰也。"[3]说明了脾土本气兴衰与疾病证候表现之间的关系。在治疗上，对脾土本气过甚者，应以温燥之药除其湿，以泻脾土过甚之气；对脾土本气虚衰者，应以寒药补阴润燥，以补脾土虚衰之气。因此刘氏认为治脾土之病，应以"补泻脾胃之本者，燥其湿则为泻，润其燥则为补"[3]为原则。

刘氏认为脏腑内生六气一有变化，脏腑之间的生理平衡遭到破坏，往往表现为相乘而病，因此他指出："脏腑经络不必本气兴衰，而能为其病，六气互相干而病也"[3]。如他对中风一证的病机分析中说："中风偏枯者，由心火暴甚，而水衰不能制，则火实克金，金不能平木，则肝木胜而兼于火热，则卒暴僵仆。"[6]可见，脏腑本气的兴衰，除引起本脏的病变之外，同时也可以因脏腑六气之间的相干，影响他脏而产生病变。

据上所述，刘氏脏腑六气病机说其要在探索脏腑本气兴衰为病以及脏腑有不同的属性和生理特点，并反映出相应的病理变化也各有其特殊性，各个脏腑的虚实表现也各不相同，而相同属性的症状表现，产生于某一特定脏腑为实，产生于另一特定脏腑则为虚。如热在心则实，在肾则虚；寒在心则虚，在肾则实。刘河间的脏腑六气病机学说的重要意义，主要说明每一脏腑各有其特殊性，这为我们研究人体生理与病理变化提供了一条探索的途径。

（二）玄府气液说

玄府是气液运行的通道，这是刘氏对人体生理、病理观的又一独特见解。"玄府"这一概念，早在《内经》中已有论述："所谓玄府者，汗空也。"[7]但刘氏认为"玄府"不仅是专指汗空而言，且不惟独具于人，他认为："玄府者，无物不有，人之脏腑、皮毛、肌肉、筋膜、骨髓、爪牙，至于万物，悉皆有之，乃出入升降、道路门户也"，"气液之隧道纹理"。[2]可见刘氏对玄府的认识已超越了《内经》所述的汗孔概念，而是将人体各种组织的腠理统称为"玄府"，并明确地论述了玄府为气液运行之通道，把荣卫、气血、津液在人体脏腑、皮肉、筋骨的玄府中正常运行的生理功能称作"气液宣通"。如果玄府通畅则气液流行无阻，四肢、耳目、脏腑、肌肤、骨髓、毛发皆能得其营养而维持正常功能。

同时，刘氏还指出了"玄府气液宣通"与"神机出入"有密切关系，即"玄府"也是"神机"所通利出入之处，刘氏有时把神机简称为神，如果"气血宣行，则其中神自清利，而应机能为用矣"[5]。于是"目得血而能视，耳得血而能听，手得血而能摄，掌得血而能握，足得血而能步，脏得血而能液，腑得血而能气"；反之，若玄府郁结则"气血不能宣通，神无所用，而不遂其机"[5]。人体的神机不遂则可出现"目郁则不能视色，耳郁则不能听声，鼻郁则不能闻香臭，舌郁则不能知味"等病理现象，其他如筋痿、齿痛、发痛、皮肤不仁、肠不渗泄等症，均可随之而见。因此，人体脏腑器官的各种生理、病理现象，都与玄府气液是否宣通以及神机的作用密切相关。

导致"玄府"闭塞的原因，刘氏认为主要是由于热气怫郁，这与他六气皆从火化的观点是一致的。他说："热甚则腠理闭密而郁结也。"[5]如果玄府闭塞则气液不通，则诸病由作。刘氏在《素问玄机原病式》中列举阳热怫郁之证有二十多种，如郁结、痞塞、肿满、泻痢、带下、淋闷、遗尿、结核、喉闭、耳聋、目盲以及中风、热厥等。如论泻痢燥渴，认为："湿热甚于肠胃之内，而肠胃怫热郁结，而又湿主乎痞，以致气液不得宣通，因以成肠胃之燥，使烦渴不止"[5]；论阳厥，认为是阳气怫郁，阴阳偏倾，不能运于四肢而致；论耳聋，认为是水衰火实，热郁于上，而使听户玄府壅塞，神气不得通泄之故；论目盲则认为是"热郁于目，无所见也，故目微昏者，至近则转难辨物，由目之玄府闭小也"[3]；至于遗尿不禁，则认为是"热甚客于肾部，干于足厥阴之经，廷孔郁结极甚，而气血不能宣通，则痿痹，而神无所用，故液渗入膀胱，而旋溺遗失，不能收禁也"[5]。然而，除热气怫郁外，也有其他邪气引致玄府闭塞。如论皱揭一证，认为"由寒能收敛，腠理闭塞，无汗而燥"；论伤寒发热时，认为"寒伤皮毛则腠理闭密，阳气怫郁不能通畅而为热也"；论转筋，认为"外冒于寒，而腠理闭密，阳气郁结，怫热内作，热燥于筋，则转筋也"[5]。说明因寒而腠理闭塞，也可影响玄府气液宣通而引起疾病。

由此观之，刘氏"玄府气液宣通"之说，是其病机学说的一个组成部分，其要旨在于研究与论述人体精、气在幽微难见的"玄府"中运行的情况。这一学术思想，虽然受到当时科学条件的限制，未能进一步深化，然而这些精湛的见解，充实了中医学的病机理论，具有一定的研究价值。

（三）对火热病证的阐发

刘氏处于宋金时代，当时热性病流行，医者多用辛热之法，难于收效而多变证，他在长期临床实践中，体会到火热是导致人体多种疾病的一个重要因素，故在《素问玄机原病式》中指出："但依近世方论，用辛热之药，病之微者，虽或误中，能令郁结开通，气液宣行，流湿润燥，热散气和而愈，其或势甚，而郁结不能开通者，旧病转加，热证渐起，以至于死，终无所悟。"他通过对火热病证的研究，结合《内经》中的运气学说及其他有关论述，扩大了《内经》病机十九条所论火热病证的范围，在理论上提出了"六气皆从火化"、"五志过极皆为热甚"等学术观点；在治疗上，善用寒凉之剂，对后世热病的论治具有较大影响，故医家多以"主火论"者称之。兹分述如下：

1. 六气皆从火化

刘氏认为在六气之中，火热之气与风、湿、燥、寒关系密切，往往相兼为病，强调风、湿、燥、寒诸气在病理过程中皆能化生火热。在疾病的过程中，火热又常常成为风、湿、燥、寒的后期转归，火热病机成为六气病机的中心，从而形成了六气皆从火化的学术观点。这些论述刘氏是借"同化"、"兼化"的概念来阐明的。

火热与风的同化：风木在运气学说中为同化之属，木同风化，木能生火，故风能同化为火。兼化：风火皆属阳，其性相同，故多兼化。在临证中，风火兼化之证甚为多见，刘氏在眩晕病机分析中即指出："所谓风气甚而头目眩运者，由风木旺，必是金衰不能制木，而木复生火。风火皆属阳，多为兼化，阳主乎动，两动相搏，则为之旋转"[8]。因而，对这类火风相兼之证，也当配以清凉之治。

火热与湿的同化：湿邪久郁，不得宣化，在一定的条件下，可化为火热，即刘氏所谓之"积湿成热"[3]。兼化：火属阳，湿属阴，性虽各异，但亦有相兼。刘氏曾举水肿病以说明之，"诸水肿者，湿热之相兼也"，"湿热相搏，则怫郁痞膈，小便不利而水肿也"。因此刘氏治水肿腹胀，每以辛苦寒药为君而利其大小便，因"辛苦寒药，能除湿热怫郁痞膈故也"。[5]

火热与燥的同化：刘氏根据亢害承制之理，指出："金主于秋而属阴，其气凉，凉极天气清明，而万物反燥，故燥若火，是金极而反兼火化也，故病血液衰也。燥金之化极甚，则烦热气郁，痿弱而手足无力，不能收持。"[6]说明燥极即从火化。兼化：燥则液亏，水乏则热炽，故燥热常兼化，如津枯肠燥多兼便秘内热。

火热与寒的同化：寒热虽性属殊异，但如寒邪闭郁，阳气不能宣散往往转化为内热之证。兼化：寒热兼化，在临床中常见于"冷热相并"之证（刘氏在"己亢过极反似胜己之化"的论述中所指出的"火极似水"之证，虽也可见"冷热相并"的表现，但其寒证已属假象，与上述寒热兼化是有区别的）。

综上所述，火热常可与其他各气同化、兼化，但必须指出，刘氏的同化、兼化概念十分广泛，不仅仅包括上述内容，他如火热又能转化为诸气，各气的形成又往往根源于火热，这些精神又蕴藉在同化、兼化之中。以风热而言，刘氏就明确指出："风本生于热，以热为本，以风为标，凡言风者，热也"[9]；以湿热言之，他认为："湿病本不自生，因于大热怫郁，水液不能宣通，即停滞而生水湿也"[10]；以燥热言之，刘氏又说："热能耗液"[11]、"燥万物者，莫熯于火"[3]，认为痿痪由火热耗损血液而致；以寒热而言，所谓"胜己之化"的"火极似水"的表现，也本于火。因此，后人所称刘氏"六气皆从火化"的观点，其内容当是火热为病能相兼各气，各气为病又都能同化转归为火，同时火热又能衍生各气。在火与其他各气的转化方面，以六气化火为主，其余为次。刘氏取比物立象为验证方法，用同化和兼化的逻辑推理，论证了火热之邪在各种疾病中所据的重要地位，从而指出火热之邪对人体的危害。

2. 五志过极皆为热甚

在内伤杂病方面，刘氏十分重视情志对健康的影响，并认为情志过亢，也可导致热证。《内经》对情志过极而造成的病证早已有所论述，刘氏在《内经》的基础上进而指出情志与热证之间的关系："五脏之志者，怒、喜、悲、思、恐也，若志过度则劳伤本脏，凡五志所伤皆热也"[5]。刘氏阐述情志过极则热的机理主要是："情之所伤，则皆属火热，所谓阳动阴静，故形神劳则躁不宁，静则清平。"[5]他在《素问玄机原病式》中将惊、躁、扰、狂越、妄、谵、郁等证均列为火热之变。如惊，他认为："恐则喜惊者，恐则伤肾而水衰，心火自甚，故喜惊也"[5]；躁扰是由于"躁动烦热，扰乱而不宁，火之体也"[3]；狂越是由于"心火旺则肾水衰，乃失志而狂越"[3]；谵言多语是因"心火热则多言"；郁是由于"结滞壅塞，而气不通畅，所谓热甚则腠理闭密而郁结也"。[5]又如中风一证，刘氏认为是"将息失宜而心火暴甚，肾水虚衰不能制之，则阴虚阳实而热气怫郁，心神昏冒，筋骨不用，而猝倒无所知"[10]。这些由于喜、怒、思、悲、恐之五志过极而导致的疾病，病机上都与火热有关。刘氏在提出"五志过极皆为热甚"论点的基础上，联系水火、心肾之间的关系，认为以水火言之，水静火动，静则平，动则乱；润万物者莫润于水，燥万物者莫熯于火，水生于金而复润母燥，火生于木而反害母形，故火上有水则为既济，水在火下，不能制火，为未济。以心肾言之，心属火，肾属水，诸所动乱劳伤，以为阳火之化。一水不能制五志之火，所以心火易旺，肾水易衰，在治疗上重视"养肾水，胜心火"。刘氏对内伤火热病证，从情志角度加以探讨，是很有创见的。

3. 六经传受皆为热证

刘完素依据《素问·热论》"今夫热病者，皆伤寒之类也"，"人之伤于寒者，则为病热"之说，指出伤寒发而为热病，其机理主要是寒化热。他在《宣明论方·热论》中说："寒藏于肌肤，阳气不行散而内为怫结，故伤寒者反为病热。"并且认为仲景伤寒六经病证为热病，依据《素问·热论》中"未满三日者，可汗而已；其满三日者，可泄而已"的治疗原则，将伤寒热病从表里分治，认为伤寒病有表证、里证、半表半里证之不同，皆为热病，只有表里之分，而无寒热之别。表证用汗，里证用下，半表半里则宜和解，在上则通之，在下则泄之。将伤寒表里诸病皆释为热病，成为以《素问·热论》之旨研究《伤寒论》的医家，开拓了研究《伤寒论》的另一途径。

由此可见，刘河间重视《伤寒论》的研究，悉以伤寒为热病，一方面强调伤寒六经的表里分证，一方面突出伤寒只能从热治的观点，力主辛凉诸剂以清其热。其说虽未尽合仲景之意，但是为火热病机的研究充实了内容，为寒凉用药的治疗方法提供了理论依据，也为温病学说的发展奠定了一定的基础。

"主火论"是刘河间学术理论的核心。"六气皆从火化"、"五志过极皆为热甚"、"六经传受皆为热证"为其主要观点，说明了火热病证的多发性及普遍性。

（四）亢害承制

在自然界和物类生存的过程中，普遍存在着生化和制约的现象，从而保证各个事物及相互之间的相对平衡。如果某一方面发展过亢或不及，使这种平衡遭到破坏，就会产生一系列的变乱。人体的整个生命过程中也同样存在着这种情况。《内经》称这种现象为"亢害承制"，其有关论述，如："亢则害，承乃制，制则生化，外列盛衰，害则败乱，生化大病"，"相火之下，水气承之；水位之下，土气承之；土位之下，风气承之；风位之下，金气承之；金位之下，火气承之；君火之下，阴精承之"[12]，指出了五运的承制关系。刘氏对运气中的亢害承制理论有精深的研究和独到的见解，并以此来解释人体病理变化中本质与现象的内在联系，他认为运气之间的相互承制，是维持事物动态平衡的必要条件，同时也阐明了脏腑六气亢盛到一定程度时所出现的一种特殊的病理现象。

刘氏指出："夫五行之理，甚而无以制之，则造化息矣。"[13]在自然界中，"如春木旺而多风，风大则反凉，是反兼金化制其木也；大凉之下，天气反温，乃火化承于金也；夏火热极而体反出液，是反兼水化制其火也"[13]。他用"比物立象"的说理方法，从天气的承制，联系到人体脏腑的生理、病理变化，说明由于这一承制关系的存在，脏腑之间才能维持正常的生理功能。

在人体内部，如果承制作用遭到破坏，就会产生病理变化，由于五运六气偏亢过极，破坏了它们之间的正常承制关系，往往会出现本质与现象不一致的情况，而呈露"胜己之化"的假象，刘氏称："五行之理，微则当其本化，甚则兼有鬼贼，故经曰亢则害，承乃制也"。[5]亢害为其本质，兼化乃其假象。如"亢则害，承乃制，故湿过极，则反兼风化制之。然兼化者，假象，而实非风也"[14]。又如，恶寒战栗是寒病的本象，但热气过甚，反而出现寒战振栗等假寒症状，这是"火极反兼水化制之"的现象。因而刘氏曾指出："木极似金、金极似火、火极似水、水极似土、土极似木，故经曰亢则害，承乃制，谓己亢极，则反似胜己之化也。俗流未知，故认似作是，以阳为阴，失其本意。经所谓诛罚无过，命曰大惑。"[1]因此在治疗上应当泻其过亢之气，以治其本，不可被假象所迷惑，误治兼化，他指出："不明标本，但随兼化之虚象，妄为其治，反助其病，而害于生命多矣"[6]。刘氏对运气亢害承制理论的阐发，不仅对病理变化的论证和对病候疑似真假作了深刻的分析，而且对后世诊断及治疗很有启示。

【医案例举】

例一 汪石山治一人，年三十余，病水肿，面光如胞，腹大如箕，脚肿如槌，饮食减少，汪诊之，脉浮缓而濡，两尺尤弱，曰：此得之酒色，宜补肾水。家人骇曰：水势如此，视者不曰通利，则曰渗泄，先生乃欲补之，水不益深耶？汪曰：经云水极似土，正此病也，水极者，本病也；似土者，虚象也。今用通利渗泄，则下多亡阴，肾水益耗是愈伤其本病，而增湿土之势矣，岂知亢则害，承乃制之旨乎？遂令空腹服地黄丸，再以四物汤加黄柏、木通、厚朴、陈皮、参、术，煎服十余帖，肿遂减半，三十帖而愈。（《古今医案按·卷五·水肿》）

分析 汪石山治水肿病，依"亢害承制"例。本案"水极似土"，指肾水不足，而外有水湿泛滥之象，所以地黄丸为根本之治。

例二 黄十六病伤寒，发狂谵语，歌笑不伦，手足厥逆，身冷而掌有汗。诊其脉，两手沉滑而有力。翁曰：阳胜拒阴，火极而复，反兼胜己之化，亢则害，承乃制也。热胜血菀，故发狂而谵语；火性炎上，故歌笑不伦；阳极则反，故身冷厥逆。泄其血，则火除，抑其阳，则神宁。乃用桃仁承气汤，下血数升，益以黄连竹沥石膏之剂，大汗而解。（《名医类案·卷一·伤寒·壶仙翁案》）

分析 本案寒热之象俱见，而为阳亢热盛为本，身冷厥逆为标，又热盛血菀，为阳胜拒阴所致。治以活血清热之剂，不为假寒之象所惑。

三、治疗经验

（一）治热病善用寒凉

刘氏在理论上重视火热病证的机理研究，在治疗上善用寒凉之剂，自制新方，卓有创见。他说："经所谓发表不远热，攻里不远寒，余自制双解、通圣辛凉之剂，不遵仲景法，桂枝、麻黄发表之药，非余自炫，理在其中矣。故此一时，彼一时，奈五运六气有所更，世态居民有所变，天以常火，人以常动，动则属阳，静则属阴，内外皆扰，故不可峻用辛温大热之剂……故善用药者，须知寒凉之味。"[15] 从而在治疗方面突破了温药发表，先表后里的成规，把解表之法从辛温转向寒凉，这在热病的治疗上是继《千金方》之后的又一个发展，对温病论治作出了贡献。

刘氏对外感火热病证，主要分表证、表里同病和里证进行治疗。

（1）表证：他主张以辛凉或甘寒之剂以解表，用"甘草、滑石、葱、豉等发散甚妙"，[3] 如说"伤寒表热怫郁，燥而无汗，发令汗出者，非谓辛甘热药属阳，能令汗出也，由怫热郁结开通，则热蒸而自汗出也。"[5]"又如表热服石膏、知母、甘草、滑石、葱、豉之类寒药，汗出而解者。"[5] 若表证汗后不解，前证别无变化者，宜凉膈散治之，以退其热；若汗后热退不尽，可用天水散[16]、凉膈散等治之，以调顺阴阳；若汗后不解，而下证未全者，可用白虎汤清之。

（2）表里同病：刘氏对半表半里的病证，治法甚多，而悉以宣通怫热郁结为主，如说："及热病半在表半在里，服小柴胡汤寒药，能令汗而愈者。热甚，服大柴胡汤下之；更甚者，小承气汤、调胃承气汤、大承气汤下之；发黄者，茵陈蒿汤下之；结胸者，陷胸汤、丸下之。此皆大寒之利药也，反能中病，以令汗出而愈。然而中外怫热郁结，燥而无汗，岂但由辛甘热药为阳，而能开发汗出也，况或病微者，不治自然作汗而愈者也，所以能令作汗之由者，但怫热郁结，复得开通，则热蒸而作汗也。凡治上下中外一切怫热郁结者，法当仿此。"[5] 表证兼有内热者，可用表里双解法，如防风通圣散[17]、双解散[18]或用天水一凉膈半，或用天水凉膈各半以"散风壅，开结滞，使气血宣通"。

（3）里证：若表证已解，而里热郁结，汗出而热不退者，即可应用下法，凡里热郁结，在临床上多表现为目睛不了了，腹满实痛，烦躁谵妄，脉来沉实等症，至于遍身清冷疼痛，咽干或痛，腹满实痛，闷乱喘息，脉来沉细，乃热蓄极深，阳厥阴伤所致，其病变已影响到血分，就不能单纯用承气汤攻下，而必须和黄连解毒汤配合使用；若大下之后，热势尚盛，或下后湿热犹甚而下利不止者，可以黄连解毒汤清其余热；若下后热虽未尽，而不甚者，宜用小剂黄连解毒汤或凉膈散治之。总之，他对热性病的治疗，颇多创见，故后人称颂曰"热病宗河间"。

刘氏在《内经》运气学说和临床实践的基础上以火热立论，在疾病的病因病机及证治各方面都进行了深刻的研究，不泥旧论，独创新说，丰富了中医学的病机学说，所以《四库提要》认为他能"补前人之未及"，评价颇高。

（二）精于辨证，合理用药

刘氏十分重视火热病证的治疗，以善用寒凉著称，但在临证中又十分重视辨证，用药合理。他指出："大凡治病，必求所在……中外脏腑经络皆然。病气热则除其热，寒则退其寒，六气同法。泻实补虚，除邪养正，平则守常，医之道也。"[3]从中可见其用药指导思想之一斑。寒热温凉攻补之法随证而施，并不是只局限于寒凉一途，其辨证审病亦甚细致，如在辨吐泻寒热一证时说："大法，吐泻、烦渴为热，不渴为寒。或热吐泻，始得之亦有不渴者。若不止，则亡液，而后必渴。或寒本不渴，若亡津液过多，则亦燥而渴也。但寒者，脉当沉细而迟；热者，脉当实大而数。或损气亡液过极，则脉亦不能实数而反弱缓，虽尔，亦为热矣"。[5]说明他对疾病寒热的辨析，十分精详，因此在治疗用药方面，也并非专主寒凉，而是结合时令气候、病机、证情全面考虑，他说："明其岁政君臣脉位，而有逆顺反正主疗之方，随证所宜以施用……寒者热之，热者寒之，清者温之"。[2]《宣明论方》有方三百五十首左右，其中属于寒凉之剂有三十九方，属于温热之剂有四十四方，其余之方均为寒热并用或药性和平之剂，即使是伤寒一门中，对偏于寒者也选用麻黄汤、桂枝汤、小青龙汤、四逆汤等辛热之剂。由上可见，刘氏用药是正确掌握了中医学因时、因地、因人制宜的辨证施治原则的，这对纠正当时医学界轻视理论，以及扭转因滥用《局方》之影响而忽视辨证的不良倾向都具有一定的作用。

刘完素对消渴病的认识尤有独到之处，在《三消论》中把消渴分为三类："若饮水多而小便多者，名曰消渴；若饮食多而不甚饥，小便数而渐瘦者，名曰消中；若渴而饮水不绝，腿消瘦而小便有脂液者，名曰肾消"。与现代把消渴分为上消、中消、下消，上消多饮，中消多食，下消多尿基本一致。对病机的认识为："燥热一也，但有微甚耳。"[2]治疗上反对以"燥热毒药助其强阳，以伐衰阴。"[2]主张"补肾水阴寒之虚，而泻心火阳热之实，除肠胃燥热之甚，济一身津液之衰"[2]，设猪肚丸、葛根丸、人参白术散治疗。猪肚丸由猪肚、黄连、瓜蒌、麦门冬、知母组成，养阴清热。葛根丸用葛根、瓜蒌养阴生津润燥，铅丹祛除毒热，附子温补使阳生阴长。人参白术散中用大黄、栀子、连翘、石膏、寒水石、滑石、甘草等泻火解毒；栝蒌根、干葛、当归、芍药等养阴润燥；人参、白术健脾益气；官桂温肾；木香、藿香、茯苓、泽泻等疏气利湿。熔多种治法于一炉，扶正祛邪，剿抚兼施。

（三）重视降心火、益肾水

对于脏腑变乱兴衰所致的阳实阴虚之证，刘氏认为必滋肾水真阴，阴足则阳火自平，肾属水，心属火，水为内清明而外不彰，静顺信平，润下而善万物；火为外明耀而内烦浊，炎上而燔烁万物。病阳盛阴虚则水弱火强，如头目昏眩、耳鸣或聋、上气喘咳、涎唾稠黏、口苦舌干、咽喉不利、肢体焦痿、筋脉拘倦、中外燥涩、便溺闭结等症，皆属阳实阴虚之候；七情所致的谵妄、狂越等症也由五志化热而致水虚火旺引起；中风之由，刘氏更强调为心火暴盛，肾水虚衰所致，创内风火盛之说；消渴一症亦缘肾水不胜心火而上下俱热之故。因而刘氏对水少火多，阴虚阳实之患，主张益肾水而降心火，以养阴退阳。在益肾水与降心火二者之间，益水与降火，因证而施，不拘一格。他还擅用补益肾精，以使"火归水中"，著名方剂地黄饮子[19]，便是其中一例。该方擅治肾虚足废不用，火旺乘金暴喑失语，目前临床仍广为沿用，以治中风后遗症等。

【医案例举】

（张）石顽治春榜赵明远，平时六脉微弱，己酉九月患类中风，经岁不瘥，邀石顽诊之。其左手三部弦大而坚，知为肾脏阴伤，壮火食气之候，且人迎斜内向寸，又为三阳经满，溢入阳维之脉，是不能无颠仆不仁之虞；右手三部浮缓，而气口以上微滑，乃顽痰涌塞于膈之象。以清阳之位，而为痰气占据，未免侵渍心主，是以神识不清，语言错乱也。或者以其神识不清，语言错乱，口角常有微涎，目睛恒不易转，以为邪滞经络，而用祛风导痰之药。殊不知此本肾气不能上通于心，心脏虚热生风之证，良非风燥药所宜；或者以其小便清利倍常，以为肾虚，而用八味壮火之剂。殊不知此证虽虚，而虚阳伏于肝脏，所以阳事易举，饮食易饥，又非益火消阴药所宜；或者以其向患休息久痢，大便后常有淡红渍沫，而用补中益气。殊不知脾气陷于下焦者，可用升举之法，此阴虚久痢之余疾，有何清气在下可升发乎？若用升、柴升动肝肾虚阳，鼓激膈上痰饮，能保其不为喘胀逆满之患乎？是升举药不宜轻服也。今举河间地黄饮子，助其肾，通其心，一举而两得之。但不能薄滋味，远房室，则药虽应病，终无益于治疗也，惟智者善为调摄，为第一义。（《张氏医通·卷一》）

分析　本案采用刘河间之地黄饮子治疗中风后遗症，其功能滋阴补阳，开窍化痰，与肾虚阴伤，痰浊阻窍的疾病本质相合。

（四）主张开发郁结，宣通气液

刘氏在治疗用药中十分重视开发郁结，以保持机体玄府气液宣通。他对热病、下痢、带下、水肿、结胸、郁、淋、战栗等的治疗，都十分明确地强调这一点。如他在热病的治疗中指出："伤寒表热怫郁，燥而无汗，发令汗出者，非谓辛甘热药属阳，能令汗出也。"[5]"石膏、滑石、甘草、葱、豉之类寒药，皆能开发郁结，以其本热，故得寒则散也。"[5]说明发散开郁，治疗火热的重要性，并提出凉药也能开郁散结的独到见解。又如对于痢疾之治，他指出："夫治诸痢者，莫若以辛苦寒药治之，或微加辛热佐之则可，盖辛热能发散开通郁结，苦能燥湿，寒能胜热，使气宣平而已，如钱氏香连丸之类是也。故治诸痢者，黄连、黄柏为君，以其至苦大寒，正主湿热之病"。[5]在此基础上，刘氏提出了"行血则便脓自愈，调气则后重自除"的治痢卓见，创制芍药汤，以行气血、导积滞、清湿热，对中医学治疗痢疾，做出了一定贡献。又如对带下，刘氏认为是"下部任脉，湿热甚者，津液涌溢"[5]所致，其治不宜用辛热之剂，应以"辛苦寒药，按法治之，使微者甚者，皆得郁结开通，湿去燥除，热散气和而愈"。[5]可见刘氏治病十分强调一个"通"字。所以王好古《此事难知》说："刘氏用药务在推陈致新，不使少有怫郁，正造化新新不停之义，医而不知也，是无术也。"

综上所述，刘完素是我国医学史上一位有卓越贡献的医家，他重视医学理论研究，继承发展了《内经》《伤寒论》的要旨，孜孜于疾病机理的探索，提出了脏腑六气病机学说以及玄府气液宣通的理论，阐发了《内经》病机十九条的内容，增加了"诸涩枯涸，干劲皲揭，皆属于燥"[20]的病机，促进了后世病机理论的发展。

刘氏能理论结合实践，独创新说，创造性地阐述了火热病证的理论，开金元时期各家争鸣的先河，活跃了当时医界的学术气氛。

刘氏对火热病证的有关论说，又从不同的方面，渗透在许多医家的学术思想中，如张子和的善用寒凉攻邪；朱丹溪的"阳有余，阴不足"论；李东垣的论述阴火等等，无不受到他的影响。

在治疗用药方面，不论外感热病或内伤杂病，在重视辨证的前提下，刘氏善用寒凉保阴的方法治疗火热病证，这对于后世温病学说及杂病论治法则的发展，都有一定的启示和指导意义。

四、学术评议

（一）刘完素致力于中医学病机理论的研究，重视人体内生六气的兴衰，提出了脏腑六气病机说。

（二）刘完素倡言玄府气液说，主张开发郁结、宣通气液，是他对人体生理、病理状况的又一独到见解。

（三）刘完素认为火热是导致人体疾病的重要因素，他结合《内经》有关理论，提出了"六气皆从火化"、"五志过极皆为热甚"、"六经传受皆为热证"等学术观点，治疗上善用寒凉之剂，重视降心火、益肾水，对后世温热病的论治具有较大影响。

（四）刘完素以亢害承制理论来解释人体病理变化中本质和现象之间的内在联系，对病候的疑似真假作了详细分析，具有一定的临床意义。

【注释】
［1］《素问病机气宜保命集·序》
［2］《儒门事亲·刘河间先生三消论》
［3］《素问玄机原病式·火类》
［4］《伤寒直格·卷中·主疗》
［5］《素问玄机原病式·热类》
［6］《素问病机气宜保命集·病机论》
［7］《素问·水热穴论》
［8］《素问玄机原病式·五运主病》
［9］《素问病机气宜保命集·中风论》
［10］《宣明论方·水湿门》
［11］《宣明论方·燥门·消渴论》
［12］《素问·六微旨大论》
［13］《素问玄机原病式·寒类》
［14］《素问玄机原病式·湿类》
［15］《素问病机气宜保命集·伤寒论》

[16] 天水散（又名益元散、六一散）：滑石、甘草。

[17] 防风通圣散：防风、川芎、当归、芍药、薄荷、大黄、麻黄、连翘、芒硝、石膏、桔梗、滑石、白术、山栀、荆芥、甘草、黄芩、葱白、盐豉、生姜。

[18] 双解散：即防风通圣散、天水散各半。

[19] 地黄饮子：干地黄、巴戟天、山茱萸、石斛、肉苁蓉、附子、五味子、肉桂、白茯苓、麦门冬、菖蒲、远志加生姜、大枣、薄荷，水煎服。

[20]《素问玄机原病式·六气为病》

【复习思考题】

1. 刘完素研究发挥运气学说的主要内容是什么？

2. 刘完素认为脏腑的本气是什么？本气虚实是如何变化的？

3. 刘完素对"亢害承制"理论是如何认识的？

4. 试述刘完素"六气皆从火化"的学术观点。

5. 刘完素对火热病证的治疗有何发展？

张 元 素

一、生平和著作

张元素，字洁古，金代易州（今河北易县）人，生卒年月不详，与刘完素同时代而年辈较晚。张氏早年试进士，因犯庙讳下第，从此潜心于医学廿余年。曾治愈刘完素的伤寒病，完素大服其能。洁古尝谓："运气不齐，古今异轨，古方今病，不相能也。"《医学启源·张序》亦云："洁古治病，不用古方，但云：古方新病，甚不相宜，反以害人。每自从病处方，刻期见效，药下如攫，当时目之曰神医。"[1]张元素为金元"易州张氏"学的开山，后人评之，有"张洁古、刘守真、张子和、李明之四人者作，医道于是乎中兴"[2]之说。李时珍亦称其"大扬医理，《灵》《素》之下，一人而已"。

张氏精究《内经》，师法仲景，曾谓："仲景药为万世法，号群方之祖，治杂病若神。后之医家宗《内经》法，学仲景心，可以为师矣"。[3]他还汲取华佗、王叔和、孙思邈、钱仲阳之说，并受到刘完素学术思想的影响。

张元素的著作甚多，如《医方》《药注难经》《洁古家珍》《洁古本草》《医学启源》《珍珠囊》《脏腑标本寒热虚实用药式》《产育保生方》《补阙钱氏方》等，惜大多已遗佚。今仅存《医学启源》《珍珠囊》《脏腑标本寒热虚实用药式》《洁古家珍》等。在《素问病机气宜保命集》中，亦载有张氏的不少学术内容。

《医学启源》，三卷。上卷包括天地六位脏象图、手足阴阳五脏六腑（除心包络）十一经脉证法、三才治法、三感之病、四因之病、五郁之病、六气主治要法、主治心法。主要论述脏腑、经脉、病因及主治之法。张氏以《素问》为宗旨，吸取《中藏经》分辨脏腑寒热虚实和钱乙五脏虚实辨证用药处方之精华，系统归纳整理了脏腑辨证，并附以脏腑诸病主治用药心法。至于三才、三感、四因、五郁、六气等，亦取之于《素问》诸论。中卷包括《内经》主治备要和六气方治；下卷为用药备旨。中下两卷主要讨论了五运六气为病、六气方治及药物的性味、运用。张氏吸收了刘完素《素问玄机原病式》的内容，又参以《素问》有关气味厚薄、寒热升降及五脏苦欲理论，把运气学说运用到遣药制方中，对药物学和方剂学的发展有一定的影响。

《珍珠囊》，一卷。见于元代杜思敬所辑《济生拔粹》。张氏根据《内经》之旨，记述了113味药物的阴阳、寒热、性能、主治、归经、宜忌和气味厚薄、升降浮沉补泻、君臣佐使等理论，以及六气、十二经随证用药的方法。

《脏腑标本寒热虚实用药式》，李时珍收录在《本草纲目·序例》，赵双湖又刻于《医学指归》中。其以脏腑为纲，病理为目，分列五脏六腑的虚实标本用药。

《洁古家珍》，一卷。约载18证、140首方剂，多为先论后方。其论简明扼要，其方富于独创，自成家法，切合实用。本书见于杜思敬所辑之《济生拔粹》，并可参阅李东垣《活法机要》，以得其全貌。

张氏在脏腑辨证、遣药制方等方面，进行了全面系统的总结。其重视扶养脾胃的思想，给李杲脾胃学说以很大的影响。传张氏之学者，有李杲、王好古、罗谦甫和张氏之子张璧诸家，私淑者亦众，世称"易水学派"。

二、学术理论

张氏的学术成就，主要表现在对脏腑辨证和遣药制方的总结和发挥，并重视扶养脾胃。兹分述如下。

（一）总结脏腑辨证理论

中医学的脏腑辨证理论，滥觞于《灵枢》。张仲景《金匮要略》勾画出脏腑辨证雏形。华佗《中藏经》则以脏腑的寒热虚实辨证，使之形成系统。孙思邈《千金要方》广泛收集前人有关脏腑辨证的总结，方论皆具，反映了晋唐时的成就。钱乙《小儿药证直诀》则以寒热虚实分辨小儿五脏的病变。上述诸家或失于略，或流于泛，或专论小儿，各有偏颇。张元素全面领会《内经》的脏腑辨证思想，并撷取前人精华，结合自己数十年的临床经验，对脏腑辨证进行了又一次总结，其内容更为全面，并有所提高。究其脏腑辨证的具体内容，主要包括各脏腑的生理、虚实寒热脉证、演变和预后、常用方药四个方面。

脏腑的生理，包括各脏腑的性质、功能、特点。如论述肝胆云："肝之经，肝脉本部在于筋，足厥阴；风，乙木也。《经》曰：肝与胆为表里，足厥阴、少阳也。其经王于春，乃万物之始生也。其气软而弱，软则不可汗，弱则不可下，其脉弦长曰平。"[4] "胆属木，为少阳相火，发生万物，为决断之官，十一脏主之。"[4] 又如论脾胃说："脾之经，脾脉本在肌肉，足太阴，湿，己土。《经》曰：脾者土也。谏议之官，主意与智，消磨五谷，寄在胸中，养于四旁，旺于四季，正主长夏，与胃为表里，足太阴是其经也。" "胃之经，足阳明，湿，戊土，胃者，脾之腑也……足阳明是其经也。"[4]

张氏以脏腑的生理特点为基础，根据脏腑本气和经络循行部位，结合虚实寒热进行辨证。他把脏腑病分为"本病"、"标病"，并有虚实寒热、"是动"、"所生病"等的区别。如叙述肝脏："肝藏血属木，胆火寄其中，主血、主目、主筋、主呼、主怒"；肝之"本病"，包括"诸风眩运、僵仆强直、惊痫、两胁肿痛、胸胁满痛、呕血、小腹疝痛、痃瘕、女人经病"等；肝之"标病"，包括"寒热疟、头痛、吐涎、目赤、面青、多怒、耳闭、颊肿、筋挛、卵缩、丈夫癫疝、女人少腹肿痛、阴病"[5]等。张氏所指的"本病"和"标病"，以脏腑经络而言，脏腑为本，经络为标。又如厥阴与少阳互为表里，厥阴为本，少阳则为标。少阳之气不调，多见寒热、疟疾、目赤、耳聋等，这与《伤寒论》中少阳病寒热往来、口苦、咽干、目眩等描述相似。对于肝的虚实寒热脉证，张氏归纳为，"凡肝实则两胁下引痛，喜怒，虚则如人将捕之"[4]。"肝中寒，则两臂不举，舌燥，多太息，胸中痛，不能转侧，其脉左关上迟而涩者是也。肝中热，则喘满，多嗔，目痛，腹胀，不嗜食，所作不定，梦中惊悸，眼赤，视物不明，其脉左关阳实者是也。肝虚冷，则胁下坚痛，目盲，臂痛，发寒热如疟状，不欲食，妇人则月水不来，气急，其脉左关上沉而弱者是也"[4]。同时，张氏还载列《灵枢·经脉》是动、所生诸病，如肝之经"是动则病腰痛，甚则不可俯仰，丈夫癫疝，妇人小腹肿，甚则嗌干，面尘脱色；主肝所生病者，胸中呕逆，飧泄，狐疝，遗溺，闭癃病"[4]。从脉象进行辨证，也为张氏所重视。如肝的正常脉象是"弦长"，反此则为病。若"脉实而弦，此为太过，病在外，令人忘忽眩运；虚而微，则为不及，病在内，令人胸胁胀满……其气逆则头痛、耳聋、颊赤，其脉沉而急；浮之亦然，主胁支满，小便难，头痛眼眩；脉急甚，主恶言；微急，气在胸胁下；缓甚，则呕逆；微缓，水痹；大甚，则内痈、吐血；微大，筋痹；小甚，多饮；微小，痹；滑甚，癫疝；微滑，遗尿；涩甚，流饮；微涩，疭挛"[4]。这是张氏所述肝之脉证，其中有本于《灵枢》者，有取于《金匮》者，但脉证并举，则为元素自己的归纳方法。

同时，张氏还归纳了各脏腑病的演变和预后。如肝病的演变和预后："肝病旦慧，晚甚，夜静。肝病头痛，目眩，胁满，囊缩，小便不通，十日死。又身热恶寒，四肢不举，其脉当弦而急，反短涩者，乃金克木也，死不治。"[4]

最后，张氏取法于《素问·脏气法时论》，并结合医疗实践，从补虚、泻实、温寒、清热等方面总结了常用的方和药。如对肝病的处方用药为："肝苦急，急食甘以缓之，甘草。""肝欲散，急食辛以散之，川芎。以辛补之，细辛。以酸泻之，白芍药。"[6] "肝虚以陈皮、生姜之类补之。《经》曰：虚则补其母。水能生木，肾乃肝之母也……若补其肾，熟地黄、黄柏是也。如无他证，钱氏地黄丸补之。实则白芍药泻之。如无他证，钱氏泻青丸主之。实则泻其子，心乃肝之子，以甘草泻心。"[7]

另外，张氏所著的《脏腑标本寒热虚实用药式》，依据各个脏腑的本病、标病，辨其寒热虚实，而分别罗列了临证用药。脏腑病的用药，除了"实则泻其子，虚则补其母"的原则和用药之外，还有其他各种具体的用药。如：

肝：有余泻之（行气、行血、镇惊、搜风）；不足补之（补血、补气）；本热寒之（泻木、泻火、攻里）；标热发之（和解、解肌）。

心：火实泻之（泻气、泻血、镇惊）；神虚补之（补气、补血）；本热寒之（泻火、凉血）；标热发之（散火）。

脾：土实泻之（催吐、攻下）；土虚补之（补气、补血）；本湿除之（燥中宫、洁净府）；标湿渗之（开鬼门）。

肺：气实泻之（除湿、泻火、通滞）；气虚补之（润燥、敛肺）；本热清之（清金）；本寒温之（温肺）；标寒散之（解表）。

肾：水强泻之（泻腑）；水弱补之（补气、补血）；本热攻之（下）；本寒温之（温里）；标寒解之（解表）；标热凉之（清热）。

胆：实火泻之（泻胆）；虚火补之（温胆）；本热平之（降火、镇惊）；标热和之（和解）。

胃：胃实泻之（湿热、饮食）；胃虚补之（湿热、寒湿）；本热寒之（降火）；标热解之（解肌）。

大肠：肠实泻之（热、气）；肠虚补之（气、燥、湿、陷、脱）；本热寒之（清热）；本寒温之（温里）；标热散之（解肌）。

小肠：实热泻之（气、血）；虚寒补之（气、血）；本热寒之（降火）；标热散之（解肌）。

膀胱：实热泻之（泄火）；下虚补之（热、寒）；本热利之（降火）；标寒发之（发表）。

三焦：实火泻之，虚火补之，本热寒之（皆分上中下）；标热散之（解表）。

命门：火强泻之（泻相火）；火弱补之（益阳）；精脱固之（涩滑）。

在上述脏腑病变用药大法之下，张氏列举了种种药物。虽然，其对有些药物的归类与今有异，然其意义在于既可让我们了解金元时期的用药状况，又可开拓我们临床用药的思路。其理论尚待进一步研究。

总之，张元素总结的脏腑辨证，自成体系，不简不繁，既有理论，又有经验，不仅在当时具有指导意义，而且在今天，仍然不失其临床价值。

（二）探讨遣药制方理论

《素问·阴阳应象大论》的气味厚薄、寒热升降理论，以及《素问·脏气法时论》《素问·至真要大论》的五味、五脏苦欲补泻理论，是中药学的重要理论。张氏在此基础上，对药物的气味厚薄与升降浮沉、药物的归经和苦欲补泻、制方大法等，都进行了重要的发挥和探讨，对中药学、方剂学的理论发展做出了可贵的贡献。张氏依据制方原则创制的不少方剂，至今仍应用于临床。

1. 升降浮沉

张氏认为，"夫药有寒热温凉之性，有酸苦辛咸甘淡之味，各有所能，不可不通也。夫药之气味不必同。同气之物，其味皆咸，其气皆寒之类是也。凡同气之物，必有诸味；同味之物，必有诸气。互相气味，各有厚薄，性用不等，制方者必须明其用矣"[6]。

（1）气味厚薄：药物的升降浮沉等作用和其气味的厚薄有很大的关系。《素问·阴阳应象大论》说："味厚者为阴，薄为阴之阳；气厚者为阳，薄为阳之阴。"张氏联系药物对此做了解释。他说："升降者，天地之气交也。茯苓，淡，为天之阳，阳也，阳当上行，何谓利水而泄下？《经》云：气之薄者，阳中之阴。所以茯苓利水而泄下，亦不离乎阳之体，故入手太阳也。麻黄，苦，为地之阴，阴也，阴当下行，何谓发汗而升上？《经》曰：味之薄者，阴中之阳。所以麻黄发汗而升上，亦不离乎阴之体，故入手太阴也。附子，气之厚者，乃阳中之阳，故《经》云发热。大黄，味之厚者，乃阴中之阴，故《经》云泄下。竹，淡，为阳中之阴，所以利小便也。茶，苦，为阴中之阳，所以清头目也。"[6]从气味中分厚薄，即从阴阳之中又可分阴阳，说明气薄者未必尽升，味薄者未必尽降。

（2）与炮制的关系：张氏认为，药物升降浮沉与炮制的关系也十分密切，"凡为熟升生降"[6]。比如，"黄连、黄芩、黄柏，治病在头面及手梢皮肤者，须酒炒之，借酒力上升也。咽之下、脐之上者，须酒洗之；在下者，生用。凡熟升生降也"，"用上焦药，须酒洗曝干"，"当归酒浸，助发散之用也"。[6]

（3）论根梢的作用：张氏认为，"凡根之在上者，中半以上，气脉上行，以生苗者为根；中半以下，气脉下行，入土者为梢。当知病在中焦用身，上焦用根，下焦用梢。《经》曰：根升梢降"。[6]

2. 制定药类法象

张氏认为，"药有气味厚薄、升降浮沉、补泻主治之法，各各不同"[6]。"凡同气之物，必有诸味；同味之物，必有诸气。互相气味，各有厚薄，性用不等，制方者必须明其用矣。"[6]他在《医学启源》中叙述药物分类时，十分注重气味厚薄、升降浮沉的异同和辨证关系，制订了药类法象，将所举100多味药物分成风升生、热浮长、湿化成中央、燥降收、寒沉藏五类。

风升生：味之薄者，阴中之阳，味薄则通，酸、苦、咸、平是也。防风、羌活、升麻、柴胡、葛根、威灵仙、细辛、独活、香白芷、鼠黏子、桔梗、藁本、川芎、蔓荆子、秦艽、天麻、麻黄、荆芥、薄荷、前胡等属之。

热浮长：气之厚者，阳中之阳，气厚则发热，辛、甘、温、热是也。黑附子、干姜、生姜、川乌头、良姜、肉桂、桂皮、草豆蔻、丁香、厚朴、益智仁、木香、白豆蔻、川椒、吴茱萸、茴香、玄胡索、缩砂仁、红蓝花、神曲等属之。

湿化成中央：戊土其本气平，其兼气温凉寒热，在人以胃应之；己土其本味淡，其兼味辛甘咸苦，在人以脾应之。黄芪、人参、甘草、当归、熟地黄、半夏、白术、苍术、橘皮、青皮、藿香、槟榔、广茂、京三棱、阿胶、诃子、桃仁、杏仁、大麦蘖、紫草、苏木等属之。

燥降收：气之薄者，阳中之阴，气薄则发泄，辛、甘、淡、平、寒、凉是也。茯苓、泽泻、猪苓、滑石、瞿麦、车前子、木通、灯草、通草、五味子、白芍药、桑白皮、天门冬、麦门冬、犀角、乌梅、牡丹皮、地骨皮、枳壳、琥珀、连翘、枳实等属之。

寒沉藏：味之厚者，阴中之阴，味厚则泄，酸、苦、咸、寒是也。大黄、黄柏、黄芩、黄连、石膏、草龙胆、生地黄、知母、汉防己、茵陈蒿、朴硝、栝楼根、牡蛎、玄参、苦参、川楝子、香豉、地榆、栀子等属之。

这种分类方法，是张氏的独到见解，其弟子李杲、王好古和罗天益等也都依此辨证用药。但是，其中有不少药物的气味厚薄和性能，很难简单地准确概括，所以这种分类方法，有一定的局限性。

3. 阐发苦欲补泻

张氏依据《内经》的理论，结合临床实践，对脏腑的苦欲和补泻做了较为详细的阐释，并尽可能结合方药以说明之。

对脏腑的补泻和气味的关系，张氏认为："肝胆，味辛补，酸泻；气温补，凉泻。心小肠，味咸补，甘泻；气热补，寒泻。脾胃，味甘补，苦泻；气温热补，寒凉泻。肺大肠，味酸补，辛泻；气凉补，温泻。肾膀胱，味苦补，咸泻；气寒补，热泻。"[6]

对五脏的苦欲补泻，张氏为《素问·脏气法时论》的论述做了方药补充。如："肝苦急，急食甘以缓之，甘草。心苦缓，急食酸以收之，五味子。脾苦湿，急食苦以燥之，白术。肺苦气上逆，急食苦以泄之，黄芩。肾苦燥，急食辛以润之，黄柏、知母。"[6]张氏认为针对性的治疗，其目的是"开腠理、致津液、通气血也"[6]。"肝欲散，急食辛以散之，川芎；以辛补之，细辛；以酸泻之，白芍药。心欲软，急食咸以软之，芒硝；以咸补之，泽泻；以甘泻之，黄芪、甘草、人参。""脾欲缓，急食甘以缓之，甘草；以甘补之，人参；以苦泻之，黄连。肺欲收，急食酸以收之，白芍药；以酸补之，五味子；以辛泻之，桑白皮。肾欲坚，急食苦以坚之，知母；以苦补之，黄柏；以咸泻之，泽泻。"张氏认为，"酸、辛、甘、苦、咸，各有所利，或散、或收、或缓、或软、或坚，四时五脏病，随五味所宜也"[6]。

对于五脏虚实苦欲的治疗，张氏还补充了相应的方剂。如："心苦缓，以五味子之酸收之。心欲软，软以芒硝之咸，补以泽泻之咸，泻以人参、甘草、黄芪之甘。心虚，则以炒盐补之。虚则补其母，木能生火，肝乃心之母，肝母生心火也，以生姜补肝。如无他证，钱氏安神丸是也。实则甘草泻之。如无他证，钱氏方中，重则泻心汤，轻则导赤散是也。"[4]

【医案例举】

罗谦甫治建康道按察副使奥屯周卿子，年二十有三，至元戊寅春间，病发热，肌肉消瘦，四肢困倦，嗜卧盗汗，大便溏，多肠鸣，不思饮食，舌不知味，懒言，时来时去，约半载余。罗诊，脉浮数，按而无力，正应浮脉。歌云：脏中积冷荣中热，欲得生津要补虚。先灸中脘，乃胃之纪也，使引清气上行，肥腠理；又灸气海，乃生发元气，滋荣百脉，长养肌肉；又灸三里，乃胃之合穴，亦助胃气，撤上热，使下于阴分。以甘寒之剂泻热，佐以甘温，养其中气；又食粳米、羊肉之类固其胃气。戒以慎言语、节饮食、惩忿窒欲，病气日减。数月气得平复，逮二年，肥甚倍常。或曰：世医治虚劳病，多用苦寒之剂，君用甘寒之剂。羊肉助发热，人皆忌之，今食之而效，何也？罗曰：《内经》云，火位之主，其泻以甘。《藏气法时论》云：心苦缓，急食酸以收之，以甘泻之。泻热补气，非甘寒不可。若以苦寒泻其土，使脾土愈虚，火邪愈甚。又云：形不足者，温之以气；精不足者，补之以味。劳者温之，损者益之。补可去弱，人参、羊肉之类是已。先师亦曰：人参能补气虚，羊肉能补血虚之病。食羊肉，胡以疑为？或者曰：洁古之学，有自来矣。（《名医类案·卷五·虚损》）

分析 周氏子之病，当为内伤热中证，故罗天益遵其师张洁古的教诲，运用

《内经》五脏苦欲补泻理论进行辨治，用灸气海、三里，生发元气，助胃气；用甘寒之粳米泻火，甘温之人参、羊肉滋养中气，使周氏之子的病气日减，肥甚倍常。至于引用的"心苦缓"，是指因心气涣散，因而发热、盗汗、嗜卧；"以甘泻之"，则为以甘寒之品益气泻热。

"脾苦湿，急食苦以燥之，白术；脾虚则以甘草、大枣之类补之；实则以枳壳泻之。如无他证，虚则以钱氏益黄散，实则以泻黄散。心乃脾之母，炒盐补之；肺乃脾之子，桑白皮泻之。"[4]

"肺苦气上逆，黄芩。肺欲收以酸，白芍药也，补以五味子之酸，泻以桑白皮之辛，虚则五味子补之，实则桑白皮泻之。如无他证，钱氏泻白散，虚则用阿胶散。虚则补其母，则以甘草补土；实则泻其子，以泽泻泻肾水。"[4]

"肾苦燥，则以辛润之，知母、黄柏是也。肾欲坚，坚以知母之苦，补以黄柏之苦，泻以泽泻之咸。肾虚则以熟地黄、黄柏补之。肾本无实，不可泻，钱氏只有补肾地黄丸，无泻肾之药。肺乃肾之母，金生水，补母故也，又以五味子补之者是也。"[4]

张氏把钱氏的地黄丸、泻青丸、安神丸、导赤散、益黄散、泻黄散、泻白散、阿胶散、地黄丸等选为五脏补泻的标准方剂。同时指出："凡药之五味，随五脏所入而为补泻，亦不过因其性而调之。"[8]可以看出，张氏是十分重视药物性味与五脏之间的密切关系的。其阐释承前启后，而为后世师法。

4. 创药物归经和引经报使

张氏重视脏腑辨证，并把脏腑经络和用药密切结合，发明了药物归经说。

例如，葛根，"通行足阳明之经"；细辛，"治少阴经头痛如神"；香白芷，"治手阳明头痛"，"通行手足阳明经"[6]。

又如，同为泻火药，"去脏腑之火，黄连泻心火，黄芩泻肺火，白芍药泻肝火，知母泻肾火，木通泻小肠火，黄芩泻大肠火，石膏泻胃火。柴胡泻三焦火，须用黄芩佐之；柴胡泻肝火，须用黄连佐之。胆经亦然。黄柏泻膀胱火，又曰龙火。"他指出："已上诸药，各泻各经之火，不惟止能如此。更有治病，合为君臣，处详其宜而用之，不可执而言也。"[6]

在归经学说的基础上，张氏认为，制方还应注意"各经引用"，若药有向导，则其效速，其效专，其力宏。他归纳了手足十二经的引经报使药，如太阳小肠、膀胱经病，在上用羌活，在下用黄柏；少阳胆、三焦经病，在上用柴胡，在下用青皮；阳明胃、大肠经病，在上用升麻、白芷，在下用石膏；太阴脾、肺经病，用白芍药；少阴心、肾经病，用知母；厥阴肝、包络经病，在上用青皮，在下用柴胡。

在总结药物的性味功效时，张氏又强调了一些药物的引经报使作用。例如羌活，是"手足太阳引经"；升麻，是"足阳明胃、足太阴脾引经药"；柴胡，"少阳、厥阴引经药也"；独活，是"足少阴肾引经药也"；香白芷，为"阳明经引经之药"；桔梗，"谓之舟楫，诸药中有此一味，不能下沉"；川芎，是"少阳引经"药；附子，"治湿药中宜少加之，通行诸经，引用药也"；川乌头，"疗风痹、半身不遂引经药也"[6]。

5. 六气内淫制方大法

张氏遣药制方，不仅阐发《素问》气味之理，而且还每参以五运六气之说。他根据

《素问·至真要大论》六气之邪内淫而病的治疗原则制方，列为"风制法"、"暑制法"、"湿制法"、"燥制法"、"寒制法"[6]。

风制法：肝，木，酸，春生之道也，失常则病矣。风淫于内，治以辛凉，佐以苦辛，以甘缓之，以辛散之。

暑制法：心，火，苦，夏长之道也，失常则病矣。热淫于内，治以咸寒，佐以甘苦，以酸收之，以苦发之。

湿制法：脾，土，甘，中央化成之道也，失常则病矣。湿淫于内，治以苦热，佐以咸淡，以苦燥之，以淡泄之。

燥制法：肺，金，辛，秋收之道也，失常则病矣。燥淫于内，治以苦温，佐以甘辛，以辛润之，以苦下之。

寒制法：肾，水，咸，冬藏之道也，失常则病矣。寒淫于内，治以甘热，佐以苦辛，以辛散之，以苦坚之。

张氏解释说："酸、苦、甘、辛、咸，即肝木、心火、脾土、肺金、肾水之本也。四时之变，五行化生，各顺其道，违则病生。圣人设法以制其变，谓如风淫于内，即是肝木失常也，火随而炽，治以辛凉，是为辛金克其木，凉水沃其火也。其治法例皆如此。"[6]

张元素还以当归拈痛汤、天麻半夏汤为例，说明上述制方原则的实用性和指导意义。

例如，"当归拈痛汤：治湿热为病，肢节烦痛，肩背沉重，胸膈不利，遍身疼，下注于胫，肿痛不可忍。《经》云：湿淫于内，治以苦温。羌活苦辛，透关利节而胜湿；防风甘辛，温散经络中留湿，故以为君。水性润下，升麻、葛根苦辛平，味之薄者，阴中之阳，引而上行，以苦发之也。白术苦甘温，和中除湿；苍术体轻浮，气力雄壮，能去皮肤、腠理之湿，故以为臣。血壅而不流则痛，当归身辛温以散之，使气血各有所归。人参、甘草甘温，补脾养正气，使苦药不能伤胃。仲景云：湿热相合，肢节烦痛。苦参、黄芩、知母、茵陈者，乃苦以泄之也。凡酒制药，以为因用。治湿不利小便，非其治也。猪苓甘温平，泽泻咸平，淡以渗之，又能导其留饮，故以为佐。气味相合，上下分消，其湿气得以宣通矣。"[6]

张氏把《内经》的制方理论和临床用药密切联系，并援引钱氏创拟的方剂充实其中，形成了一整套辨证立法处方的体系，从而丰富了方剂学说的理论。

在《医学启源》中，张氏以"六气方治"为纲，选录了张仲景、钱乙、刘完素以及《和剂局方》的许多效方。其中属风者12方，属暑热者10方，属湿土者9方，属火者10方，属燥者10方，属寒水者11方。

他还认为，"五行制方生克法"，只有"老于医者能之"[6]。在"古方新病，甚不相宜"[1]思想指导下，张氏创制了不少新方，如九味羌活汤、枳术丸、门冬饮子、天麻丸等，至今仍被广泛运用。

6. 用药要旨

在《医学启源》一书中，张氏不仅把举出的100多味药物分成风升生、热浮长、湿化成中央、燥降收、寒沉藏五类，而且选择《主治秘要》所云，简明扼要地总结了药物的性味功效、炮制方法，最后还列《法象余品》增述34味药的性味功效。兹例举之。

"防风 气温味辛，疗风通用，泻肺实，散头目中滞气，除上焦风邪之仙药也。误服泻人上焦元气。《主治秘要》云：味甘纯阳，太阳经本药也。身去上风，梢去下风。又云：气味俱薄，浮而升，阳也。其用主治诸风及去湿也，去芦。"[6]

"川芎 气味辛温，补血，治血虚头痛之圣药也。妊妇胎动，加当归，二味各二钱，水二盏，煎至一盏，服之神效。《主治秘要》云：性温，味辛苦，气厚味薄，浮而升，阳也，其用有四：少阳引经一也；诸头痛二也；助清阳之气三也；去湿气在头四也。又云：味辛纯阳，少阳经本药。捣细用。"[6]

"干姜 气热，味大辛，治沉寒痼冷，肾中无阳，脉气欲绝。黑附子为引，用水同煎二物，姜附汤是也。亦治中焦有寒。《主治秘要》云：性热味辛，气味俱厚，半沉半浮，可升可降，阳中阴也。其用有四：通心气助阳一也；去脏腑沉寒二也；发散诸经之寒气三也；治感寒腹痛四也。又云：辛温纯阳。《内经》云：寒淫所胜，以辛散之，此之谓也。水洗，慢火炙制，锉用。"[6]

"白术 气温味甘，能除湿益燥，和中益气，利腰脐间血，除胃中热。《主治秘要》云：性温味微苦，气味俱薄，浮而升，阳也。其用有九：温中一也；去脾胃中湿二也；除脾胃热三也；强脾胃，进饮食四也；和脾胃，生津液五也；主肌热六也；治四肢困倦，目不欲开，怠惰嗜卧，不思饮食七也；止渴八也；安胎九也。"[6]

"黄柏 气寒味苦，治肾水膀胱不足，诸痿厥，腰脚无力，于黄芪汤中少加用之，使两足膝中气力涌出，痿软即时去矣。蜜炒此一味，为细末，治口疮如神。瘫痪必用之药也。《主治秘要》云：性寒味苦，气味俱厚，沉而降，阴也。其用有六：泻膀胱龙火一也；利小便热结二也；除下焦湿肿三也；治痢先见血四也；去脐下痛五也；补肾气不足，壮骨髓六也。二制则治上焦，单制则治中焦，不制则治下焦也。又云：苦厚微辛，阴中之阳，泻膀胱，利下窍。去皮用。"[6]

（三）注重扶养脾胃

治疗脏腑寒热虚实，施以温凉补泻之剂，然而，张氏对脾胃尤为重视。他对于脾胃虚实病证的治疗，有着比较系统、完整的方法。

张氏以前人学说为基础，进行了精辟的论述。他认为："脾者，土也……消磨五谷，寄在胸中，养于四旁。"[4]"胃者，脾之腑也……人之根本。胃气壮则五脏六腑皆壮也。"[4]并指出："五脏更相平也，一脏不平，所胜平之，此之谓也。故云：安谷则昌，绝谷则亡。水去则荣散，谷消则卫亡。荣卫散亡，神无所居。又仲景云：水入于经，其血乃成。谷入于胃，脉道乃行。故血不可不养，卫不可不温。血温气和，荣卫乃行。"[6]这些论述，说明张氏充分认识到了脾胃在五脏中的地位，以及温养脾胃的重要意义。

张氏提出，土实泻之，方法有泻子、吐、下；土虚补之，方法有补母、补气、补血；本湿除之，方法有燥中宫、洁净府；标湿渗之，主要是开鬼门。胃实泻之，主要是泻湿热、饮食；胃虚补之，是补胃气以胜湿热、寒湿；本热寒之，主要为降火；标热解之，主要是解肌等。可以看出，张氏依据脾喜温运、胃喜润降的特点，分别确定了治脾宜守、宜补、宜升，治胃宜和、宜攻、宜降等治则。

凡脾土虚弱，张氏用药分"补气"和"补血"两个方面。补气如人参、黄芪、甘草、陈皮、升麻、葛根之属；补血如白术、白芍、大枣、木瓜、蜂蜜、胶饴、乌梅等品。这不仅是东垣治疗脾胃内伤立方用药之所本，而且对后世论治脾胃病有很大的启发。

张氏治病十分重视扶养脾胃，曾有"养正积自除"[3]的名言。对于脾胃虚弱，饮食不消，谆谆告诫医者"不可用峻利食药"[3]。他所说的峻利食药，指的就是攻积峻药，"峻利药必有情性，病去之后，脾胃安得不损乎？脾胃既损，真气、元气败坏，促人之寿"[3]。此外，对老幼虚弱，脾胃不足，饮食不消之证，他变仲景枳术汤为枳实丸。原方枳实用量重于白术，以消化水饮为主，兼顾脾胃；枳术丸的白术用量重于枳实，则以补养脾胃为主，兼治痞消食。即"先补其虚，而后化其所伤"[3]。正如其方后自注所说："白术者，本意不取其食速化，但令人胃气强实，不复伤也。"[3]方中配荷叶芬芳升清，以之裹烧，又用米饭为丸，与白术协力，则更增强滋养胃气之功。不难看出，张氏对脾胃病治疗的主导思想，是以扶养为主，祛邪为辅，也就是前面所说的"养正积自除"之谓。为了保护脾胃，张氏在药物的炮制方面也特别注意。如对虚弱者，用大黄须煨；用黄柏、知母须酒浸曝干，"恐寒伤胃气也"[6]。

张氏重视扶养脾胃的思想，对其弟子李杲、罗谦甫的临床用药和李杲脾胃学说的形成均产生了重要影响。

【医案例举】

罗谦甫治真定王用之，年二十九岁，病积，脐左连胁如覆杯，腹胀如鼓，多青络脉，喘不能卧。时值暑雨，加之自利完谷，日晡潮热，夜有盗汗，以危急求治。罗视之，脉得浮数，按之无力。谓病家曰：凡治积，非有毒之剂攻之则不可。今脉虚弱如此，岂敢以常法治之？遂投分渗益胃之剂，数服而清便自调。继以升降阴阳，进食和气，而腹大减，胃气稍平，间以削之，月余良愈。先师尝曰：洁古有云，养正积自除。譬之满座皆君子，纵有小人，自无所容。今令真气实，胃气强，积自除矣。洁古之言，岂欺我哉？《内经》云：大积大聚，衰其大半而止。满实中有积气，大毒之剂尚不可过，况虚中有积者乎？此亦治积之一端也。邪正虚实，宜精审焉。（《名医类案·卷五·积块》）

分析　王用之之积，实属脾胃虚弱，水湿内停之本虚标实证，故须投以分渗益胃之剂，养正以除积，间以削之，月余良愈。罗氏之治，正是受张元素重视扶养脾胃思想的影响，最终取得良效。

三、治疗经验

张元素具有丰富的临床经验，除对脏腑辨证和遣药制方进行总结和探讨外，在随证用药和各种杂病的治疗方面也做了可贵的总结。

（一）随证治病用药

张氏积一生的经验，对临证如何选用药物，进行了全面的总结："头痛须用川芎，如不愈，各加引经药。太阳蔓荆，阳明白芷，少阳柴胡，太阴苍术，少阴细辛，厥阴吴茱萸。顶巅痛用藁本，去川芎。肢节痛用羌活，风湿亦用之。小腹痛用青皮、桂、茴香。腹痛用芍药，恶寒而痛加桂，恶热而痛加黄柏。腹中窄狭用苍术、麦芽。下部腹痛川楝子。腹胀用姜制厚朴、紫草。腹中实热用大黄、芒硝。心下痞用枳实、黄连。肌热去痰用黄芩；肌热亦用黄芪。虚热用黄芪，亦止虚汗。胁下痛、往来寒热用柴胡。胃脘痛用草豆蔻。气刺痛用枳壳，看何经，分以引经药导之。眼痛不可忍者，用黄连、当归根以酒浸煎。茎中痛用甘草梢。脾胃受湿，沉困无力，怠惰嗜卧，去痰，用白术、枳实、半夏、防风、苦参、泽泻、苍术。破滞气用枳壳，高者用之，能损胸中至高之气，三二服而已。陈皮、韭白、木香、白豆蔻、茯苓。调气用木香、香附子、丁、檀、沉。补气用人参、用（疑为石）膏、粳米。去滞气用青皮，多则泻元气。破滞血用桃仁、苏木、红花、茜根、玄胡索、郁李仁。补血不足用甘草、当归、阿胶。和血用当归，凡血受病皆用。血刺痛用当归，详上下用根梢。上部血，防风使牡丹皮、剪草、天麦二门冬；中部血，黄连使；下部血，地榆使。新血红色，生地黄；陈血瘀色，熟地黄。去痰用半夏，热痰加黄芩，风痰加南星。胸中寒邪痞塞，用陈皮、白术，然多则泻脾胃。嗽用五味、杏仁、贝母。去上焦湿及热，须用黄芩，泻肺火故也；去中焦湿与痛，用黄连，泻心火故也；去下焦湿肿及痛，并膀胱火，必用汉防己、草龙胆、黄柏、知母。渴者，用干葛、茯苓、天花粉、乌梅，禁半夏。心烦用栀子仁、牛黄、朱砂、犀角、茯苓。饮水多致伤脾，用白术、茯苓、猪苓。喘用阿胶。宿水不消，用黄连、枳壳。水泻用白术、茯苓、芍药。肾燥香豉。疮痛不可忍者，用苦寒药，如黄芩、黄连，详上下分根梢及引经药则可。小便黄用黄柏，涩者加泽泻，余沥者杜仲。惊悸恍惚用茯神、金虎睛珠。凡春加防风、升麻；夏加黄芩、知母、白芍药；秋加泽泻、茯苓；冬加桂、桂枝。凡用纯寒纯热药，必用甘草，以缓其力；寒热相杂，亦用甘草，调和其性也；中满者禁用，《经》曰：中满勿食甘。"[7]

张氏的这一总结，对后人的临床用药有重要的影响。

（二）治疗杂症经验

1. 解利外感

张氏认为，"凡解利伤风，以防风为君，甘草、白术为佐。《经》曰：辛甘发散为阳。风宜辛散，防风味辛，乃治风通用，故防风为君，甘草、白术为佐。"[3] 对于伤风者恶风，用防风二钱，麻黄一钱，甘草一钱。如头痛，加川芎一钱；项下脊旁至腰痛者，羌活一钱；体沉重，苍术一钱；肢节痛，羌活一钱；目痛鼻干及痛，升麻一钱；或干呕，或寒热，或胁下痛者，俱加柴胡一钱。

2. 治伤寒热食物

张氏认为，伤西瓜、冷水、牛乳寒湿之物，用白术二钱，川乌半钱，防风一钱，丁香一个，炙甘草一钱。伤羊肉、面、马乳，皆湿热之物，用白术一钱，黄连一钱，大黄二钱，炙甘草半钱，制黄芩一钱。

加减法：腹痛，加白芍药一钱；心下痞，枳实一钱；腹胀，厚朴半钱；胸中不利，枳壳半钱；腹中寒，陈皮三分；渴者，白茯苓一钱；腹中窄狭，苍术一钱；肢体沉重，制苍术一钱。

对于因怒而伤者，加甘草半钱；因忧而伤者，加枳壳半钱；因喜而伤者，加五味子半钱；因悲而伤者，加人参半钱。

一般来说，伤冷物以巴豆为君，伤热物以大黄为君。详认病证，添加为佐之药，或丸或散均可。

3. 治疗泻痢水泄

张氏认为，凡泻痢小便白，不涩为寒，赤涩为热也。完谷不化，而色不变，吐利腥秽，澄澈清冷，小便清白不涩，身凉不渴，脉细而微者，寒证也。谷虽不化，而色变非白，烦渴，小便赤黄而或涩者，热证也。

凡谷消化，无问他证及色变，便为热证也。寒泄而谷消化者，未之有也。

泻痢，白术、甘草；水泻，米谷不化，防风；伤食微加大黄；腹胀，厚朴；渴者，白茯苓；腹痛，白芍药、甘草为主。冬月，白芍药一半，白术一半；夏月，制黄芩。先见脓血，后见大便者，黄柏为君，地榆佐之；脓血相杂而下者，制大黄；先大便而后脓血者，黄芩二制。皆以当归根梢，详其上下而用之。腹不痛，白芍药半之。身体困倦，目不欲开，口不欲言，黄芪、人参；沉重者，制苍术；不思饮食者，木香、藿香叶；里急，大黄、芒硝、甘草下之；后重者，木香、藿香、槟榔和之。

4. 治疗疮疡经验

对于疮疡的治疗，张氏以为，"苦寒为君，黄芩、黄柏、黄连、知母、生地黄酒洗；甘温为佐，黄芪、人参、甘草；大辛解结为臣，连翘、当归、藁本；辛温活血去瘀，当归梢、苏木、红花、牡丹皮。"[7]

对脉浮者，为在表，宜行经，用黄连、黄芩、连翘、当归、人参、木香、槟榔、黄柏、泽泻。在腰以上至头上者，以枳壳作为引药，引至疮所。出毒消肿用鼠黏子。排脓选肉桂，入心引血化经。汗而不溃，伤皮者，用王瓜根、三棱、莪术、黄药子。疮痛甚，用黄芩、黄连、黄柏、知母。脉沉者在里，当疏利脏腑，利后用前药中加大黄，取利为度，随虚实定分量。痛者，则以当归、黄芪治之。

5. 治目疾经验

眼目暴发赤肿，张氏选用"羌活、防风、香白芷、升麻、二制黄芩、黄连、甘草"等，"以防风、黄芩为君以泻火；和血为佐，黄连、当归是也。兼以各经药引之。"[7]

白睛红，用白豆蔻少许，则以当归为主。去翳，用谷精花、蝉蜕、瞿麦、秦皮洗。养目血，菊花。明目，蕤仁、蜀椒、龙脑。目昏暗，则以熟地黄、当归根为君，以羌活、防风、甘菊花、甘草之类为佐。

四、学术评议

（一）张元素的学术思想，主要体现在总结脏腑辨证、探讨遣药制方，以及重视扶养脾胃等方面。如李时珍所称赞，张氏能阐发轩岐秘奥，大扬医理而自成家法，而为"易水学派"之开山。

（二）张元素在前人论述的基础上，结合自己的临床经验，分别从五脏六腑的生理、虚实寒热脉证、演变和预后、常用方药等方面，总结了各脏腑的病机和证治，其学说自成体系，可与河间之学相媲美。

（三）在遣药制方上，张氏对药物四气五味和升降浮沉的关系，进行了可贵的探索，对多种药物进行了归类，力图找出其内在的规律和理论依据；张氏结合脏腑、经络学说，发明了药物归经说和引经报使说，丰富了中药学的理论；他将《内经》的制方理论和临床用药密切联系，并援引钱氏创拟的方剂充实其中，形成了一整套辨证立法处方的体系，从而丰富了方剂学的理论。

（四）张氏注重从脏腑寒热虚实分析疾病的发生和演变，既为李杲脾胃论之圭臬，并为后世温补学派的产生提供了理论基础，对后世临床有很大的指导意义。

【注释】

[1]《医学启源·张序》

[2]《华笑廎杂笔》引《王祎忠文集》

[3]《内外伤辨惑论》

[4]《医学启源·五脏六腑，除心包络十一经脉证法》

[5]《本草纲目·脏腑虚实标本用药式》

[6]《医学启源·用药备旨》

[7]《医学启源·主治心法》

[8]《本草纲目·五脏五味补泻》

【复习思考题】

1. 张元素脏腑辨证的内容包括哪几个方面？你如何评价？

2. 张元素对药物的研究表现在哪些方面？最突出的成就是什么？

3. 张元素对方剂学的贡献有哪些？谈谈你对制方理论的认识。

4. 张元素治疗脾胃病的主导思想是什么？其确定的治脾治胃的原则是什么？

5. 简述张氏的枳术丸和仲景枳术汤的区别。

李 杲

一、生平和著作

李杲，字明之，晚号东垣老人，宋金时真定（今河北省正定）人，生活于公元1180～1251年（金大定二十年～元宪宗元年）。李杲出身富豪之家，早年其母患病，遍延诸医，杂药乱投，竟不知为何证而毙。李杲痛悔自己不知医，于是以千金为贽，受业于易州张元素，尽得其传而多阐发。他不仅重视脏腑辨证，且精于遣药制方，尤其对《内经》《难经》等典籍深有研究，结合其丰富的临床经验，对脾胃与元气的关系作了重要的发挥，提出"内伤脾胃，百病由生"的论点，独具见地。李氏治疗脾胃内伤诸病，主用益气升阳，结合苦寒泻火，对后世影响甚大。其著作有《脾胃论》《内外伤辨惑论》和《兰室秘藏》等，是中医学宝库中的重要文献。

《内外伤辨惑论》，三卷，凡二十六论，刊于公元1247年。书中主要论述内伤和外感两大类病的病因、病状、脉象、治法等问题。

《脾胃论》，三卷，撰于公元1249年，是李东垣创导脾胃学说的代表著作。卷上为基本理论，引用了大量《内经》原文来论述其脾胃论的主要观点和治疗方药。卷中阐述脾胃病的具体论治。卷下详述脾胃病与天地阴阳、升降浮沉的密切关系，并提出多种治疗方法，列方剂60余首，并附方义及服用法。其中补中益气汤、调中益气汤、升阳益胃汤、升阳散火汤等，至今仍为临床所习用。

《兰室秘藏》，三卷，刊于公元1276年。书名"兰室"，取自《素问·灵兰秘典论》"藏灵兰之室"一语，表示所述有珍藏价值。全书二十一门，包括内、外、妇、儿临证各科。每门之下，有总论、证候、病源、治疗原则、处方等。

二、学术理论

（一）论述脾胃

李氏对脾胃的生理功能和病理变化有颇为深刻的论述，由此而确立他的脾胃内伤学说。

1. 脾胃为滋养元气之源

人身元气由先天所生，后天所长。李氏对此有着充分的认识，并特别重视脾胃对元气的滋养作用。他说："真气又名元气，乃先身生之精气也，非胃气不能滋之。"[1]同时，他还认为人身诸气莫不由胃气所化，故又谓："夫元气、谷气、营气、清气、卫气、上升之气，此数者，皆饮食入胃，谷气上行，胃气之异名，其实一也"[2]。李氏引用了《五癃津液别》《海论》《玉版》等篇有关论述，说明在正常情况下，人受水谷，由脾胃输布精微，化生元气。因此，脾胃的盛衰直接决定元气的盛衰。如果脾胃有病，则必致气血俱弱。因此东垣所称由胃气所化的元气，不仅指先天之精气，实也概括了阴阳气血而言。所以，他明确指出"脾胃为血气阴阳之根蒂也"[3]。

2. 脾胃为精气升降之枢纽

升降浮沉是自然界事物的基本运动形式，在正常情况下，升降相替，沉浮更变，周而复始。如以天地四时之气而言，春夏主升浮，万物由初萌而趋郁茂，秋冬主沉降，万物由收敛而致潜藏。所以李氏说："经言岁半以前天气主之，在乎升浮也……岁半以后地气主之，在乎降沉也……升已而降，降已而升，如环无端，运化万物，其实一气也。"[4]可知气机升降，有了春夏之气的正常升浮，才有秋冬之气的正常沉降。由于脾胃属中土，土旺于四时，在四时中皆有土气，所以，土在升降浮沉和万物的生长收藏过程中，居于非常重要的地位。

推及于人体，亦是同理。脾胃属土，在脏腑精气的升降运动中起着重要作用。东垣指出："盖胃为水谷之海，饮食入胃，而精气先输脾归肺，上行春夏之令，以滋养周身，乃清气为天者也；升已而下输膀胱，行秋冬之令，为传化糟粕，转味而出，乃浊阴为地者也"。[4]又说："地气者，人之脾胃也。脾主五脏之气，肾主五脏之精，皆上奉于天，二者俱主生化，以奉升浮，是知春生夏长皆从胃中出也"[5]说明脾胃不仅将水谷之精气灌溉四脏，滋养周身，同时排泄废物，还推动了脏腑精气的上下流行，循环化生。总之，可以认为脾胃是人体精气升降的枢纽。

在论述脾胃之气上升的同时，东垣还重视胆气的升发作用。脾胃虚弱，固然导致胆气不升，而胆气不升又影响胃气的上升，说明胆气的升发亦影响胃气的升发。他说："胆者，少阳春升之气，春气升则万物化安，故胆气春升，则余脏从之"[6]，并认为："人之饮食入胃，营气上升，即少阳甲胆之气也"[7]。

人身精气升而复降，降而复升，是正常的生理现象。李氏所言升降，侧重在于升发的一面，但并非忽视潜降，在他看来，整个精气升降的过程中，胃气的升发是居于主导地位的，有升然后才有降。如果没有胃气上升，则水谷之精气无从化生气血，更谈不上精气的正常升降运行。要之，胃气升发是元气充盛的必要条件。

由此可见，元气是健康之本，而脾胃是元气之本，人们无论在日常生活或治病过程中，都必须注意脾胃，借以护养元气。

3. 内伤脾胃，百病由生

脾胃为滋养元气的本源，因此，脾胃损伤必然导致元气不足而产生各种病变。东垣说："脾胃之气既伤，而元气亦不能充，而诸病之所由生也。"[6]这是其脾胃内伤学说的基本观点。

脾胃内伤致病，是由于人体升降浮沉的气化活动发生障碍或被破坏所致。李氏谓："或下泄而久不能升，是有秋冬而无春夏，乃生长之用陷于殒杀之气，而百病皆起；或久升而不降，亦病焉。"[4]由于升浮的失常，便影响了正常的沉降，以致"清气不升，浊气不降，清浊相干，乱于胸中，使周身血逆行而乱"[8]，所以脾胃气虚，升降失常，便会产生种种病变。

造成脾胃虚弱的原因，李氏认为主要是饮食失节，劳役过度，七情所伤。他生活在中原战乱时期，人民辗转于颠沛流离的苦难生活之中，饥饿、劳役以及精神上的创伤都严重地损害脾胃元气，削弱机体抗病能力。东垣分析其发病机理为："饮食不节则胃病……胃病则脾无所禀受，故亦从而病焉。"[9]"形体劳役则脾病……脾既病，则其胃不能独行津液，故亦从而病焉。"[9]又说："因喜怒忧恐，损耗元气……此所以病也。"[6]

至于这三方面的因素，在形成内伤病的过程中，往往是先后影响、交互为患的。如有"先由喜怒悲忧恐，为五贼所伤，而后胃气不行，劳役饮食不节继之，则元气乃伤"[10]等情况。

根据《内经》有关理论，东垣论述脾胃元气不足的发病机理大致有以下方面：
（1）劳伤阳气，汗泄精绝，身热心烦，甚而昏厥。
（2）脾胃不和，谷气下流，阳气沉降，阴精失奉，令人病夭。
（3）胆气不生，饮食不化，飧泄肠澼。
（4）五味不藏，五气失养，津衰神少，气或乖错。
（5）脾胃衰弱，形气俱虚，乃受外邪。

脾胃内伤，必然破坏脏腑之间的制约平衡。其中最受其累的是肺，所谓"脾胃一虚，肺最受病"，此外，还招致心火、肝木及肾水的各种病变。同时，脾胃虚弱，元气不足，必然使脏腑、经络、四肢、九窍均失所养，故李氏指出"胃虚则脏腑经络皆无所受气而俱病"，"脾胃虚则九窍不通"。总之，内伤元气不足的发病情况颇为复杂，而脾胃虚弱，阳气不升是其根本，这就不同于一般情况下的脏腑病变。

三、治疗经验

（一）阐发内伤热中证

1. 病机

内伤热中证是李氏论述内伤疾病的重要内容。他指出："饮食劳倦，喜怒不节，始病热中"[10]，"以五脏论之，心火亢盛，乘其脾土，曰热中"[11]，说明热中证多出现于脾胃内伤疾病的早中期。内伤热中证的热象，由"阴火"内燔所致。东垣"阴火"本系《内经》经义的发挥，《素问·调经论》："其生于阴者，得之饮食居处，阴阳喜怒……阴虚则内热。有所劳倦，形气衰少，谷气不盛，上焦不行，下脘不通，胃气热，热气熏胸中，故为内热。"东垣所称"阴火"之阴，意为火由内伤而来，与《素问·调经论》"其生于阳者，得之风雨寒暑"所指外感疾病的"阳"相对而言，是因脾胃内伤所造成的，指内伤所引起的虚性或本虚标实的火热邪气。阴火上冲，就会产生内伤热中的病证。"脾胃为血气阴阳之根蒂"[3]，脾胃虚损，可表现为气虚、血亏、寒热偏胜、阴阳失调等情况。至于产生"阴火"的病机关键，则是气与火的关系失调，他说："火之与气，势不两立，故《内经》曰壮火食气，气食少火，少火生气，壮火散气"[12]。然而，根据东垣之论分析，阴火的产生可有如下各种具体情况：

（1）阳气不升，伏留化火：脾胃的功能正常，则精气输布机能旺盛，"行春夏温热之令"。他说："五脏禀受气于六腑，六腑受气于胃，胃气和平，营气上升，始生温热，温热者春夏也"[1]。东垣对所谓"温热"有独特见解，认为与胆、小肠的关系极其密切。"甲胆风也，温也，主生化周身之血气；丙小肠，热也，主长养周身之阳气，亦皆禀受气于胃，则能浮散也，升发也。胃虚则胆及小肠温热生长之气俱不足，伏留于有形血脉之中，为热病"[11]。又说："脾胃之气下流，使谷气不得升浮，是春生之令不行，则无阳以护其荣卫，则不任风寒，乃生寒热。"[12]说明脾胃虚损，阳气不升，伏化阴火。另如，在脾胃内伤，气血不足的情况下，如果饮食不慎，多进冷食，又往往会形成阳气阻遏，火郁于中的现象。东垣指出，此是"胃虚过食冷物，抑遏阳气于脾土"[13]之故。这些热病均属脾胃虚弱，阳气不能升发所致。

（2）津伤血弱，内燥化火：津液不足与脾胃气虚产生阴火也有密切关系，东垣指出："手阳明大肠、手太阳小肠皆属于足阳明胃……大肠主津，小肠主液，大小肠受胃之营气，乃能行津液于上焦，灌溉皮毛，充实腠理。若饮食不节，胃气不及，大肠、小肠无所禀受，故津液涸竭焉"[14]。他认为，"脾气散精，上归于肺"，与大小肠的功能分不开。水谷精气不化则津液不足，水不制火，即导致阴火产生。如《脾胃论·脾胃胜衰论》中阐述："经曰饮入于胃，游溢精气，上输于脾，脾气散精，上归于肺。病人饮入胃，遽觉至脐下，便欲小便，由精气不输于脾，不归于肺，则心火上攻，使口燥咽干，是阴气大盛。"又说："饮食劳役所伤，自汗小便数，阴火乘土位"[1]，此为气不摄津。这种阴火的产生，即是"津液不能停"所造成的阳明胃土化燥火。脾胃津亏燥热，均属东垣的阴火概念范畴。

阴血的生成，来源于脾胃，并与津液有密切的关系。他说："津液至中宫变化为血"，"胃之一腑病，则十二经元气皆不足也。气少则津液不行，津液不行则血亏"[1]。又说："脾胃虚弱，乃血所生病"[9]，"脾胃不足，皆为血病"[9]，强调脾胃气虚与血病不可分割的关系。东垣还指出血亏是导致阴火产生的又一因素，"津液不行，不能生血脉……而脉中惟有火也"[15]，"营血大亏，营气伏于地中，阴火炽盛"[8]，炽盛之阴火又反而煎熬阴血。"血虚发燥"即是阴血不足所导致的阴火病证。

（3）谷气下流，湿火相合：脾胃气虚，失于健运，水谷不化精气，不得上输于肺而下流，成为湿浊，郁结而生内热，所谓内热也即阴火，这是东垣所称阴火的又一涵义。他说："脾受胃禀，乃能熏蒸腐熟五谷者也。"[1]清气不升，即"谷气闭塞而下流"，"胃气既病则下溜，经云：湿从下受之"。[1]然而，东垣进一步认为，水谷之湿也能化而为热，这是与肾间相火相合之故，亦即脾湿内郁，受相火的作用而蕴蒸为湿热。"脾胃气虚，则下流于肾"[16]，"肾间受脾胃下流之湿气，闭塞其下，致阴火上冲"[17]。亦为阴火生成不可忽视的机理。

（4）心君不宁，化而为火：情志之伤，皆损元气，东垣把七情所致之火，亦概括于阴火范畴。他说："凡怒忿、悲思、恐惧，皆损元气，夫阴火之炽盛，由心生凝滞，七情不安故也，"[15]"若心生凝滞，七神离形，而脉中惟有火矣"。[15]强调心君不宁所生之心火，也是阴火，所谓"心火者，阴火也"。

此外，李氏又认为劳役过度也可直接引起阴火上冲，他说："或因劳役动作，肾间阴火沸腾；事闲之际，于大舍之内或于阴凉处，或解脱衣裳，更有新沐浴，于背阴处坐卧，其阴火下行，还归肾间"。[18]可见劳役过度，耗损水液，导致肾水不足，会造成肾间阴火沸腾。

上述诸点，主要说明凡饮食、劳倦、情志所伤，皆可使阴火内盛，产生内伤热中证。虽然，其中因脾胃气虚，阴血、津液亏乏而致的阴火属于虚火；但如谷气下流，酿成湿热的，则为虚中夹实；至于七情引起的心火亢盛，在阴血受伤未显之时，一般仍属于实火的范畴。

关于阴火的产生，不论饮食劳倦或七情所伤，多有关于心肾。然而，由于心为君主，相火代行其令，因此，阴火之源又当求诸肾间，如李氏所指出："既脾胃气衰，元气不足，而心火独盛。心火者，阴火也，起于下焦，其系系于心。心不主令，相火代之。相火，下焦包络之火，元气之贼也"。在这里虽称相火，但实已化为邪火，故谓"元气之贼"。所以，总的来说，内伤热中证的病机是气火失调，当元气不足之时，阴火亢盛鸱张；元气充盛，则阴火自然戢敛，从而东垣得出"火与元气不两立，一胜则一负"[12]的结论。

2. 症状

由于产生阴火的病机复杂，又加脏腑之间生克变化的相互影响，内伤热中证的具体表现亦甚为错杂，既可表现为全身性的，又可表现为局部的，亦可表现为形似外感热病的症状，每因人、因病、因脏腑经络之别而表现各异。虽然症状复杂，但其主要病机是围绕着"火与元气不两立"的矛盾而展开的，脾胃气虚，产生阴火，阴火炎蒸则为内伤热中证，所以脾胃气虚和火热亢盛的两大证候群，可作为整个内伤热中证症状分析之总纲。脾胃气虚的症状有肌体沉重、四肢不收、怠惰嗜卧、气短精神少等。火热亢盛的症状有火热上行独燎其面、身热而烦、气高而喘、渴而脉洪大，以及三焦九窍积热等。

东垣指出："脾胃一伤，五乱互作。其始病，遍身壮热，头痛目眩，肢体沉重，四肢不收，息惰嗜卧。"[6]如阴火上冲于肺，则气高而喘，烦热，渴而脉洪；如阴火灼伤阴血，心无所养，则心乱而烦；如肝木挟心火妄行，则胸胁痛，口苦舌干，往来寒热而呕，或多怒，淋溲，腹中急痛；如肾中伏火则躁烦不欲去衣，足不任身，脚下隐痛等。

阴火所表现的热象亦不尽相同。根据李氏所述，有"发热，恶热，烦躁，大渴不止，肌热不欲更衣，其脉洪大"[19]；亦可见"四肢烦热，肌热"[20]；"热如燎，扪之烙手"[21]；"日高之后，阳气将旺，复热如火"[22]；或"虚热而渴"[23]；"时显热躁，是下元阴火蒸蒸然发也"[24]等等。

内伤热中证有异于外感热病，除去其病因、病机方面的不同外，气虚不足的证候是一个明显特征。为了能使内伤热中证的头痛、发热、烦渴等症与外感症状有所区别，东垣专著《内外伤辨惑论》以示后人。书中论述饮食不节、劳役过度，则心脉变见于气口，气口脉急大而涩数，时有一代脉。病人畏风恶寒，得温则止；蒸蒸躁热，得凉则止。手心热而手背不热；头痛时作时止；伤之重者必渴，口不知味，恶食；清涕虽或有或无，但不鼻塞；此外，尚有声低气短，少气不足以息，息惰嗜卧，四肢沉重不收等症，均须与外感区别。这些临床经验，具有一定的实用意义。

但是由阴火而产生的热中证，并非内伤病证的最后转归，也可以"始病热中，末传寒中"[12]，在内伤病发展过程中，由于人体正气的日益衰惫，或治疗失当，严重地损伤阳气，都能使热中证向着寒中证的方向发展。

3. 治疗

内伤热中证主要病机是中气不足，故李氏的治疗不同于一般的火证。他谆谆告诫："内伤不足之病，苟误认作外感有余之病，而反泻之，则虚其虚也，《难经》云：实实虚虚，损不足而益有余。如此死者，医杀之耳。然则奈何？曰：惟当以甘温之剂，补其中升其阳，甘寒以泻其火则愈。《内经》曰：劳者温之，损者益之。盖温能除大热，大忌苦寒之药，泻其胃土耳。"[16]用甘温之剂来补益其脾胃，升其阳气，泻其火热，这是他治疗内伤病的基本法则，亦即著名的甘温除热法。李氏强调升阳益气，在于使胃气上升，元气充沛，则阴火自敛。他所制的补中益气汤方，主治内伤热中，而见气高而喘，身热而烦，其脉洪大而头痛或渴不止，其皮肤不任风寒而生寒热等。如兼湿热相合，则用调中益气汤（橘皮、黄柏、升麻、柴胡、人参、炙甘草、苍术、黄芪）[24]。虽然，补气升阳为其主法，但在阴火亢盛时，李氏也每借苦寒药物从权施治。若下元阴火蒸发而显躁热，加黄柏、生地黄以救肾水，降心火。至如七情所伤，阴火炽盛，心烦懊恼，心乱怔忡，上热胸中气乱，心下痞闷，兀兀欲吐，则以朱砂安神丸（朱砂、黄连、生甘草）[25]苦甘寒剂泻火安神，如阴血灼伤则加生地、归身[26]。在临床上东垣每用补中益气汤配合朱砂安神丸进行治疗。

在益气升阳治法范围内，李氏还创制升阳散火汤[27]治疗血虚或胃衰过食生冷，遏郁阳气所致的发热证；制当归补血汤[28]治疗饥困劳役所致的血虚发热，均为后人树立了典范。

上述方法适用于饮食劳倦、喜怒不节所致的"始病热中"，若"末传寒中"而表现为中、下焦阳虚气弱或夹寒湿证，则治疗方法不同。

【医案例举】

例一 滑伯仁治一人，病怔忡善忘，口淡舌燥，多汗，四肢痿软，发热，小便白而浊，众医以内伤不足，拟进茸、附等药，未决。脉之虚大而数。曰：是由思虑过度，厥阴之火为害耳。夫君火以名，相火以位，相火代君火行事者也。相火一扰，能为百病，百端之起，皆由心生。越人云：忧愁思虑则伤心。其人平生志大心高，所谋不遂，抑郁积久，致内伤也。服补中益气汤，朱砂安神丸，空心进小坎离丸，月余而安。（《古今医案按·怔忡》）

分析 本案系所思不遂，心君不宁，化而为火，日久伤及元气而成内伤之病。治以甘温益气合苦寒泻火，佐以滋阴养血，兼顾了疾病标本诸方面。

例二 上湖吕氏子，年三十余，九月间因劳倦发热。医作外感治，用小柴胡、黄连解毒、白虎等汤，反加痰气上壅，狂言不识人，目赤上视，身热如火，众医技穷。八日后召予诊视，六脉数疾七八至，又三部豁大无力，左略弦而芤。予曰：此病先因中气不足，又内伤寒凉之物，致内虚发热，因与苦寒药太多，为阴盛格阳之证，幸元气稍充，未死耳。以补中益气汤，加制附子二钱，干姜一钱，又加大枣、生姜煎服。众医笑曰：此促其死也。黄昏时服一剂，痰气遂平而熟寐。伊父报曰：自病不寐，今安卧，鼾声如平时。至半夜方醒，始识人，而诸病皆减。又如前再与一剂，至天明时，得微汗气和而愈。（《医学正传·内伤》）

分析 本案系劳倦发热，因寒凉误治，导致阴盛格阳重症。遂以甘温除热之补中益气汤合附子、干姜温中回阳，生姜、大枣调和营卫，药后阴阳恢复其常，故能安寐而诸恙悉平。

例三 东阳一羽士，年五十余，素有喘病，九月间得发热恶寒证，喘甚，脉洪盛而似实。一医作伤寒治，而用小柴胡汤加枳壳、陈皮等药，六日后欲行大承气。一医曰：不可，当作伤食治，宜用枳实导滞丸。争不决，召予视之。二医皆曰：脉实气盛，当泻。予为诊后，晓之曰：此火盛之脉，非真实也。观其气短不足以息，当作虚治。乃用补中益气汤加麦门冬、五味子，入附子三分，煎服。二帖脉收敛，四帖而病轻减，六帖病痊安。（《医学正传·哮喘》）

分析 恶寒而喘，脉洪而盛，诸医皆拟从实证论治。虞氏从其气短不足以息，断为虚证，以补中益气合生脉汤意，并入附子温阳平喘，药后元气生长而阴气戢藏故病安。

例四 劳倦而招风湿，右脉濡小，左脉浮弦，舌苔薄白，溺赤便溏，肢体痿楚，神倦嗜卧，少纳口干，升阳益胃汤。参、术、芪、草、夏、陈、苓、泽、羌、独、防、柴、连、芍、姜、枣加川朴、青皮。（《继志堂医案·内伤杂病门》）

分析 阳气不升而风湿郁于经络，治疗可用风药胜湿的方法。若脾胃气虚，卫外阳气不伸，复有湿热熏蒸，可用升阳益气合祛风化湿之法。系李杲补中升阳，又随时为用之治疗思想的体现。

（二）制方遣药特点

对于脾胃内伤各种疾患，李杲非常重视升降浮沉之理，故其治法重在补益脾胃、升发元气、潜降阴火。

四时之气的升降浮沉对脾胃内伤患者多有一定影响。他认为脾胃虚弱，随时为病，故当随病制方。其中尤其重视长夏季节对脾胃病的影响，制清暑益气汤[29]治疗暑热之邪乘脾胃损伤而发病。如湿热较盛，则立补脾胃泻阴火升阳汤[30]，每结合时令而处方遣药。

脾胃气虚所致的其他脏腑疾病，李氏都求其本而治之，提出"治肝、心、肺、肾，有余不足，或补或泻，惟益脾胃之药为切"[9]。如治疗"肺之脾胃虚"，用升阳益胃汤[31]，使胃气升发则肺气自复等。

在其他各科的治疗中，也同样讲究补益脾胃，升发元气，降纳阴火。如圆明内障升麻汤[32]治脾胃气衰，心火亢盛所致的内障，又如阴血不足，心火旺盛所致的瞳子散大，视物昏花，制熟干地黄丸[33]治疗，方中补气升阳与滋阴养血降火之品同用。在妇科方面，如以黄芪当归人参汤[34]治经水暴崩；在儿科方面以黄芪汤[35]治小儿慢惊；在外科方面以圣愈汤[36]治恶疮亡血之证，以黄芪肉桂柴胡酒煎汤[37]治阴疽坚硬漫肿。凡此等等，均体现了东垣的治疗特点。

在用药过程中，不仅忌寒凉淡渗及辛热之品，以免重泻阳气，更助阴火，而且，在饮食方面也注意及此，提出温食、减食、美食等食养事宜。尤其强调省言养气，安养心神，以助元气恢复。但又主张"小役形体"，使胃气与药力借以运转升发。这些丰富的经验，都是东垣学说中不可忽视的重要内容。

东垣的脾胃学说是较为全面的，在他重点阐发的脾胃内伤证论治中，还化裁了张洁古的枳术丸，制成橘皮枳术丸[38]、半夏枳术丸[38]、木香人参生姜枳术丸[38]等，以治脾胃虚弱兼有积滞诸证。同时他对脾胃实证，也不废峻剂攻下，如备急丸[39]、雄黄圣饼子[39]、神应丸[39]等，均为他所采用。可见，李氏不仅精于论治脾胃虚证，也善治脾胃实证。

李氏身处金元时代，在医学界"新学肇兴"之际，他以脾胃立论，阐发内伤热中证，不落前人窠臼，独创新义，成一家言，发展了内伤疾病的病机学说，丰富和充实了辨证论治体系的内容，他所自订的许多甘温方剂，对中医学做出了卓越的贡献，给后世医家如朱丹溪、薛己、张景岳、叶天士等人以巨大的影响。他的治学态度、学术思想以及用药经验都是值得后人学习和借鉴的。

【医案例举】

例一　李正臣夫人病，诊得六脉俱中得，弦洪缓相合，按之无力，弦在上，是风热下陷入阴中，阳道不行。其症闭目则浑身麻木，昼减而夜甚，觉而开目，则麻木渐退，久则绝止，常开其目，此症不作，惧其麻木，不敢合眼，致不得眠，身体皆重，时有痰嗽，觉胸中常似有痰而不利，时烦躁，气短促而喘，肌肤充盛，饮食不减，大小便如常……麻木为风，三尺之童，皆以为然，细较之则有区别耳。久坐而起，亦有麻木，身如绳缚之久，释之觉麻作而不敢动，良久则自已。以此验之，非有风邪，乃气不行。主治之当补其肺中之气，则麻木自去矣。如经脉中阴火乘其阳分，火动于中为麻木也，当兼去其阴火则愈矣。时痰嗽者，秋凉在外在上而作也，当以温剂实其皮毛。身重脉缓者，湿气伏匿而作也。时见躁作，当升阳助气益血，微泻阴火与湿，通行经脉，调其阴阳则已矣。非五脏六腑之本有邪也，此药（补气升阳和中汤）主之。生甘草（去肾热）、酒黄柏（泻火除湿）、白茯苓（除湿导火）、泽泻（除湿导火）、升麻（升阳助经）、柴胡，以上各一钱，苍术（除湿补中）、草豆蔻仁（益阳退外寒），以上各一钱五分，橘皮、当归身、白术，以上各二钱，白芍药、人参，以上各三钱，佛耳草、炙甘草，以上各四钱，黄芪五钱。上哎咀，每服五钱，水二盏，煎至一盏，去渣，食远服之。（《兰室秘藏·妇人门》）

分析　补中升阳和中汤是东垣治疗麻木的代表性方剂。方中以补中益气汤为主补气升阳；配合白芍、当归调和血脉，共成升阳助气益血通行经脉之功。佐以生甘草、酒黄柏泻阴火以遏躁作之势；加用苍术、茯苓、泽泻健运脾气，分消湿浊，以治身重。又因兼有秋凉外客，肺气不宣，时有痰嗽，所以加草豆蔻辛温祛寒，佛耳草化痰止咳。

例二　戊申六月初，枢判白文举年六十二岁，素有脾胃虚损病，目疾时作，身面目睛俱黄，小便或黄或白，大便不调，饮食减少，气短上气，怠惰嗜卧，四肢不收。至六月中，目疾复作，医以泻肝散下数行，而前疾增剧。予谓：大黄、牵牛虽除湿热，而不能走经络，下咽不入肝经，先入胃中，大黄苦寒，重虚其胃，牵牛其味至辛，能泻气，重虚肺本，嗽大作。盖标实不去，本虚愈甚。加之适当暑雨之际，素有黄症之人，所以增剧也。此当于脾胃肺之本脏，泻外经中之湿热，制清神益气汤主之而愈。

清神益气汤：茯苓、升麻，以上各二分，泽泻、苍术、防风，以上各三分，生姜五分，青皮一分，橘皮、生甘草、白芍药、白术，以上各二分，人参七分，黄柏一分，麦冬二分，五味子三分。（《脾胃论·调理脾胃治验》）

分析　本案为脾胃虚损兼有目疾，治疗重点在于补益脾胃，脾胃健运，元气旺盛，清阳上升则目疾面黄等症自退，从中可以了解李东垣重视从整体入手治疗局部病变的学术思想。

例三　东垣治一人，因多食猪肉煎饼，同蒜醋食之，后复饮酒大醉，卧于暖炕。翌日，二瞳子散大于黄睛，视物无的实，以小为大，以短为长，卒然见非常之处，行步踏空，百治不效。曰：经云五脏六腑之精气，皆上注于目而为之精，精之窠为眼，骨之精为瞳子。又云筋骨气血之精而为脉，并为系，上属于脑。又，瞳子黑眼法于阴。今瞳子散大者，由食辛热物太甚故也。辛主散，热则助火，上乘于脑中，其精故散，精散则视物亦散大也。夫精明者，所以视万物者也。今视物不真，则精衰矣。盖火之与气，势不两立。经曰壮火食气，壮火散气。手少阴心、足厥阴肝所主，风热连目系，邪之中人，各从其类，故循此道而来攻。头目肿闷而瞳子散大，皆血虚阴弱故也，当除风热、凉血、益血，以收耗散之气，则病愈矣。以滋阴地黄丸。经云热淫所胜，平以咸寒，佐以苦甘，以酸收。以黄连、黄芩大苦寒，除邪气之盛为君；当归身辛温，生熟地黄苦甘寒，养血凉血为臣；五味酸寒，体轻浮，上收瞳子之散大，人参、甘草、地骨皮、天门冬、枳壳苦甘寒，泻热补气为佐；柴胡引用为使。忌食辛辣物助火邪，及食寒冷物损胃气，药不能上行也。（《名医类案·目》）

　　分析　本例瞳子放大由食辛热太甚，壮火食气，血虚阴弱所致。制滋阴地黄丸，功能滋养肝肾，补血明目，佐以苦寒泻火。

四、学术评议

（一）李杲把《内经》的理论和临床实际结合起来，提出了"内伤脾胃，百病由生"的观点，并形成了脾胃内伤学说，对充实和发展中医学术内容，做出了卓越的贡献。

（二）在脾胃的生理方面，李杲论述脾胃与元气的关系，阐发了脾胃为元气的根本论点，并强调脾胃为精气升降的枢纽。在升降的问题上，李杲特别强调升发，他认为升发是主要的、基本的，而潜降则是次要的、权宜的。

（三）内伤热中证的病理变化，主要由脾胃内伤，元气不足，阴火炽盛所致。治疗之法约有两大端，即甘温除热和升阳散火，其代表方药为补中益气汤、升阳散火汤、补脾胃泻阴火升阳汤等，为后人开启了一大法门。

（四）李杲的脾胃学说，对后世影响很大。王好古在其基础上，重点阐发了伤寒内感阴证理论；罗天益不仅全面继承李氏之说，而且旁采诸家之说，又有进一步的发挥。明清诸家，亦广泛采撷其说。李杲脾胃论的学术影响，延及今日而不衰。

【复习思考题】

1. 在脾胃的生理方面，李杲有哪些主要论点？
2. 李杲阐述内伤热中证的病理变化，有哪些主要内容？
3. 试述李杲治疗内伤热中证的用药法度。
4. 李杲的脾胃学说对后世有什么影响？

【注释】

[1]《脾胃论·脾胃虚则九窍不通论》

[2]《内外伤辨惑论·辨阴证》

[3]《兰室秘藏·升阳除湿汤》

[4]《脾胃论·天地阴阳生杀之理在升降浮沉之间》

[5]《脾胃论·阴阳寿夭论》

[6]《脾胃论·脾胃虚实传变论》

[7]《兰室秘藏·脾肾虚损论》

[8]《脾胃论·清暑益气汤》

[9]《脾胃论·脾胃胜衰论》

[10]《脾胃论·补中益气汤》

[11]《脾胃论·胃虚脏腑经络皆无所受气而俱病论》

[12]《脾胃论·饮食劳倦所伤始为热中论》

[13]《脾胃论·升阳散火汤》

[14]《脾胃论·大肠小肠五脏皆属于胃，胃虚则俱病论》

[15]《脾胃论·安养心神调治脾胃论》

[16]《内外伤辨惑论·饮食劳倦》

[17]《内外伤辨惑论·辨寒热》

[18]《内外伤辨惑论·辨劳役受病表虚不作表实治之》

[19]《脾胃论·凉血地黄汤》

[20]《脾胃论·君臣佐使法》

[21]《脾胃论·升阳散火汤》

[22]《脾胃论·脾胃虚弱随时为病随病制方》

[23]《脾胃论·白术散》

[24]《兰室秘藏·调中益气汤》

[25]《兰室秘藏·朱砂安神丸》

[26]《兰室秘藏·安神丸》

[27] 升阳散火汤：生甘草二钱，防风二钱五分，炙甘草三钱，升麻、葛根、独活、白芍药、羌活、人参，以上各五钱，柴胡八钱。（《脾胃论·升阳散火汤》）

[28] 当归补血汤：黄芪一两，当归身二钱（酒制）。（《兰室秘藏·当归补血汤》）

[29] 清暑益气汤：黄芪、苍术、升麻，以上各一钱，人参、泽泻、炒曲、橘皮、白术，以上各五分，麦门冬、当归身、炙甘草，以上各三分，青皮二分半，黄柏二分或三分，葛根二分，五味子九枚。（《脾胃论·清暑益气汤》）

[30] 补脾胃泻阴火升阳汤：柴胡一两五钱，炙甘草、黄芪、苍术、羌活，以上各一两，升麻八钱，人参、黄芩各七钱，黄连五钱，石膏少许。（《脾胃论·补脾胃泻阴火升阳汤》）

[31] 升阳益胃汤：黄芪二两，半夏、人参、炙甘草，以上各一两，白芍药、防风、羌活、独活，以上各五钱，橘皮四钱，茯苓、泽泻、柴胡、白术，以上各三钱，黄连二钱。（《脾胃论·升阳益胃汤》）

[32] 圆明内障升麻汤：干姜一钱，五味子二钱，白茯苓三钱，防风五钱，白芍药六钱，柴胡七钱，人参、炙甘草、当归身、白术、升麻、葛根，以上各一两，黄芪、羌活，以上各一两五钱。（《兰室秘藏·圆明内障升麻汤》）

[33] 熟干地黄丸：人参二钱，炙甘草、天门冬、地骨皮、五味子、枳壳、黄连，以上各三钱，当归身、黄芩，以上各五钱，生地黄七钱五分，柴胡八钱，熟干地黄一两。（《兰室秘藏·熟干地黄丸》）

[34] 黄芪当归人参汤：黄连一分，生地黄三分，炒神曲、橘皮、桂枝，以上各五分，草豆蔻仁六分，黄芪、人参、麻黄，以上各一钱，当归身一钱五分，杏仁五个。（《兰室秘藏·黄芪当归人参汤》）

[35] 黄芪汤：黄芪二钱，人参一钱，炙甘草五分。（《兰室秘藏·黄芪汤》）

[36] 圣愈汤：生地黄、熟地黄、川芎、人参，以上各三分，当归身、黄芪，以上各五

分。(《兰室秘藏·圣愈汤》)

［37］黄芪肉桂柴胡酒煎汤：黄芪、当归梢，以上各二钱，柴胡一钱五分，黍黏子、连翘、肉桂，以上各一钱，升麻七分，炙甘草、黄柏，以上各五分，好糯酒一大盏。(《兰室秘藏·黄芪肉桂柴胡酒煎汤》)

［38］橘皮枳术丸：枳实、橘皮，以上各一两，白术二两。(《脾胃论》)

半夏枳术丸：半夏、枳实、白术，以上各二两。

木香人参生姜枳术丸：干生姜二钱五分，木香三钱，人参三钱五分，陈皮四钱，枳实一两，白术一两五钱。

［39］备急丸：绵纹大黄、干姜、巴豆等分。

雄黄圣饼子：雄黄五钱，巴豆一百个，白面十两。

神应丸：丁香、木香，以上各二钱，巴豆、杏仁、百草霜、干姜，以上各五钱，黄蜡二两。

王 好 古

一、生平和著作

王好古，字进之，号汝庄，号海藏老人。元代赵州（今河北省赵县）人，约生活于公元1200～1264年，早年博通经史，以进士官本州教授，兼提举管内医学。曾同李杲学医于张元素，以年幼于李杲二十岁，后复从学于李杲，尽得其传。

王好古的学术思想，渊源于《内经》《伤寒论》等经典，复受历代医家如王叔和、朱肱、许叔微、韩祗和等的影响，特别是其师张元素的脏腑议病及李杲的脾胃内伤论，对他的熏陶尤深，所有这些，都奠定了其阴证学说的基础。王氏著有《阴证略例》《医垒元戎》《此事难知》《癍论萃英》《汤液本草》等书，其中《阴证略例》为其代表作。

《阴证略例》为专门论述阴证的专著。据王氏自序，成书于公元1232年。作者鉴于"伤寒古今为一大病，阴证一节，害人为尤速"[1]，"阳证则易辨而易治，阴证则难辨而难治"[2]，因而撷取前贤有关阴证论述，并参以己见，从病因病机、诊断治疗方面对阴证进行了较为全面的阐发，旨在阐明伤寒阴证的危害及温阳的重要性。该书最早被收入元代杜思敬《济生拔粹》中；至清，陆心源根据钱遵王（曾）所藏的旧抄本，刊入"十万卷楼丛书"。陈修园《医书五十四种》及《中国医学大成》都分别有载录。从版本内容看，元版较之清版，多有"阴证发黄"、"阴证发斑"及一例医案。

据《阴证略例》麻信之序，王氏门人有皇甫黻、张沌、宋廷圭、张可、弋毅英五人。

《癍论萃英》成书于公元1237年，本书语简意赅，对癍疹治疗及与疮疹辨别有独特见解，所立方剂颇切临床实用。

《医垒元戎》成书于公元1291年，鉴于仲景而后，伤寒、杂病分为两科，医工愈学愈陋，愈专而愈粗之弊，遂祖述仲景之制，参以易水、东垣之法，发明伤寒、杂病证治之要义，寄望学者融会贯通。本书载方1035首，既注重采撷前贤之用药心法，亦不乏化裁古方之自出机杼者。

《汤液本草》初稿成于公元1298年，至公元1308年定稿。主要阐述药物治病机理、用药要点及炮制等内容。对张元素、李东垣药学理论进行了阐发，反映了金元时期药物学理论发展成就。

《此事难知》刊于公元1308年，系编辑其师李杲之医论，包括脏腑、经络、气血、营卫、诊法、病因病机、天人相关、治法等。

二、学术理论

（一）内感阴证论

自张仲景《伤寒论》问世以后，历代医家俱奉为经典，进行深入研究。但是一般研究《伤寒论》者多详于三阳证而略于三阴证，《伤寒论》有关阴证的阐述并没有受到医家的重视。而且承平之时"贵人挟朔方鞍马劲悍之气，加以膏粱肥浓之养，故糁以刚剂，往往而中"[2]。致使医者临证"皆不言三阴"、"黜阴候不论"。王好古在临床实践中深感"伤寒，人之大疾，其候最急，而阴证毒尤惨。阳证则易辨而易治，阴证则难辨而难治"[2]，更况临证时单纯之阴证、阳证并不多见。"病者虚实互见，寒热交分，气运加临，脉候不应，苟或圭黍之差，已有云渊之失"[3]。因此，为使医者临证，"阴阳寒热如辨黑白"，使人民"免横夭以无辜，皆康宁而得寿"[3]，他耽嗜数年，搜前贤之嘉言，又验之临床，十年三易其稿，著成《阴证略例》一书，以仲景温里扶阳诸方证，及后世诸家有关阴证、阴脉的论述为其立论的依据，对阴证的病因病机、诊断、治疗等做了详细的分析和阐述，可谓用心良苦。

王氏伤寒内感阴证说的提出，是基于他对"内伤三阴"的认识。其师张元素治饮食内伤，曾根据气口脉象分别三阴经受病而用消、吐、下之法。王氏受此启发，悟得"洁古既有三阴可下之法也，必有三阴可补之法"[4]。于是他在对仲景伤寒三阴证进行分析研究的基础上，论述了他的《内伤三阴例》。他认为"若饮冷内伤，虽先损胃"，但其病变则有三阴经不同的症状表现。"若面青或黑或青黑，俱见脉浮沉不一，弦而弱者，伤在厥阴肝之经也"[4]，可见四肢厥逆、爪甲青，或自汗不止等症；"若面红或赤，或红赤俱见，脉浮沉不一，细而微者，伤在少阴肾之经也"[4]，并可见默默不欲语，但欲寐，或四肢厥逆，或身表冷如冰石等症；"若面黄或洁，或黄洁俱见，脉浮沉不一，缓而迟者，伤在太阴脾之经也"[4]，并可见手足自温、自利不渴等症。

在论述内伤三阴的基础上，王氏重点阐发了饮食冷物、误服凉药以及口鼻吸入雾湿之气导致阴证的机理及危害，补充了除风寒侵袭肌表而致阴证之外的阴寒病证，大大扩充了阴证的范围，明确了内感阴证病变的中心在三阴，三阴阳气的盛衰，决定着疾病的预后，从而把对伤寒阴证的研究侧重在内感方面。

（二）"内已伏阴"说

王好古论内感阴证的病因，有内、外两方面。外因方面，他以《素问·生气通天论》

"平旦人气生，日中而阳气隆，日西而阳气已虚，气门乃闭，是故暮而收拒，无扰筋骨，无见雾露，反此三时，形乃困薄"为据，指出阴证的形成与不知预防、外感寒湿露雾之邪有关。指出："阳气出则出，阳气藏则藏，晚阳气衰，内行阴分，故宜收敛以拒虚邪。动筋骨则逆阳耗精，见雾露则寒湿交侵"[5]。寒湿雾露之邪，因其性为阴而重浊，故"雾露入腹，虽不饮冷，与饮冷同"[6]，可伤人阳气，导致阴证形成，显然，这与一般所说的风寒雨湿外感肌肤而致病迥不相同。内因方面，王氏认为阴证与纵欲、劳倦、饮食生冷、平素体弱有关。《阴证略例·阴证发渴》曰："阴证……乃嗜欲之人，耗散精气，真水涸竭，元气阳中脱"[7]而致。至于"好饮房室之人，真元耗散，血气俱虚"[8]，当其罹内感阴证之后，每易深入厥阴、少阴，而出现二经之证。而"膏粱少有，平素气弱之人，患阴证尤多有之"[5]，指出人的体质因素也是阴证形成的重要因素。

虽然王氏认为外感、内伤皆与阴证形成有关，但他强调劳倦、禀赋素弱、饮食生冷等所致的"内已伏阴"才是阴证发病的基础与关键。以其"内阴已伏，或空腹晨行，或语言太过，口鼻气消，阴气复加，所以成病"[5]。其中王氏尤重饮食生冷、过服凉药，认为是"内已伏阴"的主要因素，在阴证发病中尤为重要。因此，他在"海藏老人内伤三阴例"中列举了饮食生冷损及太阴、少阴、厥阴所出现的一系列脾阳、肾阳、肝阳虚衰证候。所载治验八例，其中七例病人都有嗜食生冷、过服苦寒药物而致的"伏阴"病史。如"阴狂"案中之"宝丰阿磨堆侯君辅之县丞，为亲军时，饮食积寒……则阴证无疑"[9]等等。由此可见，王氏对阴证发病学的认识是建立在饮食生冷等为主的"内已伏阴"基础之上，"内已伏阴"是致病关键。其对阴证病邪及传入途径的认识，实持有与众不同的观点。

然而，内感阴证也可兼有外感，如内伤饮冷有兼外感风寒的，霜雾雨湿也可同时侵其内外，故王氏说："有单衣而感于外者，有空腹而感于内者，有单衣空腹而内外俱感者。"[10]由于"人本气虚实"有异，故受邪轻重也不一。如"虚人内已伏阴，外又感寒，内外俱病"[10]，则病重难治。可见王氏对内感的兼夹、禀赋强弱的预后均有相当的研究。

除了对阴证的病因进行了较为全面的阐述以外，在阴证的病机传变途径上，王氏认为外感邪气入里，日久固然可以形成阴证，但是，由于阴证的病位在里，所以其传变途径不同于外感先太阳、次阳明、次少阳、次太阴、次少阴、次厥阴的六经顺传，而主要是自三阴向三阳逆传。虽然其论述不多，但此点是他阴证理论中较为重要的一个方面。

（三）阴证的鉴别诊断

阴证的证候表现比较复杂，亦多变证和假象。为使医生临证"阴阳寒热如辨黑白"，所以，王好古对阴证的诊断研究颇深。他认为辨识阴阳主要是在疑似之间，"若夫阳证，热深而厥，不为难辨；阴候寒盛，外热反多，非如四逆脉沉细欲绝易辨也。至于脉鼓击有力，加阳脉数倍，内伏太阴，发热烦躁，欲坐井中，此世之所未喻。"[2]而未喻之证则不易辨，稍有不慎，则贻误病情。于是，他广采诸家之说，参以己见，总结归纳出十二种常见症状作为临证辨识阴证阳证的客观指标。

（1）发热辨：阳证发热则寒热互见，或蒸蒸而热；阴证发热则下利清谷，汗出而厥，四肢拘急，身表热而手触之不热。

（2）口渴辨：阳证则口舌干燥，渴而多饮，且喜凉饮，脉沉实有力；阴证口舌干燥而不喜饮或喜热饮，若饮其冷水，则渴不解而发热更甚。

（3）烦躁辨：阳证则躁而口渴，脉沉有力；阴证躁而欲坐卧泥水中，四肢逆冷，脉沉细无力。

（4）咳逆辨：阳证则咳而有力，声高气粗；阴证则怅快而连续不已，声末而作咳逆。

（5）便秘辨：阳证便秘则伴发热，口渴，脉有力，能食不大便；阴证便秘则伴脉沉而迟，不能食，身体重。

（6）下血辨：阳证血色鲜红，阴证则色如豚肝。

（7）小便不利辨：阳证则色赤而不利，阴证则小便色先白而后多不利。

（8）小便色赤辨：阳证则赤而涩少，阴证则赤如灰汁，不涩而快利。

（9）手足自汗辨：阳证手足濈然汗出；阴证手足自温而自汗或手足厥冷而有汗。

（10）全身有汗辨：阳证发热，汗出，不恶风寒或微恶风寒；阴证则恶风寒，汗出身凉或汗出身热而脉沉弱无力。

（11）谵言妄语辨：阳证面赤烦躁，脉实；阴证则伴胸背两手斑出如唾血丝，或鼻中微衄，脉虚无力。

（12）厥证辨：阳证则爪甲时温，脉沉有力；阴证发厥则爪甲清冷，大便软利，小便清白，脉弱无力。

除对阴证常见症状进行鉴别外，他还对阴证在某种情况下所表现的变证和假象，阐明其原因，使人临证便于理解和掌握。如他引《活人书》说："假令身体微热，烦躁面赤，其脉沉而微者，皆阴证也，身微热者，里寒故也；烦躁者，阴盛故也；面戴阳者，下虚故也。"[11]指明要从阴证所出现的"身热面赤"等假象中，认识"脉沉而微"的本质，并分析了微热、烦躁等原因。他还介绍了在治疗过程中，服药后所出现的反应，以及病理的转变趋向，使人不要被假象所迷惑。他说："阴证阳从内消，服温热药，烦躁极甚，发渴欲饮，是将汗也。人不识此，反以为热，误矣。"[12]说明阴证服药后阳气初复，与邪交争，往往会出现烦躁口渴的病理机转，此为阳气外达，将要出汗的现象，不可误以为热。此外，对阴阳疑似之证，他主张舍证从脉，以脉决断。如"一则始病不躁，药而躁，脉当浮之实大，阳气充也，手足温和则生，若浮之损小，阳气走也，手足厥逆则死。一则始病躁，药而不躁，脉沉之实大，阳气回也，手足温和则生，沉之损小，阳气消也，手足厥逆则死"[12]。虽然躁的时间，一为用药之前，一为用药之后，但只有凭脉才能判断出疾病的真假和病理转归。可见王好古对阴证的鉴别是颇为精审的。

三、治疗经验

在调治阴证方面，王氏十分推崇韩祗和、李思训治疗阴证使用桂皮汤、七物理中丸等温中的经验，他指出"二公虽不足为汉之仲景，亦足以为今之仲景也"[13]。并援引韩祗和的观点，认为仲景治太阴腹满而吐食不下的理中丸，治厥阴吐利、手足逆冷、烦躁欲死的吴茱萸汤，治少阴病脉沉、急温之的四逆汤及麻黄附子细辛汤，附子汤等"最是治三阴病之良法"[13]，"今世之用，尚有未尽证者"[13]。因此，在继承前人经验的基础上，自制新方与古方配合，充实了阴证治疗的手段与内容。

此外，王氏强调阴证治疗应从治本入手，若"治标不治本，则标本俱失"，而"治本不治标，则标本俱得"。因此，治本是阴证治疗中的第一要义。在具体治则上，他认为："伤寒大汗之后尚有真武汤证之温，矧阴证岂可不温补哉？"[13]因此，温补的治疗原则贯穿于阴证治疗的始终。但根据阴证证型的不同症状，又有不同的调理方法。其制方遣药每能自出机杼，对温热药物的使用亦具有独到之见。

（一）调治阴证经验

1. 外感寒湿，调中解表

寒湿雾露之邪中人，虽可致表证，但对其论治，王氏则非常重视人的"本气虚实"，善用扶正祛邪之法。若外感寒湿雾露之邪，症见发热，恶寒，汗出，腰背强硬，头项不舒，四肢沉困，饮食减少，或食已脘闷，脉浮紧或缓者，自制神术汤[14]，方取苍术辛苦而温，其气芳香，温燥之中又有散性，既能燥脾胃之湿，又能散风寒之邪，配合辛温之防风、甘草、生姜、葱白以温中燥湿，健脾解表。并据司天之气的不同，而加主时之药，如太阳寒水司天加桂枝善后；阳明燥金司天，加白芷、升麻；少阳相火司天，加黄芩、生地；太阴湿土司天，加白术、藁本；少阴君火司天，加细辛、独活；厥阴风木司天，加川芎、防风。如对霜降以后春分之前，伤雾露湿气邪盛者则用神术加藁本汤[15]、神术加木香汤[16]，若内伤冷物兼外感风邪有汗者则用白术汤[17]。上述方剂可反映出王氏治疗阴证外感，重视固本健脾燥湿的特点，其用药则反映了王氏师门重视升降沉浮的经验。

【医案例举】

例一 李良佐子病太阳证，尺寸脉俱浮数，按之无力，谓其内阴虚，与神术加干姜汤。愈后再病，海藏视之，见神不舒，垂头不欲语，疑其有房过。问之犯房过乎？曰：然，头重目暗。因与大建中三四服，外阳内收，脉反沉小，始见阴候，又与己寒，加芍药、茴香等丸五六服。三日内，约服六七百丸，脉复生，又用大建中接之，大汗作而解。（《古今医案按·卷一·劳复食复女劳复阴阳易》）

分析 此例为虚人外感。王氏论阴证，极其重视内因。认为纵欲、平素体弱皆可导致"内已伏阴"，而"伏阴"又为易感外邪的内在因素。此案初病脉浮而数为邪热在表，但脉不实无力，知为素弱之体，阳气虚馁无力鼓动所致。投以神术汤加干姜温中解表，果然应验。愈后因房室动阳，未复之阳又伤。头重目暗缘于阴盛阳衰，清阳不升，故治不更法，续投大建中汤温中补虚回阳。查服后脉反沉小，知寒邪仍盛，非投以辛热峻剂不能收功。故改用温散之力较强的已寒丸、大建中汤，药后阳回脉生，汗出而解。由此可见，王氏治疗外感以扶正温阳为本，重视内因，是其调治疾病的一大特点。《内经》云："治病必求其本"，故临证须再三审慎，万勿孟浪，以免"以活人之心，遗作杀人之事"。

例二 吴球治一人，暑月远行，渴饮泉水，至晚以单席阴地上睡。项间，寒热，吐泻不得，身痛如刀刮。医曰：此中暑也，进黄连香薷饮及六和汤，随服随厥。吴氏诊其脉细紧而伏，曰此中寒也。众皆笑曰：六月中寒，有是事乎？吴曰：

人肥白，素畏热，好服黄连及益元散等凉剂，况途中饮水既多，又单席卧地，寒邪深入，当以附子理中汤，大服乃济，用之果效。(《古今医案按·卷一·中寒门》)

分析　暑虽为阳邪，但中暑一证却有阴阳之分。人之畏暑贪凉，或于深堂大厦，或于风地树荫，或乍寒乍暖时不慎衣被，以致寒邪袭于肌表，而病发热头痛、无汗恶寒、肢体酸痛等症；或不慎过食生冷，致寒冷伤脏，而为呕、利、腹痛等症，均应治以温散。而盛夏烈日之时，或于长途，或于田野，或感热邪，而病头痛烦热，大渴大汗，脉浮气喘等症，则为阳暑，宜治以辛凉疏解或甘寒。此案虽病于暑月，但患者平素喜服凉药，中阳受伤，伏阴在内，复饮凉水，又卧阴凉之处，阴寒更盛，内外俱病。投附子理中汤温阳散寒，药与病机相切，果获痊愈。

2. 首重太阴，调中温中

阴证感自脾胃，内伤生冷、过服凉药或寒湿雾露之气自口鼻入腹，必将先伤脾胃，易致中焦虚寒。所以，王氏认为阴证发病虽"先三阴而无定"[18]，但中焦太阴虚寒则为三阴病变的核心。究其症状表现形式，一为"阳从内消"，可见头痛不甚，腰腿沉重，心下满闷，腹中疼痛，自利不渴，不欲饮水，呕哕间作，倦卧欲寐等内阴证；一为中焦虚寒，阴寒内盛，逼阳外走的"内阴外阳证"，症见手足自汗，手背偏多，或肢体振摇，腰腿沉重，面赤目红，嗜眠，头面壮热，两胁热甚，或手足自温，两手心热，自利不渴，大便或难或如常度，或口干咽燥，或渴欲饮汤不欲饮水，或欲饮水，呕哕间作；或心下满闷，腹中疼痛；或时喜笑，或时悲哭，或时太息，语言错乱，或恐或悸，脉沉、弦、弱无力等。前者为阴证之常，其证易于明辨，后者为阴证之变，其症状甚为复杂。

无论阳从内消或阳从外走，治疗虽有"先缓后急"之分，但王氏特别重视中气的斡旋作用，故其治法，强调以"调中"为主，认为"身冷脉沉，服调中药，阳自内之外，身体温和而愈"[19]。这是"阳从内消"的治法。如"脉浮弦细者，服调中药，阳从内生，唤入外热，复得脉平温和而愈"[19]，是指"阳从外走"的治法。所谓"唤入外热"即是不使阳气外走的意思。所谓"先缓"是病情较轻的内阴外阳证的治疗，强调"药当从温，不可遽热"[20]。他所自制的黄芪汤[21]、调中丸[22]即是缓治之剂。若病重者，则在黄芪汤内加干姜，或用理中丸治疗。可见王氏治疗阴证的特点，在三阴中首重太阴。如病入少阴、厥阴，则在调中药内加用附子，但此时犹未离于太阴，故处方犹以调中为基础。若病情更有发展则急选用四逆、真武、通脉四逆等方治疗。至于阴证服四逆后，胸中发躁而渴，大小便秘涩者，王氏制"海藏已寒丸"[23]治疗。

【医案例举】

例一　外阳内阴案　牌印将军完颜公之子小将军，病伤寒六七日，寒热间作，腕后有斑三五点，鼻中微血出，医以白虎汤、柴胡等药治之不愈。及余诊之，两手脉沉涩，胸膈间及四肢按执之殊无大热，此内寒也。问其故，因暑热卧殿角之侧，先伤寒，次大渴，饮冰酪水一大碗。外感者轻，内伤者重，外从内病，俱为阴也，故先斑衄，后显内阴，寒热间作，脾亦有之，非往来少阳之寒热也。与调中汤数服而愈。(《阴证略例·治验录》)

分析　此案病者因贪凉饮冷，内伤脾胃，复投凉剂，致脾阳虚损，阴寒内盛，元阳中脱，阳从外走，故出现寒热、斑衄等内阴外阳真寒假热证，与李杲所言脾胃内伤的热中病大致类同。所异者，本案是脾阳伤，而非脾阳下陷，故不用柴胡、升麻，以调中汤（理中汤加茯苓）温养脾胃即可。其鉴别阴证的关键，在于脉沉涩和胸膈四肢无大热。否则，应是脉来弦数，胸膈四肢扪之烙手矣。

　　例二　阴血案　潞州义井街北浴堂秦二母病太阴证，三日不解，后呕逆恶心，而脉不浮。文之与半硫丸二三服不止，复与黄芪建中等药，脉中得之极紧，无表里，胸中大热，发渴引饮，众皆疑为阳证，欲饮之水。余与文之争不与。又一日与姜、附等药，紧脉反细沉，阳犹未生。以桂、附、姜、乌之类，酒丸，每百丸接之，二日中凡十余服，渴止，脉尚沉细。以其病人身热，躁烦不宁，欲作汗，不禁其热，去其衣被盖覆。体之真阳营运未全，而又见风寒，汗不能出，神愦不醒，家人衣之装束甚厚，以待其毙，但能咽物，又以前丸接之，阳脉方出，而作大汗。盖其人久好三生茶，积寒之所致也。愈后，大小二便始得通利，翌日再下瘀血一盆如豚肝。然文之疑不能判，余教以用胃风汤加桂、附，三服血止。其寒甚如此，亦世之所未尝见也，治宜详之。大抵前后证变之不同，以脉别之，最为有准，不必求诸外证也。（《阴证略例·治验录》）

　　分析　此案病者因久好凉饮，致脾胃积寒，内已伏阴。服温中药后，反见胸中大热，发渴引饮，此为阳气得助，与阴寒交争之兆。然其脉极紧示阴寒仍盛，因此坚不与水饮，免增其寒，故投姜、附或大剂桂、附、姜、乌等热药温阳散寒，则寒凝之瘀血得以温化而排除，病愈。王好古《阴证略例·论下血如豚肝》云："下血如豚肝者，饮冷太极，脾胃过寒，肺气又寒，心包凝泣，其毒浸渗入于胃中，亦注肠下，所以便血如豚肝，非若热极妄行，下血而为鲜色也。"说明下血有阴、阳证之分。阳热实证，血色多鲜红；阴寒凝结，多见血色紫暗。胃为多气多血之经，肆啖生冷，阴寒侵胃，则气血凝积，便血色如豚肝。因此，临证辨治血证，血色不可不辨。

　　例三　阴狂案　宝丰阿磨堆侯君辅之县丞，为亲军时，饮食积寒，所伤久矣。一日病，其脉极沉细易辨，即阴证无疑。内寒外热，故肩背胸胁斑出十数点，语言狂乱，家人惊曰：发斑谵语，莫非热乎？余曰：非也。阳为阴逼，上入于肺，传之皮毛，故斑微出，神不守舍，故错言如狂，非谵语也。肌表虽热，以手按执，须臾冷透如冰。余与姜、附等药，前后数日，约二十余两后，出大汗而愈。及见庭中物色、儿童鸡犬，指之曰：此正我二三日间梦中境物也。然则神不守舍信矣。愈后起行，其狂又发，张目而言曰：今我受省札为御马，群大僚如何不与我庆？及诊之，脉又沉迟，三四日不大便。余与理中丸，三日内约半斤，其疾全愈。侯公之狂，非阳狂之狂，乃失神之狂，即阴也，但脉阴为验。学者当审，独取诸脉，不凭外证可也。（《阴证略例·治验录》）

　　分析　此案理法分明，议论精辟，为王氏阴证理论指导临床之典型案例。王氏在《阴证略例·谵言妄语有阴阳》中指出："内感伤冷，语言错乱，世疑作谵语者，神不守舍也，此是阴证。"此例言语错乱，伴见身热，发斑，貌似阳热实证，但其脉沉细，扪之体冷如冰，是为阴证。为素嗜生冷，胃阳受伤，阳虚阴盛，逼阳外走之证。阴盛阳脱之际，非急投参、附不能挽阳于内。于是，连日内进参、附二十余两温阳散寒，阴退阳回而收全效。但药力之助，不能持久，"阳气者烦劳则张"，动则阳走于外而复发，又投以理中，温中健脾，俟阳充而防病发。从此案用理中丸而不用鹿茸诸药看，外走之阳气乃脾阳中气，而非肾中之阳或真气欲绝。阴阳虚实异途，临证最宜斟酌。

（二）遣药制方特点

与温补的治则相应，王氏调治阴证，极力反对使用寒凉之品，明确强调："双解、蜜茶、沐浴，阴证皆不可用"[19]。即对《伤寒论》第29条阳气来复以后"若胃气不和，谵语者，少与调胃承气汤"的治法也持有异议，认为"先温后下，不可轻用，内别有消息"[19]。因此，治疗阴证选方用药，一般多温热辛甘，少有苦寒。《阴证略例》载方58首，其中温中散寒和破阴回阳的方剂共46首，占总数的79%。而且，在多数方剂中，常常数味温热药物并用。其中尤以附子、干姜并用之方居多，达16首。还有附子、硫黄；川乌、干姜；附子、硫黄、桂心、干姜并用等配伍。其自制方剂，具有味少量轻，注重健脾温阳的特点。如治疗内感阴证兼有外感寒湿的神术散，由苍术、防风、甘草、生姜、葱白五味组成，其用量三钱；而治"伤寒痼冷，脘腹冷痛"的已寒丸也只六味药物所成，方中良姜、茯苓、干姜、茴香四味皆有温中健脾之功。

在选方用药上，从他所搜集的方剂来看，如返阴丹[24]、回阳丹[25]、火焰散[26]、霹雳散[27]、正阳散[28]等都是以附子为主药的温肾方剂。有的还是同硫黄并用的峻剂，如附子散[29]、白术散[30]、肉桂散[31]等，则为脾肾双补之剂。除附子、硫黄以外，这些方剂中还含有玄精石、水银、太阳石等。可是，王氏治疗阴证，最喜用的是附子、干姜。其所载医案8例，其中5例为姜、附并进，1例为四君子汤加干姜。而且，对于姜、附的适应证、服法皆有详细的说明。他指出："古人用附子，皆为身凉，脉沉细而设。若里寒身表大热者不宜用，以其附子辛热能行诸经而不止。身尚热，但用干姜之类，以其味苦能止而不行，只是温中一法。若身热消而变凉，内外俱寒，姜附合而并进，温中行经，阳气并至。"[32]说明干姜适应于中焦虚寒或由于中焦寒盛，逼阳外走的身表大热证；附子则适应于少阴阳虚阴盛之证。至于脾肾双虚，则宜姜附合用。

此外，王氏还十分讲究药物的服用方法。如认为"若脉虚，按之全无力，为病人素无所养"，用热药不可冷服而只宜温服；若病人腹中阴气太盛，症见脉沉迟细而无力，全身及四肢逆冷，烦躁而渴，或口渴引饮不休，欲卧泥水中者，此为内有伏阴，须候汤剂极冷投之，使同气相从，药入不吐；或仿许学士破阴导阳之意，在大剂热药中佐以人溺、胆汁、茶、蜜、盐之类。对前人小建中汤日三夜二之服法，王氏十分赞赏，他认为治阴证用阳药，须在夜半加服，如夜半之后服用附子则易于收功；附子与大黄合服，昼服则助阳作用强于逐阴，夜服则逐阴作用强于温阳。并指出阴证尺脉不至者加黄芪，风温体重多汗者，宜白术汤加黄芪，这些都是经验之谈。

除药物以外，王氏还主张对阴寒内盛的少阴、厥阴、阴毒证，于神阙、阴交、气海、石门、关元、中极穴施灸或用葱熨法。对"阳气在外，身表壮热，手足大温或热"的阴盛格阳证，主张用热醋炒麸注布袋中熏蒸脐下，或以干姜、石决明为末，以津唾调如泥罨手心，至暖汗出为度。这些临床用药经验，可资借鉴。

【医案例举】

　　杨乘六治吴长人，于三月初，身大热，口大渴，唇焦裂，目赤色，两颧娇红，语妄神昏，手冷过肘，足冷过膝，其舌黑滑而胖，其脉洪大而空，一医欲用白虎。杨曰：身强壮热如烙，而不离覆盖；口虽大渴引饮，而不耐寒冷；面色虽红却娇嫩，而游移不定；舌苔虽黑，却浮胖而滋润不枯。如果属白虎，则更有四肢厥冷而上过乎肘，下过乎膝，六脉洪大，而浮取无伦、沉取无根者也。此为格阳戴阳，若用白虎，必立毙命矣，遂以大剂八味加人参浓煎数碗，冷饮，诸证乃退。继以理中加附子、六君加归芍，各数剂调理而愈。（《古今医案按·卷一·伤寒门》）

　　分析　"格阳"、"戴阳"证不相同，"格阳"为内真寒而外假热，所谓阴盛于内而格阳于外也，"戴阳"为下焦虚寒而上显假热，两者有内外、上下之分别，然病濒危急，两者亦常互见。此案于错综纷杂诸症中，舌、神、四肢厥冷互参，断为内有真寒，阳浮于上及格阳于外，用大剂辛甘温热之剂，回阳救逆。但阴盛阳脱之际，服温热之剂惟恐与阴相格而致呕吐，故据同气相求之意，嘱其冷饮，用药后诸症悉减，继以温中、益气健脾收功。

四、学术评议

　　（一）王好古在张元素脏腑辨证及李杲脾胃学说的影响下，结合个人临证经验，繁引诸家之言，独阐阴证之辨证治疗，从而把散见于历代著作中零乱而无条理的有关阴证的论述，整理发挥成为具有辨证施治体系的一门独特学说，这是中医学理论在金元时期的一大发展，对后世研究阴证有莫大的启发。

　　（二）王好古论阴证，重视内因，不囿于伤寒外感之说，提出了内感阴证理论，并阐发了以太阴内伤虚寒为主的阴证学说，使阴证的辨证论治从伤寒外感阴证，发展到内伤杂病阴证，大大扩充了阴证的范围，从而把伤寒学说与脾胃内伤学说有机结合起来。阴证学说既是对仲景学说的发展，又补充了东垣脾胃内伤详论"热中证"之未备。其主张温补脾肾，对明清温补学派医家深有影响。

【注释】
[1]《阴证略例·王好古跋文》
[2]《阴证略例·麻序》
[3]《阴证略例·祭神应王文》
[4]《阴证略例·海藏老人内伤三阴例》
[5]《阴证略例·海藏老人阴证例总论》
[6]《阴证略例·论雾露饮冷同为浊邪》
[7]《阴证略例·阴证发渴》
[8]《阴证略例·论四肢振摇》

［9］《阴证略例·海藏治验录》

［10］《阴证略例·扁鹊仲景例》

［11］《阴证略例·活人阴脉例》

［12］《阴证略例·论阴躁不躁死生二脉》

［13］《阴证略例·韩祗和温中例》

［14］神术汤：苍术（制）二两，防风二两，甘草（炒）一两，上㕮咀，生姜水煎，加葱白三寸。

［15］神术加藁本汤：神术汤，每服内加藁本二钱匕。

［16］神术加木香汤：神术汤，每服内加木香二钱匕。

［17］白术汤：白术二两，防风二两，甘草（炙）一两，上㕮咀，每服秤三钱，水一盏，生姜三片，同煎至七分，去滓温服。

［18］《阴证略例·论脉次第》

［19］《阴证略例·论元阳中脱有内外》

［20］《阴证略例·举古人论阴证辨》

［21］黄芪汤：人参、黄芪、白茯苓、白术、白芍药，以上各一两，甘草七钱半（炒）。上㕮咀，生姜水煎。

［22］调中丸：白术、白茯苓、干生姜、人参、炙甘草。上等分，研末蜜丸，每两作十丸或五丸，每服一二丸，水少许，煎服之。

［23］海藏已寒丸：肉桂、茯苓各半两，良姜、乌头（炮）各七钱，附子（炮）、干姜（炮）、芍药、茴香各一两，上等分为细末，糊为丸，桐子大，温酒下，空腹食前五七十丸，八九十丸亦得。酒醋为糊，俱可。

［24］返阴丹：硫黄、太阴玄精石、硝石、附子（炮）、干姜、桂心。

［25］回阳丹：硫黄、木香、荜澄茄、附子（制）、干姜、干蝎（炒）、吴茱萸（炒）。

［26］火焰散：舶上硫黄、附子、新腊茶。

［27］霹雳散：附子（炮）、真腊茶。

［28］正阳散：附子（炮）、皂荚（醋炙）、干姜、炙甘草、麝香。

［29］附子散：附子（炮）、桂心、当归、半夏（姜制）、干姜（炮）、白术。

［30］白术散：白术、细辛、干姜（炮）、川乌（炮）、桔梗、附子（炮）。

［31］肉桂散：肉桂、赤芍、陈皮、前胡、附子（炮）、当归、白术、吴茱萸、木香、厚朴、良姜、人参。

［32］《阴证略例·用附子法》

【复习思考题】

1. 王好古对内感阴证的发病论点有哪些？

2. 王好古对阴证的鉴别与治疗主张有哪些？

3. 试述内感阴证的主要病理变化。

4. 王好古治疗阴证与东垣"内伤热中证"治疗有何不同？为什么？

罗 天 益

一、生平和著作

罗天益，字谦甫，元代真定藁城（今河北省正定县）人，约生活于公元 1220～1290 年（金兴定四年～元至元二十七年）。罗氏从李东垣学医十余年，对东垣的学术思想有颇为深透的理解和阐发。《卫生宝鉴·胡广序》评曰："谦甫，东垣李明之之门人。东垣在当时，有国医之目，已达奥奥。谦甫盖升其堂而入其室者，发言造诣，酷类其师，有裨于前人之未备。"罗氏潜心钻研，得李杲之真传，终于成为当时颇负盛名的医学家。入元后，曾任职太医，先后"从军"、"随军"，为元军服务，并几次奉诏到六盘山，为丞相及长官等治病，故其晚年所治患者多为上层人物及蒙古王公。

罗氏堪称尊师之楷模，东垣谢世三十余年，他仍"祠而事之如平生"，寄托哀思，足见师徒情谊之深，在杏林中传为美谈。

罗氏治学，精研经典，重视实践，师事李杲，旁参诸家，博采众长，是一位既精理论，又善实践的医家。

《卫生宝鉴》，撰于公元 1281 年。此书是一部临床著作，系罗氏以东垣学术思想为基础，又旁采诸家之说，并结合自己的经验，整理而成。全书二十四卷，另补遗一卷。卷一至卷三为"药误永鉴"，意为"知前车之覆，恐后人蹈之也"[1]。作者就临床上一些值得注意的问题加以讨论。综观其要点大致可归纳为：无病服药易伤其正，用药无据玩忽人命，滥用苦寒损伤脾土，古方名实须当详辨等方面。卷四至卷二十为"名方类集"，为本书的主要部分，共记载方剂七百余首，其中不少是罗氏自制方。卷二十一为"药类法象"，按药物气味厚薄，以及升降浮沉的作用进行分类，并对 109 种药物的功用主治、配伍及炮制等加以说明。卷二十二至卷二十四为"医验纪述"。另补遗一卷，为后世重刊时所增，主要收载一些治疗内伤、外感的经验方。本书理法俱备，条理井然，选方精当，并有验案 48 例，充分反映了罗氏的学术思想和临床经验。

此外，罗氏尚著有《内经类编》，又名《内经类编试效方》，已佚。

二、学术理论

（一）继承发展李杲脾胃学说

罗氏的学术思想，在全面而系统地继承李杲学说的基础上，又有所发挥。在《卫生宝鉴》中，罗氏对脾胃内伤论的阐述是较为全面的，如对脾胃生理功能的论述，是以《内经》理论为依据，在继承东垣脾胃学说的基础上有所发挥。他明确指出脾胃位居人体之中州，为人身之本。如说："土，脾胃也。脾胃，人之所以为本者。"[2]又说："营运之气，出自中焦……荣养脏腑经络皮毛……四时五脏皆以胃气为本，五脏有胃气，则和平而身安，若胃气虚弱，不能运动，滋养五脏，则五脏脉不和平。"[3] 此论和李杲"人以胃气为本"的主导思想是一致的。

基于对脾胃生理功能的重视，在脾胃内伤的病因病机方面，罗氏着重于研究李东垣关于饮食劳倦，脾胃受损，元气不足，诸病由生的问题。他从《素问·痹论》"阴气者，静则神藏，躁则消亡。饮食自倍，脾胃乃伤"的论述中，体会到"食物无务于多，贵在能节，所以保冲和而遂颐养也，若贪多务饱，饫塞难消，徒积暗伤，以召疾患"[4]。说明饮食不节，肠胃俱实，胃气不能腐熟，脾气不能运化，三焦之气不能升降，以成疾患，并指出养生之道在于节食。如说："能节满意之食，省爽口之味，常不至于饱甚者，即顿顿必无伤，物物皆为益，糟粕变化，早晚溲便按时，精华和凝，上下津液含蓄，神藏内守，荣卫外固，邪毒不能犯，疾疢无由作。"[4] 强调节制饮食与预防疾病的密切关系。

罗氏明确指出，脾胃伤须分饮伤、食伤，劳倦伤当辨虚中有寒、虚中有热。并在《卫生宝鉴》中专列"食伤脾胃论"和"饮伤脾胃论"，从饮、食的概念，致病机制，临床表现，治法方药等方面，进一步探讨这一问题。

1. 脾胃所伤，详分食饮

食伤脾胃，食者，有形之物，凡进食过量或多食硬物等，皆能损伤脾胃。罗氏说："人之生也，由五谷之精，化五味之备，故能生形。经曰：味归形，若伤于味亦能损形。今饮食反过其节，以致肠胃不能胜，气不及化，故伤焉。"[5] 指出食伤的病机，关键在饮食失节，肠胃运化腐熟不及。食伤脾胃的见症不一，但主要的临床表现是心胃满而口无味，气口脉紧盛。治疗方法则应根据食伤的轻重不同分别辨证论治。伤之轻者，表现为"气口一盛，得脉六至"，以枳术丸之类主之；伤之危重者，表现为"气口二盛，脉得七至"，以木香槟榔丸[6]、枳壳丸[7]、雄黄圣饼子[8] 之类主之；伤之重者，以备急丸[9]、神保丸[10]、消积丸[11] 之类主之。

饮伤脾胃，饮者，无形之气，指饮酒过度或过量饮水、乳类损伤脾胃。罗氏特别反对耽嗜过度。"酒入于胃，则络脉满而经脉虚，脾主于胃行其津液者也，阴气者，静则神藏，躁则消亡，饮食自倍，脾胃乃伤。盖阴气虚则阳气入，阳气入则胃不和，胃不和则精气竭，精气竭则不营于四肢也。"[12] 酒味苦甘辛，火热有毒，若嗜饮过度，"挠扰于外，沉注之体，淹滞于中"。能伤冲和，损精神，涸荣卫，竭天癸，夭人寿。饮伤以吐逆恶心、头目昏眩、神困多睡、志意不清、肠鸣腹泻、完谷不化等为主要症状。论治法，罗氏主张用发汗、利小便之法，上下分消其湿。以葛花解醒汤[13]、法制生姜散[14] 作为治饮伤妙法。若水饮损伤脾胃，可择用法制生姜散、藿香散[15]、导饮丸[16] 等。若因一切冷水及潼乳酪水所伤，腹痛肠鸣，米谷不化，则用神应丸[17] 主之。

【医案例举】

例一 真定总管史侯男十哥，年四十有二，肢体本瘦弱。于至元辛巳，因收秋租，佃人致酒，味酸不欲饮，勉饮三两杯，少时腹痛，次传泄泻无度，日十余行。越十日，便后见血，红紫之类，肠鸣腹痛。求医治之，曰：诸见血皆以为热，用芍药柏皮丸治之。不愈。仍不欲食，食则呕酸，形体愈瘦，面色青黄不泽，心下痞，恶冷物，口干，时有烦躁，不得安卧。请予治之，具说其由。诊得脉弦细而微迟，手足稍冷。《内经》云：结阴者便血一升，再结二升，三结三升。经云：邪在五脏，则阴脉不和，阴脉不和，则血留之，结阴之病，阴气内结，不得外行，无所禀，渗入肠间，故便血也。宜以平胃地榆汤治之。

平胃地榆汤：苍术一钱，升麻一钱，黑附子一钱，地榆七分，陈皮、厚朴、白术、干姜、白茯苓、葛根各半钱，炙甘草、益智仁、人参、当归、曲、白芍药各三分。上十六味，作一服，水二盏，生姜三片，枣子二个，煎至一盏，去租，温服，食前。

此药温中散寒，除湿和胃，服之数服，病减大半。乃灸中脘三七壮，及胃募穴，引胃上升，滋荣百脉，次灸气海百余壮，生发元气，灸则强食生肉，又以还少丹服之，则喜饮食，添肌肉。至春再灸三里二七壮，壮脾温胃，生发元气，此穴乃胃之合穴也。改服芳香之剂，戒以慎言语，节饮食，良愈。（《卫生宝鉴·卷十六·结阴便血治验》）

分析　病者肢体瘦弱为脾胃素虚主症，勉饮酸酒伤害中土，阳气受损以致阴气内结。刘完素曾指出："结阴证，主便血。结阴便血一升，再结二升，三结三升。以阴气内结，故不得通行，血气无宗，渗入肠下，致使渐多，地榆汤主之。"罗氏在前人治疗经验的基础上，更兼用灸法生发元气，温运中阳而取得速效。

例二　癸丑岁，予随王府承应至瓜忽都地面住冬。有博兔赤马剌，约年三旬有余，因猎得兔，以火炙食之，各人皆食一枚，惟马剌独食一枚半，抵暮至营，极困倦，渴饮潼乳斗余。是夜腹胀如鼓，疼痛闷乱，卧而欲起，起而复卧，欲吐不吐，欲泻不泻，手足无所措，举家惊慌，请予治之，具说饮食之由。诊其脉，气口大一倍于人迎，乃应食伤太阴经之候也，右手关脉又且有力。盖烧肉干燥，因而多食则致渴饮，干肉得潼乳之湿，是以滂满于肠胃，肠胃乃伤，非峻急之剂则不能去，遂以备急丸五粒，觉腹中转矢气，欲利不利，复投备急丸五粒，又与无忧散五钱，须臾大吐，又利十余行，皆物与清水相合而下，约二斗余，腹中空快，渐渐气调。至平旦，以薄粥饮少少与之，三日后，再以参术之药调其中气，七日而愈。或曰：用峻急之药，汝家平日所戒，今反用之何也。予对曰：理有当然，不得不然。《内经》曰：水谷入口，则胃实而肠虚，食下则肠实而胃虚，更虚更实，此肠胃传化之理也。今饮食过节，肠胃俱实，胃气不能腐熟，脾气不能运化，三焦之气不能升降，故成伤也。大抵内伤之理，伤之微者，但减食一二日，所伤之物自得消化。此良法也；若伤之稍重者，以药内消之，伤之大重者，以药除下之。《痹论》有云：阴气者，静则神藏，躁则消亡，饮食自倍，肠胃乃伤。今因饮食太过，使阴气躁乱，神不能藏，死在旦夕矣。孟子云：若药不瞑眩，厥疾弗瘳，峻急之剂，何不可用之有？或者然之。（《卫生宝鉴·卷四·饮食自倍肠胃乃伤治验》）

分析　对食伤的治疗，张元素立消、吐、下三法。罗氏亦曾指出："气口三盛，脉得八至九至"是为伤之严重者也。脾胃疾病，罗氏虽反对滥用下法，但此时病人已"阴气躁乱，神不能藏"，非以峻剂难以解除胃肠之填塞壅滞。这正是《素问·至真要大论》"补下治下制以急"的道理。

2. 劳倦所伤，当辨寒热

东垣《脾胃论·饮食劳倦所伤始为热中论》有"始病热中，若末传为寒中"之论，罗氏承其说而加以发挥，把劳倦所伤分为虚中有寒、虚中有热两类进行阐述。

虚中有寒皆因劳倦过度，损伤脾土，复受寒邪，脾阳不振，营卫失养，津液不行之故。罗氏认为"脾者土也，应中为中央，处四脏之中州，治中焦，生育营卫，通行津液，一有不调，则荣卫失所育，津液失所行"[18]。主要表现是脾胃虚冷，心腹疼痛，呕吐恶心，不喜饮食，头目昏眩，足胻发冷，嗜卧懒言，肢体倦怠等。治宜温中散寒，益气健脾。罗氏遣药的特点是补中助脾必以甘剂，散寒温胃必以辛，甘辛相合则脾胃健而荣卫通，故宜理中汤、参术调中汤[19]之类，并制沉香鳖甲散[20]等方。

虚中有热皆由劳倦伤脾，损耗元气，气火失调，元气不足则阴火上炎而致。主要表现为虚劳客热，形瘦纳呆，骨蒸潮热，四肢困倦，胸满气短，五心烦热，咽干赤，怔忡盗汗，脉重按无力等。治疗上，气虚生热者，崇东垣甘温除热法，以甘药补气泄热，以酸收敛耗散之气，宜调中益气汤[21]、人参黄芪散[22]之类；属阴虚内热者，更制秦艽鳖甲散[23]等方参合运用。

【医案例举】

佚庵刘尚书第五子太常少卿叔谦之内李氏，中统三年春，欲归宁父母不得，情动于中，又因劳役，四肢困倦，躁热恶寒，时作疼痛，不欲食，食即呕吐，气弱短促，怠惰嗜卧。医作伤寒治之，解表发汗，次日传变，又以大小柴胡之类治之，至十余日之后病证愈剧。病家云：前药无效，莫非他病否？医曰：此伤寒六经传变，至再经传尽，当得汗而愈。翌日，见爪甲微青黑色，足胫至腰如冰冷，目上视而睛不转睛，咽嗌不利，小腹冷，气上冲心而痛，呕吐不止，气短欲绝，召予治之。予诊其脉沉细而微，不见伤寒之证。此属中气不足，妄作伤寒治之，发表攻里，中气愈损，坏证明矣。太夫人泣下避席曰：病固危困，君尽心救治。予以辛热之药，㕮咀一两，作一服，至夜药熟而不能饮，续续灌下一口，饮至半夜，稍有呻吟之声，身体渐温，忽索粥饮，至旦食粥两次。又煎一服，投之。至日高，众医皆至，诊之曰：脉生证回矣。众喜而退。后越三日，太夫人曰：病人大便不利，或以用脾约丸润之可乎？予曰：前证用大辛热之剂，阳生阴退而愈，若以大黄之剂下之，恐寒不协，转生他证。众以为不然，遂用脾约丸二十九润之，至夜下利两行。翌日面色微青，精神困弱，呕吐复作。予再以辛热前药温之而愈矣。故制此方。

温中益气汤：附子、干姜各五钱，草豆蔻、甘草各三钱，益智仁、白芍药、丁香、藿香、白术各二钱，人参、陈皮、吴茱萸各一钱半，当归一钱。上十三味，㕮咀，每服五钱，水二盏，煎至一盏，去粗，温服食前。病势大者，服一两重。

论曰：《内经》云：寒淫于内，治以辛热，佐以苦甘温。附子、干姜大辛热，助阳退阴，故以为君。丁香、藿香、豆蔻、益智、茱萸辛热，温中止吐，用以为臣。人参、当归、白术、陈皮、白芍药、炙甘草苦甘温，补中益气，和血脉协力用以为佐使矣。（《卫生宝鉴·卷十八·中气不足治验》）

分析　本案原为典型内伤热中证，亦即罗氏所谓"劳倦所伤虚中有热"病变。

治当升阳益气，而医反误汗误下以致中气愈损，阳微欲绝。此时，正确的治法应是扶阳救逆，温中益气，罗氏依据《内经》制方法则，把四逆、理中以及东垣草豆蔻丸等方综合于一方，名为温中益气汤。

三、治疗经验

（一）详析药误引以为鉴

1. 无病服药辨

罗氏针对时人不知养生之理，妄服药物防病的现象，专撰"无病服药辨"、"春服宣药辨"等文，强调无病服药的危害，以为后人借鉴。如"镇人李润之，身体肥盛，恐生风疾，至春服搜风丸，月余，便下无度，饮食减少，舌不知味，口干气短，脐腹痛，足胫冷，眩运欲倒，面色青黄不泽，日加困笃。乃告亲知曰：妄服药祸，悔将何及。后添烦躁喘满，至秋而卒。"[24]罗氏有鉴于此，引证了张元素之说："无病服药，乃无事生事，此诚不易之论，人之养身，幸五脏之安泰，六腑之和平，谨于摄生，春夏奉以生长之道，秋冬奉以收藏之理，饮食之有节，起居而有常，少思寡欲，恬淡虚无，精神内守，此无病之时，不药之药也"[24]。无病服药，危害极大，不可不辨。

2. 用药无据戒

无病服药，还可以认为是病人不知养生防病常识所致，而医者用药无据更是难脱其咎。《卫生宝鉴》专列"用药无据反为气贼"、"轻易服药戒"、"妄投药戒"等专题，提醒医者必须深明脉理，详于辨证，熟悉表里虚实之区别，切勿妄投药物危及人命。如"北京按察书吏李仲宽，年逾五旬，至元己巳春，患风证。半身不遂，四肢麻痹，言语謇涩，精神昏愦，一友处一法，用大黄半斤，黑豆三升，水一斗，同煮豆熟，去大黄，新汲水淘净黑豆，每日服二三合，则风热自去，服之过半。又一友云：通圣散、四物汤、黄连解毒汤，相合为服，其效尤速，服月余，精神愈困，遂还真定，归家养病，亲旧献方无数，不能悉录，又增喑哑不能言，气冷手足寒，命予诊视，细询前由，尽得其说，予诊之，六脉如蛛丝细，予谓之曰：夫病有表里虚实寒热不等，药有君臣佐使大小奇偶之制，君所服药无考凭，故病愈甚，今为不救，君自取耳。未几而死"[25]。此案说明不明医理，妄投药物，每能造成严重后果。罗氏还指出当时庸医治病的一些不良倾向，如"不精于医，不通于脉，不观诸经本草"[26]，错误用药，草菅人命。鉴此，罗氏提醒世人要明了此理，才不至于委命于庸医，以致伤生丧命。

3. 滥用苦寒辨

罗氏治疗脾胃内伤病，既承袭师意，又斟酌古方，参以己见。主张用甘辛温补，慎用寒凉，并反对滥用下法。所以把反对误用苦寒也作为"药误永鉴"的一个重要内容。

擅长治疗脾胃内伤病的医家都曾论及寒凉峻利攻下的危害。对此，罗氏在临床实践中亦有同感，关于慎用寒凉，反对滥用下法的主张，罗氏在"药误永鉴"专列"滥用苦寒辨"等文，其目的在于纠正不辨虚实轻易使用下法的时弊。如在分析高郎中之弟媳产后食冷物腹痛，误下致死案时说："凡医治病，虚则补之，实则泻之，此定法也。人以血气为本，今新产血气皆损，胃气虚弱，不能腐熟生硬物，故满而痛也，复以寒剂攻下，又况乎夏月阴气在内，重寒相合，是大寒气入腹，使阴盛阳绝，其死何疑。《难经》曰：'实实虚虚，损不足而益有余，如此死者，医杀之耳'"[27]。此案确属不辨寒热虚实，妄投寒药伤脾之过。再如分析晋才卿病衄，医数投苦寒之剂，止而复发，然终不愈，渐致食减肌寒，言语低微时说："彼惟知见血为热，而以苦寒攻之，抑不知苦泻土，土脾胃也。脾胃，人之所以为本者，今火为病而泻其土，火固未尝除而土已病矣"[2]。此案犯了血证只知寒凉泻火之偏见，况且苦寒太过，重创脾胃，致土气衰败，不能滋养百脉，导致了中气不足，虚证蜂起的严重后果。

由上述可见，罗氏善承师说，重视脾胃，用方遣药，善用甘温，时时顾护脾土，反对孟浪用药，克伐生气。

【医案例举】

中山王知府次子薛里，年十三岁，六月十三日暴雨方过，池水泛溢，因而戏水，衣服尽湿，其母责之，至晚，觉精神昏愦，怠惰嗜卧，次日，病头痛身热，腿脚沉重，一女医用和解散发之，闭户塞牖，覆以重衾，以致苦热不胜禁，遂发狂言，欲去其衾。明日，寻衣撮空，又以承气汤下之。下后语言渐不出，四肢不能收持，有时项强，手足瘛疭，搐急而挛，目左视而白睛多，口唇肌肉蠕动，饮食减少，形体羸瘦，命予治之，具说前由，予详之。盖伤湿而失于过汗也。且人之元气起于脐下肾间，动气周于身，通行百脉，今盛暑之时，大发其汗，汗多则亡阳，百脉行涩，故三焦之气不能上荣心肺，心火旺而肺气焦，况因惊恐内蓄。《内经》曰："恐则气下"。阳主声，阳既亡而声不出也。"阳气者，精则养神，柔则养筋。"又曰："夺血无汗，夺汗无血。"今发汗过多，气血俱衰，筋无所养，其病为痉，则项强，手足瘛疭，搐急而挛，目通于肝，肝者，筋之合也。筋既燥而无润，故目左视而白睛多。肌肉者，脾也，脾热则肌肉蠕动，故口唇蠕动，有时而作。经云："肉痿者，得之湿地也；脾热者，肌肉不仁，发为肉痿。"痿者，痿弱无力，运动久而不仁，阳主于动，今气欲竭，热留于脾，故四肢不用，此伤湿过汗而成坏证明矣。当治时之热，益水之源，救其逆，补上升生发之气。《黄帝针经》曰："上气不足，推而扬之。"此之谓也。以人参益气汤治之。《内经》曰："热淫所胜，治以甘寒，以酸收之。"人参、黄芪之甘温，补其不足之气，而缓其急搐，故以为君；肾恶燥，急食甘以润之，生甘草甘微寒，黄柏苦辛寒以救肾水而生津液，故以为臣；当归辛温和血脉，陈皮苦辛，白术苦甘，炙甘草甘温，益脾胃，进饮食，肺欲收，急食酸以收之，白芍药之酸微寒，以收耗散之气，而补肺金，故以为佐；升麻、柴胡苦平，上升生发不足之气，故以为使，仍从阴引阳之谓也。

人参益气汤：黄芪五分，人参、黄柏（去皮）、升麻、柴胡、白芍药各三分，当归、白术、炙甘草各二分，陈皮三分，生甘草二分。

上十一味，㕮咀，都为一服，水二盏半，先浸两时辰，煎至一盏，去粗热服，早食后，午饭前各一服，投之三日后，语声渐出，少能行步，四肢柔和，食饮渐进，至秋而愈。（《卫生宝鉴·卷二十四·过汗亡阳变证治验》）

分析　综观全案，患儿先外感于寒湿之邪，继因受责，肝气郁抑于内，外感内伤，营卫不调，高热以作，又汗之下之，津气大伤，神因之不安而欲狂，筋因之失养而抽搐矣。人参益气汤即补中益气汤加生甘草、白芍、黄柏，在补益津气的基础上，用白芍以和肝以柔筋，则抽搐自止；生甘草、黄柏泻热以安神，则狂乱自宁。罗氏实不愧得李杲的真传，应用益气泻火之法，恰切至如此地步。

（二）分辨三焦气血，泻热除寒

罗天益在脏腑辨证说的启示下，独详三焦气血寒热辨证论治。他认为三焦是元气布散之所，三焦气机调畅，是五脏六腑安和的必要条件，特别指出"中焦独治在中"[18]，为气机升降之枢纽，设若饮食不节，脾胃受伤，则能造成三焦气机变乱而致病，因此，在临证中常用三焦气机的变化分析病机。无论泻热除寒，均须区别三焦，分辨气血。

上焦热：多表现为积热烦渴，面热唇焦，咽燥舌肿，目赤鼻衄，口舌生疮，胸中郁热，咳嗽吐血，便溺秘滞等症，治宜清热解毒，泻火通便，以凉膈散、龙脑鸡苏丸[28]、洗心散[29]等为主。

中焦热：多表现为脾热目黄，口不能吮，胃中实热，以及各种热毒，治宜泻火解毒，调和脾胃，以调胃承气汤、泻脾散、贯众散[30]等为主。

下焦热：多表现为下焦阴虚，腰膝无力，阴汗阴痿，足热不能履地，不渴而小便闭，以及热甚便秘，腹部胀满，烦躁谵语等症，治宜泻火清热，补阴润燥，以大承气汤、三才封髓丹、滋肾丸等为主。

通治三焦甚热：多表现为上、中、下三焦之热证，治宜泻火清热，以三黄丸、黄连解毒汤等为通治之方。

气分热：多表现为心胸大烦，渴欲饮水，或寒热往来，高热寒战，或表里俱热，口干烦渴等症，治宜清气泻火，生津止渴，以白虎汤、柴胡饮子等为主。

血分热：多表现为热在下焦，与气血相搏，其人如狂，以及一切丹毒，积热壅滞，咽喉肿痛等症，治宜清热凉血，泻火破瘀，以桃仁承气汤、清凉四顺饮子[31]为主。

上焦寒：多表现为积寒痰饮，呕吐不止，胸膈不快，或暴感风寒，上乘于心，令人卒然心痛，或引背膂，乍间乍甚，经久不瘥，治宜散寒蠲饮，以铁刷汤[32]、桂附丸[33]等方为主。

中焦寒：多表现为脾胃冷弱，心腹疼痛，呕吐泻利，霍乱转筋，手足厥冷，腹中雷鸣，饮食不能进等症，治宜温中散寒，以附子理中丸、大建中汤等为主。

下焦寒：多表现为各种虚损，神志俱耗，筋力顿衰，肢体倦怠，血气羸乏，小便浑浊等症，治宜温补下元，以八味丸、还少丹、天真丸[34]等为主。

通治三焦甚寒：多表现为上、中、下三焦之寒证，治宜温中散寒，回阳救逆，以大已寒丸[35]、四逆汤等为通治主方。

气分寒：多表现为汗漏不止，其人恶风，四肢微急，以及身痛脉迟，治宜温阳解肌，调和营卫，以桂枝加附子汤、桂枝加芍药生姜人参新加汤等为主。

血分寒：多表现为肝肾俱虚，精气不足，小腹疼痛，皮肤燥涩，小便自利等症，治宜补真助阳，收敛精气，以巴戟丸[36]、神珠丹[37]等为主。

综上所述，罗氏对三焦病的辨治，已较系统和条理化，为后世研究三焦病机与辨治奠定了基础。

四、学术评价

（一）罗氏是一位治学严谨，理论联系实际的医学家。他不仅全面地继承了李杲的学术思想，并且在钻研《内经》《难经》的基础上，博采诸家之说，而有进一步发挥，如其论脾胃所伤，提出尚有饮伤脾胃与食伤脾胃之分；论劳倦所伤，提出应辨虚中有寒和虚中有热；其论比李杲之说更加详尽而有条理，也更切合临证实际，故蒋用文评曰："李氏之学，得罗氏而益明"[38]。罗氏论治脾胃病，主张以甘辛温补为法，慎用寒凉，反对滥用下法。遣方用药又不囿于李氏益气升阳一类成方，而是化裁古方，创制新方。

（二）罗氏在脏腑辨证说的启示下，独详于三焦的辨治。他认为三焦既可包括五脏六腑，又为"元气之别使"，元气调畅，则脾胃亦健运。确为运用元素、李杲理论而又自成一家之说。

【注释】

[1]《卫生宝鉴·砚坚序》

[2]《卫生宝鉴·泻火伤胃》

[3]《卫生宝鉴·胃气为本》

[4]《卫生宝鉴·饮食自倍肠胃乃伤治验》

[5]《卫生宝鉴·食伤脾胃论》

[6] 木香槟榔丸：木香、槟榔、青皮、陈皮、枳壳、广茂、黄连、黄柏、香附、大黄、黑牵牛。

[7] 枳壳丸：三棱、广茂、黑牵牛、白茯苓、白术、青皮、陈皮、木香、枳壳、半夏、槟榔。

[8] 雄黄圣子饼：雄黄、巴豆、白面。

[9] 备急丸：大黄、干姜、巴豆。

[10] 神保丸：木香、胡椒、巴豆、干蝎。

[11] 消积丸：木香、陈皮、青皮、三棱、广茂、黑牵牛、白牵牛、茴香、巴豆。

[12]《卫生宝鉴·饮伤脾胃论》

[13] 葛花解酲汤：白豆蔻、缩砂仁、葛花、干生姜、神曲、白术、人参、白茯苓、猪苓、橘皮、木香。

[14] 法制生姜散：生姜、荜澄茄、缩砂仁、白豆蔻、白茯苓、木香、丁香、官桂、青皮、陈皮、半夏、白术、甘草、葛根。

[15] 藿香散：厚朴、半夏、藿香、陈皮、甘草。

[16] 导饮丸：三棱、蓬术、白术、白茯苓、青皮、陈皮、木香、槟榔、枳实、半夏。

[17] 神应丸：巴豆、杏仁、干姜、百草霜、丁香、木香。

[18]《卫生宝鉴·劳倦所伤虚中有寒》

［19］参术调中丸：人参、黄芪、当归身、厚朴、益智仁、草豆蔻、木香、白术、甘草、神曲、麦蘗面、橘皮。

［20］沉香鳖甲散：干蝎、沉香、人参、木香、巴戟、牛膝、黄芪、柴胡、白茯苓、荆芥、半夏、当归、秦艽、附子、官桂、鳖甲、羌活、熟地黄、肉豆蔻。

［21］调中益气汤：黄芪、人参、甘草、当归、白术、白芍药、柴胡、升麻、橘皮、五味子。

［22］人参黄芪汤：人参、秦艽、茯苓、知母、桑白皮、桔梗、紫菀、柴胡、黄芪、地骨皮、生地黄、半夏、赤芍药、天门冬、鳖甲、炙甘草。

［23］秦艽鳖甲散：柴胡、鳖甲、秦艽、当归、知母、青蒿、乌梅。

［24］《卫生宝鉴·无病服药辨》

［25］《卫生宝鉴·用药无据反为气贼》

［26］《卫生宝鉴·福医治病》

［27］《卫生宝鉴·妄投药戒》

［28］龙脑鸡苏丸：柴胡、木通、阿胶、蒲黄、人参、麦门冬、黄芪、鸡苏净叶、甘草、生干地黄末。

［29］洗心散：白术、麻黄、当归、荆芥、芍药、大黄。

［30］贯众散：黄连、贯众、甘草、骆驼蓬。

［31］清凉四顺饮子：当归、炙甘草、赤芍药、大黄。

［32］铁刷汤：半夏、草豆蔻、丁香、干姜、诃子皮、生姜。

［33］桂附丸：川乌、黑附、干姜、赤石脂、川椒、桂。

［34］天真丸：沉香、巴戟、茴香、草薢、胡芦巴、破故纸、杜仲、琥珀、黑牵牛、官桂。

［35］大已寒丸：荜茇、肉桂、干姜、良姜。

［36］巴戟丸：白术、五味子、巴戟、茴香、熟地黄、肉苁蓉、人参、覆盆子、菟丝子、牡蛎、益智仁、骨碎补、白龙骨。

［37］神珠丹：杜仲、草薢、诃子、龙骨、破故纸、胡桃仁、巴戟、砂仁、朱砂。

［38］《卫生宝鉴·蒋用文序》

【复习思考题】

1. 罗天益对李杲脾胃学说有哪些发挥？

2. 罗天益治疗脾胃病的特点是什么？

3. 简述罗天益三焦辨证的特点。

张 从 正

一、生平和著作

张从正，字子和，号戴人。约生活于公元 1156～1228 年（金贞元四年～正大五年），睢州考城（今河南省兰考县）人，因居宛丘（今河南省淮阳县东南）较久，故有称其为宛丘者。春秋战国时，睢州属于戴国，因此张氏自号戴人。

张氏治学以《内经》《难经》《伤寒论》为宗，兼采百家之长，并私淑刘河间。在临床上他对汗、吐、下三法的运用，具有独到见解，并积累了丰富的治疗经验，从而对中医学中祛邪学说的发展，作出了重要的贡献。《金史·本传》对他评价甚高，称其"精于医，贯穿《素》《难》之学，其法宗刘守真，用药多寒凉，然起疾救死多取效"。

张氏著有《儒门事亲》一书，但非一人手笔，其中某些内容由时人麻知几、常仲明两人润色、撰辑而成。

《儒门事亲》十五卷，实以张子和原著《儒门事亲》三卷本为基础，加上其他如《治病百法》《十形三疗》等9种著作组成，总名为《儒门事亲》。其中卷一至三为《儒门事亲》，集中反映了张子和的学术思想和临证经验；卷四、五为《治病百法》；卷六至八为《十形三疗》，以风、寒、暑、湿、燥、火、内伤、外伤、内积、外积等十形为纲，汗、吐、下三法为治，介绍内、外、妇、儿各科病案约一百三十九则；卷九为《杂记九门》；卷十为《撮要图》；卷十一为《治病杂论》；卷十二为《三法六门》；卷十三为《刘河间先生三消论》，张氏为刘河间传人，虑因在前此书未传于世，恐为沉没，故刊而行之；卷十四为《治法心要》；卷十五为《世传神效名方》。

《心镜别集》署镇阳常德编，系常德整理张氏之学，加工润色而成，全书分为七篇。

传张从正之学的有麻九畴、常德、李子范等。

二、学术理论

张氏攻邪理论的确立，源于《内经》，基于实践。秦汉之后，方士多以长生、房中之术惑人，因而炼丹服石，温补之风颇为盛行。迨至金元，虽兵火连年，热病较多，但医学界嗜补之习未尝改易，凡有疾病，往往不问虚实，滥投补剂，庸工以此为悦，病者昧而不觉，以致邪气稽留，为害甚烈。张氏目睹时弊，痛加斥责，指出："惟庸工误人最深，如鲧湮洪水，不知五行之道。夫补者人所喜，攻者人所恶，医者与其逆病人之心而不见用，不若顺病人之心而获利也"[1]。针砭了庸工误补造成的危害，并揭露了时医的不良风气。

张氏潜心研究了《内经》《伤寒论》等经旨，深切地感到除病必须祛邪，祛邪必须依靠汗、吐、下三法，张子和三法的外延运用，大大高于我们对汗、吐、下的习惯认识，故其自述"三法可兼众法"，他的论病首重邪气，治病必先祛邪的医学理论，充实了中医学的理论体系。

（一）论病首重邪气

张氏论病首重邪气，认为人体之所以发病，乃是由于邪气侵犯的结果，指出"病之一物，非人身素有之，或自外而入，或由内而生，皆邪气也"[1]。这就是张氏论病首重邪气的著名观点，也是他认识疾病的基本观点。他强调疾病的发生，是由于邪气侵入人体后所引起的。邪气侵犯人体须看到有虚实两端，他指出："人身不过表里，气血不过虚实，表实者里必虚，里实者表必虚。经实者络必虚，络实者经必虚。病之常也"[1]。所谓实，即指邪气；所谓虚，即指正虚，可见邪气之能侵入人体，是因为正气不足所致，即所谓"邪之所凑，其气必虚"。但"邪之中人，轻则传久而自尽，颇甚则传久而难已，更甚则暴死"[1]。由于邪气盛，正气衰，又必导致病邪进一步深入，甚至产生严重的后果。其中邪气的存在，始终是疾病不愈的重要因素。所以"若先论固其元气，以补剂补之，真气未胜而邪气已交驰横骛而不可制矣"[1]。因为在邪未去时使用补剂，只能助长邪气，即张氏所谓"补之则适足资寇"[2]。所以张氏治病，力主祛邪，提出："今余论汗吐下三法，先论攻其邪，邪去而元气自复也"[1]。就是以攻邪为手段，达到恢复元气的目的。

归纳张氏的论病观点，有因邪致病、论病重邪和祛邪安正三个方面的内容。

（二）论天、地、人三邪发病

张子和所称"三邪"，指"天地人邪三者"。张氏认为天地各有六气，人有六味，一旦太过，都可以成为邪气，使人体的上、中、下三部都发生病变。指出："天之六气，风、暑、火、湿、燥、寒；地之六气，雾、露、雨、雹、冰、泥；人之六味，酸、苦、甘、辛、咸、淡。故天邪发病，多在乎上；地邪发病，多在乎下；人邪发病，多在乎中。此为发病之三也。"[1]由于三邪造成发病的部位和症状各不相同，治疗上采用汗吐下三法分而论之，所谓"处之者三，出之者亦三也"[1]。这种三邪理论，反映了张氏对邪气的独特见解。

此外，他还十分重视七情所伤的内因致病和治疗失当所造成的药邪，曾强调"先去其药邪，然后及病邪"[3]。这些致病的内外因素，都是值得临床注意的。

（三）贵于血气流通

中医学历来最重视血气流通，张氏深切体会到"《内经》一书，惟以血气流通为贵"[4]，从而树立了血气"贵流不贵滞"的观点。张氏认为，人体在正常的生理状态下，血气本是流通的，一旦患病则血气壅滞，而邪气侵阻是影响血气流通的根本原因。故治疗疾病以祛邪为首要，病邪如得祛除，可以达到恢复人体血气流通的目的，所谓"陈莝去而肠胃洁，癥瘕尽而营卫昌"[4]。如以寒邪为例，"寒则血行迟而少"[5]，要使血行流畅充盈，必须先除其致病之寒，"寒去则血行，血行则气和，气和则愈矣"[6]。又如"风寒湿三气，合而为痹"[7]，因气血痹阻而致疼痛，他认为"风湿散而气血自和"[8]，痹痛自止。再如治疗郁证，他也强调用"吐"和"下"法，吐之令其条达，下之推陈致新，显然吐、下两法在这里的运用，都寓有流通气血的作用，以此来达到治郁的目的。他又创造性地运用汗法来治疗腹泻，通过汗法调和营卫，疏通气血以取效止泻。

由上可见，张氏运用汗、吐、下三法的主要目的，虽意在攻逐致病因素，但通过攻邪，可改善气血壅滞的病理现象，达到促使气血流通的治疗效果，确是张氏之卓见。

三、治疗经验

（一）祛邪三法

汗吐下三法是张氏祛邪治病的重要方法。张从正认为，要真正起治病却疾作用，离不开此三法，所以他说："世人欲论治大病，舍汗、吐、下三法，其余何足言哉？"[9]他平生对三法的运用，积累了丰富的临床经验，"所论三法，至精至熟，有得无失，所以敢为来者言也"[1]。关于三法的适应范围和具体运用，是在《内经》《伤寒论》的基础上引申和发展的，颇具独特见解。

1. 汗法

《素问·阴阳应象大论》云："其有邪者，渍形以为汗。其在皮者，汗而发之。"是为汗法理论之肇端。张氏汗法涵盖的内容比较宽泛，不能仅以解表的概念予以界定。"所谓发表者，出汗是也"。凡是具有疏散外邪作用的方法，张氏认为都属汗法，所以除了辛散解表的内服药物之外，其他如"灸、蒸、熏、渫、洗、熨、烙、针刺、砭射、导引、按摩，凡解表者，皆汗法也"[1]。

（1）适应范围：邪气侵犯肌表，尚未深入，多宜汗法。诸风寒之邪，结搏于皮肤之间，藏于经络之外，或发疼痛走注，麻痹不仁，及四肢肿痒拘挛，可汗而出之，"风寒暑湿之气，入于皮肤之间而未深，欲速去之，莫如发汗"[10]。还有如《内经》所谓"春伤于风，夏生飧泄"的病证，张氏认为"此以风为根，风非汗不出"[10]，病根在风，当取汗散风，是谓治本。

（2）论治方药：首先，张氏赞同一般发汗的观点，"非热不能解表"[11]。感受风寒，"若病在表者，虽畏日流金之时，不避司气之热，亦必以热药发其表"[11]。但这仅指单纯的风寒外搏而言。如果表有风寒，里有郁热，"表里俱病者，虽可以热药解表，亦可以寒攻里，此仲景之大小柴胡汤，虽解表亦兼攻里，最为得体"[11]。若风热侵袭于表，凉药亦能发汗解表，他指出："世俗止知惟温热者为汗药，岂知寒凉亦能汗也。"[10]推崇刘河间辛凉解表之剂，收效甚著。由于上述原因，张氏汗法论治方药范围很广，如寒邪郁闭肌表的可用麻黄汤，寒袭表虚的可用桂枝汤等温热之方发表，内热盛的可用大柴胡、小柴胡、柴胡饮子等苦寒发表。其他属于辛温解表的尚有败毒散、升麻汤、葛根汤、解肌汤、逼毒散等；属辛凉解表的有通圣散、双解汤、当归饮子等。张氏还将荆芥、白芷、陈皮等四十味药，按性味归入辛温、辛热、辛甘、辛凉等范围，审证选用。

（3）外治发汗：张氏汗法除运用上述内服方药之外，还应用九曲玲珑灶、水疗法、澡浴、燠室、导引按摩、砭刺出血等外治法发汗。如治小儿风水，除服五苓散通阳利水外，更于不透风处浴之，使内外俱行，收汗出肿消之功。外治发汗简便效捷，易为患者接受。

（4）汗法宜忌：张氏在辛凉辛温的宜忌方面，辨析较为详细。如"南陲之地多热，宜辛凉之剂解之；朔方之地多寒，宜辛温之剂解之。午未之月多暑，宜辛凉解之；子丑之月多冻，宜辛温解之；少壮气实之人，宜辛凉解之。老耆气衰之人，宜辛温解之。病人因冒寒食冷而得者，宜辛温解之。因役劳冒暑而得之，宜辛凉解之。病人禀性怒急者，可辛凉解之。病人禀性和缓者，可辛温解之。病人两手脉浮大者，可辛凉解之，两手脉迟缓者，可辛温解之"[12]。如是因时因地、因人因脉，辨证施治。在使用汗法时，张氏提醒人们注意观察汗出程度，"凡发汗欲周身漐漐然，不欲如水淋漓，欲令手足俱周遍，汗出一二时为佳"。发汗之剂投与应"中病则止，不必尽剂"，诚为经验之谈。

【医案例举】

赵明之，米谷不消，腹作雷鸣，自五月至六月不愈。诸医以为脾受大寒，故并与圣散子、豆蔻丸。虽止一二日，药力尽而复作。诸医不知药之非，反责明之不忌口。戴人至而笑曰：春伤于风，夏必飧泄。飧泄者，米谷不化，而直过下出也。又曰：米谷不化，热气在下，久风入中，中者，脾胃也。风属甲乙，脾胃属戊己，甲乙能克戊己，肠中有风，故鸣。经曰：岁木太过，风气流行，脾土受邪，民病飧泄。诊其两手，脉皆浮数，为病在表也，可汗之。直断曰：风随汗出。拟火二盆，暗置床下，不令病人见火，恐增其热，绐之入室，使服涌剂，以麻黄投之，乃闭其户，从外锁之，汗出如洗，待一时许开户，减火一半。须臾汗止，泄亦止。（《儒门事亲·飧泄》）

分析　本病例使用汗法的理论根据是"风入大肠则生飧泄"。诊断依据是"两手脉皆浮数"。虽为里病，但因有表证可见，故知入里之风仍有外出之机，因而祛邪出表。清代喻嘉言用人参败毒散治下痢有表证者，因病邪由表而陷里，仍使由里而返表，称"逆流挽舟"，正与张氏以汗法治飧泄相同。

此外，对于出血疗法，张氏认为"出血之与发汗，名虽异而实同"[5]，都能起到发泄表邪的作用，符合《内经》"血实宜决之"的治疗原则。而且出血较发汗收效更为迅捷，并且能获得汗法所不能取得的效果。子和在临床治疗中，广泛地运用刺络泻血疗法，用以攻邪疗疾。出血疗法有发汗、清窍行壅、泻火解毒消痈、调节经脉气血盛衰等功效，适宜于目暴赤肿、羞明隐涩、头风疼痛、少年发早白落或白屑，以及腰脊牵强、阴囊燥痒等症。同时亦可用以治疗喉痹急症，认为"大抵治喉痹，用针出血，最为上策"[13]，因汗血同源，发汗在于散热，出血在于泻火，而急性喉痹，多为火热上炎，"《内经》曰：火郁发之，发谓发汗。然喉咽中，岂能发汗？故出血者，乃发汗之一端也"[13]。

张氏又有"目疾头风出血最急"专论，认为《内经》虽称"目得血而能视"[5]，是言气血之常，但"血之为物，太多则溢，太少则枯。人热则血行疾而多，寒则血行迟而少"[5]。血热壅滞时往往会导致头目的病变，所谓"目不因火则不病"[5]。凡目赤肿痛，宜用针刺神庭、上星、囟会、前顶、百会等穴，使之出血，也可以草茎使鼻孔内出血。

张氏出血疗法有出血量多、砭刺次数多、刺激量大、刺血部位多、多用铦针与磁片等特点。砭刺出血有循经取穴砭刺、病灶局部砭刺、鼻内弹刺出血三种。

关于刺血的注意事项，张氏认为，循经取穴时当知经络气血多少之常数，如目疾刺血，"宜太阳、阳明，盖此二经血多故也，少阳一经，不宜出血，血少故也。刺太阳、阳明出血则目愈明，刺少阳出血则目愈昏"[5]；凡肝肾不足，气血衰少，以致罹头目疾患者，禁出血，如"小儿利久，反疳眼昏"[5]，如"雀目不能夜视及内障，暴怒大忧之所致也……止宜补肝养肾"[5]。在穴位选择上，"后项、强间、脑户、风府四穴，不可轻用针灸，以避忌多故也"[5]。局部病灶砭刺时应注意"轻砭之"[14]。刺血之后，须忌食兔、鸡、猪、狗以及酒醋湿面、动风生冷之物，并注意情志调摄，不忧忿劳力等。

子和运用出血疗法经验丰富，手法娴熟，疗效显著，堪称临床治疗一绝。

2. 吐法

吐法的运用，自古已备，《内经》就有"其高者，因而越之"的法则；仲景《伤寒论》以瓜蒂散涌吐治伤寒邪结于胸中；嗣后《本草方》用稀涎散治中风不语、痰厥昏迷等，都进一步充实了吐法的临床运用范围。但由于吐法从上而越，其势较剧，吐之不当，则易变生他病，为人所不悦，故逐渐被人遗忘，以至废置湮没，这是十分可惜的。张氏分析道："夫吐者，人之所畏，且顺而下之，尚犹不乐，况逆而上之，不悦者多矣。然自胸以上，大满大实，痰如胶粥，微丸微散，皆儿戏也，非吐，病安能出?"[15]力倡吐法攻邪的重要性。且在实践中对吐法的应用"渐臻精妙，过则能止，少则能加。一吐之中，变态无穷，屡用屡验，以至不疑"[15]。

（1）适应范围：张氏所说的吐法范围较广，"如引涎、漉涎、嚏气、追泪，凡上行者，皆吐法也"[1]。风痰、宿食、酒积等邪在胸脘以上的大满大实之症宜吐。又如伤寒和杂病中的某些头痛；痰饮病胁肋刺痛；痰厥失语，牙关紧闭，神志不清；眩晕恶心诸症，"凡在上者，皆宜吐之"[15]。

（2）论治方药：张氏所采用的吐法方药较多，如伤寒头痛，用瓜蒂散；杂病头痛，用葱根白豆豉汤；痰食积滞，用瓜蒂末（独圣散）加茶末少许；两胁肋刺痛，濯濯水声者，用独圣散加全蝎梢；发狂，用三圣散；膈实中满，痰厥失音，牙关紧闭，用稀涎散。以药物言，有栀子、黄连、苦参、大黄、黄芩、郁金、常山、藜芦、地黄汁、木香、远志等三十六味催吐药物，其中"惟常山、胆矾、瓜蒂有小毒，藜芦、芫花、轻粉、乌附尖有大毒"[15]。外二十九种药皆吐药之无毒者，均可审证选择使用。

张氏临证使用吐法除择用上述药物内服之外，还有催吐、探吐、鼻饲、取嚏、催泪等外治法。张氏认为，"上涌之法，名曰撩痰"[15]，"余之撩痰者，以钗股、鸡羽探引"[15]。张氏常用鸡翎、钗股、竹筷等细长物刺激舌根、咽弓等部位，引起反射性呕吐，此法方便捷效，胜于服药。鼻饲法主要运用于中风牙关紧闭、不省人事或风痫抽搐不便服药时，用鼻饲漉涎取涎。嚏气法多用不卧散嗜鼻取嚏，效同吐法。催泪法如治眼病外障用锭子眼药点于目内眦，待药化泪出而愈。

张氏用吐法甚为审慎，每先予小剂，不效则逐渐加量，并用钗股、鸡羽探引，不吐可饮以齑汁，边探边饮，必能催吐。如吐至头昏目眩，不必惊疑，正所谓"若药不瞑眩，厥疾弗瘳。"可给以饮冰水或凉水，往往眩止。身体壮实者，可一吐而安；体弱者可小量多次轻吐；吐不尽者，可隔数日再吐。若吐后口渴，可进食凉水、瓜果等凉物，不必服药。若吐不止，则当根据药物和患者体质的不同，进行解救。因于藜芦的，可用葱白解之；因于石药吐不止的，可用甘草、贯众解之；因于瓜蒂或其他草木药的，用麝香解之。

（3）吐法禁忌：性情刚暴，好怒喜淫；病势重危，老弱气衰；自吐不止，亡阳血虚以及各种出血病证；病人无正性，妄言妄从，反复不定者，皆不可吐，吐则转生他病。

张子和早就指出，不能把吐法简单地理解为"吐者，瓜蒂散而已矣"[1]，可见张氏对吐法深有研究。但是七百年来，历代医家对此用之甚少，使吐法几近废弃，而它确实是中医学诸多治疗方法中的一个组成部分，有待于今后进一步发掘和继承。

【医案例举】

例一 新寨马叟，年五十九，因秋欠税，官杖六十，得惊气成风搐，已三年矣。病大发则手足颤掉不能持物，食则令人代哺。口目张眹，唇舌嚼烂，抖擞之状，如线引傀儡。每发市人皆聚观，夜卧发热，衣被尽去，遍身燥痒，中热而反外寒，久欲自尽，手不能绳。倾产求医，至破其家，而病益坚。叟之子，邑中旧小吏也，以父母病讯戴人，戴人曰：此病甚易治，若隆暑时，不过一涌再涌，夺则愈矣。今已秋寒，可三之。如未，更刺腧穴必愈。先以通圣散汗之，继服涌剂，则痰一二升，至晚又下五七行，其疾小愈，待五日再一涌，出痰三四升，如鸡黄，成块状，如汤热。叟以手颤不能自探，妻与代探，咽嗌肿伤，昏愦如醉，约一二时许，稍稍省，又下数行，立觉足轻颤减，热亦不作，足亦能步，手能巾栉，自持匙箸，未至三涌，病去如濯，病后但觉极寒。戴人曰：当以食补之，久则自退。盖大疾之去，卫气未复，故宜以散风导气之药，切不可以热剂温之，恐反成他病也。（《儒门事亲·风形》）

分析 本案因惊而得风搐病，已经三年，张氏认为此证仍属邪气作祟，上有胶痰，下有积滞，病邪阻结，故先与汗剂宣发，次以涌剂催吐，邪滞得逐，效如桴鼓，足轻颤减，久病得安。

例二 一妇从年少时，因大哭罢，痛饮冰水困卧，水停心下，渐发痛闷。医氏咸以为冷积，治之以温热剂，及禁饮冷物。一闻茶气，病辄内作，如此数年，燎针烧艾，疮孔数千，十余年后，小便赤黄，大便秘闷，两目加昏，积水转甚，流于两胁。世谓水癖，或谓支饮，硇、漆、棱、莪，攻磨之药，竟施之矣。食日衰，积日茂，上至鸠尾，旁至两胁及脐下。但发之时，按之如水声，心腹结硬，手不可近者，月发五七次，甚则欲死，诸药皆厌，二十余年。求戴人发药，诊其脉，寸口独沉而迟，此胸中有痰，先以瓜蒂散涌痰五七升。不数日，再越痰水及斗，又数日上涌数升，凡三涌三下，汗如水者亦三。其积皆去，以流湿饮之药调之，月余大瘥。（《儒门事亲·停饮》）

分析 张氏根据病人"寸口脉独沉而迟"，知其疼痛虽见于两胁脐下，而为患之痰水，却蓄积于胸中，以"胸腹结硬，手不可近"，知其为大实，于是吐、下、汗三法并施，以拔除病根。

3. 下法

《素问·阴阳应象大论》"因其重而减之"，"其下者，引而竭之，中满者，泻之于内"，为下法提供了理论依据。张仲景对下法作了系统论述，《伤寒论》为后人在理法方药方面树立了典范。张氏秉古弘新，提出"陈莝去而肠胃洁，癥瘕尽而营卫昌，不补之中，有真补者存焉"[4]，他把下法的机理，提高到"下者，是推陈致新也"[9]的角度来认识，延展了下法的内涵。因此，张氏的所谓下法，并不局限于泻下通便，而是认为凡具有下行作用的方法，都属下法。如"催生、下乳、磨积、逐水、破经、泄气，凡下行者，皆下法也"[1]。

（1）适用范围：凡邪滞宿食，蕴结在胃脘以下，"积聚陈莝于中，留结寒热于内"[4]，都可用下法，无论"寒湿固冷，热客下焦，在下之病，可泄而出之"[1]。下法可广泛运用于临床各科，张氏指出"宿食在胃脘，皆可下之"[4]。如下后"心下按之而硬满者，犹宜再下之"[4]，"病伤寒大汗之后，复劳发而为病者，盖下之后热气不尽故也，当再下之"[4]；杂病腹中满痛不止者，为内实证，可下之。其他如目黄、九疸、食劳，亦可用茵陈蒿汤或导水丸、禹功散泻之；腰脚胯痛可用甘遂粉下之；落马、堕井、打仆、闪肭、损伤等外伤引起肿痛剧烈者，可用通圣散下导水丸，峻泻三四十行，使气血流通，即"痛止肿消"[4]。

（2）论治方药：张氏攻下法，常辨其不同之邪实，或热壅，或寒结，或水聚，或痰滞，或血瘀，而针对病机分别投以寒下、凉下、温下、热下、峻下、缓下之剂，其中尤以寒凉之剂为多。寒药泻下首选调胃承气汤，以及大小陷胸汤、桃仁承气汤、大柴胡汤；凉下有八正散泄热兼利小便，洗心散抽热兼治头目，黄连解毒散治内外上下蓄热而泄者；温下有无忧散、十枣汤；热下有煮黄丸、缠金丸之类；峻下有舟车丸、浚川散等。张氏又以大承气汤加姜枣煎服，名之曰调中汤，专治中满痞气、大便不通等症，下后宿滞除而有调中之功。同时，根据病人体质、症状轻重，适当用药，"急则用汤，缓则用丸，或以汤送丸，量病之微甚，中病即止，不必尽剂，过而生愆"[4]。

（3）下法禁忌：洞泄寒中，伤寒脉浮，表里俱虚，厥而唇青，手足冷内寒者；小儿慢惊，两目直视，鱼口出气者，以及十二经败症都不宜用下法。

张氏在临床运用中，往往三法兼用，或三法先后使用，对中医学的治则理论发展作出了贡献。

【医案例举】

一妇人，年四十余，病额角上、耳上痛。呜呼！为偏头痛，如此五七年。每痛大便燥结如弹丸，两目赤色，眩运昏涩，不能远视。世之所谓头风药、饼子风药、白龙丸、芎犀丸之类，连进数服，其痛虽稍愈，则大便稍秘，两目转昏涩。其头上针灸数千百矣，连年著灸，其两目将失明，由病而无子。一日问戴人，戴人诊其两手，脉急数而有力，风热之甚也。曰：余识此四五十年矣，遍察病目者，不问男子、妇人，患偏正头痛必大便涩滞结硬。此无他，头痛或额角，是三焦相火之经，及阳明燥金胜也，燥金胜乘肝，则肝气郁，肝气郁则气血壅，气血壅则上下不通，故燥结于里，寻至失明。治以大承气汤，令河水煎三两，加芒硝一两，煎残顿令温，合作三五服，连服尽。荡涤肠中垢滞结燥，积热下泄如汤二十余行。次服七宣丸、神功丸以润之，菠菱葵菜，猪羊血为羹以滑之，后五日、七日、十日，但遇天道晴明，用大承气汤令尽一剂，是痛随利减也。三剂之外，目豁首轻，燥泽结释，得三子而终。（《儒门事亲·偏头痛》）

分析 本例为久年偏头痛，兼见目涩，便秘。张氏断其症结不在肝而在阳明。阳明燥金胜则乘肝，肝郁致气血壅阻。故以大承气汤荡涤肠垢，收痛随利减之效。本案不事清肝、活血，而取急下阳明法，反映了张氏治病的特色。此外，既为上下不通，似宜吐下并进。其所以只用下，不用吐者，以其病为燥结，急下所以保存津液。吐法每能致汗，汗则为燥病所忌。

（二）食疗补虚

张氏主张"养生当论食补，治病当论药攻"[2]，用汗、吐、下三法祛邪，所谓"损有余乃所以补不足"，故"不补之中有真补者存焉"[4]，能达到以攻为补，邪去正安的治疗目的。

张氏虽言攻邪即是补虚，其前提是攻邪不可伤败胃气，他认为善用药者，要使病人进五谷，保养胃气，才是真正懂得补法的道理。病退谷进，邪去精生，才可达到邪去正安的疗效。

三法攻邪后，病邪虽去，正气未复，且汗、吐、下也不可避免地伤气耗液，故病后养胃气是治疗过程中必不可缺的一环。补养正气，张氏遵《素问·脏气法时论》"五谷为养，五果为助，五畜为益，五菜为充，气味合而服之，以补精益气"之旨为食疗之圭臬，偏重在饮食调养，藉谷肉果菜以养正扶羸。

除食疗补虚之外，张氏也不废弃补养正气方药。其运用补法的特点，一是对无病之人反对滥用补药；二是认为邪积未去而先议补，则无异于以粮资寇，慎于用补，可避免助邪伤正；三是对"脉脱下虚，无积无邪"[1]的虚证病人，方可议投补剂。

由上可见，张氏对补法理论的贡献，主要表现在辨证地处理邪正关系，主张攻邪居先，寓补于攻，提倡食疗补虚，注重顾护胃气、安谷生精等方面。他的补法理论与实践，也是值得世人揣摩效法的。

【医案例举】

息城酒监赵进道，病腰痛，岁余不愈。诊其两手脉，沉实有力，以通经散下五七行，次以杜仲去粗皮，细切，炒断丝，为细末，每服三钱，猪腰子一枚，薄批五七片，先以椒盐淹，去腥水，掺药在内，裹以荷叶，外以湿纸数重封，以文武火烧熟，临卧细嚼，以温酒送下，每旦以无比山药丸一服，数日而愈。（《儒门事亲·卷二·推原补法利害非轻说》）

分析　此例为虚实夹杂之腰痛。张氏先以通经散逐湿通络，然后采用食疗，用血肉有情之品之猪腰子掺以补肾壮腰之杜仲，再配合无比山药丸每旦一服，辨证地把药攻与食养结合起来，补虚又有独到之处，所以，数年不愈之疾数日而瘥。

（三）情志疗法

张氏不仅以祛邪为其治病的主要手段，而且在《内经》情志五行相胜理论的启示下，善于运用以情胜情的治疗方法，巧妙地治愈某些疾病。

《素问·五运行大论》曾指出："怒伤肝，悲胜怒；喜伤心，恐胜喜；思伤脾，怒胜思；忧伤肺，喜胜忧；恐伤肾，思胜恐"。张氏在《内经》理论的启示下，认识到情志的异常变化，既可引起本脏的神气病变，又可导致相应脏器的神气病变，所以可用相应的治疗措施，即以"五行相胜之理"治之。张氏发挥道："悲可以治怒，以怆恻苦楚之言感之；喜可以治悲，以谑浪亵狎之言娱之；恐可以治喜，以迫遽死亡之言怖之；怒可以治思，以污辱欺罔之言触之；思可以治恐，以虑彼志此之言夺之。凡此五者，必诡诈谲怪，无所不至，然后可以动人耳目，易人视听。"[16]以情胜情，张氏认为"忧则气结，喜则百脉舒和"[17]。如治息城侯因悲伤过度而致心痛，渐致心下结块，大如覆杯，且大痛不止，屡经用药不效，张氏诊断为"因忧结块"，治法当以"喜胜悲"，因此，假借巫者的惯技，杂以狂言以谑，引得病人大笑不止，一二日而心下结散，达到不药而瘥之效。

移情胜病，张氏善于汲取前人经验，触类旁通而有所创新。如对《内经》"惊者平之"的理论独具心得，分析"惊者，为自不知故也"，"平者，常也，平常见之必无惊"[17]。对

《内经》之语作出了新的解释。如治"卫德新之妻"受惊案，他首先弄清病因，继而模拟病因，使患者逐渐习惯而消除惊恐。如"击拍门窗，使其声不绝，以治因惊而畏响，魂气飞扬者"[16]。病者耳闻目睹，习惯响声，习以为常，则胆气壮盛，神志安定，惊恐消除而病愈。

可见，张氏的情志疗法，是在继承了《内经》有关情志治疗理论的基础上，通过临床实践而总结出的一套有价值的治疗方法。

【医案例举】

项关令之妻，病怒不欲食，常好叫呼怒骂，欲杀左右，恶言不辍。众医皆处药，几半载尚尔，其夫命戴人视之，戴人曰：此难以药治，乃使二娟各涂丹粉，作伶人状，其妇大笑，次日又令作角骶，又大笑，其旁常以两个能食之妇，夸其食美，其妇亦索其食，而为一尝之，不数日，怒减食增，不药而瘥，后得一子。夫医贵有才，若无才，何足应变无穷。（《儒门事亲·十形三疗·病怒不食》）

分析　在本案中，张氏除以情胜情，以喜制怒外，还成功地配合运用了暗示诱导方法："其旁常以两个能食之妇，夸其美食。其妇亦索其食，而为一尝之"，终使顽疾不药而愈。

四、学术评议

（一）张从正远承《内经》及仲景学说，近宗刘河间之学，创"病由邪生，攻邪已病"的攻邪学说，丰富和发展了中医学的发病学理论。

（二）张氏在临床上，吸取了前人的经验，并进行了发挥，扩大了汗吐下三法的应用范围，促进了中医学治则理论的发展，在临床上具有很高的实用价值。

（三）张氏在情志病治疗方面，以情胜情颇有特色，对中医心理学的发展有所贡献。

（四）张氏对补法的看法不局限于药物滋填扶正，其内涵较为宽广。他辩证地处理邪正关系，主张攻邪居先，寓补于攻，提倡食疗补虚，注重脾胃流通、安谷生精等。

（五）张从正的攻邪理论及临床经验，突破了《伤寒论》六经辨证的常规用药规律，为明清以来温病学家提供了宝贵的理论和实践基础，如明代吴有性、清代俞根初都是受其攻邪学说影响较深的医家。

【注释】

[1]《儒门事亲·汗下吐三法该尽治病诠》
[2]《儒门事亲·推原补法利害非轻说》
[3]《儒门事亲·痿》
[4]《儒门事亲·凡在下者皆可下式》
[5]《儒门事亲·目疾头风出血最急说》
[6]《儒门事亲·湿痹》
[7]《儒门事亲·痹》
[8]《儒门事亲·指风痹痿厥近世差玄说》

［9］《儒门事亲·偶有所遇厥疾获瘳记》

［10］《儒门事亲·凡在表者皆可汗式》

［11］《儒门事亲·攻里发表寒热殊涂笺》

［12］《儒门事亲·立诸时气解利禁忌式》

［13］《儒门事亲·喉舌缓急砭药不同解》

［14］《儒门事亲·十形三疗·小儿面上赤肿》

［15］《儒门事亲·凡在上者皆可吐式》

［16］《儒门事亲·九气感疾更相为治衍》

［17］《儒门事亲·十形三疗·内伤形》

【复习思考题】

1. 张从正三邪发病理论的主要学术内容。

2. 简述张从正汗吐下三法的含义。

3. 张从正为什么认为血气以流通为贵？

4. 试述张从正出血疗法的内容及注意事项。

5. 张从正是否"长于攻邪，绌于补虚"？

6. 张从正如何论补养正气？

朱　震　亨

一、生平和著作

朱震亨，字彦修，元代著名医学家。婺州义乌（今浙江义乌县）人，生活于公元1281～1358年（元至元十八年～至正十八年），因世居丹溪，故学者尊称之为丹溪翁。

丹溪自幼好学，日记千言，文章词赋一挥而就。年三十因母患脾病，始读《素问》，而知医术。三十六岁始从朱熹四传弟子许谦学习理学，四十岁时，因许氏病久，勉其学医，遂弃儒而致力于医，从学于刘完素的再传弟子罗知悌，并读河间、戴人、东垣、海藏之书。其学源于素难，深受理学的影响，兼采朱、刘、张、李等诸家之长，对于当时人们恣食厚味、放纵情欲的生活习惯，江南地域湿热相火为病最多的情况，以及局方温燥之剂盛行的医风具有很强的针对性。

丹溪的著作有《格致余论》《局方发挥》《金匮钩玄》《本草衍义补遗》《脉因证治》，流传的《丹溪心法》《丹溪心法附余》系门人将其临床经验整理而成，其中，《局方发挥》《格致余论》为其代表作。

《格致余论》一卷，为朱氏的医学论文集，共载医论40余篇，其中包括著名的"阳有余阴不足论"和"相火论"，着意阐发相火与人身的关系，提出保护阴精为摄生之本。

《局方发挥》一卷，着重指出常以《和剂局方》温补、辛香燥热之剂治病的流弊，主张戒用温补燥热之法，在纠正时弊方面发挥了重要作用。

丹溪为"金元四大家"之一，其门人及私淑者甚众。门人中传丹溪之学最有成就者，当推戴原礼与王安道二人，私淑丹溪而学术成就较大者，有王纶、虞抟。

二、学术理论

丹溪力砭习尚温燥之时弊，对人体生理病理颇多阐发，颇有创见。

（一）阳有余阴不足论

"阳有余阴不足"是丹溪阐述人体阴阳的基本观点，是对《内经》阴阳学说的一大发展。朱氏认为"阳有余阴不足"是自然界的普遍现象，整个自然界处于阳有余而阴不足的状态之中，并以天地、日月为例说明之："天大也为阳，而运于地之外；地居中为阴，天之大气举之。日实也，亦属阳，而运于月之外；月缺也，属阴，禀日之光以为明者也"[1]。根据"天人相应"的观点，推论人身也同样存在着阳有余而阴不足的状态，并进一步结合人体生理病理来论述其观点。

1. 人之阴阳动静，动多静少

丹溪认为阳主动，阴常静，人的生命活动常处于阳动的状态之中，"太极动而生阳，静而生阴"[2]。二者缺一不可，虽在生理状态下，人体动多静少，但也不可妄动，动而无制则为害，故丹溪说："天主生物，故恒于动；人有此生，亦恒于动"[2]。"人之疾病亦生于动，其动之极也，病而死矣。"[3]

2. 人之生长衰老，阴精难成易亏

丹溪认识到在人体的生命过程中，阴气只有在壮年时间相对充盛，而其他大部分时期都处于不足之中："人之生也，男子十六岁而精通，女子十四岁而经行，是有形之后犹有待于乳哺，水谷以养，阴气始成，而可与阳气为配，以能成人，而为人之父母"[1]。说明稚幼与垂老之年阴气俱亏，前者未充，后者已亏，只有在壮年时期才相对充盛，而青壮年时期在人生中十分短促，说明人体阴精来迟而早逝，故丹溪认为"阴气难成而易亏"[1]。

3. 人之情欲无涯，相火易夺阴精

人体在生理情况下，已存在阳有余而阴不足的状态，在外界环境的影响下，人心易动，"情欲无涯"而致相火妄动，动极则更伤阴精，正如丹溪所说："人之情欲无涯，此难成易亏之阴气若之何而可以供给也？"[1]

据上所述，可知丹溪所谓"阴不足"，是指阴精难成易亏而言；所谓"阳有余"，在生理状态下，是指人体脏腑功能时时处于活跃状态并相对于"阴不足"言，在病理状态下，是指由于情欲引动相火，致相火妄动，使人体脏腑功能活动亢进的状态，并非指人体真阳之有余。基于此，丹溪认为阴精之难成易亏，相火之易于妄动，是人体容易发病之关键。要保持阴精充盛，首先就得使相火不致妄动。因此，丹溪在《格致余论》中，首列《饮食箴》《色欲箴》两篇，示人要节制饮食和色欲，不使相火妄动，以保持阴阳平衡。由此可见，丹溪的"阳有余阴不足论"，旨在强调抑制相火，保护阴精，为阐发"阴虚火动"的病机和倡导滋阴降火法提供理论基础，也为其预防、摄生思想提供理论依据。

（二）相火论

朱氏对相火的论述，包括两方面：

1. 相火为生命之动力

此从生理方面阐述。人体动多静少，处于一个"阳常有余阴常不足"的状态中，但动而中节，并非妄动，也就是说，人体脏腑组织的功能常处于活跃的状态中，而不是亢奋状态之中。如果没有动，人体脏腑组织的功能活动就会停止，人体就会没有生命。至于"动"的产生，则是相火的作用，正如他所说："天非此火不能生物，人非此火不能有生"；"天主生物，故恒于动；人有此生，亦恒于动。其所以恒于动，皆相火之为也"[3]。由此可见，丹溪所言之相火，是推动和维持人体生命活动的动力，对人体具有极其重要的作用。

2. 相火妄动则为贼邪

此从病理方面阐述。相火作为人身之动气，对人体脏腑组织的生理活动具有推动作用，是人体不可缺少的。但如果动而无制，就会变成贼邪，损害人体之元气，也就是说，人体的脏腑功能活动处于活跃状态，但动而中节，并不处于亢进状态之中，人体则生生不息，否则，相火妄动，脏腑组织功能活动亢进，就会耗损阴精，伤人元气，成为贼邪，导致病变丛生。故他说："人之疾病亦生于动，其动之极也，病而死矣。"[3]

引起相火之原因，主要是人之"情欲无涯"。"夫以温柔之盛于体，声音之盛于耳，颜色之盛于目，馨香之盛于鼻，谁是铁汉，心不为之动也"[1]。凡此温柔、声音、颜色、馨香诸物欲，皆是能起相火妄动之外在因素，朱氏认为六欲七情之伤激起脏腑之火（即"五性厥阳之火"[2]），然后煽动相火。心主神，心火为君火，心为五脏六腑之大主，故朱氏特别强调心火之动与相火妄动两者的密切关系，指出："二脏（肝、肾）皆有相火，而其系上属于心。心，君火也，为物所感则心动，心动则相火亦动。"[1]此外，房劳过度、饮食厚味、情志过激等也是引起相火妄动之原因，"醉饱则火起于胃，房劳则火起于肾，大怒则火起于肝"[4]。

对于相火妄动之危害，朱氏认为："火起于妄，变化莫测，无时不有，煎熬真阴，阴虚则病，阴绝则死"[2]。明确指出相火妄动，必然会耗伤阴精，轻则病，重则死，对人体危害甚大，已非动气之火，而是成为食气之贼火，所谓"相火之气，《经》以火言之，盖表其暴悍酷烈，有甚于君火者也，故相火，元气之贼"[2]。

对于相火之部位，丹溪认为相火"寄于肝肾二部"。肝属木而肾属水，肝藏血而肾藏精，肝肾之精血为相火之物质基础。此外，还分属于胆、膀胱、心包络、三焦等脏腑，这是因为"胆者肝之腑，膀胱者肾之腑，心包络者，肾之配；三焦以焦言，而下焦司肝肾之分，皆阴而下者也"[2]。

概之，丹溪所言相火妄动，是指人体功能过于亢奋的一种病理状态，它能耗损阴精、损伤元气，对人体危害甚大；丹溪所言之相火，为人体功能活动的推动力，对人体十分重要。故丹溪的相火论，也是其滋阴降火法及预防、摄生思想的理论依据。

（三）阴升阳降论

丹溪认为，在生理情况下，人身之气"阳往则阴来，阴往则阳来，一升一降，无有穷也"[5]。可见，其论述阴阳升降，不仅宗李东垣之阳升阴降之论，也创造性地提出了阴升阳降的观点，丹溪从五脏、水火、气血三方面论述其阴升阳降之观点：以五脏言，"心肺之阳降，肝肾之阴升"[6]。而脾居其中；以水火言，"心为火居上，肾为水居下，水能升而火能降，一升一降，无有穷也"[3]；以气血言，"气为阳宜降，血为阴宜升，一升一降无有偏胜，是谓平人"[5]。阴升与阳降是彼此相关的，而在五脏之中，脾"具坤静之德，而有乾健之运"[6]，促成了心肺之阳和肝肾之阴的升降。

凡六淫外侵、七情内伤、饮食失节、房劳致虚等因素都可以导致升降失常而产生各种病证。心火宜降，如果受上述致病因素的影响，心火上动则相火亦升，使阴精下流而不能上承，而出现阴虚火旺之证；肺气宜降，如肺受火邪，其气炎上，有升无降，则致气滞、气逆、气上，甚至出现呕吐、噎膈、痰饮、翻胃、吞酸等。

丹溪的阴升阳降观点，不仅与"相火论"、"阳有余阴不足论"有密切关系，也是其升补阴血及补阴抑阳治法的理论依据。

三、治疗经验

朱氏临床经验丰富，且有不少创见，故有"杂病用丹溪"之说。除滋阴降火、补阴配阳外，其对气、血、痰、郁的论治，亦十分精当。明代王纶《明医杂著·医论》曾云："丹溪先生治病，不出乎气、血、痰，故用药之要有三：气用四君子汤，血用四物汤，痰用二陈汤。久病属郁，立治郁之方曰越鞠丸。"此乃是举其治疗杂病的大概而言。

（一）滋阴降火法

丹溪之滋阴降火法，实多针对相火妄动之证，他所提出的"气有余便是火"，其实质是相火妄动致脏腑功能活动亢盛而表现为阳热有余。其所言之火证，也是指相火妄动之表现："诸热瞀瘛、暴喑、冒昧、躁扰狂越、骂詈惊骇、胕肿疼酸、气逆冲上、禁栗如丧神守、嚏呕、疮疡、喉痹、耳鸣及聋、呕涌溢食不下、目昧不明、暴注、瞤瘛、暴病、暴死、五志七情过极，皆属火也"[7]。由此可见，火之为病相当广泛。

丹溪对相火妄动所致的内火，创滋阴降火法治之，其代表方为大补阴丸。丹溪认为，阴虚与火旺是密切相关的，是一个问题的两个方面，阴虚必然导致火旺，而火旺又必致阴液更伤。相火妄动，导致脏腑功能活动亢盛，而形成阳热有余之火证，而此火为贼邪，易损阴精。故丹溪治疗此证之用药特点，补阴必兼泻火，而泻火也即以补阴，滋阴与泻火，只是根据证候表现的不同而用药有所侧重。他以滋阴为治本，也有利于降火，所谓"补阴即火自降"[8]。同时，泻火的目的也为滋阴，故说"有泻火补阴之功"[9]，实为对《内经》"苦以坚肾"理论的发挥，在具体用药上，泻火则习用知、柏等，补阴则有补阴精与补阴血之分。凡阴精虚而相火妄动者宜大补阴丸，阴血虚而相火妄动者用四物汤加知、柏。

【医案例举】

丹溪治一妇人，患心中如火一烧，便入小肠，急去小便，大便随时亦出，如此三年求治，脉滑数，此相火传入小肠经，以四物加炒连、柏、小茴香、木通，四帖而安。（《古今医案按·卷六》）

分析 本案为相火妄动，传入小肠，致小肠分清泌浊之功能亢进所致。故用四物补阴养血，连、柏清相火，木通导热从小便而出，小茴香温散，入下焦，亦取反佐之意。此方实体现了朱氏治火证三法：实火当泻、虚火当补、郁火当发。诸药相合，既清妄动之实火，又补阴血，稍佐温散以防冰伏邪热，颇合症情，故能四帖而安。

（二）升补阴血法

丹溪认为，阴阳升降不仅有阳升阴降的一面，也有阴升阳降的一面，其对阴虚阳盛之证重视补阴抑阳，特别强调养阴补血的作用，指出："补养阴血，阳自相附；阴阳比和，何升之有？"[5] 故其治疗阴虚阳盛之证，不同于习俗所用育阴潜阳之治法，而是采用升补阴血而使阳降的治法，使阴升阳降达到"阴阳比和"的目的。朱丹溪非常重视脾在阴升阳降中的作用，常用参芪补脾之气、四物补脾之阴而助其转输，辅助补阴之品，达到"阴阳比和"之目的，其升补阴血之法，除用药治疗之外，还强调静养、淡食。

【医案例举】

丹溪治一壮年，恶寒。多服附子，病甚，脉弦而似缓。以红茶入姜汁，香油些少，吐痰一升；减棉衣大半，又与防风通圣散去麻黄、硝、黄，加地黄，百帖而安。知其燥热已多，血伤亦深，须淡食以养胃，内观以养神，则水可升，火可降。

（《古今医案按·卷四》）

分析 病人恶寒但脉弦而缓，而不沉迟无力，仍真热假寒证。又多服附子，更伤阴血，热灼津伤成燥，阻滞气机，阳气更不能外达，也加重恶寒。故丹溪首以江茶入姜汁、香油，导其痰从上而出，次以防风通圣散通其滞，清其热，去麻黄者，惧其温散太甚更伤阴液，去硝、黄者，因无阳明腑实。加生地，补阴以配阳。因其燥热甚，阴血伤太深，故其治也久，且愈后，必须淡食以养胃，内观以养神，使水自升，火可降。

（三）气病治疗经验

丹溪十分重视元气，曾指出："人以气为主，一息不运则机缄穷，一毫不续则穷壤判。阴阳之所以升降者，气也；血脉之所以流行者，亦气也；荣卫之所以运转者，此气也；五脏六腑之所以相养相生者，亦此气也。盛则盈，衰则虚，顺则平，逆则病，气也者，独非人身之根本乎？"[10] 尤其重视后天脾胃之气及气机失调的治疗，凡气虚脾胃虚弱，不欲饮食，丹溪主以四君、六君子汤；脾胃气虚，饮食不进，呕吐泄泻，或病后胃气虚怯者，主用参苓白术散；气血两虚者，主用八珍汤；对于七情相干，气机阻滞之证，治以调气化痰，用七气汤；对于气机不降，三焦气壅，心腹闷痞，腹胁膨胀者，以木香流气饮治之；痰涎壅盛，气逆于上，上盛下虚，肢体浮肿者，用苏子降气汤；呃逆是木邪挟相火上冲的气逆实证，其本在土败木贼，泻火当兼扶土，用大补阴丸、益元散等，而以人参白术汤下，或用参芦取吐；膨胀由于气不化浊，郁而为热，湿热熏蒸成胀满，根本原因却在脾土受伤，宜补脾为先；胎坠多由气血虚损兼内火扰动，故其视白术、黄芩为安胎圣药；产难责脾虚不运，立达生饮，以参、术、归、芍、草补虚治本，紫苏、陈皮、大腹皮行滞为佐治之；难产之后，血气尤虚，其症见胞损淋沥者，即以峻补成功。

【医案例举】

例一 陈择仁，年近七十，厚味之人也。有久喘病，而作止不常，新秋患滞下，食大减，至五七日后呃作，召予视。脉皆大豁，众以为难。予曰：形瘦者尚可为。以人参白术汤下大补丸以补血，至七日而安。（《格致余论·呃逆论》）

分析 本案为痢后呃逆，伴饮食大减，其脾胃之气已大伤；诊其脉皆大豁，应指大软而空虚，为脾胃气衰，相火上冲之象，而病后发呃，往往是病情危重的表现，但诊其形瘦，为脉、证、形相符，故谓"尚可为"，丹溪用人参白术汤补脾益气和胃、大补丸降阴火，药证相符，故经治七日得愈。

例二 一妇人产后有物不下如衣裾，医不能喻，翁曰：此子宫也。气血虚，故随之而下。即与黄芪、当归之剂而加升麻举之，仍用皮工之法，以五倍子作汤洗濯，皱其皮，少选，子宫上。翁慰之曰：三年后，可再生儿，无忧也。如之。（《古今医案按·胎前产后》）

分析 丹溪认为，产后耗气伤血，多有气血两虚。此案乃因气血俱虚引起的子宫脱垂，故治以当归补血汤加升麻以益气生血升提之剂，作汤内服，兼用五倍子之酸涩收敛外治而获效。

（四）血病治疗经验

朱氏治疗血病，重养血活血，以四物汤为主方，并重视气与血的相生关系，重视相火对阴血的危害。

1. 血证治疗经验

朱氏对血证论治，多从阴虚火旺立论，善用养血活血之四物汤加清相火之品，为其治疗特色，并重视辨证施治。如对吐血，丹溪认为其病机为阳盛阴虚，火性炎上，血不得下，随火热溢出，治以补阴抑火，使其复位，用四物加清火之剂；吐血觉胸中气塞，上吐紫血者，以桃仁承气汤下之。"先吐红，后见痰嗽，多是阴虚火动，痰不下降，四物汤主之，加痰药、火药"[11]；先痰嗽后见红，多是痰积热，降痰火为急。对呕血，若脉大发热喉痛为气虚，用参、芪、蜜炙黄柏、荆芥、当归、生地黄服之；阴虚火旺者，用四物汤加炒山栀、童便、姜汁服；怒气致呕血者，势暴，须抑怒以全阴，以柴胡、黄连、黄芩、黄芪、地骨皮、生地、白芍，虚者以保命生地黄散治之。对咯血、痰带血丝者，以姜汁、青黛、童便、竹沥入血药中，如四物汤加地黄膏、牛膝膏之类；咯唾带血，血出于肾，以天门冬、贝母、知母、百部、黄柏、远志、熟地、牡蛎、姜、桂之类治之；痰涎带血，血出于脾，以葛根、黄芪、黄连、芍药、当归、甘草、沉香之类治之。对衄血，丹溪认为衄血多属阳热怫郁，治疗以凉血行血为原则，可用山茶花为末，童便、姜汁、酒调下，或犀角地黄汤加郁金、黄芩、升麻。衄血由肺热引起者，犀角、升麻、栀子、黄芩、芍药、生地、紫菀、丹参、阿胶等。对溺血、下血，属热者，丹溪用炒山栀或小蓟、琥珀之类治之；属实者，用当归承气汤下之，后以四物汤加山栀调治；血虚者，以四物加牛膝膏；肾虚者，用五苓散合胶艾汤，吞鹿茸丸。丹溪认为大便下血，不可纯用寒凉药，必于寒凉药中加辛味药，其属热者，用四物加炒山栀、升麻、秦艽、阿胶珠；属寒者，用四物加炮干姜、升麻；久不愈者，后用温剂，必兼升举药中加酒浸炒凉药，和酒煮黄连丸之类。

2. 妇科血病的治疗经验

朱氏治疗月经不调，以气血虚实为纲，以四物汤养血调经为主剂进行辨证施治，如其治血虚所致月经后期，用四物加参、术；血枯而致经闭，治以四物加桃仁、红花；气滞血实而致的经来作痛，治用四物加桃仁、黄连、香附；血瘀而致的经行量少，或胀或痛，四肢疼痛，治用四物加延胡、没药、白芷等。对妇人胎前诸疾，治以清热养血，认为白术、黄芪为安胎圣药，如对胎漏一症的治疗，属气虚有热，用四物汤加白术、黄芩、阿胶、砂仁；治恶阻，用四物去熟地加半夏、陈皮、白术、砂仁、藿香等养血和胃降逆；治妊娠肿胀，以四物加茯苓、泽泻、白术、条芩、厚朴、甘草；对产后诸疾，朱氏认为当大补气血。妇人产后，气血大损，故丹溪指出："产后无得令虚，当大补气血为先。虽有杂症，以末治之"。如其对产后寒热症的治疗，根据左血右气的原则，左手脉不足，血虚为甚，补血药多于补气药，右手脉不足，气虚为主，补气药多于补血药；对产后中风之症，忌用表药发汗伤血；对产后乳少者，用木通猪蹄煎服以补血生乳、利气通络；而对产后瘀血所致诸症，以五灵脂、血竭等祛瘀生新之品来治疗。

【医案例举】

又陈氏，年四十余，性嗜酒。大便时见血，于春间患胀，色黑而腹大，其形如鬼，诊其脉，数而涩，重似弱。予以四物汤加黄芩、黄连、木通、白术、陈皮、厚朴、生甘草，作汤与之，近一年而安。（《格致余论·臌胀论》）

分析 本案因患者嗜酒便血，故必有邪热内蕴，营阴先亏，故用四物以养营血，用芩、连、木通以治其热，用陈皮、厚朴走中焦而防苦寒之郁滞，持久服之，一年方安。

（五）痰证治疗经验

丹溪对痰证深有研究，在治法方药诸方面颇多阐发，对后世影响很大。

1. 痰证的病因病机

痰证因多种原因产生，"或因忧郁，或因厚味，或因无汗，或因补剂，气腾血沸，清化为浊，老痰宿饮，胶固杂揉"[13]。丹溪认为其病机与脾虚和气郁有密切联系，脾虚则运化无权，水谷之气悉化为痰；气郁则火逆上，熬炼津液成痰。

2. 痰证的临床表现

痰成之后，随气机升降流注全身，定位于某部位而产生多种病证："为喘为咳，为呕为利，为眩为晕，心嘈杂怔忡惊悸，为寒热痛肿，为痞膈，为壅塞，或胸胁间辘辘有声，或背心一片常为冰冷，或四肢麻痹不仁，皆痰饮所致"[14]。"凡人身中有结核不痛不红，不作脓者，皆痰注也。"[14]"痰在膈间使人癫狂或健忘。"[15]正因为丹溪在临床实践中体会到痰之为病的广泛性，因此提出了百病兼痰的著名观点。

3. 痰证的治疗

丹溪治痰善用理气健脾、燥湿化痰之法。他指出："治痰法，实脾土，燥脾湿，是治其本。"[14]"善治痰者，不治痰而治气，气顺则一身之津液亦随气而顺矣。"[14]脾得健运则痰湿自化，气顺则痰饮亦随之蠲化。可见丹溪治痰首重其本。其治痰亦用"分导"之法，但其反对过用峻利药，指出："治痰用利药过多，致脾气虚，则痰易生而多。"[15]丹溪以二陈汤为治痰基本方，认为其"一身之痰都管治，如要下行，加引下药，在上加引上药"[15]。在具体用药上，或根据痰的性质、邪气兼夹情况选药：湿痰用苍术、白术，热痰用青黛、黄芩、黄连，食积痰用神曲、麦芽、山楂，风痰用胆南星、白附子、天麻、雄黄、牛黄、僵蚕，老痰用海石、半夏、瓜蒌、香附、五倍子，内伤挟痰用党参、黄芪、白术等；或根据部位不同而选药：痰在胁下，非白芥子不能达，痰在皮里膜外，非姜汁、竹沥不能导达，痰在四肢，非竹沥不开；或根据病势选药：上焦痰盛用吐剂，下焦痰多用滑石；或辨病选药：痰积之泄泻，用蛤壳粉、青黛、黄芩、神曲糊丸服之，既豁痰，亦健脾；治肥盛妇人不能成胎，躯脂满溢，闭阻胞宫者，采用行湿燥痰法，选用胆南星、半夏、苍术、川芎、防风、羌活、滑石组方，或用导痰汤之类等；治痰在膈间或痰迷心窍，使人癫狂、健忘，或为风痰之证，以二陈汤加竹沥、荆沥、菖蒲、远志、南星、莱菔子等。

【医案例举】

宪幕之子傅兄，年十七八，时暑月，因大劳而渴，恣饮梅浆，又连得大惊三四次，妄言妄语，病似邪鬼，诊其脉，两手皆虚弦而带沉数，予曰：数为有热，虚弦是大惊，又梅酸之浆，郁于中脘。补虚清热，导去痰滞，病乃可安。遂用人参、白术、陈皮、茯苓、芩、连等浓煎汤，入竹沥、姜汁。与旬日未效，众皆尤药之不审。余诊之，知其虚之未完，与痰之未导也。仍予前方，入荆沥，又旬日而安。（《格致余论·虚病痰病有似邪祟论》）

分析 病后出现妄见妄闻，世俗认为是鬼邪作祟，以祈逐鬼驱邪。丹溪力矫时弊，认为非鬼邪所致，乃痰虚之为病。他说："血气两亏，痰客中焦，妨碍升降，不得应用，以致十二官各失其职，视听言动，皆有虚妄。以邪治之，其人必死。"（《格致余论·虚病痰病有似邪祟论》）。故本案以人参、白术、茯苓补脾益气，实脾土，燥脾湿，以治痰之本；黄芩、黄连清心除热，陈皮、竹茹、姜汁化痰导滞，守方治之，终获痊愈。

（六）郁证治疗经验

郁，即滞而不通之义。丹溪在前人论治郁证的基础上，结合自己的临床实践，论郁六种，形成了独到的治疗经验。

1. 郁证的病因病机

丹溪认为情志内伤、六淫外感、饮食失节等因素都可使人体气血怫郁而产生郁证。其认为郁证之病机为气血郁滞，故他说："气血冲和，万病不生，一有怫郁，诸病生焉，故人身诸病多生于郁"[16]。

郁证的病位，丹溪接受李杲脾胃为升降之枢的观点，认为脾胃之气不得升降，五脏之气血及周身上下之气血均不得通达，郁证出焉，所以他认为"凡郁皆在中焦"[16]。

2. 郁证的辨证

气郁者，胸胁痛，脉沉涩；湿郁者，周身走痛或关节疼，遇阴寒则发，脉沉细；痰郁者，动则喘，寸口脉沉滑；热郁者，瞀闷，小便赤，脉沉数；血郁者，四肢无力，能食便红，脉沉；食郁者，嗳酸，腹饱不能食，人迎脉平和，气口脉紧盛。六郁可单独为病，也往往相因致病，但总以气郁为关键，多由气郁而影响及其他，久郁则能化热生火。

3. 郁证的治疗

丹溪治郁重在调气，同时兼顾郁久化火之治，故其善用辛热温散之剂解郁，又配伍寒凉清泻之剂清火。其所创制的越鞠丸便是此意，故越鞠丸统治诸郁证。该方行气开郁，取气行则他郁自解与五药分治五郁的共同作用而发挥统治六郁的功效。丹溪根据六郁之因，制另一治郁名方六郁汤。

其用药特点是：气郁，用香附、苍术、川芎；湿郁，用白芷、苍术、川芎、茯苓；痰郁，用海石、香附、南星、瓜蒌；热郁，用山栀、青黛、香附、川芎；血郁，用桃仁、红花、青黛、川芎、香附；食郁，用苍术、香附、神曲、砂仁。从该方组成可以看出，苍术、香附、川芎等药几乎诸郁皆用，反映了丹溪治郁重在调气的治疗经验。

【医案例举】

丹溪治一老妇人，性沉多怒，大便下血十余年，食减形困，心摇动，或如烟熏，早起面微浮，血或暂止则神思清，忤意则复作，百法不治。脉左浮大虚甚，久取滞涩而不匀，右沉涩细弱，寸沉欲绝。此气郁生涎，涎郁胸中，心气不升，经脉壅遏不降，心血绝，不能自养故也。非开涎不足以行气，非气升则血不归隧道。以壮脾药为君，二陈汤加红花、升麻、归身、酒黄连、青皮、贝母、泽泻、黄芪、酒芍药，每帖加附子一片，煎服，四帖后血止。去附，加干葛、丹皮、栀子，而烟熏除，乃去所加药，再加砂仁、炒曲、熟地黄、木香，倍参、芪、术，服半月愈。（《古今医案按·卷四》）

分析 本案患者心情抑郁多怒，致气郁生痰，阻滞经脉，血不归经而下血，日久心脾两虚，而见食减形困、心动摇等症，丹溪首治以黄芪、升麻，健脾升气，二陈、贝母、青皮理气化痰，红花、归、芍养血行血，黄连清郁热，附子辛温，体现了其治大便下血日久不愈者用温剂之意；次去附，加丹、栀等清热之品以除郁热；终以健脾行气之品以善后。

综上所述，丹溪以气、血、痰、火、郁为纲论治杂病，具有丰富的经验。对其他病证的论治，也不出此五者。如其论治中风，认为"中风大率主血虚有痰，治痰为先，次养血行血"[17]。具体用药为气虚用参芪；血虚用四物汤；化痰用二陈汤；瘦人多阴虚有火，用四物汤加牛膝、黄芩、黄柏、竹沥，而对竹沥、姜汁的祛痰通络作用尤为重视，再如其论治噎膈，"污血在胃脘之口，气因郁而为痰"[18]，或"怒甚而血菀于上，积在膈内，碍气升降"[18]。所致之噎膈，用养血祛瘀、润燥和胃之韭汁牛乳饮治疗等。

四、学术评议

（一）丹溪是一位遵经善变，能博采众长，善结合实践，能纠正时弊而具有独创精神的医学家。"相火论"、"阳有余阴不足论"、阴升阳降学说是其独创的医学理论，滋阴降火、升补阴血以制阳是其独创之治疗大法，气血痰郁论治是其丰富的临床实践的产物，注重保养精血是其独到的养生原则。

（二）丹溪学说对后世的影响深远，著名医家戴元礼、王履、赵良仁等皆入其门墙，传其衣钵，虞抟、王纶、汪机等亦私淑其学。丹溪学说还远传国外，如日本医家特成立"丹溪学社"以研究其学。因而，后人遂有"丹溪学派"之称。

（三）丹溪乃集当时医学之大成者，他擅长杂病治疗，而非拘于滋阴一端，学者因有"杂病宗丹溪"之说。近世有以"滋阴学派"称之者，未免以偏概全，有失中肯。

【注释】

[1]《格致余论·阳有余阴不足论》

[2]《格致余论·相火论》

[3]《格致余论·房中补益论》

[4]《格致余论·疝气论》

[5]《局方发挥》

[6]《格致余论·臌胀论》

[7]《丹溪心法·火·附录》

[8]《丹溪心法·火》

[9]《本草纲目·黄柏》

[10]《丹溪心法·破滞气》

[11]《丹溪心法·吐血》

[12]《金匮钩玄·产后补虚》

[13]《格致余论·涩脉论》

[14]《丹溪心法·痰·附录》

[15]《丹溪心法·痰》

[16]《丹溪心法·六郁》

[17]《丹溪心法·中风》

[18]《金匮翼·膈噎反胃统论·血膈》

【复习思考题】

1. 试述阳有余阴不足论、相火论的主要内容。

2. 丹溪治疗痰证、郁证有何独特见解和用药经验？

3. 试比较东垣所论之阴火与丹溪所言妄动之相火有何区别和联系？

附:

戴 思 恭

戴思恭,字元礼,号肃斋,元末明初医家,约生活于公元 1324~1405 年(元泰定元年~明永乐三年),浦江(今浙江浦江)人。少年时即从学于丹溪,丹溪见其颖悟绝伦,倾心授之。故思恭尽得其传,为丹溪的得意门生。戴氏医术精深,治病多获奇效。洪武年间(公元 1368~1398 年),被朝廷征为御医,晚年任太医院使。

戴氏较完整地继承了丹溪学术思想,并深受刘河间、李杲的影响,不断推求师意,在理论方面对丹溪的"阳常有余,阴常不足"与"相火论",在杂病论治方面,尤对痰、郁证治颇多发挥,阐其师意所未尽,为承丹溪之学最有成就者。

戴氏著有《证治要诀》即(《秘传证治要诀》)及《证治要诀类方》《推求师意》,还对朱丹溪的《金匮钩玄》作了增补及加有按语。

戴氏较为完整地继承了丹溪学术思想,不仅深求师意,而且在医理和气血痰瘀方面都有所发挥。

戴氏深悟"阳有余"之阳及"气有余便是火"之气的含义,直言气即为阳,认为气属阳,动作火,这使丹溪之论更具体更深刻。他说"气之与火,一理而已,动静之变,反化为二"[1]。认为气属阳,阳主动,动而中节,是为生理。"当其和平之时,外护其表,复行于里,周流一身,循环无端,出入升降,继而有常,源出中焦,总统于肺。"[1]即认为在脏腑生理功能活跃的生理状态下,气周流全身,温养脏腑,化生于脾,总统于肺,若气动太过,即脏腑功能亢进,是为病理,则乖逆失常,冲逆化火,致诸症蜂起。他说:"捍卫冲和不息之谓气,扰乱妄动变常之谓火。"[1]说明气之与火,即相火与妄动之相火,本是一家,因其常变不同而一分为二,这使丹溪之相火学说更具体而明朗化了。戴氏根据丹溪"阴不足"的观点,提出"血属阴难成易亏论",他认为,血"生化于脾,总统于心,藏于脾肝,宣布于肺,施泄于肾,灌溉一身"[2]。对人体有濡养作用,故"目得之而能视,耳得之而能听,手得之而能摄,掌得之而能握,足得之而能步,脏得之而能液,腑得之而能气"[2]。说明人体各脏腑、组织、器官,都需要得到阴血的濡养,才能维持其正常的生理功能。阴血的盛衰,关系到人体生理活动的旺盛和衰退。只有阴血充足,才能使脏腑的生理功能处于活跃状态,既不处于机能减退状态,也不处于阳亢无制之妄动状态。可见血对人体具有重要作用,但戴氏认为如此重要之血却难成而易亏,所谓难成,是据"女子十四而经行,至四十九而经断"之生理,所谓"易亏",是指人处气交中,常动多静少,阳气易动而化火,阴血易耗而亏虚。正由于血难成,而又易被火耗,故戴氏对血病病机的认识,重在阴血亏虚。戴氏基于丹溪"气血冲和,万病不生,一有怫郁,诸病生焉。故人身诸病,多生于郁"[3]的理论,结合其临证经验,对郁证作了更深刻的发挥。

他指出："郁者，结聚而不得发越也。当升者不升，当降者不降，当变化者不得变化，此为传化失常，六郁之病见矣。"[4]可见其给郁证下了明确的定义，并指出郁证之关键在于传化失常。

丹溪认为郁证之病机为气血怫郁，戴氏认为，传化失常是致郁之关键，中焦为脾胃所居，上为心肺，下为肝肾，凡有六淫七情所伤及劳役妄动，上下所属之脏气出现虚实克胜之变，必累及中焦之气，故四脏一有不平，中气必为之先郁，又因饮食失节，停痰积饮，寒湿不通，皆郁于脾胃，故戴氏认为郁证以中焦致郁为多，传化失常为其病机。

戴氏说："气郁者，胸胁痛，脉沉涩；湿郁者，周身走痛或关节疼痛，遇阴寒则发，脉沉细；痰郁者，动则为喘，寸口脉沉滑；热郁者，瞀闷，小便赤，脉沉数；血郁者，四肢无力，能食，便红，脉沉；食郁者，嗳酸，腹饱不能食，人迎脉平和，气口脉紧盛。"[4]可见戴氏对六郁的辨证很详审。

戴氏对丹溪痰证的发挥，主要体现在以下两方面。

有关痰证之病因病机，戴氏指出，痰为津液所化生。他认为，在生理情况下，"经脉之津液与血者，皆四布水精之所化……滋育百体者矣"[5]。而在病理情况下，则"水积不行，亦如湿漂之为害。故其水盛与血杂混而不滋荣气之运，或不化液而不从卫气之用，聚于经脉以为病，冷则清如其饮，热则浊如其痰"[5]。其将痰、饮分开，也是一种进步。至于痰饮产生的原因，则有饮食不谨、外伤六淫、饮食厚味等，其病机为中焦脾胃受伤，谷气不升，荣卫郁滞，而致"津液不行，易于攒聚，因气成积，积气成痰"[5]。

戴氏认为痰饮有广义、狭义之分："饮凡有六，悬、溢、支、痰、伏、留，痰饮特六饮之一耳。"[6]痰饮致病，兼证颇多，他概括为："痰饮既聚，辗转传变，生病不一，为呕吐，为反胃，为喘满，为咳逆，为膈噎，为吞酸，为嘈杂，为臌胀，为痞，为痛，为泄利，为不食冲上，为头痛，为眩运，为嗌干，为足肿，为疝；散于表为寒热，为胕肿，为支节痛；聚于心为狂，为癫，昏仆，为不语"[5]。痰饮为病颇多，故戴氏提出"凡人之病，皆痰为邪"[5]的发病学观点。并指出痰饮为病甚多，治痰饮则诸证自消。

戴氏临床经验丰富，在杂病方面，宗丹溪又有所发展。

戴氏对火证之治比丹溪详细，对由于情志之动引起的相火妄动，导致相应脏腑的火化，戴氏分审五脏火化之候，求其所属，分辨虚实而治之。治实火者："如黄连泻心火，黄芩泻肺火，芍药泻脾火，柴胡泻肝火，知母泻肾火，此皆苦寒之味，能泻有余之火耳。"[6]治虚火者："阳虚之病，以甘温之剂除之，如黄芪、人参、甘草之属；若阴微阳强，相火炽盛，以乘阴位，日渐煎熬，为火虚之病，以甘寒之剂降之，如当归、地黄之属……若肾水受伤，其阴失守，无根之火，为水虚之病，以壮水之剂治之，如生地黄、玄参之属；若右肾命门火衰，为阳脱之病，以温热之剂济之，如附子、干姜之属。"[6]治郁火者："以升散之剂发之，如升麻、干葛、柴胡、防风之属。"

戴氏认为血难成而易亏，故其治疗血病主张补血，推崇四物汤，并随证辅佐。如"桃仁、红花、苏子、血竭、牡丹皮者，血滞所宜；蒲黄、阿胶、地榆、百草霜、棕炭者，血崩所宜；乳香、没药、五灵脂、凌霄花者，血痛所宜；苁蓉、锁阳、牛膝、枸杞子、益母草、夏枯草、败龟板者，血虚所宜；乳酪血液之物，血燥所宜；干姜、桂者，血寒所宜；生地黄、苦参，血热所宜"[2]。若气虚血弱者，又当补气生血，以人参补之。由此可见，戴氏治血病，既重补血，又重辨证论治。

戴氏对痰证之治，宗丹溪以顺气为先，但又分辨痰所生部位及感邪性质而治，如喘、咳、呕、泄、眩、晕、心嘈、怔忡、惊悸，或为寒热、痛肿、痞膈、壅闭，或为胸胁间辘辘有声，或为背心一片常如水冷，皆为痰饮之症，宜取苏子降气汤、导痰汤各半帖和煎；或小半夏茯苓汤加枳实、木香各半钱，吞五套丸（南星、半夏、白术、茯苓、良姜、木香、青皮、陈皮）；或以五套丸一料，依分两作饮子煎服。若平居皆无他症，只有数口痰，或清或坚，宜二陈汤、小半夏茯苓汤，痰多者服青州白丸子（半夏、南星、白附子、川乌），痰饮晕眩及成痰厥者，宜别加木香二生汤，吞青州白丸子和灵砂丹，或吞养正丹、半硫丸；痰饮流入四肢，令人肩背酸，宜导痰加木香、姜黄各半钱。

戴氏治郁之法比丹溪更详细深透，他指出，治郁之法有表里之分和风寒热湿之异。在表者可汗之，在里者下之，兼风者散之，微热者以寒和之，热甚者泻火救水，养阴润燥，寒湿者以苦燥之，以辛温之。他认为郁病以中焦所致最多。故治郁以恢复脾胃传化功能为要务，指出苍术、香附、川芎为治郁要药，认为苍术为阳明药，能径入诸经，疏泄阳明之湿，其气味雄壮辛烈，强胃健脾，开发水谷气，其功最大。香附为阴血中快气之药，下气最速，两药配合，一升一降，以散其邪。川芎为厥阴经药，能直达三焦，使生化之气，上至头目，下抵血海，疏通阳明，调和气血；且不只专开发中焦，尚能使胃主行气于三阳，脾主行气于三阴，则可使被阻的脏腑之气尽得宣发，天真之气亦因而得到通达，诸郁自然得解。戴氏在临床实践中，又根据病位、病性、病情等的不同，辨证施治，机圆法活，其治痰之法较其师更进了一步。

戴思恭为丹溪高足，乃传丹溪之学而最有成就者。他善于推求师意，又善博采众长，更善于创新立说。他根据丹溪的"阳有余阴不足论"，结合临证实践，提出"血属阴难成易亏论"；根据"气有余便是火"，提出"气属阳动作火论"，都是对丹溪学说的发挥，使之更全面、具体。

戴氏在临证实践中，既宗丹溪，又能委曲圆融，不滋流弊。对痰、郁的病因、病机能穷求其源，论及治疗，能切中病机，把握大法，选方遣药，灵活多变，丰富多彩，使痰郁之治更趋完备。

【注释】

[1]《金匮钩玄·气属阳动作火论》

[2]《金匮钩玄·血属阴难成易亏论》

[3]《丹溪心法·六郁》

[4]《金匮钩玄·六郁》

[5]《推求师意·痰饮》

[6]《金匮钩玄·火岂君相五志俱有论》

王 纶

王纶,字汝言,号节斋,浙江慈溪人。约生活于明成化、正德年间。早年因父病习医,进步很快。成化二十年(一说弘治年间)举进士,后入仕途。正德年间官至右副都御史,巡抚湖广,做官时期,"朝听民讼,暮疗民疾,历著奇验",不断研究医学,终于成为一代名医。其主要著作有《明医杂著》《本草集要》。

王氏治学主张"专主《内经》而博观乎四子"[1],在医理上以《内经》为主,并受张仲景、刘河间及金元四家学说影响,认为仲景、河间、东垣、丹溪"四子之书,初无优劣,但各发明一义耳"。故提出"外感法仲景,内伤法东垣,热病用河间,杂病用丹溪,一以贯之,斯医道之大全矣"[1]的学术主张,从而反映出王氏的治学思想。

王氏不仅对内伤杂病深有研究,而且对外感热病亦有阐发,既继承经论又善取诸家之长,结合自己的临床实践而富于创新。

王氏认为"发热症类伤寒者数种,治各不同,外感、内伤乃大关键"[2]。他分析各种热病的发热机理各不相同,如伤寒发热,是由于寒邪伤卫;伤暑发热是由于热邪伤营;内伤发热,或为阳虚不能外达,或属阴虚不能制火。阳虚者,脉大无力,阴虚者,脉数无力。并认为在同一种病邪致病的情况下,病名应根据病情的轻重而定。他指出:"病有感、有伤、有中。感者在皮毛,为轻;伤者兼肌肉,稍重;中者属脏腑,最重。"[1]所以他对风、寒、暑,分别以感风、伤风、中风;感寒、伤寒、中寒;感暑、伤暑、中暑等命名。若"为伤寒、伤风及寒疫也,则用仲景法",若是"天行温疫、热病……宜用刘河间辛凉、甘苦寒之药以清热解毒"[2]。把外感风寒与温热的论治区别开来。对于内伤发热,则以阴阳为纲,若内伤元气,阳气下陷,内生虚热,"宜用人参、黄芪等甘温之药",其重者宜用"东垣法加熟附子补之";若内伤真阴,阴血既伤,阳气偏旺而变为火,则依丹溪法"用四物加黄柏、知母,补其阴而火自降"[2]。王氏对血虚、阴虚发热论治剖析甚微,认为"若阴微阳强,相火炽盛,以乘阴位,为血虚之病,以甘寒之剂降之,如当归、地黄之属"[3];"若肾水受伤,其阳失守,无根之火,为阴虚之病,以壮水之剂制之,如生地、玄参之属"[3]。总之,王氏对发热之症,分内感与外伤,内伤以阴阳为纲,集东垣、丹溪之长,详审证因,并不偏主四物加知、柏以生血降火,也很重视壮水滋阴及甘温除热;对外感以寒热为辨,倡用仲景、河间之法,把外感风寒与温热的论治区别开来。

王氏承丹溪之说,不仅认识到"湿热相火致病甚多"[4],而且认为"人之一身,阴常不足,阳常有余,况节欲者少,过欲者多。精血既亏,相火必旺,火旺则阴愈消,而劳瘵、咳嗽、咯血、吐血等症作矣"[5]。故在治疗上强调补阴,认为"补阴之药,自少至老不可缺"[5]。如能"使阴与阳齐,则水能制火而水升火降,斯无病矣"[5]。王氏在丹溪大补阴丸基础上,自制"补阴丸"方,作为滋阴降火之剂,并经常与葛可久所制诸方同用,以作劳瘵"收功保后"之治。

在脾胃论治方面,王氏继承了东垣学说,且多阐发,其突出贡献在于他结合东垣、丹溪之学提出了脾阴说。王氏认为治脾胃须"分阴阳气血"[6]，反对概用"辛温燥热，助火消阴之剂"。否则使"胃火益旺，脾阴愈伤，清纯中和之气，变为燥热，胃脘干枯，大肠燥结，脾脏渐绝"[6]。他认为胃火旺与脾阴虚是互为因果的，不只胃火旺可伤及脾阴，反之"脾胃阴虚则阳火旺"[7]。这种脾胃阴阳分治的论述，是他的卓见，对后世"脾阴"、"胃阴"学说的发展，具有一定影响。同时，王氏又善于把补阴与调治脾胃融会贯通，熔李、朱两家之长，而得灵活化裁之妙。如他对劳瘵的治疗，在滋阴降火方中，除四物、知、柏、天冬等外，还用白术、陈皮、干姜等品。即使对"病属火"而"大便多燥"的患者，也注意调节饮食，勿令泄泻，认为一旦溏泄则"寒凉之药难用矣"。当急与调理脾胃，俟胃气恢复，然后用治疗本病之药[8]。

王氏对杂病的论治，以气、血、痰、郁立论，以广丹溪之余绪。他说："丹溪先生治病，不出气、血、痰，故用药之要有三：气用四君子汤，血用四物汤，痰用二陈汤。久病属郁，立治郁之方，曰越鞠丸"[1]；进而指出："气、血、痰三病，多有兼郁者，或郁久而生病，或病久而生郁，或误药杂乱而成郁。故余用此方治病，时以郁法参之，气病兼郁则用四君子加开郁药，血病、痰病皆然。故四法者，治病用药之大要也。"[1]王氏在"杂病用丹溪"的思想指导下，对四法治病作了广泛的发挥。认为杂病病机，不外气、血、痰诸病，均"以郁法参之"。

王纶认为痰的生成与气血流行有关，凡情志忧郁、饮食厚味、外感淫邪等都可使气血失常，其关键在于脾虚，同时他又补充了肾与痰的关系，创"痰之本水也，源于肾，痰之动湿也，主于脾"之说。痰之为病，变化多端，症状不一，临床上所见的喘咳、恶心呕吐、痞膈壅塞、关格、泄泻、眩晕、怔忡、惊悸等病变均与痰病有关。

对于痰证的施治，王氏强调健脾和顺气两法，以降火软坚化痰为原则，其云："宜实脾燥湿，又随气而升，宜顺气为先，分导次之，又气升属火，顺气在于降火。"[9]具体应用时强调辨证施治，如热痰清之，湿痰燥之，风痰散之，郁痰开之，顽痰化之，食积消之等。他认为二陈汤只宜于治湿痰、寒痰、痰涎之证。如果因火邪炎上，熏于上焦，肺气被郁，津液随气而升，为火熏蒸凝浊郁结而成者，并非中焦脾胃湿痰、冷痰、痰饮、痰涎之证，所以汤药难治，亦非半夏、茯苓、苍术、枳壳、南星等药所能治也。故自制化痰丸，以天门冬、黄芩泻肺火，海浮石、芒硝以软坚，瓜蒌润肺消痰，香附开郁降气，连翘开结降火，青黛降郁火，皆不用香燥之剂。另外，如痰在皮里膜外，非姜汁、竹沥不能及；痰在四肢，非竹沥不开；痰在经络中，亦用竹沥，必佐以姜、韭汁；痰在胁下非白芥子不能达；痰在上者应吐之；痰在中者，应下之。王氏博采众长，使痰证诊治臻于完善。

王氏认为对于阳虚发热及气虚血弱和气虚血脱之证，参、芪在所必用；而对于肺热及脾肾阴虚，火盛失血者忌用参、芪，而主张用沙参及其他"甘寒之药以生血降火"[2]。他指出："饮食劳倦内伤，元气、火不两立，为阳虚之病，以甘温之剂降之，如黄芪、人参、甘草之属"[3]；"治亡血脉虚，以此（人参）补之者，谓气虚血弱，故补其气而血自生，阴生于阳，甘能生血也"。又说："肺受寒邪及短气虚喘宜用（人参），肺受火邪喘嗽及阴虚火动，劳嗽吐血勿用。盖人参入手太阴而能补火，故肺受火邪者忌之。"[10]"凡酒色过度，损伤脾肾真阴，咳嗽、吐痰、衄血、吐血、咳血、咯血等症，误服参、芪等甘温之药，则病日增，服之过多，则不可治。盖甘温助气，气属阳，阳旺则阴愈消。"[2] 总之，王氏认为参、芪甘温属阳，补气为宜，若血虚用之，反助气耗阴血。

对一些常见内科杂病，王氏的临证经验亦多可取。他对很多病证，都先列通治的"主方"，后述详细加减法，便于读者掌握应用。如治疗泄泻，主方为白术、茯苓、白芍、陈皮、甘草。若久泻肠胃虚滑不禁，则加肉豆蔻、诃子皮、赤石脂、木香、干姜，配伍严密，确有良效。又治痢疾，主方为黄芩、黄连、白芍、木香、枳壳、甘草、槟榔。血痢则加当归、川芎、生地、桃仁、槐花；如久治不愈则去槟榔、枳壳，减芩、连，加阿胶珠、侧柏叶、白术、黑姜、陈皮。方证与病机较为契合。

王纶研究风证很有心得，对辨别风证的标和本，尤具卓识，他指出"此血病痰病为本，而外邪为标"，较前人论述显得全面而深入，也符合实际情况。在风证的治疗诸法中，尤长于用化痰法，并吸取了一些民间运用的外治法。王纶又善于把补阴与调治脾胃融会贯通，取效于临床。

王纶在学术理论上特别在内伤杂病方面，继承东垣、丹溪之学，并能融会贯通而有所发挥。他不仅善用滋阴降火，而且精娴于甘温除热。其学说对后世有相当影响。

当时不少医家曾批评王氏于方药治疗中有畏用参、芪的缺点，如孙一奎早期也曾批评王氏对人参"畏之如虎"[11]。然而这些非难终究不符合事实，如对于阳虚发热及气虚血弱和气虚血脱之证，王氏非惟不禁参、芪，且认为在所必用。他在治劳瘵时指出"独参汤用于大吐血后，昏倦脉微细气虚者"[10]。可见王氏临床注重辨证，并非片面地忌用参芪。

【注释】

[1]《明医杂著·医论》

[2]《明医杂著·发热论》

[3]《本草集要·随证治火药论》

[4]《明医杂著·续医论》

[5]《明医杂著·补阴丸论》

[6]《明医杂著·枳术丸论》

[7]《明医杂著·风疟》

[8]《明医杂著·劳瘵》

[9]《明医杂著·痰饮》

[10]《本草集要·人参条》

[11]《赤水玄珠·虚怯虚损痨瘵门总论》

王　履

一、生平和著作

王履，字安道，号畸叟，别号抱独老人，元末明初医家，生于公元 1332 年（元至顺三年），卒年不详，一说卒于公元 1391 年（明洪武二十四年），江苏昆山县人，少年学医于丹溪。洪武初，为秦王府良医正。

王氏博学多才，工诗文画艺。在医学方面著有《医经溯洄集》《百病钩玄》《医韵统》。惜唯《医经溯洄集》行世，余皆散佚。

《医经溯洄集》一卷，是一部医学论文集，共有医论 21 篇，着重对医学理论探求本源，溯洄者，逆流而上，即取法乎上，以《黄帝内经》《难经》《伤寒论》等经典医籍的医理为指归，并对著名医家王叔和、孙思邈、王焘、王冰等 20 余家的学术观点，加以评述和阐发，其中颇多独到见解。

二、学术理论

王氏主要是对《内经》《难经》《伤寒论》等经典的医理，以及宋以后著名医家的论点，有不少独到的阐述和发挥。在医学上的主要成就在于对诸多医理进行了独到的评述和阐发。

（一）对"亢害承制"的阐发

《素问·六微旨大论》阐述五运六气的关系，着重于"亢则害，承乃制"这种关于事物一常一变的运动变化，后世医家对此有过阐述，但王氏结合到人体，从生理、病理着手，论述得更加精辟切实。

安道认为，"亢则害，承乃制"是造化之枢纽。"承，犹随也……有防之之义存焉。亢者，过极也，害者，害物也，制者，克胜之也。然所承者，其不亢，则随之而已，故虽承而不见。既亢，则克胜以平之，承斯见矣"[1]。亢为气之甚，承所以防其甚，如木甚则为风，火甚即为热，不甚便无风无热，而失去了木火的作用。当其甚而未至于过极，则制木之金和制火之水，仅随之而已。当其甚而过极，金气便起而制木，水气便起而制火，以维持其相对平衡，这都是正常的生理现象。相反，若木火之气不甚，或甚而过极，金水之气不能制之，则为病理现象。即脏腑功能低下，或一脏功能亢进，而胜之之脏不能制之，均属病理现象，正如他说："造化之常，不能以无亢，亦不能以无制"[1]。概之，王氏认为从生理言，人体存在一个"亢而自制"[1]的机制；从病理言，若无亢，或"亢而不能自制"[1]，均是发生疾病之机制。若有这种情况发生，需用汤液、针石、导引之法助之，制其亢，除其害，以恢复脏腑之间的动态平衡，达到除疾之目的。

（二）对四气发病的分析

四气所伤之说，原出于《内经》。《素问·生气通天论》云："春伤于风，邪气留连，乃为洞泄；夏伤于暑，秋为痎疟；秋伤于湿，上逆而咳，发为痿厥；冬伤于寒，春必病温，四时之气，更伤于脏。"《素问·阴阳应象大论》亦有"冬伤于寒，春必病温；春伤于风，夏生飧泄；夏伤于暑，秋为痎疟；秋伤于湿，冬生咳嗽"等论述。对此，历代医家都以四气之因来推论其病理变化，惟王氏认为应当从现有的病情来剖析其致病之因。他认为，人体被四气所伤，并不一定会发病，即使发病，由于人体的体质有强弱，正气有虚实，时令有太过不及之异，其病情亦有差异。故王氏提出，应当从现有的病情来推论其致病之因，而不是由病因来推论病情。这体现了他的审证求因之观点。王氏结合临床实践，对《内经》四伤之说作了平易通达的解说，可谓是解经之中别开生面者。若仅从四气之因，遂断其必发某病，显然过于机械、绝对，必须根据现有形诊，结合邪气的聚散、正气的虚实、时令的太过与不及等方面来推测其致病之源，预测病情之变，方可避免穿凿之弊，故"读者当活法，勿拘执也"[2]。表明了他在发病学上的辨证观点和治学上的求实精神。

【医论附录】

且以伤风言之，其当时而发，则为恶风、发热、头痛、自汗、咳嗽、喘促等病；其过时与久而发，则为疠风、热中、寒中、偏枯、五脏之风等病。是则洞泄、飧泄者，乃过时而发之中之一病耳。因洞泄、飧泄之病生，以形诊推之，则知其为春伤风，藏蓄不散而致此也。苟洞泄、飧泄之病未生，孰能知其已伤风于前，将发病于后耶？假若过时之久自消散而不成病者，人亦能知乎？（《医经溯洄集·四气所伤论》）

（三）对阴阳虚实补泻的发挥

《难经·五十八难》曰："伤寒阳虚阴盛，汗出而愈，下之则死；阳盛阴虚，汗出而死，下之则愈。"后世医家对此的阐述，均不切临床实际。惟王氏解释此说，辞简理明而切合实际。他认为阴盛阳虚指寒邪外客，阳虚指卫阳虚，阴盛指寒邪盛；阳盛阴虚为热邪内炽，阳盛指阳热炽，阴虚指热邪伤阴。寒客于表，故汗之愈，下之则表邪入里而病重；里热内炽，当下其阳热，坚其阴津则愈，汗之则反助其热，重伤其阴故病重。概之，他以阴阳之盛，言寒热病邪，以阴阳之虚，言表里之精气，不仅于理通达，而且切合临床。

《难经·七十五难》曰："东方实，西方虚；泻南方，补北方……东方者肝也，则知肝实，西方者肺也，则知肺虚……南方火，火者木之子也，北方水，水者木之母也。水胜火，子能令母实，母能令子虚，故泻火补水，欲令金不得平木也。"后世解此论者，均未阐发切当，而王氏却独具卓识。他指出："子能令母实一句，言病因也；母能令子虚一句，言治法也。"[3]认为火乃木之子，子火能助母木而致肝气亢实，此即"子能令母实"之义。如治以补水泻火，使水胜火，子火势退而不助母木，则木气自衰；而水为木之母，此为"母能令子虚"之义。所谓虚，是指抑制其太过而使其衰也，运用补水泻火之法，使火退则金不受火克而制木，土又不受木克而能生金。虽不补金，而金自受益，所谓"不治之治"[3]。

【医案例举】

梁左 五脏六腑，皆令人咳，不独肺也，六淫外感，七情内伤，皆能致咳。今躁烦过度，五志化火，火刑于金，肺失安宁。咳呛咯痰不爽，喉中介介如哽状，咳已两月之久，《内经》谓之心咳，苔黄，两寸脉数，心火铄金，无疑义矣，拟滋少阴之阴，以制炎上之火，火降水升，则肺气自清，京元参钱半，大麦冬钱半，生甘草五分，茯神三钱，炙远志一钱，甜光杏三钱，川象贝各二钱，瓜蒌皮二钱，柏子仁三钱，肥玉竹三钱，干芦根一两（去节），冬瓜子三钱，梨膏三钱（冲）。（《丁甘仁医案·咳嗽》）

分析　本病心火旺盛，心阴不足故也，火邪刑于肺金，肺失肃降，则咳呛咯痰不爽，咽喉为之不利，心阴不足，肺阴亏虚，故久咳不愈。治以滋少阴肾水，以上济心阴，制上炎之火，火降则水升，肺阴得复，肺气乃畅，肺气自清，故能愈也。

（四）论伤寒、温暑治各不同

古人认为，冬伤于寒，其感而即病者，称为"伤寒"，有不即病，过时而发于春夏者，即称为温暑。对其治疗，在温病学尚未成熟阶段，人们多以伤寒方通治之。对此，王氏持反对态度，认为伤寒、温暑之治不同。他说："夫伤于寒，有即病者焉，有不即病者焉。即病者，发于所感之时；不即病者，过时而发于春夏也，即病谓之伤寒，不即病谓之温与暑。夫伤寒、温暑，其类虽殊，其所受之原则不殊也……由其类之殊，故施治不得以相混，以所称而混其治，宜乎贻祸于后人……仲景之书，本为即病者设，不为不即病者设……今人虽以治伤寒法治温暑，亦不过借用耳，非仲景立法之本意……夫仲景之法，天下后世之权衡也，故可借也以为他病用。虽然，岂特可借以治温暑而已，凡杂病之治，莫不可借也。今人因伤寒治法，可借以治温暑，遂谓其法通为伤寒、温暑设，吁！此非识流而昧其源者欤？"[4]他认为，对于温热病，"仲景必别有治法，今不见者亡之也"[4]。他指出，伤寒、温病和暑病各"有病因，有病名，有病形。辨其因，正其名，察其形，三者俱当，始可以言治矣"[5]。如伤寒，此以病因而为病名，发于天令寒冷之时，而寒在表，闭其腠理，故非辛甘温之剂不足以散之；温病、热病此以天时与病形而为病名，发于天令暄热之时，怫然自内而于外，郁其腠理，无寒在表，故非辛凉或苦寒或酸苦之剂不足以解之，因此，他根据温暑的病理特点，提出治疗方针："夫温病、热病之脉，多在肌肉之分，而不甚浮，且右手反胜于左手者，诚由怫热在内故也……凡温病、热病，若无外感，表证虽间见，而里证为多，故少有不渴者。斯时也，法当治里热为主，而解表兼之，亦有治里而表证自解者"[5]。可见，王氏治温热以清里热为主。

（五）首创真中、类中说

古人论中风，以为卒暴僵仆不知人、偏枯四肢不举等症，多因风而致，故用大小续命、排风、八风等汤散治之。安道指出："及近代刘河间、李东垣、朱彦修三子者出，所论始与昔人异矣……河间主乎火，东垣主乎气，彦修主乎湿，反以风为虚象，而大异于昔人矣……以予观之，昔人、三子之论皆不可偏废，但三子以相类中风之病视为中风而立论，故使后人狐疑而不能决，殊不知因于风者，真中风也，因于火、因于气、因于湿者，类中风而非中风也。"[6]王氏此论，不仅首创了真中、类中之说，而且，也把不同学说融会贯通于一说，使中风理论渐趋完善，这对明清医学理论的发展有很大影响。

从以上内容可见，安道治学，虽本于震亨"一断于经"之旨，但并不为经所囿，总以征诸实践而为"断经"的根据，对前人之说敢于发表新见而持实事求是的态度。故《四库全书总目提要》称"观其历数诸家，俱不免有微辞……然其会通研究，洞见本源，于医道中实能贯彻源流，非漫为大言以夸世也"，可谓是持平之论。

三、学术评议

（一）王履是我国元末明初著名的医学理论家，对经典医籍及其前代医家的观点理论问题，能寻本溯源，征诸临床，而不为前人之说所囿，敢于辟讹误，抒己见。

（二）他所阐发的"亢害承制"理论，提出"造化之常，不能以无亢，亦不能以无制"的辩证观点，紧密联系人体生理病理，使之更利于指导临床实践。

（三）王氏关于四气所伤及阴阳虚实补泻的阐发，立足于临床，反映了他在医学上敢于创新及实事求是的科学态度。

（四）在外感病方面，对伤寒、暑温，能从病因、病名、病形以及治法等方面详加分辨。他阐述的"泻南补北法"，是对《难经》理论的进一步发挥，对后世临床颇有启迪。

【注释】

[1]《医经溯洄集·亢则害承乃制论》

[2]《医经溯洄集·四气所伤论》

[3]《医经溯洄集·泻南方补北方论》

[4]《医经溯洄集·张仲景伤寒立法考》

[5]《医经溯洄集·伤寒温病热病说》

[6]《医经溯洄集·中风辨》

【复习思考题】

1. 试述王履"亢害承制论"的主要内容。

2. 王履对四气所伤和阴阳虚实补泻有何独特的见解？

3. 试述王履对伤寒、温暑的认识及对真中、类中的区别。

明　代

明代是医学理论更趋向系统和全面的时期。在学术理论研究方面，除王纶、汪机、虞抟等承丹溪衣钵外，其主要学术成就，大致有如下几个方面。

（一）重视温补，探索肾命。针对明代某些医家不善学刘、朱之学，造成寒凉时弊的情况，薛己等有识之士为了维护阳气，纠正时弊，力主温补，重视对肾命的研究。虞抟强调"两肾总号命门"，"相火寓乎其中"，主张肾、命不可分割，命门乃水中之火。薛氏之理论滥觞于王冰、钱乙、李杲等学，重视脾肾，治病每以补中益气、六味、八味、四君、六君为主；孙一奎认为命门为"肾间原气"、"动气"，阐述了《难经》理论；李时珍提出："命门为藏精系胞之物……下通二肾，上通心肺，贯脑，为生命之源，相火之主，精气之府，生人生物，皆由此出"。赵献可认为命门为真君真主，并强调"其中间惟是一火耳"，提出"取之阴者，火中求水，其精不竭，取之阳者，水中寻火，其明不熄"的治疗原则；张介宾认为，命门为真阴之脏，藏精化气，为先后天立命之根本，治疗也从阴阳互济、精气互生入手，善用熟地、人参并创制左、右归方。李士材总结提出，"先天之本在肾"，"后天之本在脾"，凡属虚证，皆须温补。

（二）温病学说的发展。在《内经》《伤寒论》理论指导下，明代许多医家，继承河间等的学术经验，结合临床，对外感热病进行了深入研究，促进了温病学说的发展。如缪希雍提出伤寒、温疫"凡邪气之入，必从口鼻"，热病传变，以阳明证为多，治疗善用清热保津，慎于汗下。喻昌以三焦论疫著称，对温病的病因、病机、传变等多有阐发，并创秋燥论。吴又可提出戾气学说，对温疫的病因及传染发病特点，做出了卓越贡献。此外，如盛启东的热传心包说，陶华的《伤寒六书》等，对后世温病学说的进一步发展，亦有一定影响。

（三）研究经籍。明代许多医家都致力于《内经》和《伤寒论》的注释和研究，如马莳著《黄帝内经素问注证发微》及《黄帝内经灵枢注证发微》，后书常为人们所推崇，称"有功于后学"；吴崑著《素问吴注》二十四卷，以王冰注为本，在某些方面有较深的理解，汪昂赞之云："《素问吴注》间有阐发，补前注所未备"。方有执在《伤寒论》的编次方面，持独到的见解，主张"卫中风"、"营伤寒"、"营卫俱中伤风寒"，以桂枝、麻黄、青龙汤三方主治立法；喻昌著《尚论篇》，推崇方氏之说，认为方氏的观点"改叔和之旧，以风寒之伤营卫者分属，卓识超越前人"，喻氏的"三纲鼎立"说，亦对后世有所影响。张介宾将《灵枢》《素问》合二为一，分类编次著成《类经》一书，提出阴阳原同一气和一分为二的观点。李中梓研究《内经》具有执简驭繁的特点，他所编辑的《内经知要》，为初学中医者的重要读本。

此外，在本草研究方面，明代医家亦做出了很多贡献，如李时珍在《神农本草经》《新修本草》《政和经史证类本草》等基础上，毕生从事本草的研究，著成《本草纲目》一书，规模宏大，资料翔实，实为我国药物学方面集大成之巨著，影响巨大，传播及海外。又如缪希雍著《神农本草经疏》，引证广博，发挥甚多，亦为本草之名著。在综合性医著的编撰方面，也多成就，如王肯堂的《证治准绳》卷帙浩繁，立论平正，深得后人好评，《四库提要》称："采摭繁富，而参验脉证，辨别异同，条理分明，俱有端委，故博而不杂，详而有约……"又如明末清初张璐的《张氏医通》，取法王氏《证治准绳》，引证颇丰，阐述亦多，流传甚广。

薛　己

一、生平和著作

薛己，字新甫，号立斋。明吴郡（江苏苏州）人，约生活于公元 1487～1558 年（明成化二十三年～嘉靖三十七年）。薛己出身医学世家，其父薛铠，字良武，精医术，治病多奇中，尤以儿科及外科见长。薛立斋自幼勤奋好学，初曾习儒，后转而习医，得自家传，原为疡医，后转攻内、儿科，各科均有成就。正德年间，选为御医，擢太医院判。嘉靖年间晋升为院使，中年辞职归籍，于是他以岐黄世业，旁通诸家微词颐旨，靡不究竟，将"扶困起废"为己任，以"庶光济人"为目的，全身心地投入到医疗及著述工作中。当时医界承元代遗风，重视降火，有的医者动辄恣用寒凉之剂克伐生气，对此流弊，薛己提出责疑："世以脾虚误为肾虚，辄用黄柏、知母之类，反伤胃中生气，害人多矣"[1]。援引经旨，潜心研究，立一家之言，重视甘温以生发脾胃之阳气，临证注重脾与肾、命火之辨证，治疗用药以温补著称，对后世医家之温养理虚，颇多启发。故沈启源赞赏薛己治病"不问大小，必以治本为第一要义"[2]。

薛己医著有《内科摘要》《外科发挥》《外科枢要》《外科心法》《外科经验方》《疬疡机要》《口齿类要》《女科撮要》《保婴粹要》《正体类要》《过秦新录》《本草约言》等，评注医书有其父薛铠的《保婴撮要》、钱乙的《小儿药证直诀》、王纶的《明医杂著》、陈文中的《小儿痘疹方论》、陈自明的《妇人大全良方》、倪维德的《原机启微》，后人将其著作及评注之书，汇编成《薛氏医案》。

《内科摘要》二卷，此书是薛氏内科杂病医案，卷上为11种病证，卷下为10种病证。书中以虚损病证为重，几乎每一种病证均以"某某亏损"为名。共收录200余案，每案均论述病因、病机、治法、方药及预后或误治等。

《外科发挥》刊于1528年，书中论述肿疡、溃疡、发背、脑疽、肺痈、肺痿、疔疮、瘰疬等外科主要病证，凡31种。每病均先列脉证、治则，再列各种治法、方药及临床医案。《外科心法》与《外科经验方》大约均刊于1528年。前书七卷，是以外科医论和医案为主的著作。《疬疡机要》约刊于1529年，本书首论疬疡的病因、病机、病位、治则，其次论疬疡各类证候治法，包括本证、变证、兼证及类证的辨证治疗，对验案以及方药也分别作了介绍。特别是所举的医案病例较多，论述的病候条目比较清晰。《外科枢要》前三卷为医论，卷一主要论述疮疡的脉证、治法、方药及针法，共21论，卷二、卷三以病证为纲，论述32种常见的全身各部疮疡病证，卷四论述疮疡各证的方剂和加减用药。

《女科撮要》及《校注妇人良方》，前书为薛立斋的妇产科专著，刊于1548年，上卷为月经病、带下病、乳房病及前阴诸病等妇科常见病证，凡15种，并附各证方药；下卷为妊娠病、产时病及产后病等产科常见病证，亦为15种，附各证方药，并列举临床病案。后书为薛氏对宋代陈自明的《妇人大全良方》的校注，补入大量的注文及医案。

《正体类要》，伤科专著，刊于1529年。全书二卷，上卷论述伤科的治疗大法19条，载跌仆损伤、金疮、火烫伤医案65则；下卷收入伤科用方71首。此书对伤科治疗十分强调脏腑气血辨证论治，对后世影响较大，清代《医宗金鉴·正骨心法要诀》即以本书为蓝本。

《口齿类要》，为口腔及五官科专著，刊行于1528年，主要论述茧唇、口疮、齿痛、舌症等四种口齿疾患，及喉痹、喉痛、骨鲠等喉科疾患，并有附方69首及治疗验案，是现存最早的该专科著作。

《保婴撮要》刊于1555年，是薛铠、薛己父子同著的儿科专著，凡二十卷。前十卷正文部分由薛铠原作，主要论述初生儿护养法，儿科疾病的诊断方法，五脏主病及小儿内科杂病证治。其中所有的临床医案均由薛己补入。后十卷论述的是小儿外科、伤科、皮肤科及痘疹等的证治及有关医案，均由薛己本人所作。

二、学术理论

薛己以治病必求其本的观点立论，既继承了张元素、李东垣的脾胃理论，又遥承了王冰、钱乙的肾命水火学说，形成了脾胃与肾命并重的学术理论，故临床施治注重调理脾胃与肾命，以求本滋源。

（一）治病求本

薛己不仅重视脾胃，而且重视肾命，强调脾肾在人的生理、病理方面的重要性，故治病在于务求本源。薛己认为"凡医者不理脾胃及养血安神，治标不治本，是不明正理也"[3]。所谓治本，包括两个方面：一是指辨证施治的原则，必须抓住疾病的本质，无论内伤、外感之证，都必须掌握疾病发生之本源。如他对前人"痛无补法"之说，认为并非尽然，不能胶柱鼓瑟，对腹痛而见面色黄中带青，左关弦长，右关弦紧之症，辨明为土衰木旺，用益气汤加半夏、木香而愈。二是指调治脾肾为治病之关键，他说："经云：治病必求其本，本于四时五脏之根也。"[4]薛氏重视脾胃的作用，认为脾胃为五脏之根蒂，人身之本源，脾胃一虚则诸症蜂起，因此，薛氏治病尤其强调"以胃气为本"的思想，又因肾阴肾阳为脏腑阴阳之根本，五脏病久则波及于肾，使肾命受损，故肾命亦为治疗疾病的根本之脏。

滋化源是薛己治病求本的进一步发展，滋化源也包括两方面的含义：一是补脾土，黄履素在《折肱漫录·医药篇》中解释薛己滋化源时曾说："化源者何？盖补脾土以资肺金，使金能生水，水足木自平而心火自降。"薛氏认为，人体后天生化之源，当属脾胃之元气，土为万物之母，非土不能生物，惟土旺则万物昌盛，人体诸脏才能得以滋生，生气才能盎然勃发。因此他指出凡病属虚损之证，皆可用滋化源之法。如他在《明医杂著·枳术丸论》中指出："症属形气、病气俱不足，脾胃虚弱，津血枯涸而大便难耳，法当滋补化源。"其治脾肺亏损的咳嗽、痰喘等症强调"当补脾土，滋化源使金水自能相生"。滋化源的另一含义是补肾与命门的真阴真阳，《四库全书总目·医家类》指出："然己治病务求本源，用八味丸、六味丸有补真阳真阴，以滋化源。"可见他对滋化源的认识，并未局限于脾胃，已将其应用范围扩充到了肾与命门，这进一步阐发了其"治脾无效，则求之于肾"的求本观点。

（二）重视脾胃

薛氏的脾胃之说渊源于《内经》，并深受李东垣《脾胃论》的影响。在生理上，薛己认为人体之所以有生机和活力，全赖脾胃的滋养与健运。因而他认识到"人以脾胃为本，纳五谷，化精液，其清者入营，浊者入卫，阴阳得此，是谓囊籥，故阳则发于四肢，阴则行于五脏，土旺于四时，善载乎万物，人得土以养百骸，身失土以枯四肢"[5]。脾胃在诸脏腑之中具有重要的地位，人体诸脏所以能发挥其正常生理功能，皆是因为接受了脾胃所生化之水谷精气。因此，薛氏指出："胃为五脏本源，人身之根蒂"，"脾胃气实，则肺得其所养，肺气既盛，水自生焉，水升则火降，水火既济，而成天地交泰之令矣。脾胃一虚，四脏俱无生气"[6]。另外，薛己认为脾胃为气血之本，脾为统血行气之经，指出："血生于脾，故云脾统血，凡血病当用苦甘之剂，以助阳气而生阴血"[6]，"血虚者，多因脾气衰弱不能生血也，皆当调补脾胃之气"。[7]脾胃为人身之本，气血之生化又以中焦脾胃为源，生血必以调补脾胃之阳气为先，这是薛氏论述脾胃与气血的精髓之处。

薛氏在论述病证时常强调脾胃之衰，他说："大凡内因之症，原属脾胃虚弱，当审所致之由，而调养之，若稍重其剂，复伤胃气，则虚证蜂起。"[7]指出"内因之症，属脾胃虚弱"所致，甚至提到某些外感疾病也是由于脾胃虚弱，元气不足而引起的，他认为"设或六淫外侵而见诸症，亦因其气内虚而外邪乘袭"[9]，"若人体脾胃充实，营血健壮，经隧流行而邪自无所容"。他的这种邪正观，不仅与《内经》的"邪之所凑，其气必虚"的理论一致，同时突出了脾胃之盛衰在发病学上的重要作用。

（三）阐发肾命

薛己对肾命的阐发是其主要的学术观点之一。薛氏论及命火，观点仍未超越《难经》之左肾、右命门之说，如他在论述气血方长而劳心亏损，或精血未满而纵情恣欲，根本不固，火不归元所致的病证时指出："两尺各有阴阳，水火互相生化，当于二脏中各分阴阳虚实，求其属而平之。"[3]"若左尺脉虚弱而细数者，是左肾之真阴不足也，用六味丸；右尺脉迟软或沉细而数欲绝者，是命门之相火不足也，用八味丸……"[10]因而薛氏常以六味、八味调肾命阴阳、水火。他对劳瘵、咳嗽、咯血、吐血的治疗，有特殊见解，如说："设若肾经阴精不足，阳无所化，虚火妄动所致前证者，宜用六味地黄丸补之"[11]。故薛氏调治肾阴迥异于丹溪，力避知、柏的苦寒泻火，注重肾中阴阳的生化，药尚温补。

三、治疗经验

（一）治虚心得

薛己生平所治病证，以内伤杂病为多，尤对内伤虚损病证颇具丰富的临床经验，指出："大凡杂病属内因，乃形气病气俱不足，当补不当泻"[12]。认为杂病以虚为多见，在治疗杂病虚证方面颇具特点，为后世所宗。

薛氏论虚证，必言阴虚，此阴并非津液、精血之谓，是概括三阴肝、脾、肾之虚，认为："阴虚乃脾虚也，脾为至阴。"足三阴即足太阴脾、足少阴肾、足厥阴肝，而脾为至阴之脏，故阴虚即脾虚，黄履素在《折肱漫录》中指出："大凡足三阴虚，多因饮食劳役，以致胃不能生肝，肝不能生火，而害脾土不能滋化，但补胃土则金旺水生，木得平而自相生矣"。可见其对于虚损之证十分强调肝、脾、肾三脏的调治，而三者间尤以脾土为关键。故其治疗，常以调理脾胃、滋养肝血、温补肾命为主而药尚甘温。即使是养阴之法，亦以温化为要，强调阳旺而生阴之理，这对明代以后诸家治杂病虚证多用温补的方法有一定的影响。

对于血虚的治疗既注意致虚的不同原因，又擅长以温补取效，他指出："大凡血虚之症，或气虚血弱，或阳气脱陷，或大失血以致发热、烦渴等症，必用四君、归、芪或独参甘温之剂，使阳旺则阴生，其病自愈，若用寒凉降火乃速其危也"[13]。温补阳气，调治肝脾，这是薛氏对血虚证论治之重要特点。

【医论附录】

夫阴虚乃脾虚也，脾为至阴，因脾虚而致前症。盖脾禀于胃，故用甘温之剂以生发胃中元气而除大热，胡乃反用苦寒，复伤脾血耶？若前症果属肾经阴虚，亦因肾经阳虚不能生阴耳。经云：无阳则阴无以生，无阴则阳无以化。又云：虚则补其母。当用补中益气、六味地黄以补其母，尤不宜用苦寒之药。世以脾虚误为肾虚，辄用黄柏、知母之类，反伤胃中生气，害人多矣。大凡足三阴虚，多因饮食劳役，以致肾不能生肝，肝不能生火，而害脾土不能滋化，但补脾土，则金旺水生，木得平而自相生矣。（《内科摘要·饮食劳倦亏损元气等症》）

薛氏对杂病中虚证的辨证，十分精详并多独见之处。他认为虚损之证，在某些情况下，可变生他证与假象，如"若人气高而喘，身热而烦，或扬手掷足，口中痰甚者，属中气虚弱而变证也，宜用补中益气汤"[8]。指出此类身热而烦是"脾胃虚弱之假证也，设认为热证则误矣"[8]。又如"大抵病热伤渴饮冷，便秘，此证属实，为热故也，或恶寒发热，引衣蜷卧，或四肢逆冷，大便清利，此属真寒，或躁扰狂越，欲入水中，不欲近衣，属虚，外假热而内真寒也"[14]。并以肚腹喜暖与口喜冷热为内伤虚证与外感实证之辨别要点，这在临床治疗上很有指导意义，值得借鉴。

薛氏温养补虚之法综合起来主要有三类：

1. 朝夕互补法

根据人体一天之中阳气消长进退，以及自然界昼夜晨昏阳气的变化规律，来决定补法的应用。他认为："若朝宽暮急，属阴虚；暮宽朝急，属阳虚；朝暮皆急，阴阳俱虚也。"[15]不同的病理情况朝暮阴阳偏虚不同，因而对于阴阳虚证的治疗，应当采用不同的朝夕用药配合，以图达到阴阳平衡的目的。具体办法是："阳虚者，朝用六君子汤，夕用加减肾气丸；阴虚者，朝用四物汤加参、术，夕用加减肾气丸；真阴虚者，朝用八味地黄丸，夕用补中益气汤。"[14]气阴两虚者，朝用补中益气汤和十全大补汤以培补脾胃元气，夕用六味丸或八味丸以调补肾命水火。气血俱虚者，朝用补中益气汤，夕用六君子汤加当归以图气血双补。可见其朝夕补法，有着各种不同的方剂配合及使用方法，其目的大多以调补脾肾为主。

2. 急证骤补法

治疗危急虚证，必须立即采用作用强、见效快的方药进行急救治疗。急补的常用方有八味丸、独参汤及参附汤。八味丸用于肾元不固之危证。若因无根虚火上炎而见发热夜重，热从脚起，口干舌燥，小便频数，淋漓作痛，用八味丸引火归原，以固根本；或因火衰寒盛而见胸腹虚痞，小便不利，脘腹膨胀，手足逆冷，急用八味丸以回阳救逆；或因火不生土而五更泄泻，急用八味丸以补肾纳气。独参汤用于气血津液脱失之危重证。如疮疡病久，气虚不摄，汗出不止，急用之以补气止汗。如失血过多，不论其脉证如何，均可急用独参汤以补气固脱。参附汤用于阳虚气脱之危重证。如疮疡病过用寒凉之剂，或犯房事，或因吐泻，损伤阳气，出现发热头痛，恶寒憎寒，扬手掷足，汗出如水，腰背反张，郑声不绝等虚阳外越之假热证，须急以参附汤温阳救脱。又如见到畏寒头痛，耳聩目蒙，玉茎短缩，冷汗时出，或厥冷身痛，或咬舌啮齿，舌根强硬等阳气虚脱之真寒证，则不论其脉其症，均当急以参附汤回阳救逆。

3. 偏虚纯补法

临床上出现比较单纯的阴虚、阳虚、气虚或血虚者时，薛氏主张区别论治，根据所虚不同，纯补阴、阳、气、血。如发热昼夜俱重之重阳无阴证，用四物汤或六味丸纯补其阴；如见疮疡微肿，色黯不痛，脉大无力之纯阴无阳证，用回阳汤纯补阳气；如发热面赤而脉大虚弱之阴血不足证，用当归补血汤纯补其血；如疮疡脓多而清，或瘀肉不腐，溃而不敛，脉大无力之气血两虚证，用八珍汤双补气血。

【医案例举】

给事张禹功，目赤不明，服祛风散热药，反畏明重听，脉大而虚，此因劳心过度，饮食失节，以补中益气汤加茯神、酸枣仁、山药、山茱萸、五味，顿愈。又劳役复甚，用十全大补兼以前药渐愈，却用补中益气加前药而痊。东垣云：诸经脉络皆走于面，而行空窍，其清气散于目而为精，走于耳而为听，若心烦事冗，饮食失节，脾胃亏损，心火太甚，百脉沸腾，邪害孔窍而失明矣。况脾为诸阴之首，目为血脉之宗，脾虚则五脏之精气皆失其所，若不理脾胃，不养神血，乃治标而不治本也。(《名医类案·卷七》)

分析 此患者服祛风清热之剂，不仅目赤未愈，反添羞明重听，祛邪之法不仅不治病，反使诸病加重，说明绝非实证，再加之病由劳心过度、饮食失节所致，故薛氏按东垣之说，辨证为中气不足，心火内炽，选用补中益气以益气升阳，加茯神、酸枣仁、五味子以宁心神，同时加用山药、山茱萸以补肾，充分反映其脾肾并重的学术特色。

（二）疮疡的诊疗

薛氏十分重视外科疾病诊断中的四诊合参，尤其重视望诊与切诊。在望诊方面，既注意望局部表现，也注意全身状态，因此将繁杂的外科病证进行纲目分类，使之条理清晰，便于诊断。在切诊方面，同样是既注意到外科病人的脉诊，也注意到病变局部的切诊。薛氏一贯十分注重脉象，他详细论述了疮疡专用二十六脉的脉见部位、脉来缓数、脉形、脉势及各脉主病。通过脉象来判断疮疡的病位、病势、虚实状态及阴阳属性，以此来确定治则治法，并推断疮疡病的进退良恶预后。他还十分重视外科疾病预后的判断，他将反映疮疡病不同预后的五善七恶症归纳得更明确而具体，并指出每症的临床意义，这种审证方法，提纲挈领，足以示人规矩，临床上很容易掌握。另一方面，他也十分注意根据疮疡局部切诊来判断疮疡病位的深浅及脓已成否，并以此来指导用药。同时也强调辨证论治，并对治病求本、扶正祛邪、标本缓急、表里攻补、相因制宜等原则作了精辟的总结。他说："疮疡之作……当审其经络受证，标本缓急以治。若病急而元气实者，先治其标；病缓而元气虚者，先治其本。若病急而元气又虚者，必先于治本而兼以治标。"[16]指出正气为本，病气为标，提出急则治其标，缓则治其本的原则。在治疗方法上，将多种内科治疗手段用于外科疮疡的治疗，有疏通、发散、和解、补托、峻补、温补等多种方法，对传统的外科消、托、补内治三法结合临床实际给予了有益阐发。

（三）治妇产科疾病特色

薛氏强调精神因素在妇产科疾病中的作用，尤其是对暴怒、忧郁、恐惧与多种妇产科疾病的发生之间的密切关系相当重视。如月经不调，主要与肝藏血、脾统血之功能失调有关，多因恚怒伤肝，或忧思伤脾所致。在他的妇产科病案中，几乎每一个病种均有因七情损伤所致者。薛氏还认为正常的生活环境、和谐适度的性生活对于保持妇女健康是十分重要的。孀妇、师尼、婢妾及高龄未嫁等妇女，特别容易因沉思积虑或性欲抑制而发生各种月经病。在病机方面，他不仅重视气血病机的特点，而且将之与脏腑病机结合起来。在治疗方面，薛氏重视辨证论治的原则，重点在于肝脾肾，用药也偏于温补。如李东垣的补中益气汤就是经他的提倡而用于妇产科疾病，经、带、胎、产四大类病证无一例外，如属对证，均可用补中益气汤。

【医案例举】

薛己治一妇人，善怒，舌本强，手臂麻。薛曰：舌本属土，被木克制故耳，用六君加柴胡、芍药治之。（《名医类案·卷九》）

分析　此案病证表现十分简单，一为善怒，二为舌本强，三为手臂麻。肝主怒，怒伤肝，故病位责之于肝，而脾之经脉连于舌本，舌本强故归之于脾，手臂麻者，筋脉失养之故。综合分析，病位在肝脾，以六君子汤补脾益气，培土抑木，加柴胡、白芍，疏肝和肝，以顺达肝气，使木郁得平，清阳得升，舌本自和。薛氏治郁之法，多以逍遥散加味，此疏肝解郁之常法。又常用补中益气、六君子汤加减，本案即以健脾益气培其本，佐柴胡、白芍和其肝，正是丹溪治郁思想的体现。

（四）治伤科疾病特点

薛己的伤科学术思想的特点在于他提出了局部之伤必然导致脏腑经络气血的整体性损害而出现相应的变化，提出了通过整体的变化可以判断局部创伤的性质、预后的思想。并在此基础上提出了调理脏腑、补血行气、攻补兼施、针药并用、消托补相结合的治疗原则。脏腑调理的重点在于肝脾肾，落实到治疗方法上，即理肝化瘀、壮脾健胃、温补肾命三大治法。

四、学术评议

（一）薛己阐发脾胃在人体生命活动中重要作用的同时，重视脾胃与肾命在生理、病理上的联系，对明代医学在理论研究和辨证施治方面颇有启示，如李中梓、赵养葵等医家多受薛氏之说的影响。

（二）薛氏在阐述脾胃为人身之根蒂的理论基础上，结合临床所见，指出杂病中以虚为多见，从而提出了滋其化源的治疗原则，为后世治疗虚损之证开辟了蹊径，并丰富和发展了"扶正达邪"的治疗内容。

（三）薛氏临证用药虽善于温补、慎用苦寒，但并没有完全废弃清热泻火之治，在他的医案中，也有不少使用苦寒药物的病例，如他对咽喉燥痛，肾经膀胱虚热，用四物汤加黄柏、知母、玄参等治之。说明薛氏虽以温补著称，但治疗用药始终不离辨证论治的基本原则。

（四）薛氏论述脏腑病证，以足三阴肝、脾、肾为多，对心的阐述较少，他所称补火生土中之"火"，实指命火而言，非谓心火；在论述脾胃与其他诸脏关系中，对脾胃与心、肝的相互关系也论述不多；在治疗用药方面，薛氏处方虽善于权变，但仍比较局限。尽管这样，就其整个学术成就而言，薛己仍不失为一位对明代医学发展有较大影响的医家。

【注释】

[1]《内科摘要·饮食劳倦亏损元气等症》

[2]《疬疡机要·序》

[3] 薛注《明医杂著·续医论》

[4] 薛注《明医杂著·医论》

[5] 薛注《明医杂著·医论·丹溪治疗不出乎气血痰郁》

[6] 薛注《明医杂著·附方》

[7] 薛注《明医杂著·痰饮》

[8] 薛注《明医杂著·风症注》

[9] 薛注《妇人良方·精血篇第五》

[10] 薛注《明医杂著·劳瘵》

[11] 薛注《明医杂著·补阴丸论》

[12]《薛立斋医学全书·内科摘要·脾肺亏损头眩痰气等症》

[13] 薛注《妇人良方·卷二·〈通用方〉序论第四》

[14] 薛注《明医杂著·或问东垣丹溪治病之法》

[15]《薛立斋医学全书·疬疡机要·变证治法》

[16]《薛立斋医学全书·外科枢要·论疮疡当明本末虚实》

【复习思考题】

1. 薛己治病求本包括哪些内容？

2. 简述薛己温补学说的主要学术内容。

3. 试述薛己在补虚治疗中的温补三法。

4. 薛氏对伤科治疗的主要特点是什么？

李 时 珍

一、生平和著作

李时珍，字东璧，晚号濒湖山人。蕲州（今湖北蕲春县）人。生活于公元 1518～1593 年（明正德十三年～万历二十一年）。祖父为铃医，父亲李言闻，字子都，号月池，为当地名医。李氏幼年时身体羸弱，少年时开始阅读医籍并随父诊病抄方。与此同时，习举子业，拜顾日岩为师。李时珍十四岁中秀才，二十三岁以后放弃科举决心从医。

李氏钻研医理，汲取百家之长，而且医德高尚，所以声名鹊起。曾被楚王府聘为奉祠正，并掌管良医所事务。后又被荐举到北京太医院任院判，但任职仅一年多便托病辞归。

李时珍的著作有《本草纲目》《濒湖脉学》和《奇经八脉考》。

《本草纲目》为本草学、博物学巨著。李氏发现以往的本草书中存在着不少错误、重复或遗漏，因此决心重新编著一部新的本草专书。从三十四岁开始，他"渔猎群书，搜罗百氏。凡子史经传、声韵农圃、医卜星相、乐府诸家，稍有得处，辄著数言"[1]，并独抒己见，历时二十七载，参考了八百多种文献书籍，以唐慎微《经史证类备急本草》为基础，进行了大量的整理、修改和补充，著成《本草纲目》一书。王世贞序称读其书"如入金谷之园，种色夺目；如登龙君之宫，宝藏悉陈；如对冰壶玉鉴，毛发可指数也"，可见其博大精深，洵为巨著杰作。《本草纲目》撰成于1578年，初刊于1593年，全书共五十二卷，载药物1892种，其中植物药1094种，余为矿物及其他药。由李时珍新增入药物374种，书中附有药物图1109幅，方剂11096首，约有8000多首是李氏收集或拟定的。不仅总结了16世纪以前的药学理论，而且发掘出前人的很多真知灼见，将前贤的用药经验提纯升华，而成为更重要的理论；提出了新的药物分类法，系统记述了各种药物知识，他在辨误纠谬之外，还有不少新的发明，丰富了本草学的内容。医药学理论来源于临床实践，并将其在实践中反复验证，这是李时珍学术研究所始终遵循的原则，因此李时珍不仅是一位伟大的药物理论家，而且是一位非凡的临床医学家。

《濒湖脉诀》系脉学著作，一卷，撰于1564年。鉴于世传《脉诀》（五代高阳生撰）中错误和缺漏颇多，李时珍撷取其父李言闻之《四诊发明》，参以诸家之说编成此书。书中分别论述了二十七脉的脉象、鉴别和主病，均编成七言歌诀；后一部分为脉诀，系李言闻根据宋代崔嘉彦《紫虚脉诀》加以删补而成，比较全面地叙述了有关脉学的多种问题。全书论脉简要，易学易用，故流传甚广。

《奇经八脉考》撰于1572年，刊于1578年，一卷。李氏对前人有关奇经八脉的论述进行考证，对每条奇经的循行和主病等予以总结和说明，并提出自己的见解。书中把阴维脉和阳维脉作为一身之纲维，订正奇经八脉所载穴位为158穴。

二、学术理论

（一）总结、发明药学理论

《本草纲目》在宋代唐慎微《经史证类备急本草》的基础上，广泛地参考引用了历代诸家本草，上自《神农本草经》，中及《新修本草》，下至明《本草会编》等，凡汉、魏、六朝、唐、宋、金、元以及当代的名著计四十一种，并参考了上至《黄帝内经》，下及薛己、李言闻等历代医家的医论、医方，共二百七十六家。上述医家著作中蕴涵着非常丰富的药学理论，李时珍通过研究、整理，将其最为精要的部分进行了总结。与此同时，李时珍还在方药基本理论、药物采集修治、药物功能主治和临床辨证用药等方面提出了自己的卓越见解。

1. 方药基本理论

《本草纲目》总结了历代医家有关方药的基本理论，诸如"神农本经名例"、"名医别录合药分剂法则"、"七方"、"十剂"、"升降浮沉"、"四时用药例"、"引经报使"以及"相须、相使、相畏、相恶诸药"等内容。其中采择了岐伯、华佗、淳于意、张仲景、徐之才、陶弘景和唐、宋、金、元以及明代各医家的精辟之论。对于七方十剂、四时用药、药物七情以及升降浮沉等问题,李时珍的研究尤为深入,其所阐发,颇多独到之见。

(1)七方十剂:《素问》首先提出大、小、缓、急、奇、偶、复的方药理论;历代医家中,王冰、刘完素、张子和、王好古等对此均有重要的论述,李时珍采其精义,并对于"逆治"和"正治"的问题阐述了自己的观点,他说:"逆者正治,从者反治。反佐,即从治也。谓热在下而上有寒邪拒格,则寒药中入热药为佐,下膈之后,热气既散,寒性随发也。寒在下而上有浮火拒格,则热药中入寒药为佐,下膈之后,寒气既消,热性随发也。此寒因热用,热因寒用之妙也。温凉仿此"[2]。非常清晰地说明了逆治和从治之理,对临床上一些下热上寒和下寒上热的病证正确使用"寒因热用"、"热因寒用"之法,具有重要指导意义。

《本草纲目》记载,徐之才曾提出"药有宣、通、补、泄、轻、重、涩、滑、燥、湿十种,是药之大体"[3],并列举了诸种药物之所属。李时珍在其论述基础上进行了新的阐发,如论宣剂认为"郁塞之病,不升不降,传化失常。或郁久生病,或病久生郁。必药以宣布敷散之,如承流宣化之意,不独涌越为宣也"[3]。因而,气郁有余则用香附、抚芎之属以开之,不足则用补中益气以运之;火郁微则用山栀、青黛以散之,甚则以升阳解肌以发之;湿郁则苍术、白芷之属以燥之,甚则风药以胜之;痰郁微则用南星、橘皮之属以化之,甚则用瓜蒂、藜芦之属以涌之;血郁微则用桃仁、红花以行之,甚则或吐或利以逐之;食郁微则用山楂、神曲以消之,甚则上涌下利以去之。凡此等等,皆属于宣剂的范畴。其所论述,将朱丹溪治疗"六郁",李杲之"益气升阳"及"风以胜湿",张子和吐、下之法,徐之才所说"宣剂"联系起来,不仅扩大了"宣剂"的用药范畴,并对诸多临床郁证的治疗提出了具体的用药方法。

又如,刘完素以"通剂"治疗水病为痰癃[3],张子和则治疗痹痛郁滞经隧不利[3],李时珍却提出了用"通剂"治疗"气中之滞"和"血分之邪"的理论,指出"湿热之邪留于气分而为痛痹、癃闭者,宜淡味之药上助肺气下降,通其小便而泄气中之滞,木通、猪苓之类是也;湿热之邪留于血分而为痹痛肿注、二便不通者,宜苦寒之药下引,通其前后,而泄血中之滞,防己之类是也"[3]。将木通、防己的运用作了血分、气分的严格区分,对临床应用有所启迪。

对于"湿剂",徐之才认为就是白石英、紫石英之属。李时珍却持不同观点,认为"湿剂当作润剂"[3],如秋令为阳明燥金之化,风热怫甚,则血液枯涸而为燥病,上燥则渴,下燥则结,筋燥则强,皮燥则揭,肉燥则裂,骨燥则枯,肺燥则痿,肾燥则消。用药凡麻仁、阿胶膏润之属,皆为润剂。养血则当归、地黄之属,生津则麦门冬、栝蒌根之属,益精则苁蓉、枸杞之属。李氏并指出:"若但以石英为润药则偏矣,古人以服石为滋补故尔。"[3]不仅指出了徐氏"以石英为润药"、古人"以服石为滋补"的偏弊,而且为临床治疗上燥、下燥、筋燥、皮燥、肉燥、骨燥、肺燥、肾燥,提供了养血、生津、益精的具体药物。

(2)四时用药:《素问·五常政大论》提出"必先岁气,毋伐天和"的用药原则,李时珍深究经旨，结合临床，对春、夏、秋、冬四季的用药方法颇有心得，在"四时用药例"中介绍了具体用药经验，认为春月宜辛温之药，如薄荷、荆芥之类，以顺春升之气；夏月宜加辛热之药，如香薷、生姜之类，以顺夏浮之气；长夏宜加甘苦辛温之药，如人参、白术、苍术、黄柏之类，以顺化成之气；秋月宜加酸温之药，如芍药、乌梅之类，以顺秋降之气；冬月宜加苦寒之药，如黄芩、知母之类，以顺冬沉之气。他认为，如果春用辛凉以伐木，夏用咸寒以抑火，秋用苦温以泄金，冬用辛热以涸水，乃是昧于医理者"舍本从标"的错误方法。探究李时珍的四时用药法，关键在于药物的升、降、浮、沉应该顺应四时之气，而寒、热、温、凉药之四气则应逆而用之。同时，四时用药不仅仅针对时令外邪，在杂病的治疗方面也从"天人相应"的角度标本兼治。当然，李时珍的四时用药例并非一成不变，正如他所说："然岁有四时，病有四时，或春得秋病，夏得冬病，神而明之，机而行之，变通权宜，不可泥一也"[4]。

（3）药物七情：徐之才《药对》记载药物的相须、相使、相畏、相恶之情，李时珍根据诸家本草特别提出了"相反诸药"，包括甘草、大戟、乌头、藜芦、河豚、蜜、柿、犬肉及其他相反药三十六种。他对药物七情颇有见解，在《神农本经名例》篇中汇注了陶弘景、韩保昇、寇宗奭等医家的有关论述，并言简意赅地说明："药有七情，独行者单方不用辅也；相须者同类不可离也；相使者我之佐使也；相恶者夺我之能也；相畏者受彼之制也；相反者两不相合也；相杀者制彼之毒也"。[5]他还发现古代医家用药往往一变常规，用相恶、相反之药获得奇效。以李时珍所言，相须、相使同用是为"帝道"，相畏、相杀同用是为"王道"，而相恶、相反同用则为"霸道"，《本草纲目》对这些用法最为重视。在临床上，如人参与甘草同用、黄柏与知母同用，皆为相须。李时珍又认为古方治疗经闭用四物汤加人参、五灵脂，是"畏而不畏"；李东垣理脾胃泻阴火，治疗怠惰嗜卧，四肢不收，沉困懒倦的交泰丸中人参与皂荚同用是"恶而不恶"；又治虚人痰阻胸膈，以人参、藜芦同用取其涌越，是"激其怒性"。这种超越常规的用药方法精微奥妙，全凭用药者之灵活权变和当机立断，故李时珍称其为医之"霸道"。

（4）升降浮沉：历代医药学家对药物的升、降、浮、沉之性有不少论述，李时珍在这方面也颇有研究，最为难能可贵的是他在前人论述基础上将药物的"四气五味"与升、降、浮、沉更加具体地联系起来，总结为：味薄者升，包括甘平、辛平、辛微温、微苦平之药；气薄者降，包括苦寒、苦凉、苦淡寒凉、酸温、酸平、咸平之药；气厚者浮，包括甘热、辛热之药；味厚者沉，包括苦寒、咸寒之药；气味平者兼四气、四味，包括甘平、甘温、甘凉、甘辛平、甘微苦平之药。以上执简驭繁的论述，使学者能够根据易于辨别的药物气味，来认识较难掌握的升降浮沉之性。

李时珍还认为药物的炮制和配伍可以改变原来的升降之性。一般而言，酸咸无升，甘辛无降，寒无浮，热无沉，为其通性，然而如"升者引之以咸寒，则沉而直达下焦；沉者引之以酒，则浮而上至巅顶"[6]。又如，许多药物有"根升梢降"或"生升熟降"的特性。由此可见，李时珍不为一般药物的升、降、浮、沉之性所囿，而能联系实际，独抒心得。

2. 药物采集修治

药物的产地、采集时间及修治方法，是影响药性、关系药效的重要因素，李时珍采择了华佗、陶弘景、孙思邈、马志、寇宗奭等医家的诸多重要论述，并在此基础上阐述了自己的学术经验。他特别重视孔志约的有关理论，提出："动植形生，因地舛性；春秋节变，感气殊功。离其本土，则质同而效异；乖于采取，则物是而时非，名实既虚，寒温多谬"[5]。强调了道地药材的适时采收。他还强调，药物修治方法的不规范，不仅影响药效，而且反而有害。然而市售物往往"失制作伪"，比如地黄以锅煮熟，大黄用火焙干，松花和入蒲黄，樟脑杂以龙脑等等。这些弊病自古而然，愈演愈烈。加之药材资源的缺乏，以及药农、商人急于获利等原因，既少道地药材，又不依时采集，"失制作伪"的情况比比皆是。李时珍的论述具有十分重要的现实意义。

作为一位卓越的医药学理论家和临床医学家，李时珍对药物修治、煎服方法以及敷贴膏药的制作法等均有详细论述。

首先讲究修治及煎制器具，指出"草木药及滋补药并忌铁器……惟宜铜刀、竹刀修治乃佳，亦有忌铜器者，并宜如法"[7]；"凡煎药并忌铜、铁器，宜用银器、瓦罐，洗净封固"[7]；"制丸散须用青石碾、石磨、石臼，其砂石者不良"[7]。

论煎药的水量、水质，认为"如剂多水少则药味不出，剂少水多又煎耗药力也……其水须新汲味甘者，流水、井水、沸汤等各依方"[7]。

论煎药火候及煎服方法为："须识火候，不可太过不及。火用木炭、芦苇为佳。若发汗药必用紧火，热服；补中药宜慢火，温服；阴寒急症亦宜紧火急煎服之。又有阴寒烦躁及暑月伏阴在内者，宜水中沉冷服"[7]。因为芦苇火烈，宜于煎发汗药、阴寒急症药；木炭火持久，宜煎补益药。热服利于发汗，温服适于补中，热药冷服以防格拒。识得火候，掌握服法，对提高疗效也是至关重要的。

在外用药方面，李时珍详细地记载了敷贴膏的制法："凡熬贴痈疽、风湿诸病膏者，先以药浸油中三日，乃煎之。煎至药枯，以绢滤净，煎热，下黄丹，或胡粉，或密陀僧，三上三下，煎至滴水成珠不散，倾入器中，以水浸三日，去火毒。若用松脂者，煎至成丝，倾入水中，拔扯数百遍乃止。俱宜谨守火候，勿令太过不及也。其有朱砂、雄黄、龙脑、麝香、血竭、乳香、没药等料者，并待膏成时投之；黄丹、胡粉、密陀僧并须水飞，瓦炒过，松脂须炼数遍乃良"[7]。

以上种种论载，既详细而又切于实用，是李时珍制药经验的宝贵记录。至今对提高药剂质量、加强治疗效果具有至关重要的意义。

3. 药物功能主治

《本草纲目》的药物"主治"部分采辑了历代医家的要论，还总结了前人对有关药物的功能、主治的认识和方药的运用经验。兹举香附、旋覆花和郁金为例。

如论香附"主治"，时珍曰："散时气、寒疫；利三焦、解六郁；消饮食积聚、痰饮痞满、胕肿腹胀、脚气；止心腹、肢体、头目、齿耳诸痛；痈疽疮疡、吐血、下血、尿血；妇人崩漏带下、月候不调、胎前产后百病"[8]。以上主治内容，是李时珍参阅了唐、宋、元、明医著，如《天宝单方图》服食法，《瑞竹堂经验方》《奇效良方》，以及《和剂局方》《百一选方》《集简方》《仁存方》《普济方》《圣惠方》《乾坤旨意》《妇人良方》《法生堂方》《济生方》《本事方》《三因方》《经验良方》《易简方》《外科精要》《方外奇方》等二十多种方书中关于香附的方药作用记载，并采集了王好古、朱震亨、戴原礼诸家用药经验，总结而得出的，还补充了其所著《濒湖集简方》以香附治疗癫疝胀痛及小肠气的效方。一字一句，下笔不苟，必有来历。同时，他还进一步论述了香附的气味作用和临床应用方法，指出："香附之气平而不寒、香而能窜；其味多辛能散，微苦能降，微甘能和，乃足厥阴、手少阳三焦气分主药，而兼通十二经气分"[8]。

香附的炮制方法多种，作用也各异。如：生用，上引胸膈，外达皮肤；熟用，下走肝肾，外彻腰足；炒黑，止血；童便浸炒，入血分而补虚；盐水浸炒，入血分而润燥；青盐炒，补肾气；酒浸炒，行经络；醋浸炒，消积聚；姜汁炒，化痰饮。以上九种炮制方法，针对不同病证而设，可发挥不同的疗效。

对于香附的配伍，李时珍又总结了种种方法，如：配参、术，补气；配归、芍，补血；配木香，疏滞和中；配檀香，理气醒脾；配沉香，升降诸气；配芎劳、苍术，总解诸郁；配栀子、黄连，能降火热；配茯神，交济心肾；配茴香、补骨脂，引气归元；配厚朴、半夏，决壅消胀；配紫苏、葱白，解散邪气；配三棱、莪术，消磨积块；配艾叶，活血气，暖子宫。最后，还指出香附乃"气病之总司，妇科之主帅"[8]。

又如论郁金的"主治"，李时珍在记载诸家本草所论之外，还补充了"治血气心腹痛、产后败血冲心欲死，失心癫狂、蛊毒"[9]等内容，均是根据《袖珍方》《经验方》及其他医家的临床经验所作的总结。在此同时，李时珍还阐明说："郁金入心及心包，治血病。《经验方》治失心癫狂……此惊忧痰血络聚心窍所致，郁金入心去恶血。"[9]后世医家用郁金治疗瘀血心痛，以及用"白金丸"（郁金、明矾）治疗癫狂，大都根据《本草纲目》的总结性记载。

在旋覆花的"主治"中，李时珍提纲挈领地总结道："旋覆花乃手太阴肺、手阳明大肠药也，所治诸病，其功旨在行水、下气、通血脉尔"[10]。把诸多主治、功能归结为"行水、下气、通血脉"，执简驭繁，使后世医者更易掌握运用。相对他总结、分析香附的种种炮制、配伍及其主治功用，有繁有简，各有功力，而对临床用药的指导作用却不相上下。

【医案例举】

一宗室夫人，年几六十。平生苦肠结病，旬日一行，甚于生产。服养血润燥药则泥膈不快，服硝、黄通利药则若罔知，如此三十余年矣。时珍诊其人体肥膏粱而多忧郁，日吐酸痰碗许乃宽，又多火病。此乃三焦之气壅滞，有升无降，津液皆化为痰饮，不能下滋肠腑，非血燥比也。润剂留滞，硝、黄徒入血分，不能通气，俱为痰阻，故无效也。乃用牵牛末皂荚膏丸与服，即便通利。自是但觉肠结，一服就顺，亦不妨食，且复精爽。盖牵牛能走气分，通三焦。气顺则痰逐饮消，上下通快矣。（《本草纲目·草部第十八卷·牵牛子》）

分析　本例老年便秘证，润下攻逐皆无效。李时珍断为痰证，且以行气顺气为治疗重点。取牵牛子之下气攻积，皂荚之消痰除湿，邪去则三焦畅利，津液恢复濡养滋润功能，则清升浊降，上下通快。

4. 辨证用药法

《本草纲目》载有"百病主治药"[11]，将七十种病证的治疗用药简要地集合在一起。这些药物及治疗方法，原都散载于《本草纲目》诸部。百病主治不仅对各种病证有精要的分析，而且包括各种具体的用药方法和辨证论治内容。

例如论诸风，有中脏、中腑、中经、中气、痰厥、痛风、破伤风、麻痹之分，其治疗有吹鼻、熏鼻、擦牙、吐痰、贴喎等法，下面分载诸药，另还详述"各经主治"药物。同时又分列发散、风寒风湿、风热湿热、痰气、血滞、风虚等项的治疗用药。就诸风一门而言，所用药物就有三百种之多，为后世医家的辨证用药提供了很大的方便。

又如在"口舌"门中分析，舌苦是胆热，甘是脾热，酸是湿热，涩是风热，辛是燥热，咸是脾湿，淡是胃虚，麻是血虚，生苔是脾热闭，出血是心火郁，肿胀是心脾火毒，疮裂是上焦热，木强是风痰湿热，短缩是风热，舌出数寸有伤寒、产后、中毒、大惊数种，口糜是膀胱移热于小肠，口臭是胃火食郁，喉腥是肺火痰滞。其中仅针对病人味觉异常的用药，就有以下详细的区分，如：舌苦，选择柴胡、黄芩、苦参、黄连、龙胆等清泻胆火，或用麦冬清心火，用枳椇子解酒毒；舌甘，用生地黄、芍药、黄连；舌酸，以黄连、龙胆泻肝火，或用神曲、萝卜消食郁；舌辛，用黄芩、栀子泻肺热，或用芍药泻脾，以麦冬清心；舌淡，以白术燥脾，半夏、生姜行水，茯苓渗湿；舌咸，用知母泻肾，以乌贼骨淡胃；舌涩，用黄芩泻火，葛根生津，或以防风、薄荷去风热，半夏、茯苓去痰热。病人的味觉异常是临床常见的症状，以上用药法为辨证施治提供了重要依据，仅上所举，说明李时珍在"百病主治药"篇中下了很大的整理和归纳的功夫，提纲挈领，予后世医者以极大的裨益，有助于临床疗效的提高。

【医案例举】

一老妇年六十余，病溏泄巳五年，肉食、油物、生冷犯之即作痛。服调脾、升提、止涩诸药，入腹则泄反甚。延余诊之，脉沉而滑，此乃脾胃久伤，冷积凝滞所致。王太仆所谓大寒凝内，久利溏泄，愈而复发，绵历岁年者。法当以热下之，则寒去利止。遂用蜡匮巴豆丸药五十九与服，二日大便不通亦不利，其泄遂愈。自是每用治泄痢积滞诸病，皆不泻而病愈者近百人。（《本草纲目·木部第三十五卷·巴豆》）

分析　本例泄泻日久，饮食不当即作，以温补升提收涩等法治疗无效，李氏认为乃脾胃不足，冷积内停之证，而大寒凝内为关键，遂采用通因通用的从治法温下，数年之疾，竟得痊愈。李时珍认为巴豆峻用有勘乱劫病之功，微用亦有抚缓调中之妙，体现了其推陈致新，恢复人体生生不息之机的治疗思想。

（二）阐发命门学说

李时珍在对前贤医话的研究中，阐发了某些基础医学理论。其中最为突出的是在论述胡桃、补骨脂的治疗作用时，提出了其新的命门学说。

据王绍颜《续传信方》记载，唐郑相国为南海节度使时，湿伤于内外，众疾俱作，阳气衰绝。后诃陵国舶主李摩诃献方，用补骨脂、胡桃瓤和蜜，酒调而服，神效。同时，洪迈《夷坚志》记载：洪氏有痰疾，以胡桃肉与生姜嚼服，痰消嗽止；洪辑幼子病痰喘，以人参胡桃汤治愈[12]。以上医话和医方，甚为李时珍所重视，通过研究李时珍指出胡桃"为命门三焦之药"[12]，人参定喘，胡桃连皮能敛肺。他认为胡桃"通命门，利三焦，益气养血，与破故纸同为补下焦肾命之药。夫命门气与肾通，藏精血而恶燥，若肾命不燥，精气内充，则饮食自健，肌肤光泽，肠腑润而血脉通，此胡桃佐补药有令人肥健能食、润肌黑发、固精治燥调血之功。命门既通则三焦利，故上通于肺而虚寒喘嗽者宜之，下通于肾而腰脚虚痛者宜之"[12]。李时珍不仅在理论上阐发了胡桃和补骨脂的药理作用，并且还结合论述了肾与命门的生理作用。

李氏还由之提出了自己的命门学说，认为"三焦者，元气之别使，命门者，三焦之本原，盖一原一委也。命门指所居之府而名，为藏精系胞之物；三焦指分治之部而名，为出纳腐熟之司，盖一以体名，一以用名。其体非脂非肉，白膜裹之，在七节之旁，两肾之间。二系著脊，下通二肾，上通心肺，贯属于脑，为生命之原，相火之主，精气之府，人物皆有之，生人生物，皆由此出"[12]。李氏的命门学说将命门、三焦与脑三者结成一体，不同于《难经》"左肾右命"和三焦"有名无状"的观点，以为其不知原委体用之分。李氏谓命门"下通二肾，上通心肺，贯属于脑"以及肾、命门藏精血，"肾命不燥，精气内充"的论述，显然与明代诸家的命门学说有所不同。

命门的病理变化主要有命门火旺和命门火衰之证，前者李氏主张"法宜壮水以制火"，多用黄柏、知母、地骨皮、生地黄、牡丹皮、玄参等；后者则主张用"助阳退阴"之法，多用附子、乌头、肉桂、胡桃、仙茅、淫羊藿、补骨脂、硫黄等。

（三）充实奇经八脉学说

自《内经》《难经》以来，历代医家对奇经八脉颇多研究，李时珍因感"八脉散在群书者，略而不悉"[13]，故对此详加考证，著成《奇经八脉考》。并遵经典之旨，采百家之长，参临证实践，对八脉的循行路线及腧穴，均作了详尽考证、整理和补充。如冲脉的循行路线，《内经》记载至少有5条之多，李时珍确认"其浮而外者"有交会穴的上行经脉1条，即起于胞中，从少腹内部浅出"气冲"，"并足阳明少阴二经之间，循腹上行至横骨"[14]，还说明冲脉与足少阴、足阳明、任脉联系密切的生理特点。又如带脉循行路线及所分布穴位，《内经》言而未明，《难经》仅曰"起于季胁，回身一周"，李氏则确定为"起于季胁足厥阴之章门穴，同足少阳循带脉穴，围身一周，如束带然；又与足少阳会于五枢、维道"[15]，左右各四，凡八穴。此外，李氏还分别补充部分奇经的分布路线，如阴维脉补出"上至顶前而终"[16]，阳维脉"上至本神而止"[17]，任脉"循面系两目下之中央，至承泣而终"[18]等。

李氏在整理奇经八脉循行路线的同时，对以往所载腧穴也作详细考证，既订正或删除重复；又增补不少新穴。奇经八脉除任、督二脉有专穴外，其余六经之穴皆交会于十二正经之中。元代医家滑寿《校注十四经发挥》记载奇经八脉穴共141个，其中督脉单穴27个，任脉单穴24个，其他双穴90个，但多有重复。《奇经八脉考》订正后为158穴，督脉补入屏翳、中枢、会阳（双）穴，冲脉补入气冲穴，带脉补入章门、五枢穴，阳跷脉补入睛明、风池穴，阴跷脉补入照海穴，阳维脉补入臂臑、臑会、目窗、承灵、臑腧穴；并认定阴维脉有14穴，阳维脉有32穴；还纠正了滑寿将居髎归入阴维脉之误，使奇经八脉之穴更为完善。

书中将奇经八脉按阴维、阳维、阴跷、阳跷、冲、任、督、带的顺序排列，显见其对阴、阳二维的重视。他说："阳维起于诸阳之会，由外踝而上行卫分；阴维起于诸阴之交，由内踝而上行于营分，所以为一身之纲维也。"[19]并进一步强调："阳维主一身之表，阴维主一身之里。"[19]明确了阴维、阳维二维脉职司表里营卫，乃气血之维系。其说主要源于《难经·二十九难》之"阳维为病苦寒热，阴维为病苦心痛"及金代张元素阳维病即营卫病之说。但是又提出："洁古独以桂枝一证属之阳维，似未扩充"，[20]"阳维之脉，与手足三阳相维，而足太阳少阳则始终相联附者。"[20]所以邪在肌表营卫不和者宜桂枝法；邪在皮毛肺失宣肃者宜麻黄法；在半表半里者，宜小柴胡法；邪结阳明燥热者宜白虎、承气法；若邪陷入深，三阴受邪者，又宜区分寒热虚实辨证论治。针对洁古"阴维为病苦心痛，治在三阴之交。太阴证则理中汤，少阴证则四逆汤，厥阴证则当归四逆汤、吴茱萸汤主之"[20]之说，李时珍又作了补充，指出："洁古独以三阴温里之药治之，则寒中三阴者宜矣，而三阴热厥作痛，似未备矣"。[20]认为"阴维之脉，虽交三阴而行，实与任脉同归，故心痛多属少阴、厥阴、任脉之气上冲而然"[20]，强调治阴维之虚寒腹痛证，应合三阴虚寒辨治。兼少阴及任脉者，投四逆汤；兼厥阴者，投当归四逆汤；兼太阴者，投理中汤。若属阴维实热腹痛之证，宜合三阴热实证辨治。如热痛兼少阴及任脉者，取金铃散、延胡索散；兼厥阴者，取失笑散；兼太阴者，取承气汤。若在表营卫气血虚弱，或在里冲任气血亏损，又宜舍标从本先固气血，选用黄芪建中、四物、养营等方。

对于前人论述难于定论者，李氏往往采取客观的态度。如有关阴跷脉、阳跷脉"阳气盛则瞋目，阴气盛则瞑目"之说，历来众说纷纭。《灵枢》载"寒则筋急目不合，热则筋纵目不开"；王叔和强调"脾之候在睑，睑动则知脾能消化也。脾病则睑涩嗜卧矣"；《诸病源候论》则谓"脾病困倦而嗜卧，胆病多烦而不眠"；张子和却认为"思气所至为不眠，为嗜卧"。李氏在认真研究后指出："数说皆论目闭目不瞑，虽不言及二跷，盖亦不离乎阴阳营卫虚实之理。"[21]故认为系后学"可互考者也"。

三、治疗经验

（一）发掘前贤真知灼见

《本草纲目》中引据了大量医药文献，其中有许多医家宝贵经验和真知灼见值得重视，此外尚有不少如沧海遗珠，为人所忽略，也有许多记载于珍稀典籍中，为一般所罕见。李时珍慧眼独识，将它们发掘出来，传诸后世。其内容涉及用药经验、药物主治作用和方药运用等方面。

1. 用药经验

在《本草纲目》的载述内容中，有不少为古代医家用药经验的精微之论、有得之见。兹举地黄、杜仲二药以说明之。

李时珍指出："王硕《易简方》云：男子多阴虚，宜用熟地黄；女子多血热，宜用生地黄。又云：生地黄能生精血，天门冬引入所生之处；熟地黄能补精血，麦门冬引入所补之处。虞抟《医学正传》云：生地黄生血，而胃气弱者服之，恐妨食；熟地黄补血，而痰饮多者服之，恐泥膈。或云：生地黄酒炒则不妨胃，熟地黄姜汁炒则不泥膈。此皆得用地黄之精微者也"[22]。以上记载，对生地黄、熟地黄的运用，以及生、熟地黄分别与天冬、麦冬配伍的作用差异，作了精微的分析，并对生、熟地黄的使用宜忌和炮制作用皆有明确的说明。

又如杜仲，李时珍指出："杜仲，古方只知补肾，惟王好古言是肝经气分药，润肝燥，补肝虚，发昔人所未发也。盖肝主筋，肾主骨。肾充则骨强，肝充则筋健，屈伸利用，皆属于筋。杜仲色紫而润，味甘微辛，其气温平。甘温能补，微辛能润，故能入肝而补肾，子能令母实也"。[23]在此，李氏之功是揭示了王好古的独得之见，对杜仲的补肾之功从"子令母实"途径作深入探讨，确实发人深省。

2. 药物主治

《本草纲目》药物"主治"内容，有不少为前人心得之精华。举黄连、丹参二药说明之。

有关黄连的主治，李氏在诸家学说基础上补充了"去心窍恶血，解服药过剂烦闷及巴豆、轻粉毒"的内容，《肘后方》治巴豆毒，下利不止用之，时珍将其掇出，列入"主治"内容。宋代医家杨士瀛"黄连能去心窍恶血"[24]的论述，更为时珍所欣赏，他还将其与《外台秘要》治"卒热心痛，黄连八钱㕮咀水煎热服"[24]的记载遥相联系，从而肯定了黄连"去心窍恶血"的主治作用，并将此作用置于其所补充"主治"内容的首要地位。

《中药大辞典》记载黄连的药理作用，认为其能兴奋心脏，增加冠状动脉血流量。[25]临床报道认为黄连碱用于高血压伴有心绞痛和冠状动脉功能不全时，可能收到双重效果。[25]同时，目前临床常以黄连素治疗心律失常等心脏疾患有明显疗效。于此可见，在中医学文献中，确有不少医家的临床经验有待发现和验证。

又如丹参的主治作用，李时珍谓能"活血，通心包络，治疝痛"[26]。《妇人明理论》曾记载"一味丹参散"的主治作用与四物汤相同，李氏由此发明其主治作用，认为"丹参色赤，味苦气平而降，阴中之阳也，入手少阴、厥阴之经，心与包络血分药也"[26]，并谓"丹参能破宿血，补新血"[26]。此后，明清医家都据《本草纲目》记载的"主治"作用以为丹参"功同四物，能去瘀而生新"（见《本草便读》）。至今临床上广泛使用丹参治疗心、脑血管疾病，也都以李氏书载所论作为理论根据。

【医案例举】

外甥柳乔，素多酒色。病下极胀痛，二便不通，不能坐卧，立叫呻吟者七昼夜。医用通利药不效。遣人叩予。予思此乃湿热之邪在精道，壅胀隧路，病在二阴之间，故前阻小便，后阻大便，病不在大肠、膀胱也。乃用楝实、茴香、穿山甲诸药，入牵牛加倍，水煎服。一服而减，三服而平。牵牛能达右肾命门，走精隧。人所不知，惟东垣李明之知之。（《本草纲目·草部第十八卷·牵牛子》）

分析 患者二便不通，痛楚不堪。李氏认为邪不在大肠和膀胱，所以不能单纯用通利药治疗。病在精道隧路，二阴之间，病位较深，故以牵牛走命门、通精隧，又用楝实除湿清火，茴香辛香发散，穿山甲透达关窍。言简意赅，可供师法。

3. 方药运用

李时珍在《本草纲目》中，对古人的方药运用经验详为记载，其中更有不少卓越的见解为李时珍所重，并因之而阐发了自己的观点，对后世学者颇多启迪。下举菖蒲、白薇、补骨脂为例，以资说明。

宋代医家杨士瀛曰："下痢噤口，虽是脾虚，亦热气闭隔心胸所致，俗用木香失之温，用山药失之闭，惟参苓白术散加石菖蒲，粳米饮调下。"[27]杨氏将噤口痢的病机责诸"脾虚、热气闭隔心胸"，治疗用参苓白术散加味，十分符合临床实际。李时珍将其稍加变化，以为"可用参、苓、石莲肉少入菖蒲服，胸次一开，自然思食"。他认为杨氏方中菖蒲一味是关键药物，因而将上述内容载入"菖蒲"之下。

有关白薇的治疗作用，李时珍提出主治"风温灼热、多眠及热淋遗尿、金疮出血"[28]，这是由《千金方》发汗白薇散、朱肱《活人书》葳蕤汤和治妇人遗尿、血淋、热淋方，以及《儒门事亲》外治金疮出血等宝贵经验总结提取而得。李氏指出，古人多用白薇而"后世罕能知之"[28]，他发现张仲景治妇人产后虚烦呕逆，安中益气的竹皮丸方中用白薇，并有"有热者倍白薇"的说明，从而认为"白薇性寒，乃阳明经药也"[28]。自从《本草纲目》有此记载之后，就改变了"后世罕能知之"的局面，使白薇在临床上得以广泛使用。

关于补骨脂的运用，李时珍根据《济生方》二神丸（破故纸、肉豆蔻）治脾胃虚寒泄泻的经验、白飞霞《方外奇方》有"破故纸属火，收敛神明，能收心包之火与命门之火相通"[29]之说，以及苏颂关于破故纸与胡桃合用的记载加以论述，认为补骨脂能使元阳坚固，骨髓充实，涩以治脱也；胡桃属木，润燥养血，血属阴恶燥，故油以润之，佐破故纸有木火相生之妙。在此基础上，他将补骨脂的作用归结为"治肾泄，通命门，暖丹田，敛精神"[29]。以上方药运用的内容，都是古代医籍所载医家真知灼见的总结。

（二）对前人经验的阐发提高

1. 医家用药要旨的探索

汉、晋以还，医家著作层出不穷，名方要药更仆难数。李时珍对其中的许多用药经验加以提取，并在理论上进行了阐发。如对于张仲景《伤寒论》中用麻黄的经验，李时珍说："麻黄乃肺经专药，故治肺病多用之。张仲景治伤寒无汗用麻黄、有汗用桂枝，历代名医解释皆随文附会，未有究其精微者，时珍常思绎之，似有一得，与昔人所解不同云。风寒之邪皆皮毛而入，皮毛者，肺之合也。是证虽属乎太阳，而肺实受邪气。其证时兼面赤怫郁，咳嗽有痰，喘而胸满诸证者，非肺病乎？盖皮毛外闭则邪热内攻，而肺气膹郁，故用麻黄、甘草同桂枝引出营分之邪，达之肌表，佐以杏仁泄肺而利气。汗后无大热而喘者，加以石膏。是则麻黄汤虽太阳发汗重剂，实为发散肺经火郁之药也。"[30]自《伤寒论》问世以后历代医家无不以"麻黄汤"为伤寒太阳病解表发汗之剂，而唯独李氏认为，是证虽属乎太阳，而肺实受邪气，麻黄汤虽太阳发汗重剂，实为发散肺经火郁之药，而麻黄为肺经之专药。

李时珍还根据仲景泻心汤和大陷胸汤、丸的用药之旨，阐述了大黄的药理作用。他认为"泻心汤治心气不是吐血衄血者，乃真心之气不足，而手厥阴心包络、足厥阴肝、足太阴脾、足阳明胃之邪火有余也。虽曰泻心，实泻四经血中之伏火也"[31]。大陷胸汤、丸皆用大黄,"亦泻脾胃血分之邪而降其浊气"。[31]唯有半夏泻心汤证和小陷胸证皆病在气分,故其中不用大黄。总之,"大黄乃足太阴、手足阳明、手足厥阴五经血分之药,凡病在五经血分者宜用之,若在气分者用之,是谓诛伐无过矣"[31]。他的论述不仅进一步明确了大黄的作用,而且还阐明了仲景《伤寒论》的医理。

【医案例举】

一人素饮酒,因寒月哭母受冷,遂病寒中,食无姜、蒜,不能一啜。至夏酷暑,又多饮水,兼怀怫郁。因病右腰一点胀痛,牵引右胁,上至胸口,则必欲卧。发则大便里急后重,频欲登圊,小便长而数,或吞酸,或吐水,或作泻,或阳痿,或厥逆,或得酒少止,或得热稍止。但受寒食寒,或劳役,或入房,或怒或饥,即时举发。一止则诸证泯然,如无病人,甚则日发数次。服温脾胜湿、滋补消导诸药,皆微止随发。时珍思之,此乃饥饱劳逸,内伤元气,清阳隐遏,不能上升所致也。遂用升麻葛根汤合四君子汤,加柴胡、苍术、黄芪煎服,服后仍饮酒一二杯助之。其药入腹,则觉清气上行,胸膈爽快,手足和暖,头目精明,神采迅发,诸证如扫。每发一服即止,神验无比。(《本草纲目·草部第十三卷·升麻》)

分析 本例患者为顽固性腰胁胀痛证,反复发作,服温脾胜湿滋补消导诸药罔效。李时珍认为大抵人年五十以后,其气消者多,长者少;降者多,升者少;秋冬之令多,而春夏之令少,故以四君子汤补中益气,合升麻葛根汤等升提清气,气机通畅,胸膈爽快,数年痼疾,竟获霍然。

2. 民间治疗经验的提高

历代中医方药有不少创自民间。李时珍对于秘、验单方极其重视,并加搜采论述,从而大大丰富了本草的内容,也为后人保存了丰富的医学财富。如银杏、夏枯草、刀豆等药物,皆由于李时珍的载论而后广泛应用。

《本草纲目》记载"银杏……修本草者不收,近时方药亦时用之"[32]。他根据"邵氏经验方"、"刘长春方"等民间使用银杏的经验,将其载录于《濒湖集简方》中,《本草纲目》还在理论上指出了银杏的熟用、生用及外用适应证:熟食,温肺益气,定喘嗽,缩小便,止白浊;生食降痰,消毒杀虫;嚼浆涂鼻面手足,去齇疱、䵟𪒟、皱皲,及疥癣疳䘌阴虱。另还强调银杏为"阴毒之物"[32],多食可能致死。自从李氏《本草纲目》始载银杏之后,后世医者都遵其法而用之。

《本草纲目》还载录民间"用夏枯草治目痛,用砂糖水浸一夜"[33]的经验,李时珍在理论上并加以探讨,认为夏枯草之所以治目珠痛夜甚者神效,乃"取其能解内热,缓肝火"[33]。由于目本系于肝,属厥阴之经,夏枯草补厥阴血脉,故而有效。

刀豆一药,从来未为医者所重,如李时珍所说"刀豆本草失载,惟近时小书载其暖而补元阳也"[34]。然而他根据民间用刀豆治愈病后呃逆不止的经验,指出其机理是"取其下气归元而逆自止也"[34]。同时在《本草纲目》中写下了"温中下气,利肠胃,止呃逆,益肾补元"[34]的主治作用,在理论上填补了历代本草的空白。

3. 医话内容的载论发挥

《本草纲目》引据经史百家书目四百四十种,其中不少医话内容,记载治病用药经验。

据此，李时珍将其作了理论上的提高，而成为后世医者临床用药的指南。下举白及医话为例。

宋代洪迈的《夷坚志》记载："台州狱吏，悯一大囚，囚感之，因言：吾七次犯死罪，遭讯拷，肺皆损伤，至于呕血。人传一方，只用白及为末，米饮日服，其效如神……洪贯之闻其说，赴任洋州，一卒忽苦咯血甚危，用此救之，一日即止也。"[35]

根据以上记载，以及《摘玄方》用羊肺等煮熟，蘸白及末口服治咯血的方法，李时珍在历代本草著作基础上，首先提出了"白及性涩而收，得秋金之令，故能入肺止血，生肌治疮"[35]的理论。后人用白及止血，都遵时珍之说，如《喉科心法》中以白及治肺痿肺烂，用猪肺一具，白及片一两，加酒煮食。现代药理证实白及对肝、脾、肺、胃及十二指肠的出血都具有良好的止血作用，临床用于治疗肺结核空洞咯血、胃十二指肠溃疡出血有良好疗效，另对食管、胃静脉曲张出血，溃疡性结肠炎出血，出血性紫癜也有一定疗效[36]。

【医案例举】

予年二十时，因感冒咳嗽既久，且犯戒，遂病骨蒸发热，肤如火燎，每日吐痰碗许，暑月烦渴，寝食几废，六脉浮洪。遍服柴胡、麦门冬、荆沥诸药，月余益剧，皆以为必死矣。先君偶思李东垣治肺热如火燎，烦躁引饮而昼盛者，气分热也。宜一味黄芩汤，以泻肺经气分之火。遂按方用片芩一两，水二钟，煎一钟，顿服。次日身热尽退，而痰嗽皆愈。药中肯綮，如鼓应桴，医中之妙，有如此哉。（《本草纲目·草部第十三卷·黄芩》）

分析 李时珍通过自身经历，论述了一味黄芩汤的本源，记述黄芩的性味功用是苦，平，无毒，主治诸热黄疸，肠澼泄痢，逐水下血闭，恶疮疽等。并引张元素认为黄芩之用有九，第一即为泻肺热之说。除此以外，还例举了黄芩在古方中的应用。在黄芩项后列举附方十七首，详细介绍了其作用，均体现了李氏对前人记载的总结和自身的丰富临证经验。

4. 在实践中检验、创新

李时珍在编著《本草纲目》的过程中，进行了大量的纠谬正讹工作，自《神农本草经》以下，凡本草诸家书所载有错误失实之处，皆为之一一检出，或查考文献，循名责实；或根据实物，明其形态，述其功能。同时，对于一些荒诞不经之说，亦揭示其谬。通过李氏的循名责实，大大加强了本草学的科学性，也对临床医学作出了至关重要的贡献。

（1）正误救弊：历代医家在研究本草时，由于历史的原因，或缘其学识经验有一定的局限性，因而不免有错误不实之处。李时珍在《本草纲目》中专列"正讹"一栏，且在"释名"、"集解"、"发明"等项中，也有诸多涉及纠错辨讹的内容。

如论玄明粉说："《神农本草》言朴硝炼饵，服之轻身神仙，盖方士窜入之言。后人因此制为玄明粉，煅炼多遍，佐以甘草，去其咸寒之毒。遇有三焦肠胃实热积滞，少年气壮者，量与服之，亦有速效。若脾胃虚冷及阴虚火动者服之，是速其咎矣。"[37]又论水银说："水银乃至阴之精，禀沉着之性。得凡火煅炼，则飞腾灵变；得人气熏蒸，则入骨钻筋，绝阳蚀脑。阴毒之物无似者。而《大明》言其无毒，《本经》言其久服神仙，甄权言其还丹元母，《抱朴子》以为长生之药。六朝以下贪生者服食，致成废笃而丧厥躯，不知若干人矣。方士固不足道，本草其可妄言哉？"[38] 在指出药物毒性的同时，批驳了方士之言的荒诞和本草妄载的严重危害。

对于某些药物，以前本草往往不能正确记载，著书者也多妄加猜度，后世因循，遂多迷误。李时珍在《本草纲目》中进行了详细辨析，如朴硝、芒硝、马牙硝等，"陶弘景及唐、宋诸人皆不知诸硝是一物，但有精粗之异。因名迷实，谬猜乱度，殊无指归"[39]。因而在《本草纲目》中明确指出，朴硝、芒硝、马牙硝本为一物，其粗朴澄下者为朴硝，凝结在上如芒刺者为芒硝，形如牙状者称马牙硝；其临床应用"朴硝止可施于卤莽之人及敷涂之药，若汤散服饵必须芒硝、牙硝为佳"[39]。李氏还说明张仲景《伤寒论》只用芒硝而不用朴硝，正是这种缘故。

对于临床用药的时弊，李时珍也有不少重要论述。最为常见的是人们为了滋阴补阳，纵欲求嗣，不是滥服含有知母、黄柏的苦寒之剂，便是服艾、附等辛热之品。黄柏、知母为降火滋阴要药，相火煎熬则阴血渐涸，故凡阴虚火动之病，朱丹溪制大补阴丸，或加入四物汤中用之。李时珍说明临床用药的宜忌是"然必少壮气盛能食者，用之相宜。若中气不足而邪火炽甚者，久服则有寒中之变"[40]。他还抨击了医界的时弊，说："近时虚损及纵欲求嗣之人，用补阴药，往往以此二味为君，日日服饵，降令太过，脾胃受伤，真阳暗耗，精气不暖，致生他病"[40]。李时珍所发的这些砭世之论，较之明末赵养葵和张介宾的相同观点，在时间上要早得多。

与此同时李氏还指出了另一种弊端，即人们为了纵欲求嗣而妄进仙茅、硫黄、艾、附等药。他论述了"火盛性淫之人过服之害"[41]，认为"假此纵欲，自速其咎"[42]。李时珍的纠偏补弊之说，不仅在历史上受到有识之士的高度称赞，而且至今仍具有相当的现实意义。

（2）实践创新：对于药物的性味功用，能通过临床实践加以验证，并创为新说，这是李时珍的可贵之处，下举蚕沙、三七等以资说明。

蚕沙在以前的本草中缺乏记载。李时珍根据民间以蚕沙外熨治疗风痹，以及以蚕沙治疗烂弦风眼的经验，在自己的临床实践中加以检验，先用于表兄卢少樊，又治其家婢病烂弦风眼十余年，用蚕沙二三次而愈。因而，确认"蚕沙主疗风湿之病"[43]，其功在于"祛风收湿"[43]，补充了历代本草之不足。

又如，李时珍从南人军中了解到三七为"止血良药、金疮要药"，通过临床验证，在其著作中写入三七"止血、散血、定痛，金刃箭伤、跌仆杖疮血出不止者，嚼烂涂，或为末掺之，其血即止。亦主吐血、衄血、下血、血痢、崩中、经水不止、产后恶血不下、血运血痛、赤目痈肿、虎咬蛇伤诸病"[44]等内容。自此，三七遂为医界广泛运用，被后人称为止血第一要药。

李时珍在广泛继承的基础上总结提高、批谬正误和纠偏补弊，同时还有所发现，有所发明，有所创新。他的诸多成就，不仅体现在药物学和方剂学方面，还涉及中医基础理论和临床各科。被英国科技史家李约瑟誉为"中国博物学中的无冕之王"的李时珍，不仅是一位伟大的药物学家，而且是卓越的医学理论家和临床医学家，他的著作对后世影响甚大。

四、学术评议

（一）李时珍所著《本草纲目》是一部内容丰富、影响深远的医药学巨著，总结了16世纪以前我国的药物学知识，纠正了以往一些本草书中的错误，提出了新的药物分类法，系统地记述了各种药物知识。

（二）李时珍更是一位高明的医药学家，在他的著作中，载有很多医案，是其本人临证之记录，他把药物学上的成就，灵活运用到治疗学上。对医学理论的精研及大量的实践，使他在医疗活动中取得较好疗效，也对中医学术的发展作出了贡献。

（三）李时珍的《奇经八脉考》使奇经八脉理论得到了进一步发展，并为后世奇经八脉的辨证用药作出了贡献。

【注释】

[1]《本草纲目·王世贞序》

[2]《本草纲目·序例第一卷·七方》

[3]《本草纲目·序例第一卷·十剂》

[4]《本草纲目·序例第一卷·四时用药例》

[5]《本草纲目·序例第一卷·神农本经名例》

[6]《本草纲目·序例第一卷·升降浮沉》

[7]《本草纲目·序例第一卷·陶隐居名医别录合药分剂法则》

[8]《本草纲目·草部第十四卷·莎草香附子》

[9]《本草纲目·草部第十四卷·郁金》

[10]《本草纲目·草部第十五卷·旋覆花》

[11]《本草纲目·主治第三卷、第四卷》

[12]《本草纲目·果部第三十卷·胡桃》

[13]《奇经八脉考·奇经八脉总论》

[14]《奇经八脉考·冲脉》

[15]《奇经八脉考·带脉》

[16]《奇经八脉考·阴维脉》

[17]《奇经八脉考·阳维脉》

[18]《奇经八脉考·任脉》

[19]《奇经八脉考·八脉》

[20]《奇经八脉考·二维为病》

[21]《奇经八脉考·二跷为病》

[22]《本草纲目·草部第十六卷·地黄》

[23]《本草纲目·木部第三十五卷·杜仲》

[24]《本草纲目·草部第十三卷·黄连》

[25]《中药大辞典·卷下·黄连》

[26]《本草纲目·草部第十二卷·丹参》

［27］《本草纲目·草部第十九卷·菖蒲》

［28］《本草纲目·草部第十三卷·白薇》

［29］《本草纲日·草部第十四卷·补骨脂》

［30］《本草纲目·草部第十五卷·麻黄》

［31］《本草纲目·草部第十七卷·大黄》

［32］《本草纲目·果部第三十卷·银杏》

［33］《本草纲目·草部第十五卷·夏枯草》

［34］《本草纲目·谷部第二十四卷·刀豆》

［35］《本草纲目·草部第十二卷·白及》

［36］《中药大辞典·卷上·白及》

［37］《本草纲目·石部第十一卷·玄明粉》

［38］《本草纲目·石部第九卷·水银》

［39］《本草纲目·石部第十一卷·朴硝》

［40］《本草纲目·木部第三十五卷·檗木》

［41］《本草纲目·草部第十二卷·仙茅》

［42］《本草纲目·石部第十一卷·石硫黄》

［43］《本草纲目·虫部第三十九卷·原蚕》

［44］《本草纲目·草部第十二卷·三七》

【复习思考题】

1. 李时珍在发明药学理论方面有哪些主要成就?

2. 李时珍是怎样认识命门的?

3. 李时珍对奇经八脉理论做了哪些阐发,有哪些发展?

4. 《本草纲目》对临床辨治有哪些启发?

孙 一 奎

一、生平和著作

孙一奎,字文垣,号东宿,别号生生子。安徽休宁人,生活于明嘉靖至万历年间,为汪石山再传弟子。孙氏好学敏求,为寻师访友,曾远历湘赣江浙等地,广询博采,经三十年,不但为人治病多验,而且在医学理论上颇有建树,尤其对命门、三焦等理论研究均有见地,学验俱丰,名噪当时。著述有《赤水玄珠》《医旨绪余》及《孙文垣医案》。

《赤水玄珠》三十卷,分七十七门,论述内、外、妇、儿各科病证,每门又条分缕析,分述因、证、处方,并附诸家治验。本书以明证为主,结合孙氏临床经验,对于寒、热、虚、实、表、里、气、血八端,辨析最详。另对古今病证名相混之处,论辨也较细密,因而后世多所推重。

《医旨绪余》二卷，为《赤水玄珠》的绪编。虽称"绪余"，实为孙氏一生的治学成果。主要以脏腑、气血、经络、腧穴推明阴阳五行之理，并对前代诸家学说，作了较公正的评述。

《孙文垣医案》五卷，由其子泰来、明来同编。该书收载医案250余则，以经治地区分为三吴医案、新都医案和宜兴医案，所治病证列有子目。

二、学术理论

孙氏治学，反对"徒以方书"，重视理论研究。他不仅沉酣《内》《难》，精究本草，参阅方书，并结合仲景以后历代各家医著，加以融会贯通。其阐论命门、三焦理论颇有独到之处，具有较高的临床价值。

（一）命门学说

明代医家对命门学说的研究尤为重视，众多医家从不同角度阐发己见，提出了不少新的见解。孙一奎对此更是颇有心得，提出了肾间动气学说，这一观点别具一格，极富新义，对于命门学说的深入研究具有重要的理论价值。

1. 命门有位无形

关于命门的部位，历来争论不一。《黄帝内经》最早提出了命门为目说。如《灵枢·根结》说："命门者，目也。"《难经·三十六难》则认为："肾有两者，非皆肾也。其左者为肾，右者为命门。"于是又出现了右肾命门说。随后在《太素·知针石篇》有"七节之旁，中有志心"句，杨上善注为"脊有三七二十一节，肾在下七节之旁，肾神曰志。"不少学者依据此说把"志心"视作命门，即所谓的志心命门说，也盛行一时。孙氏对以上说法均不苟同，他认为命门应在两肾之间，即《铜人图》所绘命门穴在两肾俞中间，这就是命门所在之处。但他认为命门虽然在两肾之间，有其位置，然而却是有位无形的。他指出："若谓属水、属火、属脏、属腑，乃是有形质之物，则外当有经络形于诊，《灵》《素》亦必著之于经也。"[1]因此，他的观点是命门既无动脉之形诊，又无经络之可指，那就必无形质可言，由此而得出命门有位无形的结论。

2. 命门为肾间动气

孙氏在论述命门为肾间动气时，既继承了《难经》"命门者，诸精神之所舍，故男子以藏精，女子以系胞"（《难经·三十六难》）的理论，同时又接受了《易经》论述万物产生是由太极和阴阳二气动、静变化之结果的哲学思想。从一"动"字着眼，充分说明了人体生命是从无到有，不断运动变化的过程，在此过程中始终存在着物质的运动变化，一旦这种运动停止，人的生命也就完结了。

孙氏虽然认为命门是无形的，但同时认为命门是客观存在的，其位置在两肾之间，命门穴所在之处，而且命门对人体的生长发育具有重要的生理作用，表现形式为肾间动气。他说："夫二五之精，妙合而凝，男女未判，而先生此二肾，如豆子果实，出土时两瓣分开，而中间所生之根蒂，内含一点真气，以为生生不息之机，命曰动气。"[1]这种动气禀于有生之初，从无而有，即太极之本体也。可见孙氏所说的肾间动气实际上指的是人体生命肇始的一种原动力。但他为什么要命曰动气，而不名为原气？因为"名动气者，盖动则生，亦阳之动也，此太极之用所以行也。两肾，静物也，静则化，亦阴之静也。此太极之体所以立也。动静无间，阳变阴合，而生水、火、木、金、土也"[1]。他还进一步指出："命门乃两肾中间的动气，非水非火，乃造化之枢纽，阴阳之根蒂，即先天之太极。五行由此而生，脏腑以继而成。"[1]把命门看成是人身一太极，为阴阳之根蒂，造化之枢纽，即生命的原动力。正由于这一原动力的阳变阴合作用，人体的五行（各种功能）由此而生，脏腑（五脏六腑四肢百骸）以继而成，从而构成了人体完整的生命系统。至于命门的属性，历来有命门属相火的说法，孙氏认为《难经》仅言"藏精系胞，舍精神，系原气"，并未言命门属火。而命门就如"坎"卦一阳陷入二阴之中，是"坎中之阳"[2]，是生命之本始。

3. 命门动气为生生不息之根

孙氏认为命门动气为生生不息之根，是有其广泛的生理意义的，尤其对呼吸功能来说特别重要。他对《难经·八难》论肾间动气是"五脏六腑之本，十二经脉之根，呼吸之门，三焦之原"进行了阐发，认为人之所以生存，乃"赖此动气为生生不息之根，有是动则生，无是动则呼吸绝而物化矣"。足见他强调呼吸根于肾间动气，而呼吸之气对生命来说又是须臾不可离的，所以，他认为营气、卫气之所以能循经隧、温分肉以发挥正常生理作用，人之所以能行呼吸，都有赖于宗气的推动，并指出宗气出于上焦，搏于胸中，其运行"肺得之而为呼，肾得之而为吸，营得之而营于中，卫得之而卫于外"[3]。若从根本上来说，则呼吸的原动力实为肾间动气，即先天之气。"呼吸者，即先天太极之动静，人一身之原气也。有生之初，就有此气，默运于中，流运不息，然后脏腑得所司而行焉"[4]。因此，肺之能出气而呼，肾之能纳气而吸，无不由于原气之功。

命门原气对人身至关重要，但原气必须由宗气"积而养之"[4]才能维持呼吸持续不断，若水谷绝则宗气衰，宗气衰则原气馁，最终以致呼吸停息。所以孙氏说："呼吸者根于原气"[4]，又说："呼吸资宗气以行"。也就是"原气言体，谷气言用"之意。可见原气若得不到宗气的不断滋养，必将日益枯绝，生命也就难以为继了。

（二）论三焦

自《难经》提出三焦无形说后，《中藏经》《脉诀》《备急千金要方》诸书，均承袭此说，倡而和之，而孙一奎不仅赞同，更是大加发挥。

1. 三焦外有经而内无形

孙一奎认为三焦是合上、中、下三个部位而言。上焦主纳而不出，治在膻中；中焦主腐熟水谷，治在脐旁；下焦分别清浊，主出而不纳，治在脐下。三焦之气充沛膈膜脂膏之内，五脏五腑诸隙，表里四旁，无处不到，从而发挥着熏蒸膈膜，发达皮肤分肉的作用，以为决渎之官，膀胱之用，原气之使。它虽有经脉行于体表，在体内实无独立的形体。故六腑之中，惟三焦无形，而称之为"外府"或"孤府"。有形的五腑均与五脏相合。如大肠与肺合，小肠与心合，胆与肝合，胃与脾合，膀胱与肾合。三焦无形，只得依附于膀胱，而曰肾合三焦膀胱。有形五腑各与形体相应，如大肠应皮，小肠应脉，胆应筋，胃应肉，膀胱应腠理毫毛。三焦无形，亦只得依附于膀胱，而曰三焦膀胱者，腠理毫毛其应。

孙氏认为在经脉之中，虽有有形的手少阳三焦经，但毕竟它与冲任督带诸经脉一样，都没有本经有形的腑或脏可言，故亦不能因经脉的存在，便可指三焦为有形之腑。因此，孙氏既反对马元台《难经正义》所谓上中下三焦为无形之气，手少阳三焦乃是有形之体的说法，更反对陈无择《三因方》引《龙川志》徐遁检视脏腑，见右肾下有脂膜如手掌大，正与膀胱对，有二白脉自其中出，夹脊而上，即为三焦之形的论点。

总之，孙氏认为三焦是上、中、下之部位的合称，"外有经而内无形"，因称"外府"。同时，三焦原非五行正府，不同于其他五脏、五腑的合应，故又称"孤府"。

2. 三焦相火，为原气之别使

自《脉诀》有命门配三焦属相火之说以后，不少学者多以命门相火合称。孙氏则一反其说，认为"命门不得为相火，三焦不与命门配"，[5]指出当以"包络三焦为相火"[6]。因为包络为血母，为里，三焦为气父，为表，二者相为表里。然而它们不同于其他五脏与五腑的相配，正如《素问》所说，"心包非脏也，三焦非府也"，其相配只是由于俱属手经，均藏相火而以类相从之故。三焦的相火和包络的相火共同主持气血，协同作用，以维持人体的正常生理功能，故孙氏说："盖营卫出于三焦，而所以营于中，卫于外，大气搏于胸中以行呼吸，使脏腑各司其职，而四肢百骸莫安者，孰非相火斡旋之功哉！"[7]

（三）论火

金元至明代，关于火的论述，名目繁多，如阴火、君火、相火、龙雷之火、五志之火等等。凡此种种，于意难明。而孙一奎论火，则能挈其纲领，把握大法，既符合中医理论，又能紧密联系临床。

1. 火是一种生生之机

火为造化生生之机，故朱丹溪在《格致余论·相火论》中说："天非此火，不能生物，人非此火，不能有生"。见火对于自然界万物的生长、人的生命活动都是必需的。据此，孙一奎指出："火之为言，化也，言能化生万物也。"[8]"盖天有六气，君火主二之气，相火主三之气，是君相皆可以天火称也。人有十二经，十二经中，心为君火，包络、三焦为相火，是君相可以人火称也。故以天之六气言，有二之气，三之气，岁岁若是，为亘古不易之常运。以人身言，则心为君火，包络、三焦为相火，亦亘古不易之定论。君火相火，皆有定体，以裨助生生不息之功，不可一日而无。故曰：天非此火，不能生物；人非此火，不能有生"[7]。火为五行之第二，主乎动，具有生化之机，无论在天在人，总是永恒不断地运动着，以促进万物的发生和发展。因此，火对于人体来说，是一种生生造化之机。

2. 火分内外，有邪正之别

火是人体的一种生化之机，然而火有内外之分，这一点是必须明确的。孙氏认为，存在于自然界的六气之火，是自然界万物生长的动力，也是人赖以生存的条件，这种火为外火，它是人体生命活动的一种外在动力。而源于人体内原气的火，是促使人体生长、发育的内在动力，这种火称为内火。外火（六气之火）依靠内火（源于体内原气之火）起作用，维持人体的正常生命活动。火之所以能起作用，关键在于动，但不可妄动，妄动则成为贼邪。因而火又有邪正之别。上面所说的维持人体生命活动的火为正火，即生理之火。而由于气候反常，太过不及，如暑热太过，人感而为病，成为一种致病因素，这就是邪火。除此之外，体内也有邪火。如肝肾在体内是藏阴血、阴精的，本不应有火，如果肝肾中出现如前人所说的阴火，这火乃是五志之淫火，而非五行之正火，可以损伤机体，导致疾病，通称为贼邪，即内在的邪火。

3. 论君火、相火

前人论火时，大多提到君火、相火，但概念十分模糊。如有以阴火为相火者，有以五志之火为相火者，丹溪则又以龙雷之火为相火，并说君火为人火，相火为天火。凡此种种，均未能分清君相火的含义，也未明君相之火究竟有何作用。孙一奎认为这都是未能明确火的定位时令节序的原因，因而导致了君相之火的混乱。

孙氏认为，要论君相之火，首先必须明确火的定位与时令节序。"必先有定位而后可以言变化"[7]。从定位论，如以天火言，六气之中火居其二。以节序论，则君火少阴主二之气，自春分至小满，为热。相火少阳主三之气，自小满至大暑，为暑。这种君相之火为天火，即外火。人的机体也有君火、相火之分，他的观点是心火为君火，包络、三焦之火为相火，在生理活动中，相火协辅君火而起作用。他这种见解与前人的看法，尤其与丹溪的观点大相径庭。

丹溪认为君火为人火，相火为天火或龙雷之火，孙氏对此大加反对。他认为自然界六气之火有君相之分，人体内的火也有君相之分。因此，不能以君相分属天人。

而且，孙氏还认为朱丹溪把相火视作龙雷之火，是极不妥当的。"龙雷之火"虽为取譬，以喻五脏厥阳之火的酷烈，但这不符合君相二火的定位与伦序，容易造成医学理论上的混乱，是不足取的。

三、治疗经验

孙氏不仅对命门、三焦、火与气论述精详，在医学理论上卓有发挥，而且在临床上，积累了丰富的治疗经验。

（一）治病首重明证

孙氏治病"首重明证"。他认为"凡证不拘大小轻重，俱有寒、热、虚、实、表、里、气、血"[8]之分，而且病变多有始同而终异的情况，只有对复杂的病证细细辨明，治法才不会执一而无权变。因此，他反对时医对于内伤发热、虚损、血证等诸种不同的病变滥用苦寒，畏投甘温的谬误。在辨明证情的前提下，孙氏的施治特点是能与其命门、三焦理论相印证。他十分重视三焦元气的保护和治疗，既反对滥用寒凉，又阐明了过用辛热、疏导及渗利之剂的危害。认为不惟纯阴苦寒之剂可致脾胃虚弱，元气虚损，而且"若用辛香散气，燥热伤气，真气耗散"[9]，疏导太过也可耗损元气，若淡渗太过，则每致肾气夺伤。

（二）三焦分治，尤重下元

由于三焦为原气之别使，又为相火之用，故凡命门原气不足或相火衰弱，皆可出现三焦元气不足之证，其病变可见气上不纳、水谷不化、清浊不分等情况。孙氏根据《难经》的理论，认为三焦元气之病变当分三部分治，即"上焦主纳而不出，其治在膻中；中焦主腐熟水谷，其治在脐旁；下焦分别清浊，主出而不纳，其治在脐下"[9]。如对癃闭、遗溺等症，孙氏以三焦论治。因三焦为膀胱之用，"膀胱藏水，三焦出水"，"水渎在下，非气莫导"[10]。故除湿热等因所致者外，他或以壮元汤温补下焦元气，或以补中益气汤提补上中二焦元气。有时用刺灸之法，也但取三焦穴而不取膀胱穴。兹足见孙氏治病以三焦为核心的特点。

在三焦分治中，孙氏对下元虚寒尤为重视。如论气虚中满、肾消等，他认为都属于下焦元气虚寒，又如癃闭、遗溺、小便失禁诸症，亦或与之有关，因而治疗多从下焦着手。

1. 气虚中满

孙氏认为由下焦元气虚寒，不能转运，清气不升，浊气不降所致。临证上可见"中满肿胀，小水不利，上气喘急，阴囊两腿皆肿，或面有浮气"[11]等症。孙氏制"壮元汤"[12]以温补下元使阳气上腾，浊阴自降，谷食化，小便利而肿胀可消，实为脾肾同治之法。至于脾虚所致的"三焦湿胀"，则治以通气生姜丸[13]；"中气虚，心中痞"[14]，用补中益气汤治疗。

【医案例举】

舜田臧公……年将六旬，为人多怒多欲，胸膈痞胀，饮食少，时医治以平胃散、枳术丸、香砂丸，不效，复以槟榔、三棱、莪术之类日消之，而大便溏泻，两足跟踝皆浮肿，渐及两手背。医又以其手足浮肿，而认为黄胖者，以针砂丸与之，肿益加，面色黄且黑，自二月至八月，身重不能动止，又有以水肿治者。车驾公雅善予，因延诊之。脉沉而濡弱。予曰：此气虚中满症也，法当温补兼升提，庶清阳升，则大便可实；浊阴降，则胸膈自宽。以人参、白术各三钱，炮姜、回阳、陈皮各一钱，茯苓、黄芪各二钱，泽泻、升麻、肉桂、苍术、防风各七分，三十帖而安。客有疑而诘予曰：此症诸家非消导则淡渗，而先生独以温补收功，腹中积而为满为肿者，从何道而去也？予曰：胀满非肿满比也，故治不同。肿满由脾虚不能摄水，水渗皮肤，遍身光肿；今胀满者，先因中虚，以致皮胀，外坚中空，腹皮胀紧像鼓，故俗名鼓胀。盖由气虚以成中满。若气不虚，何中满之有？气虚为本，中满为标，是以治先温补，使脾气健运，则清浊始分，清浊分而胀斯愈也。（《孙文垣医案·三吴治验》）

分析 《灵枢·经脉》云："胃中寒，则胀满；足太阴虚，则鼓胀。"本案辨证的关键是中满属虚，抑或属实。时医接连误治，显系审证不确，以虚当实所致。患者多怒则肝强，食少则脾弱，以强木而制弱土，此胀之所由，则治在虚其脾胃，是为一误。继之，又以攻消克伐之药，致脾阳大损，肿势递增，是为再误。迨至手足皆肿，阴土之虚，又未能察，至此脾胃健运功能失职，中阳败坏，升降失司，阳不化阴，脉濡弱而面色黄且黑。孙氏辨证为气虚中满，中其肯綮，所以用理中汤合补中益气汤复方加减，续进三十帖而愈。以其审证明确，故投之不疑，深合《黄帝内经》"塞因塞用"之理。

2. 肾消

即三消病中之下消。孙氏认为因下元不足，元气升腾于上，故渴而多饮多尿，治法忌用滋阴降火，而主用肾气丸加鹿角胶、五味子、益智仁等，大补下元。其论治遥宗仲景、《外台》及许叔微之学，所不同者在肾气丸中加入鹿角胶、五味子等，在温补之中重视精以化气，使精气充盛，蒸腾于上。其治法又与命门原气根于两肾阴精、精不足则气失资化的理论相合。

【医案例举】

一书办，年过五十，糟酒纵欲无惮，忽患下消之症，一日夜小便二十余度，清白而长，味且甜，少顷凝结如脂，色有油光。治半年不验，腰膝以下皆软弱，载身不起，饮食减半，神色大瘁。脉之六部大而无力。书云：脉至而从，按之不鼓，诸阳皆然，法当温补下焦。以熟地黄六两为君，鹿角霜、山茱萸各四两，桑螵蛸、鹿角胶、人参、白茯苓、枸杞子、远志、菟丝子、怀山药各三两为臣，益智仁一两为佐，大附子、桂心各七钱为使，炼蜜为丸，梧桐子大，每早晚淡盐汤送下七八十丸，不终剂而愈。或曰：凡云消者皆热症也。始公具方，人多议之，今果以温补成功，此何故哉？予曰：病由下元不足，元气升腾于上，故渴而多饮，以饮多，小便亦多也。今大补下元，使阳气充盛，熏蒸于上，口自不干。譬之釜盖，釜虽有水，若底下无火，则水不得上升，釜盖干而不润，必釜底有火，则釜中水气升腾。熏蒸于上，盖才湿润不干也。予已详著《医旨绪余》中，兹不多赘。（《孙文垣医案·三吴治验》）

分析　消渴证固多热证，然而因下元虚惫、肾阳不足者亦复不少。本案即是典型一例。孙氏据此凭脉，而治以温补，其辨证关键是一日夜小便二十余度，清白而长，脉之六部大而无力，实属肾阳不足之故，恰如釜中存水，釜底乏薪，遂使津液不能上润而为消渴。治疗上，遵温补肾气之旨，使阳气充盛，熏蒸于上，而温补中又重视补精以生气。可见，其理法方药，既渊源有自，又不乏己见，故效如桴鼓。

3. 癃闭、遗尿

孙氏亦从三焦论治。因三焦为膀胱之用，"膀胱藏水，三焦出水"，"水渎在下，非气莫导"[10]。故除湿热等因所致者外，或以壮元汤温补下焦元气，或以补中益气汤"提补上中二焦元气"[15]。用刺灸之法，取三焦穴而不取膀胱穴。壮元汤和补中益气汤两方，是孙氏治疗三焦元气不足的主方，每在临证时"体察病源"而用于诸证。

4. 肾虚气喘

多由肾虚气不归元所致。孙氏诊治其病，认为必须审识真阴、真阳的虚实。用药也有所谓气、血之分，气虚用补骨脂、杜仲、菟丝子之类，如安肾丸[16]等方即是；血虚用山药、山萸、熟地之类，如六味地黄丸之类即是。凡此皆为"纳气归元"的治法，其最重者则全在于补益真阴，如孙氏所论"肺出气，肾纳气，今气不归元，是肾之真阴不足，当益肾阴以全其职可也"[17]。

除上所及外，孙氏的治疗经验还有不少值得我们借鉴之处，如论虚损治法，他认为"治虚损之证，吃紧处工夫，只在保护脾胃为上，如和解、攻里二法，义之所当用者，虽老弱久病亦所不避，乃拨乱反正之意。惟要用舍得宜，有先攻而后补者，有先补而后攻者，有攻补并行者，当攻则攻，当补则补"[17]。如病邪未除，而只知用补法，则反致邪增疾加，故不可"设务姑息而一惟调补是务"[17]。

四、学术评议

（一）孙一奎是明代著名医家，他重视医学理论的研究，反对以方书为捷径，且主张融合古法，不执成方，博采众家之长，加以融会贯通，这种治学主张，是值得我们借鉴的。

（二）孙氏对命门、三焦的论述颇有见地，以命门为两肾间动气，三焦为元气之别使。动气为生生不息之根，相火有裨助生生不息之功。其论述不仅阐发了《难经》有关理论，且能自出机杼。

（三）临证注重命门、三焦元气的保护和治疗。对于气虚中满、癃闭、遗尿等病的论治，重视三焦元气之温补，对于肾消和肾不纳气等证的治疗，注重精气同治。这些实践经验，都根于其学术理论，对于后世很有影响。

【注释】

[1]《医旨绪余·命门图说》

[2]《医旨绪余·右肾水火辨》

[3]《医旨绪余·宗气营气卫气说》

[4]《医旨绪余·原呼吸》

[5]《医旨绪余·命门图论》

[6]《医旨绪余·相火篇·附：丹溪相火篇辨》

[7]《医旨绪余·问十二支土多十二经火多之义》

[8]《医旨绪余·相火篇》

[9]《医旨绪余·难经正义三焦评》

[10]《赤水玄珠·癃闭遗溺不禁辨》

[11]《赤水玄珠·胀满门》

[12] 壮元汤：人参、白术、茯苓、破故纸、桂心、大附子、干姜、砂仁、陈皮。

[13] 通气生姜丸：人参、茯苓、神曲（炒）、麦芽（炒）、官桂、归尾、陈皮（炒）、半夏（洗）、生姜（去皮，切）、厚朴。上为末，以生姜汁煮，麦糊为丸，梧子大，每服三十丸，空腹食前米汤饮下。

[14]《赤水玄珠·痞气门》

[15]《孙文垣医案·三吴治验·南都大司马发热燥渴》

[16] 安肾丸：破故纸（炒）、胡芦巴（炒）、茴香（炒）、川楝（炒）、续断（炒）、桃仁（炒）、杏仁（炒）、山茱萸、茯苓。上末，蜜丸梧子大，空心，盐汤下五十丸。

[17]《赤水玄珠·眩晕门》

【复习思考题】

1. 孙一奎论命门为肾间动气有何重要生理作用？

2. 孙一奎对气虚中满证的施治特点是什么？

3. 孙一奎对肾虚气不归元证的论治特色是什么？

缪 希 雍

一、生平和著作

缪希雍，字仲淳，号慕台，明代江苏常熟人，约生活于公元 1552～1627 年（明嘉靖三十一年～天启七年）。缪氏家境清贫，少时多病，年长遂酷爱医术，悉心钻研。时常熟赵玄度藏书甚众，缪氏得以博览，学识大进。其临证体验既丰，搜集秘方亦富。

缪氏中年后游历四方，寻师访友，切磋学问，与王肯堂、汤显祖等交游甚密，声名著于当时。

明末政治腐败，一些士人利用讲学议论朝政于无锡东林书院，人称东林党。缪氏与他们关系密切，被称为"神医安道全"，后东林党遭阉党镇压，缪氏亦受牵连，迁居金坛。

缪希雍擅长医术，精于本草。其主要著作有《先醒斋医学广笔记》《神农本草经疏》《本草单方》等。

《先醒斋医学广笔记》四卷，原名《先醒斋笔记》，为友人丁元荐编集希雍常用之方及部分治验，后缪氏又作了增补，特别是补充了伤寒热病的治疗经验及常用药物的炮炙方法，遂改名《先醒斋医学广笔记》。卷一至卷三，记载了许多临证心得、验案及效方。缪氏治疗伤寒热病、中风、脾胃病的经验以及著名的"吐血三要法"皆在其中。卷四为"炮炙大法"，选录药物 433 种，按《雷公炮炙论》加以增删，叙述了各种药物的炮炙方法和畏、恶、宜、忌等；末附用药凡例，对丸、散、汤、膏的制法和适应证，以及煎药及服药法等，都一一作了论述。

《神农本草经疏》三十卷，载药物 490 种，缪氏对《神农本草经》及《名医别录》继承阐发，纠误创新。缪氏对《本经》《别录》的药物主治内容逐一进行了详细注疏，使"读之者因疏以通理，因经以契往，俾炎黄之旨晦而复明，药物之生利而罔害"[1]。卷一、卷二为续序例上下，载有医论数十篇，如"似中风问答"、"治疗大法"、"治气三法药各不同"、"祝医五则"、"论五运六气之谬"等，多为重要之作；卷三以下为各部药物及有关药方；《经疏》末卷为补遗药品。

《本草单方》十九卷，药方多采录自他书。世传《医学传心》四卷，著为缪氏所作，内容除缪氏学说外，还杂有不少后人笔墨，虽为依托之书，但也有一定参考价值。

继承缪氏之学者，有松陵顾澄先、延陵庄继光、云间康元宏以及司马铭鞠和亲炙门人李枝（字季虬），另传武林刘默等人。

二、学术理论

缪氏对药物学有深湛研究，对外感热性病亦多阐发，不仅善取诸家之长，而且更有创见。

（一）本草学成就

缪氏精研本草三十余年，所著《神农本草经疏》是继李时珍《本草纲目》之后的又一本草学名著。缪氏对前人的本草学说继承阐发，纠误创新，主要表现于下述方面：

1. 疏义致用

缪希雍对《神农本草经》《名医别录》的药物主治内容逐一进行了详细注疏，字梳句栉，朴实详尽，如遇意有未尽者，更能引申而阐明之。

以黄芩为例，《本经》与《别录》谓其味苦平，大寒，无毒。功用有主诸热、黄疸、泻痢、逐水、下血闭、恶疮疽蚀、火疡，疗痰热、胃中热、小腹绞痛、消谷、女子血闭、淋露下血、小儿腹痛及利小肠。缪氏的疏解认为，黄芩禀天地清寒之气，而兼金之性，故味苦平无毒。《别录》益之以大寒……其性清肃，所以除邪；味苦，所以燥湿；阴寒，所以胜热，故主诸热。诸热者，邪热与湿热也。黄疸、肠澼、泄痢，皆湿热胜之病也，折其本则诸病自瘳也。苦寒能治湿热，所以小肠利而水自逐，源清则流洁也。血闭者实热在血分，即热入血室，令人经闭不通，湿热解则荣气清而自行也。恶疮疽蚀者，血热则留结而为痈肿溃烂也。火疡者，火气伤血也，凉血除热则自愈也。

通过注疏，缪氏将黄芩的功用作了详细阐述，并执简驭繁地归结为苦寒清肃、燥湿胜热、凉血除热，使学者对《本经》之旨有清晰的了解，从而能更好地使用于临床。

2. 主治参互

为了更详尽论述药物的主治功用，缪氏在《经疏》中创设"主治参互"，既博采众方，择善而从，又论述了自己的用药经验，内容涉及内、外、妇、儿、伤、眼等各科用药的配伍方法和处方常规。

在主治药物配伍方面，举菊花为例以说明。菊花为祛风要药，缪氏用于治目痛、外翳、头痛、眩晕、疔疮等病证，其配伍为：与地黄、黄柏、杞子、白蒺藜、五味子、山萸肉、当归、羚羊角、羊肝等同用，治肝肾俱虚目痛；与黄连、玄参、生地、川芎、羌活、荆芥、柴胡、连翘、桔梗、决明子、甘草等同用，治风热头痛；与川芎、细辛、藁本、当归、生地、麦冬、白芍、甘草等同用，治血虚头痛，亦治痰结眩晕；菊花连根生用为君，加紫花地丁、益母草、金银花、半枝莲、贝母、连翘、生地、栝楼根、白芷、白及、苍耳子、夏枯草，可治疔疮。不同的配伍方法，体现了临床用药的灵活性。

其他如菖蒲、茵陈、白薇、琥珀等药物的主治配伍，对临床制方遣药均有重要的实用价值。

3. 简误防失

所谓"简误"即查检错误的意思，"简误"是缪氏《本草经疏》中的一个重要内容，不仅在每一药物下作专项论述，而且在对《本经》《别录》的疏义文字中，也有关于这方面的内容。归纳起来，大致可分为对《本经》之论的"简误"和对临床用药的"简误"两方面。

（1）纠《本经》之误：《神农本草经》是古代医疗实践经验的珍贵记录，但由于历史原因，其中掺杂了一些不实之词、邪妄之言。如论丹砂，《本经》《别录》有"久服通神明不老,轻身神仙"[2]之说。李时珍《纲目》既记载了"服丹砂之戒",又有"阴证当多服伏火丹砂"的不同之说,最后作出"盖人之脏腑禀受万殊,在智者辨其阴阳脉证,不以先入为主,非妙入精微者不能企此"[3]的持平之说。然而,缪氏却指出:"丹砂体中含汞……有大毒,若经伏火及一切烹炼,则毒等砒、硇,服之必毙,"[2]完全否定了"伏火丹砂"作为药用的可能性。

缪氏对《本经》《别录》之误的纠正,不只局限于金石类药物,也包括一些草木类药品。如论细辛的治疗作用,认为:"皆升发辛散开通诸窍之功也。其曰久服明目,利九窍,轻身长年者,必无是理。盖辛散升发之药,其可久服哉?"[4]由此可见,缪氏不仅对《本经》《别录》之中的误人之说能直抒己见,而且还能发李氏所未发,补《纲目》所未备。

(2)防临床之失:在缪氏《经疏》的"简误"中,对许多药物的临床使用提出了禁忌细则,虽以历代本草学说为基础,但更是其临床实践经验的结晶。如详论了人参的各种适应证和禁忌证;对附子的"简误",例举了内、外、妇、儿共七十余证,指出这些"病属阴虚及诸火热,无关阳弱,亦非阴寒,法所均忌"[5]。

又如黄芪,缪氏指出:"黄芪功能实表,有表邪者勿用;能助气,气实者勿用;能内塞补不足,胸膈气闭闷、肠胃有积滞者勿用;能补阳,阳盛阴虚者忌之;上焦热甚,下焦虚寒者忌之;病人多怒,肝气不和者勿服;痘疮,血分热盛者禁用"[6]。诸多议论,在临床上颇有参考价值。

(二)外感热病研究

1. 伤寒时地议

自张仲景《伤寒论》问世后,历代医家无不宗之。缪希雍认为外感热病是"关乎死生之大病"[7],故亦十分重视。但认为自汉末至今时已千年有余,不仅时气变异,方土有殊,而且古今人禀赋亦各不同,所以对于仲景之学"其意可师也,其法不可改也"[7],而"其药则有时而可改"[7]。他在《本草经疏》中提出了"伤寒古今时地不同因之六经治法宜异"的观点,这在《先醒斋医学广笔记》中称"伤寒时地议并六经治法",大意即在于说明古今风气不同,南北水土有异,今时南方多热病,医者当师《伤寒论》意而变通之,从时、从地、从人灵活运用。这一指导思想,使他在论治外感热病方面能根据实际发病情况而有创见。

例如:外感伤寒太阳病,缪氏记载其脉"浮洪",而不是《伤寒论》所言之"浮紧",颇合东南一带的临床实际情况。治疗之法宜发汗解表,但不用麻黄汤,而用自制羌活汤,方用羌活、葛根、杏仁、前胡、甘草、生姜、大枣等。

太阳病传入阳明,一般有深浅二种情况。若外证头疼,遍身骨痛不解,口渴,鼻干,目疼,不得卧,即系太阳阳明,治疗在羌活汤中加石膏、知母、麦冬;如自汗,烦躁,头疼,遍身骨疼不解者,用羌活、桂枝、白芍、甘草、石膏、知母、麦冬、竹叶。

缪氏还认为江南气候温暖,无刚劲之风,多温热之病。临证所见直中者少,传经者多,直中属寒,传经属热。外感伤寒六经中,以热证为多,不但三阳多为热证,而且由三阳传入三阴者"虽云阴分,病属于热"[7],而三阴之属虚寒者甚为罕见。

【医论附录】

夫伤寒者，大病也。时者，圣人所不能违者也。以关乎死生之大病，而药不从时，顾不殆哉！仲景，医门之圣也，其立法造论，后之明师如华佗、孙思邈辈，莫不宗之。汉末去古未远，风气犹厚，形多壮伟，气尚敦庞，其药大都为感邪即病而设。况南北地殊，厚薄不侔，故其意可师也，其法不可改也。循至今时，千有余年，风气浇矣，人物脆矣，况在荆扬交广梁益之地，与北土全别，故其药则有时而可改，非违仲景也，实师其意，变而通之，以从时也。（《先醒斋医学广笔记·寒》）

2. 邪入口鼻，证多阳明

缪希雍对外邪入侵人体的途径，提有"伤寒、温疫……凡邪气之入必从口鼻"[8]的论断，这一观点的提出，早于吴又可的《温疫论》，其贡献是不可忽视的。

缪氏以藏象学说为依据，从苗窍、经络及脏腑的关系，探讨了伤寒、温疫的病机特点，认为："伤寒温疫，三阳证中往往多带阳明者，以手阳明经属大肠，与肺为表里，同开窍于鼻；足阳明经属胃，与脾为表里，同开窍于口。凡邪气之入，必从口鼻，故兼阳明证者独多"[7]。此外，他曾有"阳明多气多血，津液所聚而荫养百脉，故阳明以津液为本"[8]的论述，强调治热病以固护津液为要。

三、治疗经验

缪希雍具有丰富临床经验，且有不少创见。除外感病论治以外，其关于补益脾阴、降气行血，以及治疗吐血和中风病等的学术思想，最具卓识。

（一）重用阳明清法，注意固护津液

缪氏在论治外感病时，针对阳明或兼阳明证者独多的特点，最重阳明证的辨证施治。在阳明经证和腑证中，又重阳明经证。其治疗强调速逐热邪，清泄阳明气分，护脾胃，存津液。临床用药每以白虎汤、竹叶石膏汤加减，治疗阳明病不恶寒反恶热或先恶寒不久旋发热、不大便、自汗、潮热、口渴、咽干、鼻干、畏人声、畏火，甚则谵语、狂乱、循衣摸床、脉洪大而长等症。但因半夏辛燥，有"渴家、汗家、血家"三禁，故主张在用竹叶石膏汤时去半夏。

石膏是清阳明邪热的主药，缪氏在《本草经疏》中说："辛能解肌，甘能缓热，大寒而辛甘则能除大热"，[9] "又为发斑、发疹之要品，起死回生，功同金液。若用鲜少，则难责其功。"[9]故在临床上多大剂量使用。

同时，缪氏还补充了不少方剂，治疗阳明病发黄，衄血，心下硬痛，食谷欲呕，热入血室，实热发狂等症，不仅发展了仲景学说，丰富了治疗方法，而且使古人论治阳明病的理法方药更适宜于临床实际。

【医案例举】

例一 章衡阳铨部患热病，病在阳明，头痛壮热，渴甚且呕，鼻干燥，不得眠。诊其脉洪大而实。仲淳故问医师，医师曰：阳明证也。曰：然。问所投药，曰：葛根汤。仲淳曰：非也。曰：葛根汤非阳明经药乎？曰：阳明之药，表剂有二，一为葛根汤，一为白虎汤。不呕吐而解表，用葛根汤；今吐甚，是阳明之气逆升也，葛根升散，故用之不宜。白虎汤（硬石膏、知母、甘草）加麦门冬、竹叶，名竹叶石膏汤。石膏辛能解肌，镇坠能下胃家痰热，肌解热散，则不呕，而烦躁壮热皆解矣。遂用大剂竹叶石膏汤疏方与之。且诫其仲君曰：房荆非六十万人不可，李信二十万则奔还矣。临别去，嘱曰：斯时投药，五鼓瘥，天明投药，朝食瘥，已而果然。或谓呕甚，不用半夏何也？仲淳曰：半夏有三禁，渴家、汗家、血家是也。病人渴甚而呕，是阳明热邪炽盛，劫其津液故渴；邪火上升故呕，半夏辛苦温而燥，有毒，定非所宜。又疑其不用甘草何也？曰：呕家忌甘，仲景法也。（《先醒斋医学广笔记·卷一·寒》）

分析 本案为邪在阳明证，缪氏投大剂竹叶石膏汤而安。热病以热邪为主因，胃中热毒充斥浮越诸经，治疗当以清热解毒为第一要法，阳明表剂有葛根汤与白虎汤，而两者的区别，又在呕与不呕。呕为胃气上逆，葛根升发脾胃之气，故不相宜；而白虎汤中石膏则解肌镇坠，能下胃家痰热，故药后呕止热除，清解阳明热邪宜大剂。缪氏以战国秦伐楚的典故为例，说明大剂攻邪的重要性。

例二 于润父夫人，妊九月，患伤寒阳明证，头疼，壮热，渴甚，舌上黑苔有刺，势甚危。仲淳投竹叶石膏汤……以井底泥涂脐上，干则易之。一日夜尽石膏十五两五钱，病瘳。越六日，产一女，母子无恙。（《先醒斋医学广笔记·卷一·春温夏热病大法》）

分析 治孕妇热病，在一日之间用石膏近斤，这在历代医家中实属罕见，远远超过了《伤寒论》石膏如鸡子大的重量，即使如近人张锡纯善用石膏，对于"外感实热"，主张"放胆用之"，但也只是"轻证必煎两许，重用至四五两或七八两"，与缪氏相距尚远。由此可见缪氏临床运用石膏之娴熟大胆。

（二）调护脾胃，善补脾阴

缪希雍把脾胃比作国家的饷道，提出"论治阴阳诸虚病皆当以保护胃气为急"[10]。无论阴虚、阳虚、中风、中暑、泻痢、胎前产后、疔肿痈疽，凡是病体涉虚，"靡不以保护胃气，补养脾气为先务"[10]。具体治疗法则方面，他提出"益阴宜远苦寒，益阳宜防泄气，祛风勿过燥散，消暑毋轻下通"[10]。治疗脾胃虚证，缪氏善用甘平柔润之剂，他认为香燥温补，健胃除湿救标则可，多服易泻脾而损津液，他把人参、茯苓、山药、扁豆、莲肉、苡仁、芡实等，作为"补脾胃上药"，并创制了名方资生丸[11]、肥儿丸[12]，甘平芳化，体现了他的用药特色。

尤其值得重视的是缪氏将脾胃虚证分而治之，胃虚宜益气，以甘平、甘淡、甘酸之味治之，如人参、扁豆、山药、莲肉、茯苓、石斛、白芍等；脾虚之证，则用甘温，佐以辛香、酸平，药如人参、白术、大枣、黄芪、砂仁、蔻仁、酸枣仁、藿香、木瓜等。

缪氏对脾肾关系较为重视，指出："夫脾胃受纳水谷，必藉肾间真阳之气熏蒸鼓动，然后能腐熟而消化之。肾脏一虚，阳火不应，此火乃先天之真气，丹溪所谓人非此火不能有生者也。治宜益火之源，当以四神丸加人参、沉香，甚者加熟附、茴香、川椒。"[13]他制脾肾双补丸，健脾益肾，较四神丸更进一步，常为后人所宗。

除此以外，最具有特色的是缪氏对脾阴不足证的论治。《本草经疏》论脾虚十二证，将"脾气虚"、"脾阴虚"、"阴血虚"作了区别，明言"脾阴不足之候"有脾虚中满，饮食不进，食不能消，夜剧昼静，劳倦伤脾发热，健忘，肢痿，产后失眠腿痛等，指出："世人徒知香燥温补为治脾虚之法，而不知甘寒滋润益阴之有益于脾也"[14]。他曾治一产后腿疼，不能行立，饮食不进之妇人，认为是"脾阴不足之候，脾主四肢，阴不足故病下体"[15]。案中虽对脾阴不足的症状论述欠详，但却指出了甘凉滋润，酸甘化阴为治脾阴虚的大法。缪氏关于脾阴虚的论治，上承东垣、丹溪、王纶之说，又有重要发展。

【医案例举】

例一 无锡秦公安患中气虚不能食，食亦难化，时作泄，胸膈不宽。一医误投枳壳、青皮等破气药，下利完谷不化，面色黯白。仲淳用人参四钱、白术二钱、橘红钱许、干姜（炮）七分、甘草（炙）一钱、大枣、肉豆蔻，四五剂渐愈，后加参至两许全愈。三年后，病寒热不思食，他医以前病因参得愈，仍投以参，病转剧。仲淳至曰：此阴虚也，不宜参。乃用麦门冬、五味子、牛膝、枸杞、芍药、茯苓、石斛、酸枣仁、鳖甲等十余剂愈。（《先醒斋医学广笔记·卷一》）

分析 本案原为脾胃虚寒证，故缪氏投理中汤加味温补脾肾而安。三年后病寒热不思食，已转为阴虚内热证，故改投甘寒之剂而愈。从中可见缪氏善于识证，着眼脾阴以及甘平、酸寒的用药方法。

例二 顾鸣六乃郎，禀赋素弱，年数岁，患脾虚证，饮食绝不沾唇，父母强之，终日不满稀粥半盂，形体倍削，鸣六深以为忧。予为之疏一丸方，以人参为君，茯苓、山药、橘红、白芍药、莲肉、扁豆为佐，更定一加味集灵膏相间服之。百日后，饮食顿加，半年肌体丰满。世人徒知香燥温补为治脾虚之法，而不知甘寒滋润益阴之有益于脾也。治病全在活法，不宜拘滞。（《先醒斋医学广笔记·卷三》）

分析 缪氏理脾，药多甘润，本案即为佐证。香燥温补之法仅适于脾虚湿困者，而患儿形体瘦削，不食，是脾胃气阴不足之证，方取诸甘平之品调脾气，又以集灵膏（人参、枸杞、牛膝、天冬、麦冬、生地、熟地）甘润益阴，体现了缪氏治脾的特点，实为东垣补中升阳法外又一活法。

（三）降调气机　独辟蹊径

关于气病的治疗，缪希雍归纳有"治气三法"：补气、破气和降气，其中以降气之法最为精彩。

徐之才论药，有宣、通、补、泄、轻、重、滑、涩、燥、湿十种，陈藏器《本草拾遗》称为"十剂"，后成无己和李时珍等亦其此说。缪希雍认为早在陶弘景，曾在十剂之外续入寒、热二剂，继而缪氏另又增加了升剂和降剂。他认为升降是治法之大机。他所增的升剂，即李杲的升阳益气之剂，而所增的降剂，却为缪氏所独创。他说："火空则发，降气则火自下矣，火下是阳交于阴，此法所宜降者也。"[16]阐述了"降剂"所治病证的病机，主要是阴虚火升，即"上盛下虚"。患者周身之气上并于阳，导致咳嗽生痰，吐血衄血，烦躁，头疼，失眠，胸前骨痛，口干舌苦等，甚则五心烦热，潮热骨蒸，遗精，骨乏无力，或丹田不暖，饮食不化，泄泻，中风卒仆等。治疗之法，"当呕降气，当益阴精"[17]，降气以治其标，滋水填精以救其本，气降则阳交于阴，其火自然亦降；精血生则肾阴复，水自上升。水升火降，为"既济之象"，"坎离相交"，人身阴阳之气可得平复。

缪氏在《本草经疏》中备列了补气、破气和降气调气的药物。其中降气药主要有苏子、橘红、麦门冬、枇杷叶、芦根汁、降香、郁金、槟榔、沉香、乌药、白芍、五味子等。他对苏子、枇杷叶、郁金三味最为善用。认为苏子辛温散结而兼润下之力，郁金为调逆气、行瘀血之要药，枇杷叶性凉善下气。

缪氏的降气之法，除主要用于肾阴亏耗，上盛下亏的病证外，还有肝实气逆或肝血虚而气火上逆，以及肺实、肺虚的肺气上逆诸证和胃气上逆之证，适应证是很广泛的，对后世医家的临床用药有重要影响。

【医论附录】

疏枇杷叶

枇杷叶禀天地清寒之气，四时不凋，其味苦，气平，平即凉也，无毒，入手太阴、足阳明经，气薄味厚，阳中之阴，降也。经曰：诸逆冲上，皆属于火。火气上炎则为卒哕不止，哕者，哕也，其声浊恶而长。经曰：树枯者，叶落；病深者，声哕。病者见此，是为危证。枇杷叶性凉善下气，气下则火不上升，而胃自安，故卒哕止也。其治呕吐不止，妇人产后口干，男子消渴，肺热咳嗽，喘息气急，脚气上冲，皆取其下气之功。气下则火降痰顺，而呕者不呕，渴者不渴，咳者不咳，冲逆者不冲逆矣。又治妇人发热咳嗽、经事先期，佐补阴清热之药，服之可使经期正而受孕。（《本草经疏·卷二十三》）

（四）行血祛瘀论要法当

对于血病的治疗，缪氏亦立"治血三法"，即"血虚宜补之"、"血热宜清之凉之"、"血瘀宜通之"。所谓"通之"，实即行血祛瘀之法，关于血瘀的治疗，缪氏亦有重要的论治经验。

《本草经疏》的治法提纲指出："病从血分，则治其血……热者清热，瘀者行之。"他较为详细地提出了瘀血的诊断与用药。以"有形可见，有色可察，有证可审"[18]为诊断大法，而发热、发黄、作肿作痛、结块痞积，则是最常见的症状。活血行瘀的药物很多，性味作用同中有异，但无论辛热、辛温、辛平、辛寒。都有辛味，缪氏说："必应兼辛，使非兼辛，胡得主五脏瘀血……妇人月水不通?"[19]缪氏对瘀血病证的治疗，并不以一言以蔽之，而是认为"破血"与"活血"在程度上大有出入，而应明确区分，对吐血、咯血、鼻衄、齿衄、耳衄、伏梁等病证，提出宜降气清热、凉血益阴，忌用升提发散、补气闭气及破血。所忌的破血药为三棱、姜黄、水蛭、桃仁、红花等；所宜的活血药为郁金、五灵脂、乳香、没药、当归、延胡、赤芍等。对两者酌情使用，正是辨证论治原则的具体体现。

（五）治吐血三要法

吐血是虚损患者的一大主症，明代治吐血有两大倾向，专用寒凉和滥用人参。缪希雍认为当时的吐血病证，绝大多数属于阴虚火旺，苦寒和甘温皆非所宜，唯取法甘寒，方为得当之治。在此基础上，他提出治疗吐血的三要法。

1. 宜行血不宜止血

"血不行经络者，气逆上壅也。行血则血循经络，不止自止。止之则血凝，血凝则发热恶食，病日痼矣"[20]。失血皆源于血不循经，是由于"气逆上壅"，壅者宜行，逆者宜降，行血降气实为治本之法，见血止血，虽可暂时收效，然而易致瘀滞。瘀血不去，新血不生，血液不得归经而常复出。此时行血实为大禹疏浚治水之意，有因势利导，不止自止之妙。

缪氏常用的行血药物是：生地、当归、郁金、茅根、丹皮、小蓟、棕炭、藕节、蒲黄、童便等。

缪氏行血法的实质，一是用和血行血法以防络脉瘀阻。二是告诫医家不能见血凉血，滥用苦寒，以防损伤脾胃而变生他证。

【医案例举】

喻左，负重努力，血络损伤，血由上溢，吐血盈碗，胁肋牵痛，艰于转侧，脉象芤数，祛瘀生新主治。

全当归 紫丹参 淮牛膝 茜草根 川贝 刘寄奴 仙鹤草 真新绛 川郁金 竹茹 白茅花 茺蔚子 参三七 藕汁（《丁甘仁医案·卷四·吐血》）

分析 本例吐血，因负重损伤血络而引起，又有牵痛不利等症，治疗以行血祛瘀为主，辅以补虚生新，而非一味固涩收敛。

2. 宜补肝不宜伐肝

肝为将军之官，主藏血。吐血者，肝脏失职而不能藏血，养肝则肝气平而血有所归，伐之则肝虚不能藏血，血愈不止，故当顺其性而治之，补肝则滋柔气平，血有所藏。如过用香燥辛热之品劫夺肝阴，使肝经气火更旺，血不得止。

缪氏常以芍药、甘草、枣仁、枸杞等酸甘化阴，以柔克刚。

【医案例举】

肝阳盛，肝阴虚，吸引及肾，肾亦伤矣。益肝体，损肝用，滋养肾阴，俾水火相兼，病当自愈。

生地 白芍 当归 阿胶 丹皮 小蓟 茅根 血余 赤芍 甘草（《静香楼医案·内伤杂病门》）

分析 本案为尤在泾为因肝火而见血者设。因肝火亢盛，水不涵木而致血证，用酸甘化阴，柔润滋养之品，补肾柔肝，使血得所藏，火得水济。

3. 宜降气不宜降火

气有余便是火，降气即为降火，火降则血不上升，血随气行，无溢出之患。反之，如用苦寒降火，最易伤中，脾气伤则统血无权，血不归经，不利止血。血之失常，每缘于气火之乱，此法一则治气以降火，使气调火平，血得循经；二则可免致脾胃损伤。血赖脾气统摄，脾气不伤则血证自有可瘥之机，这不仅体现了其重视脾胃的治疗思想，更有防患于未然之意。

【医案例举】

李，暴怒，肝阳大升，胃络血涌甚多，已失气下行为顺之旨。仲淳吐血三要云，降气不必降火。目今不饥不纳，寒腻之药所致。

炒苏子　降香汁　山栀　炒山楂　郁金　茯苓　川斛　丹参（《临证指南医案·卷二》）。

分析　气火上逆而致吐血，是过服寒凉，已伤胃阳。此时不宜降火，只宜降气，使气火下行，得以平复，则血不妄行。

缪氏提出的治吐血三法，对后世医家的临床治疗具有重要指导意义。行血、补肝和降气三法，当视临床实际情况而灵活结合运用。气机逆上，血不循经和肝不藏血，是主要的病机，故三法的适用范围实际上也并不仅仅局限于虚损失血者。

（六）内虚暗风论治

缪希雍对前人的中风学说颇有研究并有所继承，但他亦有独得之见。他认为，大江以南天地之风气和居民的禀质，有异于西北地区，临床所见中风病人的发病机理往往是"真阴既亏，内热弥甚，煎熬津液，凝结为痰，壅塞气道，不得通利，热极生风，而致猝然僵仆"[21]。因之，他将类中风称为"内虚暗中"。这是对中风病机认识的又一重要发展。

缪氏对中风的治疗，有标本先后之分。先宜清热顺气开痰，以救其标；次用养阴补阳以治本，并注意保护脾胃。清热多用天冬、麦冬、甘菊、白芍、茯苓、天花粉、童便；顺气多用苏子、枇杷叶、橘红、郁金；开痰多用贝母、白芥子、竹沥、荆沥、瓜蒌仁；益阴多用天冬、甘菊、生地、白芍、杞子、麦冬、五味、牛膝、人乳、阿胶、黄柏、白蒺藜；补阳多用人参、黄芪、鹿茸、巴戟天、大枣。以上用药，为中风的治疗开启了又一法门，对后人颇有影响。

【医案例举】

乙卯春正月三日，予忽患口角歪斜，右目及右耳根俱痛，右颊浮肿。仲淳曰：此内热生风及痰也。治痰先清火，清火先养阴。最忌燥剂。

真苏子三钱，广橘红三钱，栝楼根三钱，天门冬三钱，麦门冬三钱，白芍药四钱，甘草七分，鲜沙参三钱，明天麻一钱，甘菊花三钱，连翘二钱，河水二钟半，煎一钟，加竹沥、童便各一杯，霞天膏四五钱。饥时服，日二剂……（《先醒斋医学广笔记·中风·治法大略》）

分析　缪希雍在因时、因地、因人思想的指导下，提出类中风确系阴阳两虚，而以阴虚者为多，论治中风有先后标本之分，以甘寒药物为主。本例药用苏子、橘红、栝楼根、天门冬、麦门冬、白芍、甘草、鲜沙参、明天麻、甘菊花、连翘等。此后又陆续用牛膝、首乌、黄柏、杞子、石斛、五味子、枣仁、柏子仁、干葛、桑叶、胡麻仁等分别煎汤制丸。百日后，再服调补阴阳的丸药而痊愈，充分证明了缪氏医学理论与临床实践的一致性。

四、学术评议

（一）缪希雍既尊崇经典，又勇于批判创新；既重视理论，又验诸实践；既重视历代医家的学验名方，又采集民间的妙药单方。其论伤寒温疫从口鼻而入，发吴又可之先声；论治伤寒热病，独重阳明，继承发展了仲景学说，对清代温病学家有很大启发；吐血三要法，对治疗血证有重要指导意义；其降气法、补脾阴法及关于"内虚暗风"的论治，均为叶天士等所宗。

（二）缪氏善用轻清灵活、甘寒柔润之剂，开医学新风，尤其对清代的江南医学有举足轻重的影响。

（三）缪氏的《神农本草经疏》为注疏《本草经》之佼佼者。若以《本草纲目》与《本草经疏》相比较，前者集本草之大成，后者则阐发隐微，将本草理论与医疗实际更加密切地联系起来。

（四）缪氏学说有其不足之处，其经验也有一定的局限性，如个别处将陶弘景《别录》之言，混淆为《本经》的文字，但从总体而论，仍为瑕不掩瑜。

【注释】

[1]《缪希雍医学全书·本草经疏·自序》

[2]《缪希雍医学全书·本草经疏·丹砂》

[3]《本草纲目·石部第九卷·丹砂》

[4]《缪希雍医学全书·本草经疏·细辛》

[5]《缪希雍医学全书·本草经疏·附子》

[6]《缪希雍医学全书·本草经疏·黄芪》

[7]《先醒斋医学广笔记·寒》

[8]《医学传心·卷一》

[9]《缪希雍医学全书·本草经疏·石膏》

[10]《缪希雍医学全书·本草经疏·论治阴阳诸虚病皆当以保护胃气为急》

[11] 资生丸：人参、白术、白茯苓、广陈皮、山楂肉、甘草、怀山药、川黄连、薏苡仁、白扁豆、泽泻、桔梗、芡实、麦芽。

[12] 肥儿丸：人参、芜荑、使君子肉、白芍药、橘红、黄连、甘草、红曲、麦芽、砂仁、白茯苓、山楂肉、滑石、莲肉、扁豆、青黛。

[13]《先醒斋医学广笔记·泄泻》

[14]《先醒斋医学广笔记·幼科·痧疹续论》

[15]《先醒斋医学广笔记·妇人》

[16]《缪希雍医学全书·本草经疏·十剂补遗》

[17]《缪希雍医学全书·本草经疏·论上盛下虚本于肾水真阴不足》

[18]《缪希雍医学全书·本草经疏·论治血三法药各不同》

[19]《缪希雍医学全书·本草经疏》

[20]《先醒斋医学广笔记·吐血》

[21]《医学碎金录·中风》

【复习思考题】

1. 缪希雍在伤寒、温疫论治方面有哪些成就？
2. 缪希雍论治脾胃的特点及用药经验有哪些？
3. 试析缪希雍"治吐血三要法"之理。
4. 缪希雍对本草学有何贡献？
5. 试析缪希雍杂病论治的主要创见。

赵 献 可

一、生平和著作

赵献可，字养葵，号医巫闾子。生活于明万历、崇祯年间，浙江鄞县人。赵氏好学淹贯，尤善于《易》而精于医。曾游历秦、晋、幽州（今河北省北部及辽宁省一带），并著作医书。其子贞观（字如葵）及弟子徐阳泰传其学。

赵氏著有《医贯》《邯郸遗稿》，以《医贯》为其代表作。

《医贯》凡六卷，分为《玄元肤论》《主客辨疑》《绛雪丹书》《先天要论》《后天要论》等篇章。其文论理深透，不仅广引诸家学说，历举前人名方治验，并发明新说，以补前人之未备。本书是研究中医学"命门学说"的重要著作之一。其中《玄元肤论》包括内经十二官论、阴阳论、五行论；《主客辨疑》论中风、伤寒、温病、郁病；《绛雪丹书》专论血证；《先天要论》论以六味、八味为主方，治疗真阴、真阳不足诸病；《后天要论》详论补中益气汤及脾胃诸疾。赵氏对后天之本颇为重视，同时认为先天之火乃人生立命之本，养生治病莫不以此理"一以贯之"，因名其书为《医贯》。

《邯郸遗稿》全书凡四卷，卷一论调经，卷二论血崩、带下、淋浊，卷三论妊娠、临蓐，卷四论产后。其学术特点为重视肾水命火，较之其他妇科书籍，有不少独到见解。本书是赵氏晚年所著的妇科专书。书以《史记》载扁鹊"过邯郸，闻贵妇人，即为带下医"而名之，寓有深意。

二、学术理论

明代医家对命门的研究日趋深化，大都对《难经》左肾、右命之说提出异议，并进一步探索它对人身的重要作用。赵献可认为命门在脏腑之中处于极其重要的地位，它对人身先、后天均有主宰作用。兹将其说简述如下：

（一）命门有位无形，为人身"真君真主"

赵氏认为两肾有形，属水，其左为阴水，右为阳水；命门无形，属火，其位在两肾中间，所谓"命门无形之火，在两肾有形之中"[1]，亦即"两肾间动气"。他又指出："越人谓左为肾、右为命门，非也。命门即在两肾各一寸五分之间，当一身之中。《易》所谓'一阳陷于二阴之中'，《内经》曰：'七节之旁，有小心'是也"[1]。以上论述，既将两肾和命门的属性及位置作了区分，又指出了其间的关系。

《易》说以"一阳陷于二阴之中"，构成"坎"卦，坎为水，水中有阳才能化气而产生生命，故赵氏认为坎为"水气潜行地中，为万物受命根本"[2]。同样，命门在两肾中间构成坎卦，两肾由于命火的作用才能化气而有生命，故肾与命门是人生受命的根本。赵氏说"命门无形之火，在两肾有形之中……故曰五脏之真，惟肾为根"[1]，这正说明了肾、命二者既须分而又不可截然而分，其间的关系是十分密切的，而命门的作用始终处于主导地位。

若论命门与脏腑的关系，赵氏认为其位居十二官之上。《素问·灵兰秘典论》曾说："心者君主之官……主不明则十二官危。"据此，赵氏以为心既在十二官之内，则必然"人身别有一主，非心也"[1]，因此，他确认君主之官即是命门，命门是主宰十二官的"真君真主"，指出"命门为十二经之主，肾无此则无以作强，而伎巧不出矣；膀胱无此则三焦之气不化，而水道不行矣；脾胃无此则不能蒸腐水谷，而五味不出矣；肝胆无此则将军无决断，而谋虑不出矣；大小肠无此则变化不行，而二便闭矣；心无此则神明昏，而万事不能应矣"[1]。总之，说明人身"百骸具备，若无一点先天火气，尽属死灰矣，故曰：主不明则十二官危"[1]。为了强调命火的重要作用，他把人身譬作"走马灯"，若灯中"火旺则动速，火微则动缓，火熄则寂然不动"[1]。形象地描述了十二官的功能活动都必须以命门之火为原动力。

（二）命门对先后天的作用

古代哲学认为"太极"是无形的一元之气，由太极动而生阳，静而生阴，然后分出先天无形的元阴、元阳，从而化生后天有形的阴阳。赵氏把命门喻为"一身之太极"，而命门的成立必须依存于两肾，所谓"两肾在人身中合成一太极"[1]。命门对人身的先天和后天均有主宰作用，他指出，命门为"主宰先天之体"，有"流行后天之用"[3]。所谓"主宰先天之体"，是说人身先天无形的水、火之气即真水和相火，由命门所主宰。赵氏认为，先天无形之火即三焦相火，出于命门右旁之小窍，它不同于后天有形心火，有形心火为水所克，而无形之火乃水所生，先天无形之水就是真阴，即真水，出于命门左旁之小窍，它不同于两肾所主的后天有形之水（指血、津、液、涕、唾、汗等）。无形之火即元气（亦称真火、真阳），无形之水即元精，而主宰着它们的命门即为"元神"。上述三者，体现了人身先天的精、气、神。

所谓"流行后天之用"，是说无形的相火和真水都在命门作用下流行于周身。赵氏认为，三焦相火是命门的臣使之官，它"禀命而行，周流于五脏六腑之间而不息"[1]；真水之气则"上行夹脊，至脑中为髓海，泌其津液，注之于脉，以荣四肢，内注五脏六腑……随相火而潜行于周身"[1]。总之，相火和真水"日夜周流于五脏六腑之间，滞则病，息则死矣"[1]。从相火禀命于命门，真水又随相火流行的情况，说明阴阳水火，同出一根，周流而不息，相偶而不离，这是人体健康的根本保证。赵氏曾说："盖火为阳气之根，水为阴气之根，而火与水之总根，两肾间动气是也。"[4]正是概括了命门对先、后天的作用。

（三）加意于命门，不忽乎阴精

赵氏极其重视命门之火的作用，然而他还确认阴精是其物质基础。他认为，"君相二火，以肾为官"[2]，因为肾间真水随相火而潜行，相火又禀命于命门君主之火。所以，在水火之中当以火为重，而在君相之中则又以君火为主，故称"火乃人身之至宝"[1]，凡养生、治病，必须认识到命门为"真君真主"，而"加意于火之一字"[1]。然而，在另一方面，赵氏也未尝忽略阴精，他认为"阴阳互为其根"，[5]阴精亏耗不仅为阴虚，而且每多出现阳虚之证，故"阴虚有二：有阴中之水虚；有阴中之火虚"，[6]即"阴虚之中，又有真阴、真阳之不同"[3]。由此可见，赵氏虽以命门为真君真主，但在根本上并不把它与两肾割裂开来。同时，在命门之火为主宰的前提下，于病理方面，他既重视相火不足的一方，又看到真水虚亏的一面。赵氏把阴阳水火虚损统于"阴虚"之中的观点，与其同时代医家张景岳所见实同。

三、治疗经验

赵氏辨证论治特重于命门先天水火，善用六味、八味丸治疗疾病。其论治郁证亦颇有见地。

（一）治疗先天水火不足

赵氏学术思想，特重于命门先天水火，故其辨证施治也于此多有所发挥。在寒凉之弊盛行的当时，医者对阴虚火旺习用知、柏，对阳虚火衰的假阳证也多误用苦寒直折。赵氏有鉴于此，指出"火不可水灭，药不可寒攻"[7]，并认为如能"以无形之水沃无形之火，当而可久者也"[6]。只有这样，"真水真火，升降既宜，而成既济矣"[7]。故在临床上治疗阴虚火动证，宜用滋阴降火，"滋其阴则火自降"[8]，至于阳虚火衰，火不归元的假阳证，则当"用温肾之药，从其性而引之归元"[2]。赵氏对于水火的治疗，深澈于阴阳之理，他说："命门君主之火，乃水中之火，相依而永不相离也，火之有余，缘真水不足也，毫不敢去火，只补水以配火，壮水之主，以镇阳光；火之不足，因见水之有余也，亦不必泻水，就于水中补火，益火之源以消阴翳"[1]。又说："先天水火，原属同宫，火以水为主，水以火为原。故取之阴者，火中求水，其精不竭，取之阳者，水中寻火，其明不熄。斯大寒大热之病，得其平矣。"[5]所谓壮水、益火之剂就是以"六味、八味出入增减，以补真阴"[9]。六味丸主治肾虚不能制火的阴虚火动之证，补无形之水，即壮水之主以制阳光之剂。八味丸中既有六味之壮水，又有桂、附于水中补火，使水火得养而肾气自复，这是益火之源以消阴翳的方剂。在运用二方时，赵氏反对杂加脾胃药及寒凉药，特别提出人参是脾经药，引不得肾经，黄柏、知母苦寒之药不能沃无形之火却反伐脾胃，并认为方中不可减去泽泻。以上认识显然与张景岳同中有异。

对于临床上诸如发热、中风、血证、痰证、喘证、消渴、中满、遗精，以及眼目、口齿、咽喉等疾，赵氏认为在各种致病因素中，还有因真阴、真阳不足所致者，不可不详为辨析，因而，非常重视这方面的诊治。兹举例如下，以见一斑。

1. 血证

赵氏以为血属于水，随火而行。若"肾中之真水干，则真火炎，血亦随火而沸腾矣；肾中之真火衰，则真水盛，血亦无附而泛上矣。惟水火奠其位，而气血各顺布焉，故以真阴真阳为要也。"[7]对于血证的治疗，他说："若肾中寒冷，龙宫无可安之穴宅，不得已而游行于上，故血亦随火而妄行，今用桂、附二味纯阳之火，加于六味纯阴水中，使肾中温暖……龙雷之火自然归就于原宅，不用寒凉而火自降，不必止血而血自安矣。若阴中水干而火炎者，去桂附而纯用六味，以补水配火，血亦自安，亦不必去火，总之保火为主。"[6]可见他对阳虚失血和阴虚失血都反对使用寒凉之剂。

【医案例举】

咳嗽吐血案　一男子咳嗽吐血，热渴痰盛，盗汗遗精。用六味地黄料，加门冬、五味治之愈。后因劳怒，忽吐紫血块，先用花蕊石散，化其瘀血，又用独参渐愈。后劳则咳血一二口，脾肺肾三脉皆洪数，用归脾汤、六味丸而全愈。（《医贯·血证论》）

分析　患者初起咳嗽吐血，虽无舌脉可凭，但从所伴随的热渴痰盛、盗汗遗精等症及用六味丸治之而愈来看，显然此证属肾水亏损，阴虚咳嗽，尔后劳怒伤肝，气滞血瘀，故用《十药神书》的花蕊石散，化其瘀血。患者初见咳嗽，即属肾亏，而又一劳再损，致其肺脾肾三脏皆虚，三脉洪数。此时，只可用归脾丸培土生金，用六味丸滋化其源，两方迭进，方收全愈之功。

2. 痰证

王节斋云："痰之本，水也，源于肾。"赵氏认为"节斋论痰而首揭痰之本于肾，可谓发前人所未发。惜乎启其端而未竟其说，其所制之方，皆治标之药"[10]。而他自己阐述说："痰者，病名也。原非人身之所有，非水泛为痰，则水沸为痰，但当分有火无火之异耳。"[10]肾虚不能制水，则水不归源，如水逆行，洪水泛滥而为痰，其痰必纯是清水，是无火之痰，故用八味丸，以补肾火。阴虚火动，则水沸腾于肾者，犹龙火之出于海，龙兴而水附。动于肝者，犹雷火之出于地，疾风暴雨，水随波涌而为痰，其痰中必有重浊白沫，是有火之痰，故用六味丸以配火，火静则痰自消。凡此都是不治痰之标，而治痰之本。所以善治痰的若能于肾虚之体，先以六味、八味以壮水之主或益火之源，复以四君子或六君子补脾以制水，于脾虚之体，必须在补中、理中之后，以六味壮水、八味益火，而戒用苦寒，总以保火为其宗旨。赵氏认为这样才掌握了治痰之大法。

3. 喘证

喘证一般多看作气盛，为有余。独赵氏认为，火之有余，皆水之不足也；阳之有余，皆阴之不足也。凡诸逆冲上之火，都是下焦冲任相火出于肝肾者，故曰冲逆。肾水虚衰，相火偏盛，壮火食气，销铄肺金，因而发喘。凡由阴虚而喘者，皆为肾中的真阴虚损，须用六味地黄加门冬、五味，大剂煎饮，以壮水之主，则水升火降，而喘自定。若阳浮而喘，气不归元，便当助元接真，使其返本归原，且先以八味、安肾丸、养正丹之类，煎人参生脉散送下，觉气稍定，以大剂参、芪补剂加破故纸、阿胶、牛膝等以镇于下，又以八味丸加紫河车为丸，方可保全。又有一种火郁的喘证，拂拂气促而喘，却似有余而脉不紧数，欲作阴虚而按尺鼓指，这时既不可以寒药下之，又不可投以热药，惟宜先用逍遥散加茱、连之类宣散蓄热，然后仍以六味地黄养阴和阳，斯为正治。最后，他还指出："若阳虚致喘，东垣已详尽矣；外感发喘，仲景已详尽矣；兹为补天立论，故加意于六味、八味云。"[11]

【医案例举】

李士材治一人，发热干咳，呼吸喘急。始用苏子降气不应，乃服八味丸，喘益甚。诊之，见其两颧俱赤，六脉数大，此肺肝蕴热也。以逍遥散用牡丹皮一两，苡仁五钱，竹叶三钱，连进两剂，喘吸顿止。以地黄丸料用麦冬、五味煎膏，及鹿胶为丸，至十日康复。（《续名医类案·喘》）

分析 发热喘咳，属肺肝蕴热，即赵氏所谓郁证。用逍遥散治疗，其法正同。加丹皮、苡米，亦在于清其肝肺。善后之法亦稳。因其肺气有耗散，故加五味子酸收，但不得用之过早使蕴热更难解散。

（二）郁证论治

赵氏论郁，颇具卓识，他不仅阐发了《黄帝内经》五郁之旨，更重要的是把《黄帝内经》论郁之理与脏腑紧密地联系起来，并且结合临床多种病证，展开其独特的论述和治疗。

1. 郁证的含义

赵氏认为郁证并非某一疾病的专名，而是一个广泛的病理学概念，是多种疾病发生的共同病变机理。因此，他指出，"凡病之起，多由于郁。郁者，抑而不通之义。内经五法，为因五运之气所乘而致郁，不必作忧郁之郁。忧乃七情之病，但忧亦在其中"[12]。这说明郁证是一个广泛的病理学概念，所以如"伤风、伤寒、伤湿，除直中外，凡外感者，俱作郁看"[12]。同时，他还认为有不少内伤杂病，也可作为郁证论述。如血证、喘咳、黄疸、呕吐、腹满、腹痛、疝痛、飧泄等。这种观点，确实别开生面，独具见地。

2. 郁证的病因病理

赵氏根据五行学说的"五行相因"之理，提出了五郁相因为病的问题。即五脏之郁往往相因为病，而其中尤以木郁引起诸郁最为普遍。这是因为木能生火，所以"木郁则火亦郁于木中矣"[12]。同时，郁则胆木少阳之气不伸，"不上伸则下克脾土，而金水并病矣"[12]。由此可见，在木、火、土、金、水五郁的病理中，关键总在乎木郁，故赵氏得出了"凡郁皆肝病"[12]的结论。

3. 郁证的治疗

《黄帝内经》最早提出了治郁五法，即木郁达之，火郁发之，土郁夺之，金郁泄之，水郁折之。前人治郁多据此，但都未能理解和把握其真正的含义。赵氏对此作了深刻阐发，他认为"木郁达之"不只局限于吐法；"火郁发之"不只是发汗；"土郁夺之"也包括吐法；"金郁泄之"为解表利小便；"水郁折之"则有调气利小便之义。然而，赵氏从临床实践中体会到诸郁多因木郁所致，故可"以一法代五法"[12]。因为治其木郁使肝胆之气舒展，则诸证自解，所以赵氏习以逍遥散一方为治疗木郁的主剂，并常合左金丸与六味地黄丸同用。根据"五行相因"之理治疗木郁的方法，对其他郁证也具有指导意义，故赵氏又指出："一法可通五法"。[12]赵氏以逍遥散配合左金、六味治郁，积累了不少经验。如他认为"世人因郁而致血病者多，凡郁皆肝病也，木中有火，郁甚则火不得舒，血不得藏而妄行"[5]。这种失血，每因郁怒、忧郁，或阴虚火旺之人外感风寒暑湿，皮毛闭塞，火不能泄，以致血随火而妄行，出现鼻衄、吐血等症。其辨证要点是面色必滞，必喜呕，或口苦，或口酸，其脉必涩，或恶风恶寒，审有是证，则用逍遥散疏散其郁为主，并加丹皮、茱、连，血止后用六味地黄丸滋阴善后。又如治疗郁证喘逆、干咳等，用此法而获效。如论火郁之喘，他指出："又有一等火郁之证，六脉微涩，甚至沉伏，四肢悉寒，甚至厥逆，拂拂气促而喘，却似有余，而脉不紧数；欲作阴虚而按尺鼓指，此为蓄郁已久，阳气怫遏，不能营运于表，以致身冷脉微而闷乱喘急。当此之时，不可以寒药下之，又不可以热药投之，惟逍遥散加茱、连之类，宣散蓄热，得汗而愈，愈后仍以六味地黄，养阴和阳方佳。此谓火郁则发之，木郁则达之。即《金匮》所云：六脉沉伏，宜发散，则热退而喘定是也"。[11]虽然，逍遥散能治疗多种郁证，但也有其一定的适应范围，不可能以一定之方，获万全之利。

四、学术评议

（一）赵献可是明清温补学派的重要人物之一。他在认真研究《黄帝内经》理论的基础上，深受易水学派医学思想的影响，十分推崇薛己之学，对薛氏的脾胃、肾命学说均有阐发，其间尤对命门学说进行了深入探讨。他反对前人以心为人身之君主的说法，认为"命门"才是人身脏腑之主，其意义甚至更重于心。命门之火为人身之至宝，是性命之本，人体生机全取决于命门之火的强弱。养身、治病无不以此为理。他这一学术见解的提出，是颇具卓识的，不仅在研究经文，发皇经义方面给人一种新的启示，而且为研究命门学说提出了新的理论根据。

（二）由于赵氏在理论上认为命门在脏腑中居于极其重要的地位，对人身先、后天均有着主宰作用，因此，他在临床治疗杂病时也十分强调辨析肾命水火的疾患，用药反对寒凉克伐生气，对六味丸、八味丸的广泛运用，为温补学派的形成和发展作出了重要贡献。

（三）赵氏对郁证的阐发，无论是郁证的含义、郁证的病因病机，还是郁证的治疗，都提出了独到而深刻的见解。尤其是郁证的治法，对后人制方用药颇有影响，如著名的滋水清肝饮及一贯煎等都与之有关。

（四）赵氏在阐发自己的观点时，由于过分强调命门在人身的重要作用，并悉以六味丸、八味丸为主剂加减进退，治疗诸证，往往忽略了其他方面的问题，不免有失偏颇，并且在赵氏的著作中，有不少主观臆测和玄奇立异的成分，这需要我们认真分析，正确对待。

【注释】
[1]《医贯·内经十二官论》
[2]《医贯·五行论》
[3]《医贯·补中益气汤论》
[4]《医贯·中风论》
[5]《医贯·阴阳论》
[6]《医贯·血症论》
[7]《医贯·水火论》

[8]《医贯·滋阴降火论》

[9]《医贯·阴虚发热论》

[10]《医贯·痰论》

[11]《医贯·喘论》

[12]《医贯·郁病论》

【复习思考题】

1. 赵献可认为命门在人身有何重要作用?

2. 赵献可是如何阐发六味丸及八味丸的临床应用的?

3. 赵献可论郁有何独到见解?

张 介 宾

一、生平和著作

张介宾,字会卿(又作惠卿),号景岳,别号通一子。明代山阴会稽县(今浙江绍兴)人。生活于公元1563~1640年(明嘉靖四十二年~明崇祯十三年)。

张氏祖籍四川绵竹县,明初,其先世因军功世袭"绍兴卫指挥",遂移居浙江。景岳幼禀明慧,读书不屑章句,于经史百家无不博览,通易理、天文、兵法之学,尤精于医学。早年即遵父训学习《内经》,14岁随父至京。其父寿峰公为定西侯客,景岳因而遍交术士,曾从名医金英学医数载,尽得其传。壮年从戎幕府,游历北方,曾"出榆关,履碣石,经凤城,渡鸭绿"[1],由于壮志难酬,家贫亲老,遂翻然归里,肆力于医学,故有"谒病者辐辏其门,沿边大帅皆遣金币致之"[2],"以医术著称于明万历、天启间"[3]的记载。

景岳治学极为严谨,能师古而不泥,辨疑而不苟,既善于继承,又勇于创新,并重视理论联系实践,故对医学发展作出了很大贡献。他认为:"有此法未必有此证,有此证未必有此方,即仲景再生,而欲尽踵其成法,吾知其未必皆相合;即仲景复言,而欲尽吐其新方,吾知其未必无短长。吁嘻! 方乌足以尽变? 变胡可以定方? 但使学者能会仲景之意,则亦今之仲景也,又何必以仲景之方为拘泥哉!"[4]其认真学习,善于变通的精神是十分可贵的。

张景岳医学著作,有《类经》《类经图翼》《类经附翼》《景岳全书》及《质疑录》等。

《类经》三十二卷,景岳对《内经》一书,确然深信,以为天、地、人之理尽备于此。遂综述百家,剖析疑义,将《灵枢》《素问》的精华合而为一,名为《类经》。其自序称:"类之者,以《灵枢》启《素问》之微,《素问》发《灵枢》之秘,相为表里,通其义也。"此书分为12类,即摄生、阴阳、藏象、脉色、经络、标本、气味、论治、疾病、针刺、运气、会通等,共390条。《类经》以分类注释法编撰,《四库全书总目提要》以为:"虽不免割裂古书,而条理井然,易于寻览;其注亦颇有发明。"因而深为学者称赏。薛雪在《医经原旨》中称:"诚所谓别裁为体者欤。"《类经》至今仍是研究《内经》的重要参考书。

《类经图翼》十五卷,包括运气、经络、针灸等内容。书中论说悉宗《内经》,并结合图象，说明其义。"盖以义有深邃而言不能赅者，不拾以图，其精莫聚；图象虽显而意有未达者，不翼以说，其奥难窥"[5]。《类经附翼》四卷，包括医易、律原、求正录、针灸赋等内容，医易以《易经》哲学思想与医理结合。求正录中有《三焦包络命门辨》《大宝论》《真阴论》等名篇，是景岳学说的重要代表作。

《景岳全书》六十四卷，首选《内经》《难经》《伤寒》《金匮》之论，博采历代医家精义，并结合作者经验，自成一家。首为《传忠录》3卷，统论阴阳、六气及前人得失。次为《脉神章》3卷，载述诊家要语。再次为《伤寒典》《杂证谟》《妇人规》《小儿则》《痘疹诠》《外科钤》。又《本草正》，论述药味约三百种，另载《新方八阵》《古方八阵》，别论补、和、寒、热、固、因、攻、散等"八略"。此外，并辑妇人、小儿、痘疹、外科方4卷。

《质疑录》一卷，载医论45篇。景岳认为"如一言之谬戾，每遗祸于后人"[6]，故对前人得失加以评议，并修正和补充了自己的某些认识，所谓"有与《全书》《类经》之说少异，而悔畴昔立言之未当者"[3]，体现了其实事求是的、严谨的治学态度。

二、学术理论

张景岳为明代的杰出医学家，其学术成就颇丰。他对于基础理论的研究，以阴阳理论和命门学说最为突出。

（一）阴阳学说

景岳对《内经》《易经》深有研究，其探求哲理在于"摅易理精义用资医学变通"[7]。他认为"虽阴阳已备于《内经》，而变化莫大于《周易》"[7]，因此，从"医易同源"[7]的观点出发，对中医学的阴阳学说进行了深入的探索和详尽的阐发。

阴阳学说历来渗透在中医学领域的各个方面，景岳在用它阐述医理时，既保持了阴阳哲理概念，并用以说明人体生理、病理的发展、变化规律，以及精神气血之属性及其相互关系。由于历史时代的局限，景岳的论述中也掺杂有一些封建伦理的东西，这是必须加以识别的。

1. 阴阳一体思想

景岳明确提出"万生于一，一分为二"[7]的著名论点，认为这是自然界的普遍规律。他在《内经》"阴在内，阳之守也；阳在外，阴之使也"[8]，"阴平阳秘，精神乃治，阴阳离决，精气乃绝"[9]和王冰"阳气根于阴，阴气根于阳"[10]等理论指导下，深入地阐发了"阴阳互根"的原理，指出"阴阳之理，原自互根，彼此相须，缺一不可。无阳则阴无以生，无阴则阳无以化"[11]，并认为《内经》"气归精……精化为气"的论述，正是说明了"精气互根"的妙理。因为气为阳，阳必生于阴；精为阴，阴必生于阳，所以无论先天或后天，"精之与气，本自互生"[12]，并无例外。至于精化为气，气化为精的生理过程，则是通过阴升阳降的机理而实现的。精气的关系如此之密切，因之张氏曾言简意赅地指出："以精气分阴阳则阴阳不可离"[13]。如果阴阳互根、精气互生的生理机制遭到破坏，就会产生病变。景岳认为，人体的阴阳、精气本处于不足状态，如果摄生不慎，每可造成虚损，或由阳损及阴，或由阴损及阳，最后导致阴阳俱损；或因气伤及精，或因精及气，最终而为精气两伤。

景岳以重视阳气闻于世，他在阴阳的论述中着重说明"阴阳互根"、"精气互生"的原理，张氏对阴阳、精气虚损的治疗提出了精辟的见解，指出"善补阳者，必于阴中求阳，则阳得阴助而生化无穷；善补阴者，必于阳中求阴，则阴得阳升而泉源不竭"[13]，"善治精者，能使精中生气；善治气者，能使气中生精"[14]。他把上述治法称之为"阴阳相济"[13]，实由《内经》"从阴引阳"和"从阳引阴"的法则发展而来，对后世论治阴阳虚损诸病有深远影响。

2. 五行互藏和阴阳水火

张氏研究阴阳还与五行联系起来，认为二者有不可分割的关系。他说"五行即阴阳之质，阴阳即五行之气，气非质不立，质非气不行，行也者所以行阴阳之气也"[16]。由于阴阳二气的不断运行，使五行之间产生了密切的联系，这就是所谓"五行互藏"和"五行之中，复有五行"[17]之说，在生理上"五藏五气，无不相涉，故五藏中皆有神气，皆有肺气，皆有胃气，皆有肝气，皆有肾气"[18]；在病理方面，也"五藏相移，精气相错"[18]。所以，某一脏腑的病变，必然在不同程度上影响其他脏腑。

在五行之中，张氏对水、火最为重视，认为水火"为造化之初……若以物理论之亦必水火为先"[19]，其理由是"水为造化之源，万物之生，其初皆水"[16]，"火为阳生之本……凡属气化之物，非火不足以生"[16]，说明了五行之中，水火有关乎万物的生化。张氏认为人身的水火，即阴阳、精气。他说："水火之气……其在人身是即元阴、元阳。"[20]又说："精为阴，气为阳。"[14]从而把人体的阴阳、精气与水火有机联系起来。

张氏在重视水火的同时，在"五行互藏"问题上又特别提醒要加深对"水中之火"的认识。他例举"油能生火，雨大生雷"等现象，认为是自然界的"水中之火"。至于在人体生理方面"水中之火，乃先天真一之气，藏于坎中"[21]，即生于阴精的阳气；在病理方面，则表现为真阴亏损，虚阳上越的假阳证，即所谓"龙雷之火"。如上所述，可知五行"变虽无穷，总不出乎阴阳，阴阳之用，总不离乎水火"[16]。因此，如论五脏不足，总关系到阴阳亏损，而阴阳的亏损，总表现为水亏、火衰。

3. 阴阳的常与变

阴阳所表现的体象，其变化是相当复杂的。阴阳之理有常有变，景岳认为"常者易以知，变者应难识"[7]，因之，要求医者不仅要知其常，而且还应达其变。

常，即指阴阳平衡，乃是人体健康的根本保证。因此，"阴平阳秘"乃是生命阴阳之常，景岳曾说："阴阳二气，最不宜偏。不偏则气和而生物，偏则气乖而杀物。"[22]在阴阳的消长过程中，由于一方的偏衰或偏胜，破坏了正常的平衡而致病，这就是阴阳的从常到变。张氏所说的"属阴属阳者，禀受之常也；或寒或热者，病生之变也"[7]，"火水得其正则为精与气；水火失其和则为热为寒"[15]。正是说明了阴阳之常为生理状态，其变则为病理现象。既然，阴阳的从常到变为病理过程，那么，由变达常则为康复的过程。景岳所说的"扶阳抑阴"和"补阴抑阳"[23]即是促使阴阳由变向常转化的措施。但在阴阳之变的病理状态中，也有常有变。景岳认为阳盛则热，阴盛则寒，这是病变之常。但由于阳动阴静的过极，出现"阳中有阴，阴中有阳"的复杂病变。在临床上表现为"似阳非阳"的"真寒假热"和"似阴非阴"的"真热假寒"之证，这又是阴阳病变中之变。

同样，在治疗上也有常变之别。如以寒治热或以热治寒为人所熟知的常法，而"热因热用"和"寒因寒用"则是治疗中的变法。医者若知常而不知变，则势必误认虚火为实火，而恣用寒凉攻伐。这是当时医者的主要弊端之一，所以正是张氏所特别重视的问题。

（二）阳非有余阴亦不足论

自刘完素阐发火热病机，力主寒凉清热以后，朱震亨提出了"阳常有余，阴常不足"及"气有余便是火"的重要论点，并以大补阴丸，四物汤加知、柏作为降火滋阴之剂。嗣后，医林习用寒凉。刘、朱之说本为纠正《局方》辛热时弊，治疗实热及湿热相火为病而设，故必然有其侧重与局限，张介宾则认为"时医受病之源，实河间创之，而丹溪成之"，并说"欲清其流，必澄其源"[25]。于是展开了对刘、朱之说的批评。其"阳非有余，阴亦不足"和"气不足便是寒"的认识遂由此而提出。

1. 阳非有余

张介宾在其《大宝论》中，重点论述了真阳的重要，阐发了"阳非有余"的论点。首先，从阴阳的生理状况分析，认为《内经》所说的女子二七、男子二八而天癸至，以及"人年四十而阴气自半"，说明了"人生全盛之数，惟二八之后，以至四旬之内，前后止二十余年，而形体渐衰矣"[22]，形体之衰虽然是阴气亏虚的表现，但张氏进而认为"阴以阳为主"，[22]阴气的生成和衰败都以阳气功能作用为主导。他批评持"阳常有余，阴常不足"论者，以"天癸"的来迟去早为依据，而"以黄柏、知母为神丹"[22]，是一种片面的认识，"殊不知天癸之未至，本由乎气，而阴气之自半，亦由乎气"[22]，故从"形气之辨"、"寒热之辨"和"水火之辨"进行论证。"形气之辨"认为，由于阳化气，阴成形，故凡人之所以通体能温，一身之所以有活力，五官、五脏之所以有正常的功能活动，都是阳气的作用。相反，当人一死，便身冷如冰，知觉尽失，形存而气去，这种"阳脱在前而阴留在后"[22]的情况，正是阳非有余的缘故。"寒热之辨"，从春夏阳热而生化万物，秋冬阴冷而缺乏生意，说明"热无伤而寒可畏"[22]，以之论证阳气的重要性。"水火之辨"认为，水属阴而火属阳，凡水之所以产生、所以生物、所以化气，均有赖于阳气的作用，故说"生化之权，皆由阳气"[22]，又可见阳气之重要。

然而，在生命过程中，"难得而易失者惟此阳气，既失而难复者亦惟此阳气"[14]，所以阳非有余，只能"日虑其亏。"阳气之于人既然如此可贵，故张氏说："天之大宝只此一丸红日；人之大宝只此一息真阳"[22]。这是对《素问·生气通天论》中"阳气者若天与日，失其所，则折寿而不彰"，"凡阴阳之要，阳密乃固"等论述的发挥，从而极力强调了阳气在生命活动中的主导作用和温补阳气的重要意义。

2. 阴亦不足

张氏并不偏重阳气而忽视阴精，他在"阴阳互根"这一指导思想下，强调"阴以阳为主，阳以阴为根"[24]。人身既然阳常不足，而阴亦不会有余，他在《真阴论》中反复阐发这一论点。真阴，一名元阴，又叫真精，存于肾命之中，是人体生命最基本的物质。真阴与元阳是互为其根，不可分割的。张氏说："不知此一阴字，正阳气之根也。盖阴不可以无阳，非气无以生形也；阳不可以无阴，非形无以载气也。故物之生也生于阳，物之成也成于阴，此所谓元阴元阳，亦曰真精真气也。"[24]他从真阴之象、脏、用、病、治等五个方面对真阴作了阐发。

真阴是水，是命门火的基础，命火养于阴水之中，所以真阴之用实指命门水火的功用。他说："凡水火之功，缺一不可。命门之火，谓之元气；命门之水，谓之元精。五液充，则形体赖而强壮；五气治，则营卫赖以和调。此命门之水火，即十二脏之化源。故心赖之，则君主以明；肺赖之，则治节以行；脾胃赖之，济仓廪之富；肝胆赖之，资谋虑之本；膀胱赖之，则三焦气化；大小肠赖之，则传导自分。此虽云肾脏之伎巧，而实皆真阴之用。"[24]说明命门中之元精、元气，是滋养形体，和调营卫，维持脏腑生理功能的动力和源泉，而十二脏的功能活动都是真阴之用的体现。如以命门与脾胃的关系为例，虽然脾胃为灌注之本，得后天之气，但命门为生化之源，得先天之气，其间有本末先后之分，故命门元气为脾胃之母。

张氏认为"凡阴气本无有余，阴病惟皆不足"[24]。命门水火为脏腑之化源，故命门元阴、元阳亏损是脏腑阴阳病变的根本。命门"火衰其本则阳虚之证迭生"，阳虚则可见阴胜于下之证；"水亏其源则阴虚之病叠出"[24]，阴虚则可见阳旺于标之证。故指出："无火无水，皆在命门，总曰阴虚之病。"[24]据此，将错综复杂的虚损病证分为水亏、火衰两大类。命门水亏证"如戴阳者，面赤如朱；格阳者，外热如火；或口渴咽焦，每引水以自救；或躁扰狂越，每欲卧于泥中；或五心烦热，而消瘅骨蒸；或二便秘结，而溺浆如汁；或为吐血衄血，或为咳嗽遗精；或斑黄无汗者，由津液之枯涸；或中风瘛疭者，以精血之败伤"[24]。命门之火衰证"或为神气之昏沉，或为动履之困倦。其有头目眩运而七窍偏废者，有咽喉哽咽而呕恶气短者，皆上焦之阳虚也。有饮食不化而吞酸反胃者，有痞满隔塞而水泛为痰者，皆中焦之阳虚也。有清浊不分而肠鸣滑泄者，有阳痿精寒而脐腹多痛者，皆下焦之阳虚也"[24]。此外，还有五脏之阳虚证等，都属命门之火衰证。以上真阴之病不可误认为实证而浪用苦寒泻火或辛热燥烈之药，正如"王太仆曰：'寒之不寒，责其无水；热之不热，责其无火'"[24]。无水无火，皆责之命门，故真阴之治即应补命门之水火。然而肾与命门本同一气，"故治水治火，皆从肾气，此正重在命门"[24]，说明还是通过治肾的途径以治命门水火的不足。张氏指出，时医不识真阴面目，不辨火之虚实，多以苦寒为补阴，则"非惟不能补阴，亦且善败真火，若屡用之，多令人精寒无子，且未有不暗损寿元者"[24]。他认为，王太仆说的"壮水之主，以制阳光；益火之源，以消阴翳"，薛己常用仲景八味丸、钱乙六味丸益火、壮水，多收奇效，这才是真阴之治的根本方法。

张介宾之于真阴既如此珍视，便认为用六味丸或八味丸以益真阴，仍有不足之处。他说："真阴既虚，则不宜再泄，二方俱用茯苓、泽泻，渗利太过，即仲景《金匮》（肾气丸），亦为利水而设，虽曰大补之中，加此何害？然未免减去补力，而奏功为难矣。使或阴气虽弱，未致大伤，或脏气微滞，而兼痰湿水邪者，则正宜用此。若精气大损，年力俱衰，真阴内乏，虚痰假火等证，即从纯补，犹嫌不足，若加渗利，如实漏卮矣。故当察微、甚、缓、急，而用随其人，斯为尽善。"[24]于是"用六味之意，而不用六味之方"[24]，自制左归丸、右归丸，用甘温益火之品补阳以配阴，用纯甘壮水之剂补阴以配阳，作为治疗真阴肾水不足和元阳虚衰的主方。

可见"阳非有余"和"阴亦不足"的情况是并存而不悖的,既然阳非有余,则当慎用寒凉攻伐;阴本不足,则应侧重滋补精血。这样,张氏通过对人身阴阳状况的认识,从理论上阐述了阴阳的重要性,及其互生互根的关系,有力地指导了临床。

如果与丹溪学说相比,朱氏的"阳常有余,阴常不足"论,主要在阴阳相对关系上论述相火妄动,阴精耗损的问题;而张介宾的"阳非有余,阴本不足"论,则是在阴阳互根的关系上,论述阳气亏乏与真阴不足的因果问题。张氏之说,补充了丹溪学说的不足,其有关阴阳理论的论述是比较全面的。

(三)命门学说

"命门"之词,首见于《灵枢·根结》"命门者,目也"。《难经》对此进行了发挥,如三十六难所说:"肾两者,非皆肾也,其左者为肾,右者为命门。命门者,诸精神之所舍,原气之所系也,故男子以藏精,女子以系胞"。另三十九难认为"命门者……其气与肾通",论述了命门与精、气、神,以及它与生殖功能的关系。后世医家论述命门多宗《难经》之说。至明代,命门学说又有很大发展,如虞抟称两肾总号命门,其说不同于《难经》的左肾右命。后如孙一奎、李时珍、赵献可等医家,也认为命门在两肾之间,他们各抒己见,对命门的生理、病理及其证治,展开了深入研究。景岳在前人论述基础上,把阴阳、精气与命门理论紧密有机地联系起来,使命门学说有了更大发展。

景岳根据《内经》"太虚寥廓,肇基化元"的记载,认为所谓"太虚"即《易》之"太极"。并根据"太极动而生阳,静而生阴"之说,阐述"道产阴阳,原同一气"[20]。自从太极分两仪后,就产生了阴阳"体象",首先由"太极一气"化生"先天无形之阴阳"[20],继而再化生为"后天有形之阴阳"[20],即所谓"因'虚'以化气,因气以造形"[7]的过程。阴阳相对地存在于宇宙之间,景岳把命门比作人身的"太极",认为命门的元阴、元阳是先天无形的阴阳。元阳有"生"和"化"的作用,即所谓"神机",它代表生命的机能;元阳有"长"和"立"的作用,也就是"天癸"。至于由先天元阴、元阳所化生的"后天有形之阴阳",则包括气血、津液、脏腑等内容。

景岳认为命门位置"居两肾之中而不偏于右"[25],为先、后天"立命之门户"[26]。先天元阴、元阳禀受于父母,然后有生命。元阴、元阳藏于命门,即为真阴。它不仅来自先天,而且又必须赖后天滋养壮盛,这是由于五脏六腑之精归之于肾,而肾又藏精于命门所致。但在另一方面,肾精乃元阴所化,肾气为元气所生。因此,张氏又指出"命门与肾本同一气"[26],"命门总主乎两肾,而两肾皆属于命门"[26],两者一以统两,两以包一,有不可分割的关系。

景岳以真阴为人体生命最基础的物质,命门为"真阴之脏",因而称命门所藏的元精为"阴中之水",元精所化的元气为"阴中之火",正由于命门藏精化气,兼具水火,故景岳称"命门者,为水火之府,为阴阳之宅,为精气之海,为死生之窍"[26],又称为"精血之海"、"元气之根"[27]。并对命门真阴的生理、病理及其证治,作了系统论述。如五脏虽各有阴精,但五精又统于肾,而"肾有精室,是曰命门"[24]。因而称命门所藏的元精为"阴中之水"，元精所化的元气为"阴中之火"，正由于命门居于两肾之中，藏精化气，兼具水火，为性命之本，故张氏指出"欲治真阴而舍命门，非其治也，此真阴之脏，不可不察也"[24]。

（四）方药八阵

介宾精医，亦通兵法，故每融军事之理于医学之中。在长期医疗实践中，他有感于古方之散杂与重复，不便于临证选用，犹如临战之际，没有集结好队伍易招致失败的道理一样，故结合古代军事战术中的主要阵形——方阵，辨证立法和选方用药，总结出"新方八阵"和"古方八阵"，开创了著名的方药八阵式。设"八略"以立法，列"八阵"以制方，"八阵"即补、和、攻、散、寒、热、固、因八个部分，在治疗方法上颇有创见。在"新方八阵"和"古方八阵"中，有温补之方，亦有寒凉之剂，说明张氏论治虽有温补亦不废寒凉，与一味滥用温补者有霄壤之别。在"古方八阵"中，即河间、丹溪之方亦多所援用，如将大补阴丸列于"寒阵"，以六味加知柏，用于治疗"阴虚火盛、下焦湿热"等证。上述二方，不列在补阵而列在寒阵。这不仅体现了张氏"意贵圆通，用嫌执滞"的用方之意，且反映了景岳、丹溪二家对阴虚火旺、下焦湿热之治，有其共同之处。"八略"与"八阵"的内容，议论周详，颇切实用，特别在其自制的新方中，有很多在临床上具有颇高价值。张氏运用于医学所分的八阵，是方剂分类法的改进，便于临证选方用药，为方剂学的发展作出了贡献。

三、治疗经验

张景岳阴阳、命门学说产生于临床实践，也有效地指导着临床。不仅对于阴阳虚损疾病能详辨命门水火之情而用左、右归化裁施治，且于伤寒及其他杂病，也常注意到阴阳精气之不足，而遵《内经》"从阴引阳，从阳引阴"的法则，把"求汗于血"、"生气于精"、"引火归原"、"纳气于肾"等法娴熟地应用于临床。

1. 阴中求阳，阳中求阴

基于阴阳一体、阴阳互根的原理，张氏对阴阳虚损的治疗提出了"阴阳互济"的法则，指出："善补阳者，必于阴中求阳，则阳得阴助而生化无穷；善补阴者，必于阳中求阴，则阴得阳升而泉源不竭"[13]。又说："阳失阴而离者，不补阴何以收散亡之气？水失火而败者，不补火何以苏垂寂之阴？此又阴阳相济之妙用也。"[13]张氏基于阴阳互根理论，创制了许多著名方剂。例如：左归丸以滋阴补肾为主，方中有熟地、山药、山萸肉、枸杞、牛膝以滋阴益精，又有鹿角胶、菟丝子以补阳，是"阳中求阴，阴得阳升而泉源不绝"之意；右归丸以温补肾阳为主，方中有肉桂、附子、菟丝子、杜仲、鹿角胶以温补肾阳，又有熟地、山萸肉、枸杞、当归以滋阴，即"阴中求阳，阳得阴助而生化无穷"之义。其他如左、右归饮，温散与补益营血兼用的大温中饮，附子、人参与熟地、当归同用的六味回阳饮，以及归、地与二陈同用的金水六君煎等著名方剂，都是阴阳相济观点的体现。

张氏常将熟地与人参配伍使用。他说："故凡诸经之阳气虚者，非人参不可；诸经之阴血虚者，非熟地不可。人参有健运之功，熟地禀静顺之德，此熟地之与人参，一阴一阳，相为表里，一形一气，互主生成，性味中正，无逾于此，诚有不可假借而更代者矣。"[11]而将两药喻为"治世之良相"[28]。在其新方补阵中，人参、熟地同用者有大补元煎[13]、五福饮[13]、三阴煎[13]、五阴煎[13]、补阴益气煎[13]、两仪膏[13]等方，张氏所以重视二药之合用，正寓阴阳互求之义，堪称治疗阴阳虚损病证的典范。

【医案例举】

其治王蓬雀[29]，年出三旬……患喉痹十余日……头面浮大，喉颈粗极，气急声哑，咽肿口疮，痛楚之甚，一婢倚背，坐而不卧者累日矣。及察其脉，则细数微弱之甚；问其言，则声微似不能振者；询其所服之药，则无非芩、连、栀、柏之属。此盖伤阴而起，而后为寒凉所逼，以致寒盛于下，而格阳于上，即水饮之类，俱已难入，而尤畏烦热。张曰：危哉！再迟半日，必不救矣。遂与镇阴煎，以冷水顿饮，徐徐使咽之，用毕一煎，过宿而头项肿痛尽消如失……继用五福饮之类，数剂而起。镇阴煎（熟地、牛膝、炙甘草、泽泻、肉桂、附子，呕恶加干姜，气脱者加人参）"治阴虚于下，格阳于上"，重用熟地等峻补真阴而涵阳，佐附、桂、炮姜引火归原。

分析　患者症见头面浮肿，喉颈粗极，气急声哑，咽肿口疮，若实热有余之象，但张氏细察其脉，则细数微弱，乃不足之脉，加之声微，询其所服之药，断为凉药所误，此为寒盛于下，格阳于上，故用镇阴煎治之，方中重用熟地等峻补真阴而涵阳，佐附、桂、炮姜引火归原而愈之。

2. 养阴治形，填补精血

张氏认为，精血、形质可反映真阴的盛衰，故在临证时十分注意精血受损的程度，指出"观形质之坏与不坏，即真阴之伤与不伤"[24]。因之，他治病的方法重在"治形"，治形又必以精血为先务。他说："凡欲治病者，必以形体为主；欲治形者，必以精血为先。此实医家之大门路也。"[30]在这一思想指导下，对于阴精不足或阳气虚耗的患者，他都以填补真阴、滋养精血、治疗形体为主，这在其立方施治中均有所反映。

对于外感、内伤各种疾病，凡有虚证，重于补阴，这是张氏治病的特点。他曾反复说明："夫病变非一，何独重阴？有弗达者必哂为谬。姑再陈之，以见其略。如寒邪中之，本为表证，而汗液之化，必由乎阴也；中风为病，身多偏枯，而筋脉之败，必由乎阴也；虚劳之火，非壮水何以救其燎原？泻痢亡阴，非补肾何以固其门户？臌胀由乎水邪，主水者，须求水脏；关格本乎阴虚，欲强阴，舍阴不可。此数者乃疾病中最大纲领，明者觉之，可因斯而三反矣。"[24]例如他治伤寒，凡阴虚水亏不能作汗者，用补阴益气煎；[13]阳虚邪恋者，用大温中饮，[31]两方均有补养阴血之品，通过养阴作汗而达邪外解。治肺、脾、肾三脏气虚的水肿，推崇加减肾气汤，使气生于精而水饮得解。治真阴大亏，虚阳浮越的戴阳证，制理阴煎[32]、右归饮[33]等，填补真阴，引归虚火。治肾不纳气，呼吸喘促，虚里跳动等证，制贞元饮[34]补阴以配阳。治泻痢亡阴，用胃关煎[35]，方中亦有养阴之品。治中风，"专宜培补真阴，以救其本，使阴气复则风燥自除矣"[36]。如有痰气阻塞，可暂升之；如厥逆之证，先以大剂参、附峻补元气，随用熟地、当归、枸杞子之类填补真阴，以培其本。凡此等等，都是张氏"治形"医学思想的体现。

张氏常用的补益精血药中，用得最多的莫如熟地，曾谓："形体之本在精血。熟地以至静之性，以至甘至厚之味，实精血形质中第一品纯厚之药……且其得升、柴则能发散；得桂、附则能回阳；得参、芪则入气分；得归、芍则入血分"[37]。他对该药的运用，范围极其广泛。另外，张氏还常用当归、枸杞、山茱萸、山药等作为补益精血之品，鹿角胶、菟丝子、肉苁蓉、杜仲等虽性甘温而具柔润益精之功，张氏也常用作养阴治形之品。

3. 谨守病机，审证而治

在补泻温凉治法的运用方面，张氏总是谨守病机，审证而行。虽然张氏每多主张兼温、兼补，这与他临床所见病证虚者多、实者少，真寒假热者多、真热假寒者少有关，但他又明确提出用补的前提是"无实证可据"，用温的前提是"无热证可据"[38]。若病因气机壅滞，火热炽盛，张氏也是反对"误认虚寒，轻用温补"[37]的。他虽曾有"补必兼温，泻必兼凉"[38]之说，亦仅为一般而论，绝不偏执。其新方《补略》说："凡阳虚多寒者，宜补以甘温，而清润之品非所宜；阴虚多热者，宜补以甘凉，而辛燥之类不可用。"此外，在新方攻阵中，也不乏巴豆、附子温下之剂，可见张氏补亦用凉，泻亦用温。张氏在临床实践中又体会到，对于一些慢性虚损疾患，虽当用甘凉之剂，但必须积渐邀功，然而多服又必损脾胃，故"不得已则易以甘平，其庶几耳。倘甘平未效，则惟有甘温一法，斯堪实济，尚可望其成功"[39]。则知其对于同一病者，用甘平、甘凉、甘温等补剂，也是根据病机变化，灵活掌握的。这实为治虚损的经验之谈。

【医案例举】

金宅少妇，宦门女也。素任性，每多胸胁痛及呕吐等证，随调随愈。后于秋尽时，前证复作，而呕吐更甚，病及两日，甚至厥脱不省，如垂绝者再。后延予至，见数医环视，金云：汤饮诸药，皆不能受，入口即呕，无策可施。一医云：惟可独参汤，庶见可望其生耳。余因诊之，见其脉乱数甚，而且烦热躁扰，莫堪名状。意非阳明之火何以急剧若此？乃问其欲冷水否？彼即点首。遂与以半钟，惟此不吐，且犹有不足之状，乃复与一钟，稍觉安静。余因以太清饮投之。而犹有谓：此非伤寒，又值秋冬，能堪此乎？余不与辩。乃药下咽，即酣睡半日，不复呕矣。然后以滋阴轻清等剂调理而愈。大都呕吐多属胃寒，而复有火证若此者。《经》曰："诸逆冲上，皆属于火"，即此是也。自后，凡见呕吐，其声势涌猛，脉见洪数，证多烦热者，皆以此法愈之。是又不可不知也。（《景岳全书·杂证谟》）

分析　患者呕吐颇剧，而至于厥脱不省，似乎正气欲尽。但景岳察其脉证，断为"阳明之火"，因以凉水试之，继投太清饮，直清阳明蕴热。吐止后，再用轻清之剂，清余热而养胃阴，终获良效。若依他医之说而用独参治之，则无异抱薪救焚，其害可知。于此足见景岳虽以温补称长，但未尝不善于寒凉攻击。

4. 治病用药，本贵精专

在临床施治方面，张氏主张"治病用药，本贵精专，尤宜勇敢"[38]，如"确知为寒，则竟散其寒，确知为热，则竟散其热"[38]。对于新暴之病，虚实既明，即竣攻其本，若畏缩不进，势必导致病邪深固。他认为"凡施治之要，必须精一不杂，斯为至善……若用治不精，则补不可以治虚，攻不可以去实"[38]。他反对用药庞杂、用"广络原野之术"制方。因此，张氏所制新方，用药不杂，平均每方不过五六味。兹举张氏便秘治疗病案以说明。

【医案例举】

余尝治一壮年，素好火酒。适于夏月醉则露卧，不畏风寒，此其食性、脏气皆有大过人者，因致热结三焦，二便俱闭。余先以大承气汤，用大黄五七钱，如石投水。又用神佑丸及导法，俱不能通，且前后俱闭，危剧益甚，遂仍以大承气汤加生大黄二两，芒硝三钱，加牙皂二钱煎服。黄昏进药，四鼓始通，大便通而后小便渐利。此所谓盘根错节，有非斧斤不可者，即此之类，若优柔不断，鲜不害矣。（《景岳全书·杂证谟》）

分析 秘结一证，古有虚、气、风、湿、寒、热等诸秘之称；又有热燥、风燥、阳结、阴结之说。景岳认为惟阳结、阴结二者足以尽之。阳结者邪有余，宜攻宜泻；阴结者正不足，宜补宜滋。凡阳结者必有火证火脉，治当察其微甚，甚者非攻不可，如承气汤、神佑丸之类。若火盛水亏，阴虚而燥，则在泻火之时兼以养阴润燥。本案患者年壮气实邪盛，故用峻犯之剂攻击，大刀阔斧，斩将搴旗，下其邪热而病瘥。于此，足见景岳不仅善于温补，且更勇于寒攻。

四、学术评议

（一）明代医家张介宾，重视阴阳理论的研究，阐发阴阳互根，强调命门水火，倡言"阳非有余，阴亦不足"，善辨虚寒，擅用温补，并反对以苦寒为滋阴，对于纠正寒凉时弊起了很大作用，被后世奉为温补学派的代表医家。

（二）在治疗方面，对阴阳虚损病证有着独到的经验，提出了阴阳相济法，从阴引阳，从阳引阴；通过填补精血以养阴治形；其调治阴阳偏盛偏衰之法较前人更为完善。此外，在辨证体系和杂病证治方面也颇多发展，被誉为"医门之柱石"[40]。至今无论在理论工作或临床工作中，张氏学说仍具有很大的指导意义和实用价值。

（三）张氏的"阳非有余"与朱丹溪的"阳常有余"，表面看来论证似乎矛盾，但前者乃言生理之常，后者乃言病理之变。实际上二者起到了互相补充的作用。学者应全面领会其精神实质，不为文字表面所惑。

（四）同时也应看到，张氏为了力挽时弊，在立论时未免偏激，从而引起了后人的非议，其中以姚球《景岳全书发挥》、陈修园《景岳新方砭》、章虚谷《论景岳书》等最为激烈。然而无论或褒或贬，张介宾的学术成就无疑是巨大的。

【注释】

[1]《景岳全书·全书纪略》

[2] 黄宗羲《南雷文定·张景岳传》

[3]《质疑录·王琦跋》

[4]《景岳全书·伤寒典》

[5]《类经·序》

[6]《质疑录·综概》

[7]《类经图翼·医易义》

[8]《素问·阴阳应象大论》

[9]《素问·生气通天论》

[10]《素问·四气调神大论》王冰注

[11]《景岳全书·本草正·地黄》

[12]《类经·摄生类》

[13]《景岳全书·新方八略·补略》

[14]《景岳全书·传忠录·阳不足再辨》

[15]《类经·疾病类》

[16]《类经图翼·运气·五行统论》

[17]《类经图翼·运气·阴阳体象》

[18]《景岳全书·经脉类·崩淋经漏不止》

[19]《类经图翼·运气·五行生成数解》

[20]《景岳全书·传忠录·阴阳篇》

[21]《景岳全书·传忠录·命门余义》

[22]《类经附翼·求正录·大宝论》

[23]《景岳全书·杂证谟·吞酸》

[24]《类经附翼·求证录·真阴论》

[25]《质疑录·论右肾为命门》

[26]《类经附翼·三焦、包络、命门辨》

[27]《景岳全书·传忠录·命门余义》

[28]《景岳全书·本草正·附子》

[29]《景岳全书·杂证谟·咽喉》

[30]《景岳全书·传忠录·治形论》

[31] 大温中饮：人参、熟地、当归、甘草、白术、柴胡、麻黄、肉桂、干姜。

[32] 理阴煎：熟地、当归、炙甘草、干姜。

[33] 右归饮：熟地、山药、山茱萸、枸杞、甘草、杜仲、肉桂、附子。

[34] 贞元饮：熟地、炙甘草、当归。

[35] 胃关煎：熟地、白术、干姜、吴茱萸、炙甘草、扁豆、山药。

[36]《景岳全书·杂证谟·中风》

[37]《景岳全书·痘疹诠》

[38]《景岳全书·传忠录·论治篇》

[39]《景岳全书·杂证谟·火证》

[40]《医门棒喝·论景岳书》

【复习思考题】

1. 张介宾阴阳理论的主要内容是什么？

2. 张介宾阐发真阴的要点是什么？

3. 试比较张介宾"阳常不足，阴亦无余"与朱震亨"阳常有余，阴常不足"的异同。

4. 张介宾治阴阳虚损的特点和经验有哪些？

吴 有 性

一、生平和著作

　　吴有性，字又可，明末姑苏洞庭（今江苏吴县）人，生卒年代不详，约生活于 16 世纪末至 17 世纪中叶，为明末清初著名温病学家。

　　吴氏生当明王朝行将倾覆之际，战争连绵，灾荒不断，疫病流行。崇祯辛巳（公元 1641 年），山东、河南、河北、浙江等地疫情猖獗，延门阖户，感染者往往相率倒毙。一般医者以伤寒论治，难以取效。吴氏目睹惨景，悉心研索，积累了丰富的治疫经验，并加以总结提高，著成《温疫论》。

　　《温疫论》成书于 1642 年，分上、下二卷，全书似随笔札录，分列八十五个论题，不甚诠次。书中全面阐发了温疫病的发生、发展、演变规律，及辨证论治的原则、方法，创造性地提出了病因学中戾气的新概念，揭示了疫病的传染方式、入侵部位和传变特点，创立了疏利膜原、分消表里的治则，与达原饮、三消饮等方剂，同时还剖析了温疫与伤寒的相似与迥殊之处。总之，它是我国医学发展史上继《伤寒论》之后的又一部论述急性外感传染病的专著，在外感病学及传染病学上，均占有重要的地位。

二、学术理论

（一）创温疫病因学说

　　对于疫病的认识，远在春秋战国之际已有记载。《素问遗篇·刺法论》云："五疫之至，皆相染易，无问大小，病状相似。"王叔和《伤寒例》记载："凡时行者，春时应暖而复大寒，夏时应大热而反大凉，秋时应凉而反大热，冬时应寒而反大温，此非其时而有其气，是以一岁之中，长幼之病多相似者，此则时行之气也。"后世论疫，大都根据"非时之气"的说法，总是未能脱离"六气（六淫）致病"的范围。吴氏不仅没有沿袭上述病因旧说，而且通过长期精密观察，提出新的病原观点——疫气学说。

　　吴氏否认疫病与六气及不正之气有关。指出除了风、寒、暑、湿、燥、火六气为邪致病之外，天地间还存在着另一类致病因素——杂气，认为"杂气为病，更多于六气"[1]，如大麻风、疔疮、痈疽、丹毒、发斑、痘疹、霍乱、疟疾等内外科疾病，举世皆认为六气为病，而其实是种种杂气为患。至于时行疫病的病原，则称为"戾气"（或疠气），虽然戾气为病颇重而有甚于他气，但也是杂气之一。吴氏指出："大约病遍于一方，延门阖户，众人相同，皆时行之气，即杂气为病也。"[1]又说："疫气者亦杂气中之一，但有甚于他气，故为病颇重，因名之疠气。"[1]并详细分析了杂气的各种特性。

1. 杂气的性质

限于当时的历史条件，吴氏认为杂气虽"气无所可求，无象可见，况无声复无臭"[1]，但也肯定它并不是虚无缥缈，而是存在于外界环境中的一种物质，指出"气即是物，物即是气"[2]，从而肯定了杂气是作为一种物质形式存在于外界环境中的。同时，吴氏还指出这种物质具有强烈致病毒性，"今感疫气者，乃天地之毒气"[3]。疫气致病又能传染，造成广泛流行。吴氏认识到温疫传染力的强弱和流行规模的大小，与疫气的盛衰有关，如"疫气盛行，所患皆重，最能传染"[4]。除了对疫毒猖獗，辗转传染温疫的认识外，对于一些四时散发，不易察觉，表现为发颐、目赤、斑疹等症，易于被人误认为伤寒的，吴氏根据其证候与某年某月大流行出现病证所悉相同这一点，指出"此即当年之杂气，但目今所钟不厚，所患者稀少耳"[1]。这说明吴氏已能将症状学与流行学结合起来分析疫情，并提高到病原致病的角度认识疾病，这种治学态度和科学精神是令人钦佩的。

2. 杂气的种属与特异

吴氏在临证观察中确认了一个极其明显的事实，即传染病的临床证候不是千篇一律的。如大头瘟的证候是发颐、头面浮肿；虾蟆瘟的证候是咽痛、音哑；瓜瓤瘟的证候是呕血、暴亡。根据发病症状种种不一的现象，吴氏透过现象探求本质，大胆得出科学的推论：引起疫病的病原戾气也是多种多样的。"天地之杂气，种种不一"[1]，对于杂气他作比方说"亦犹天之有日月星辰，地之有水火土石，气交之中有昆虫草木之不一也，草木有野葛、巴豆，星辰有罗、计、荧惑，昆虫有毒蛇、猛兽，土石有雄、硫、硇、信，万物各有善恶，是知杂气之毒亦有优劣也"[1]。吴氏从各事物分类种种不一，因而推论到戾气亦有各种各类的不同。

吴氏还认识到感受一种戾气，只能形成一种疾病。所谓"杂气为病，一气自成一病"[5]。人们感受戾气之后，由于其性质的不同，而出现各种症状不一的疾病。"众人有触之者，各随其气而为诸病焉"[1]，"有是气则有是病"[2]。这是因为某一种杂气专入某一经络脏腑，所以专发为某病，温疫病之所以一旦相染，长幼相似，也正是这一原因所致。

杂气亦有偏中于人或某一动物，或某一脏腑这一特异性。吴氏通过长期观察，认识到有些杂气可以使动物致病而不使人致病，动物禽兽之间，也可因其种类不同而出现发病不同的情况。吴氏说："至于无形之气，偏中于动物者，如牛瘟、羊瘟、鸡瘟、鸭瘟，岂当人疫而已哉？然牛病而羊不病，鸡病而鸭不病，人病而禽兽不病，究其所伤不同，因其气各异也。"[2]吴氏还认识到杂气有病位特异性，即某一种病好发于某一脏器组织。指出"盖当时，适有某气专入某脏腑某经络，专发为某病，故众人之病相同，是知气之不一，非关脏腑经络或为之证也"[1]。知病气之特异好发于某部，某症状众人相同，并非脏腑之能出现是证，而实病气之所为。

吴氏上述见解，都是经过精密观察，独立思考而来，因不盲从古人，所以才能勇创新说，揭开中医学传染病学的新篇章。

（二）系统论述温疫辨证

外邪皆从皮毛侵入，以次传入，已成定论，吴又可提出邪由口鼻而入，合乎现代传染之说。吴氏在《原病》篇说："此气之来，无论老少强弱，触之者即病。邪自口鼻而入。"而且传染途径有二：“邪之所着，有天受，有传染，所感虽殊，其病则一。凡人口鼻之气，通乎天气。”[6]吴氏认为疫病自口鼻传染，指出了空气传染和接触传染，实为灼见。

关于温疫侵入人体所在的部位，《原病》篇说：“邪从口鼻而入，则其所客，内不在脏腑，外不在经络，舍于夹脊之内，去表不远，附近于胃，乃表里之分界，是为半表半里，即《针经》所谓横连膜原者也”。这是吴氏对温疫发病部位的一种假设。一般而言，邪气在经则为表，邪气入胃即是在里。今邪在膜原，正当经胃交关之处，是为半表半里。所以温疫病的发病初期，既不同外感的表证，又没有里证的表现，而出现先憎寒而后发热，其脉不浮不沉而数，似表非表，似里非里的症状，因此，吴氏名之为“邪在膜原”。

温疫病的典型表现，“始则昼夜发热，日晡益甚，头疼身痛，舌上白苔，渐加烦渴，乃众人之常也”[5]。但是，由于邪气可浮越诸经，“浮越某经即显某经之证”，如浮越于太阳经，可兼有头项痛、腰痛；浮越于少阳经，可兼有胁痛、耳聋、寒热、呕而口苦；浮越于阳明经可兼有目痛、眉棱骨痛、眼眶痛、鼻干不眠等。

温疫的传变，多从半表半里的膜原开始，但由于感邪有轻重，伏匿有浅深，体质有强弱，以致传变的方式很复杂，吴氏通过长期临床实践，归纳为九种类型，称为“九传”：但表不里，但里不表，表而再表，里而再里，表里分传，表里分传再分传，表胜于里、里胜于表，先表后里，先里后表。但总的说来，传变方式可归纳为向表传变、向里传变和表里分传三种情况，往表传为顺，显示邪从外解，从里传为逆，是邪向深处发展。

因此，疫证的转归也不外两种，即外传外解和内传内陷。外解或自斑消，或从汗解，斑则有斑疹、桃花斑、紫云斑；汗则有自汗、盗汗、狂汗、战汗之异。此病气使然，亦为疫证的特殊性，但求得汗得斑为愈。从内陷者，可见胸膈痞闷，或心腹胀满，或心痛腹痛，或胸胁痛，或大便不通，或热结旁流，或协热下利等症。同时，舌质变化亦可见紫赤、燥裂、芒刺；舌苔可见黄苔、黑苔等等。掌握这些要点，即可“因证而知变，因变而知治”[6]。

（三）明辨伤寒时疫

吴氏认为温疫虽与伤寒有天壤之别，但其病变过程中的临床表现又往往酷似伤寒，因而每易造成误诊误治，故必须加以鉴别。吴氏在《温疫论》中，列有《辨明伤寒时疫》专篇，对温疫与伤寒作了极为细致的鉴别。

辨病因：温疫因感杂气所致，但也有小部分可因饥饱劳碌或七情刺激而诱发；伤寒必有感受六淫之因，或衣单风露，或强力入水，或临风脱衣等。

辨感邪途径：温疫之邪从口鼻而入；伤寒之邪自毫窍而入。

辨发病情况：温疫感久而后发，淹缠二三日或渐加重，或淹缠五六日，忽然加重；伤寒感而即发，感发甚暴。

辨病位：温疫感邪多伏于膜原；伤寒感邪在六经。

辨临床表现：温疫初起忽觉凛凛恶寒，后但热不寒；伤寒初起觉肌肤寒栗，四肢拘急，恶风恶寒，头疼身痛，发热恶寒，脉浮。

辨传变：温疫感邪在内，内溢于经，经不自传，自膜原分传表里；伤寒感邪在经，以经传经。

辨治疗：温疫初起以疏利为主，先里后表，下不嫌早，里通则表和；伤寒初起以发表为主，先表后里，先汗后下，下不嫌迟。

辨预后：温疫发斑为外解，伤寒发斑为病笃；温疫虽汗不解，汗解在后，伤寒一汗而解，汗解在前。

辨传染性：温疫能传染于人；伤寒一般不传染于人。

三、治疗经验

对温疫病各个阶段各种证候的辨证与治疗，吴氏据当时所遇的临床实际情况，总结了一些重要的治疗经验。

（一）温疫初起，疏利膜原

温疫初起，即邪在膜原阶段，因邪不在经，汗之徒伤卫气，热亦不减；邪不在腑，下之徒伤胃气，口渴亦甚，故主张疏利膜原。吴氏指出："温疫之邪，伏于膜原，如鸟栖巢，如兽藏穴，营卫所不关，药石所不及。至其发也，邪毒渐张，内侵于腑，外淫于经，营卫受伤，诸证渐显，然后可得而治之。方其浸淫之际，邪毒尚在膜原，此时但可疏利，使伏邪易出。邪毒既离膜原，乃观其变，或出表，或入里，然后可导邪而去，邪尽方愈。"[7] 吴氏认为这类疫证，解表与攻里都不能解病，遂自制达原饮直达病位，主要功用为疏利表气，驱除伏邪，使邪气溃败，速离膜原，表气通顺，汗出而解。方由槟榔、厚朴、草果仁、知母、芍药、黄芩、甘草等组成。方中槟榔能消能磨，除伏邪，为疏利之药，又除岭南瘴气；厚朴破戾气所结，草果辛烈气雄，除伏邪盘踞。三味协力，直达其巢穴，使邪气溃败，速离膜原。热伤津液加知母以滋阴；热伤营气加白芍和血，黄芩清燥热；甘草和中，为调和之剂。达原饮中再加大黄、葛根、羌活、柴胡、生姜、大枣，名三消饮。由于邪游溢于经，可出现三阳经见证，治疗也应"随经引用，以助升泄"[8]。邪热溢于太阳经，则加羌活；邪热溢于阳明经，则加葛根；邪热溢于少阳，则加柴胡；若见里证，则加大黄。三消者，消内消外消不内不外也，一使邪气溃散，二使表里分消，故吴氏称之为"治疫之全剂"。

【医论附录】

急证急攻

温疫发热一二日，舌上白苔如积粉。早服达原饮一剂，午前舌变黄色，随现胸膈满痛，大渴烦躁，此伏邪即溃，邪毒传胃也。前方加大黄下之，烦渴少减，热去六七。午后复加烦躁发热，通舌变黑生刺，鼻如烟煤。此邪毒最重，复瘀到胃，急投大承气汤。傍晚大下，至夜半热退，次早鼻黑苔刺如失。此一日之间而有三变，数日之法一日行之。因其毒甚，传变亦速，用药不得不紧。设此证不服药或投缓剂，羁迟二三日必死。设不死，服药亦无及矣。尝见温疫二三日即毙者，乃其类也。（《温疫论·卷上》）

（二）疫邪传胃，下不嫌早

吴氏认为在温疫病的传变过程中，疫邪传胃为最常见，凡是疫病多见胃家实，疫邪传胃十常八九。既传入胃，宜承气辈引而竭之。

吴氏对下法颇有研究，他认为疫邪传胃，与伤寒传于胃家，并用承气，治法无异。然其对疫证用下法的目的，另有一番独到的解释，他说："盖疫邪每有表里分传者，因有一半向外传，则邪留于肌肉，一半向内传，则邪留于胃家。邪留于胃，故里气结滞，里气结，表气因而不通，于是肌肉之邪不能即达于肌表。下后里气一通，表气亦顺，向者郁于肌肉之邪方能尽发于肌表，或斑，或汗，然后脱然而愈。伤寒下后，无有此法。"[9]他认为表热无汗主要是里气不通，里气一通则汗出热解，这就是"里通则表和"的机理。

关于下法的目的，吴氏还有进一步的解释，一般下法限于结粪，吴氏认为不必拘于结粪，在《注意逐邪勿拘结粪》篇说："温疫可下者约三十余证，不必悉具，但见舌黄、心腹痞满，便于达原饮加大黄下之，设邪在膜原者，已有行动之机，欲离未离之际，得大黄促之而下，实为开门祛贼之法，即使未愈，邪亦不能久羁"。下法是为了祛邪，使邪有出路，此观点有似刘河间、张子和所主张的"客邪贵乎早治"，"早拔去病根"。而且在患病初起阶段，正气尚盛，应用下法不至于引起不良反应，愈后亦容易恢复。在使用承气汤时，吴氏强调"勿拘于下不厌迟之说"[10]。他认为"承气本为逐邪而设，非专为结粪而设也。必俟其粪结，血液为热所搏，变证迭起，是犹养虎遗患，医之咎也"[10]。吴氏注意到温疫病中多见溏粪恶臭，至死不结的现象，故又谆谆告诫："要知因邪热而致燥结，非燥结而致邪热也，"[10]"邪为本，热为标，结粪又其标也"[10]。应用攻下法，通大便是一种手段，而逐邪才是目的。即"承气本为逐邪而设，非专为结粪而设也"[10]，这些认识均颇有见地。在应用下法中，吴氏特别重视大黄的功用，认为"三承气功效俱在大黄"[10]，"大黄本非破气药，以其润而最降，故能逐邪拔毒"[11]。在运用大黄剂量上也是相当大的。

吴氏关于承气汤及攻下法的见解，发展了仲景的学术思想，给后世以深远的影响，所谓"温病下不嫌早，伤寒下不嫌迟"的说法，就是在这一认识的基础上产生的。

【医案例举】

例一 朱海涛者，年四十五岁，患疫得下证，四肢不举，身卧如塑，目闭口张，舌上苔刺。问其所苦，不能答，因问其子：两三日所服何药？云进承气汤三剂，每剂投大黄两许不效，更无他策，惟待日而已，但不忍坐视，更祈一诊。余诊得脉尚有神，下证悉具，药浅病深也。先投大黄一两五钱，目有时而小动。再投，舌刺无芒，口渐开能言。三剂，舌苔少去，神思稍爽。四日服柴胡清燥汤，五日复生芒刺，烦热又加，再下之。七日又投承气养荣汤，热少退。八日仍用大承气汤，肢体自能少动。计半月，共服大黄十二两而愈。又数日后，始进糜粥，调理两月平复。凡治千人，所遇此等不过三四人而已。姑存案以备参酌耳。（《温疫论·上卷·因证数攻》）

分析 此乃吴氏所谓"但里不表"之证。案中虽乏具体脉证记载，但以"脉尚有神"一句来看，最低限度，沉中犹有带弦带滑之象，再以"下证悉具"一语推断，其人必有大便秘，心腹胀满，按之疼痛，或小便癃闭等，故知四肢不举、身卧如塑、口不能答，是由里气不通，表气内闭而形成的肢体强直，舌本强硬现象。目闭口张，原是虚脱特征，但本案既无呕吐泄利，又无自汗亡血，则元气当不致有外越之机，故在此证应作实极似虚论，因此，吴氏敢于运用大承气汤，并连服半月下药，邪结程度之深，已可不言而喻。

例二　施幼声，卖卜颇行，年四旬，禀赋肥甚。六月患时疫，口燥舌干，芒刺如锋，不时太息，咽喉肿痛，心腹胀满，按之痛甚，渴思冰水，日晡益甚，小便赤涩，得涓滴则痛甚，此下证悉备，但通身肌表如冰，指甲青黑，六脉如丝，寻之则有，稍按则无，医者不究里证热极，但引《陶氏全生集》，以为阴证。但手足厥逆若冷过肘膝，便是阴证，今已通身冰冷，比之冷过肘膝更甚，宜其为阴证一也；且陶氏以脉分阴阳二证，全在有力无力中分，今已脉微欲绝，按之如无，比之无力更甚，宜其为阴证二也。阴证而得阴脉之至者，有何说焉？以内诸阳证竟置不问。遂投附子理中汤。未服，延予至，以脉相参，表里互较，此阳证之最者，下证悉具，但嫌下之晚耳，盖因内热之极，气道壅闭，乃至脉微欲绝，此脉厥也。阳郁则四肢厥逆，若素禀肥盛，尤易壅闭，今亢阳已极，以至通身冰冷，此体厥也。六脉如无者，群龙无首之象，证亦危矣。急投大承气汤，嘱其缓缓下之，脉至厥回，便得生矣。其妻闻一曰阴证，一曰阳证，天地悬隔，疑而不服。更请一医，指言阴毒，须灸丹田，其兄叠延三医续至，皆言阴证，乃进附子汤，下咽如火，烦躁顿加，逾时而卒。（《温疫论·上卷·体厥》）

分析　此案系气道壅闭，使营气运于内，不能达于外，而呈现身冷如冰，脉细如丝，似吴氏所谓体厥证。温疫病里热极盛时，往往会有似有似无的假象，且热深厥亦深，热微厥亦微，宜急投承气汤缓缓服下，方能脉至厥回，转危为安。本案患者六月染疫，口燥舌干，苔刺如锋，咽喉肿痛，渴思冰水，小便赤涩，得涓滴则痛甚，心腹胀满，按之痛甚，兼见通身肌肤如冰，指甲青黑，六脉如丝，寻之则有，稍按则无，实属温疫体厥证无疑，然因其他诸医皆以手足厥冷过肘膝及脉无力诊为阴证，而患者家属犹疑不决，最终听信阴证之说，误投附子汤，致使病人不耐以热治热之煎熬，下咽不久即毙。此一教训，当引以为戒。

（三）疫后养阴，不宜温补

吴氏对疫后调理亦很重视，大抵原则为宜养阴清余邪，不宜温补。他说："夫疫乃热病也，邪气内郁，阳气不得宣布，积阳为火，阴血每为热搏，暴解之后，余焰尚在，阴血未复，大忌参、芪、白术，得之反助其壅郁，余邪留伏，不惟目下淹缠，日后必变生异证。"[12]温疫为热病，容易引起伤阴耗液，故在疫病后期，特别是攻下之后，需以养阴之法，滋阴生血。对下后疫邪已清，出现两目干涩，舌反枯干，津不到咽，唇口燥裂等阴枯血燥之症，他主张用清燥养荣汤，方中以生地汁、当归、白芍滋阴养血以润燥；用知母、天花粉清热生津；陈皮、甘草调和诸药，补而不滞。

吴氏还指出，在疫病传变过程中，有的患者素体尪羸，伏邪已溃，表里分传，里证虽除，正气业已衰微，不能托出表邪，留而不去，因与血脉合而为一，结为痼疾，由于"客邪胶固于血脉，主客交浑，最难得解"[13]，而制三甲散治之，三甲散由鳖甲、龟甲、穿山甲、牡蛎、蝉衣、僵蚕、䗪虫、当归、白芍、甘草等组成，立意新颖，用药独特，给后世温病学家如吴瑭创三甲复脉汤之类以很大的启示。

吴氏强调养阴，并不仅限于疫病后期，而是在整个疫病过程中，时时注重保津护阴。他还指出若平素多痰，及少年平时肥盛者，投之养阴恐有腻膈之弊，亦宜斟酌。大抵时疫愈后，调理投药不易，莫如静养、节饮食为第一。病人烦渴思饮，"盖内热之极，得冷饮相救甚宜"[14]。吴氏往往酌量给予冰水、冷饮，至于梨汁、藕汁、蔗浆、西瓜等物皆可护液生津。凡此种种，皆为后世温病学家所采用。如吴瑭承前启后创制了增液承气汤、雪梨浆、五汁饮等方。

除上述养阴法之外，值得一提的是吴氏强调疫后即使证为虚羸，亦不宜用参芪，理由是"有邪不除，淹缠日久，必致尪羸"[15]。庸医不知此理，辄用补剂，"殊不知无邪不病，邪去而正气得通，何患乎虚之不复也"[15]。此论与张子和邪去则正安观点一样。"今投补剂，邪气益固，正气日郁，转郁转热，转热转瘦"[15]。此论亦同张子和妄投补剂则闭门留寇的观点。

关于热病重视津液的问题，仲景《伤寒论》虽早有论述，但吴氏具体地提出了温疫后期以养阴为主，而不宜温补这一调治原则，并说明了勿投补剂的道理及滥施补剂的危害，颇有临床指导意义。

四、学术评议

（一）吴又可是我国医学史上具有革新思想和卓越贡献的医学家。他用毕生的精力从事急性传染病的研究，在总结前人学验的基础上进行周密的观察分析，突破了"六淫致病"的传统观点，提出了新的传染病病原学说——戾气学说，论述了戾气的性质、戾气的种属、特异性和致病性等，这些论点已被现代微生物学、传染病学所证实。

（二）吴氏指出疫病自口鼻传染，有空气传染与接触传染两种传染方式；对邪入人体部位作出"邪伏膜原"半表半里的大胆推设；揭示了温疫病分传表里的传变规律；对疫证的发病特点、转归等都有较深刻的认识，为温疫病建立了一个比较完整的辨证论治体系。

（三）吴氏的治法针对病原，提出"以物制气，一病只须一药之到，而病自已"的设想，在寻觅治疗戾气的针对性有效药物方面迈出了新的一步。首创疏利膜原、分消疫毒的治疗原则，以及达原饮、三消饮等治疗方剂。这些治疗经验对后世温病学的发展产生了很大的影响。限于历史条件，他在研究特效药物方面未能取得根本性的突破，但这种创造性的见解是极为可贵的。

（四）吴氏学术思想对丰富中医学理论、发展温病学说有十分重要的意义。在他影响下，清代戴天章著《广瘟疫论》，嗣后杨栗山的《寒温条辨》、余师愚的《疫疹一得》、刘松峰的《说疫》、熊立品的《治疫全书》相继问世，在各个方面有所补充和发展，形成了对温疫病研究的独特体系。吴又可对明清时期温病学派的形成和发展，起了很大的推动作用，开创了温疫学说研究的新局面。

【注释】

[1]《温疫论·杂气论》

[2]《温疫论·论气所伤不同》

[3]《温疫论·应补诸症》

[4]《温疫论·论气盛衰》

[5]《温疫论·知一》

[6]《温疫论·原病》

[7]《温疫论·行邪伏邪之别》

[8]《温疫论·温疫初起》

[9]《温疫论·辨明伤寒时疫》

[10]《温疫论·注意逐邪勿拘结粪》

[11]《温疫论·妄投破气药论》

[12]《温疫论·解后宜养阴忌投参术》

[13]《温疫论·主客交》

[14]《温疫论·论饮》

[15]《温疫论·妄投补剂论》

【复习思考题】

1. 简述吴有性温疫学说的主要观点。

2. 什么叫"杂气"和"戾气"?"杂气"致病有何特点?

3. 吴有性为什么主张治温疫要透达膜原?

4. 试析吴有性对温疫与伤寒的鉴别要点。

5. 为什么吴氏主张治疗温疫下不厌早?

喻 昌

一、生平和著作

喻昌,字嘉言,号西昌老人。江西南昌府新建人,生活于公元 1585~1664 年（明万历十三年~清康熙三年）,终年八十岁。年少时曾治举子业,崇祯中以选贡入京,后值清兵入关,遂隐于禅,并潜心医学。未几,出禅还俗,以医为业,足迹遍涉南昌、新建、安义、靖安间。后应友人钱谦益之邀,悬壶江苏常熟,医名卓著,冠绝一时。喻氏为清初著名医家,与张璐、吴谦齐名。著作有《尚论篇》《医门法律》《寓意草》等书。

《尚论篇》为《尚论张仲景伤寒论重编三百九十七法》之简称,全书共八卷。一至四卷详论六经证治,阐述其错简重订及"三纲鼎立"之说,并以此三纲重订《伤寒论》;五至八卷论述春温及夏秋暑湿热病证治,并论伤寒诸方,又称《尚论后篇》。

《医门法律》六卷,卷一主要论述望闻问切诊断大法,卷二至卷六主要论述六气为病及杂病证治,对每一证候的处治,辨明正治之法及误治之责,确立了医疗是非标准,用以指导临床,泾渭分明。该书自 1658 年刊行后,即以独具一格的内容和体例,传诵医林。

《寓意草》一卷,记载喻氏临床辨治疑难病证医案 60 余例,为临证治验之笔录。本书以议论析理见长，颇具启发作用，在医案著作中独树一帜。

继承喻氏学者，有清代医家徐彬、罗子尚等人。

二、学术理论

（一）伤寒"三纲鼎立"说

自宋以后，医家对《伤寒论》的研究逐渐重视，研究方法也更加广泛。喻昌对《伤寒论》评价甚高，但对前贤于《伤寒论》的纂集和注释，大肆批评。认为此书经晋代王叔和编纂后，已失本来面目，"仲景之道，人但知得叔和而明，孰知其因叔和而坠也哉"[1]。批评林亿、成无己校注《伤寒论》之失，认为"其所为校正，所谓诠注者，乃仲景之不幸，斯道之大厄也"[2]。在研究《伤寒》方面，喻氏推崇方有执，认为"其于太阳三篇，改叔和之旧，以风寒之伤营卫者分属，卓识超越前人"[2]。方有执认为《伤寒论》以六经辨证，有纲有目，经为纲，变为目，六经皆然。喻昌从之，大倡纲目之说，进一步指出四时外感"明以冬月伤寒为大纲矣，至伤寒六经中，又以太阳一经为大纲，而太阳经中，又以风伤卫、寒伤营、风寒两伤营卫为大纲"[2]，谓为"三纲鼎立"。

喻氏在三纲鼎立的原则下，把《伤寒论》三百九十七条全部重新编次分类。如太阳经篇，以风伤卫为一类、寒伤营为一类、风寒两伤营卫为一类，每一类中，又分作若干部分，如有关太阳经病的初期脉证为一部分，有关太阳中风的典型脉证为一部分，桂枝汤的主治范围为一部分等。其他寒伤营和风寒两伤营卫的分类中，亦是如此再分成几个部分。并将合病、并病、坏病、痰病四类条文，附于三阳经末。以过经不解、瘥后劳复、阴阳易病三类条文附于三阴经末。在每一分类前面，都冠以全篇证治大意，在每一部分前后，并有小标题和小结。这样编次，纲目清楚，自成一家言，对理解条文内容，亦确有提纲挈领的作用。

三纲鼎立之说，发端于王叔和《伤寒例·辨脉法第一》"风则伤卫，寒则伤荣，荣卫俱病，骨节烦疼"及孙思邈三方大义之说，至喻昌始为完备。在方有执、喻嘉言的倡导影响下，和者竞起，如张璐、黄元御、吴仪洛、周扬俊、程应旄、章楠等，都因此而成为此说的代表人物，而喻嘉言则是继方有执之后"错简重订派"的最主要代表医家。

（二）温病"三纲"说及对温疫证治的阐发

喻昌通过研究伤寒，对温病也有不少阐发。他根据明末清初温病多次流行的实际情况，指出："触冒寒邪之病少，感发温气之病多，寒病之伤人什之三，温病之伤人什之七"[3]。认为仲景《伤寒论》虽详寒略温，但治温之法，实已包含其中。其曰："仲景书详于治伤寒，略于治温，以法度俱错出于治伤寒中耳，后人未解义例，故春温一症，漫无成法可师。"[3]他根据《内经》之旨，把温病也分成三类：以冬伤于寒，春必病温为一类；冬不藏精，春必病温为一类；既冬伤于寒，又冬不藏精，至春月同时发病者为一类。并分析了三种温病的病理变化和不同症状。

冬伤于寒之温病，是寒邪郁于肌肤，感春月之温气而病，是邪郁肌肤，从阳明化热，而外达太阳。太阳、阳明二经为邪所盘踞之地，若略恶寒而即发热，治疗以解肌为主；若大热而全不恶寒者，治疗重在清热；若表未除而里已实者，则用大柴胡汤两解之。

冬不藏精之温病，是由肾脏虚亏，寒邪内侵骨髓，稽留郁而化热，至春气疏泄，风木上升，吸引肾邪内动而发。但邪入既深不能逐出，发热全在骨髓之间，病情较重的温病，治法禁用发汗解表，"始先用药深入肾中，领邪外出"[4]。如始发二三日间，发热脉沉，未见微数之脉，主张用麻黄附子细辛汤、麻黄附子甘草汤"温经散邪"。若邪传膀胱，手足尽热而便血，则以桂枝、大黄入四苓散"夺膀胱热"。用药多由仲景治少阴伤寒之意，推演而来。

冬伤于寒又冬不藏精之温病，名为"两感温证"[5]。因"冬伤于寒者，阳分受邪，太阳膀胱经主之；冬不藏精者，阴分受邪，少阴肾经主之"。《尚论后篇·温症中篇·谨将冬伤于寒又兼冬不藏精春月同时病发定为一大例》。这是太阳、少阴互为标本的病变，因此病在太阳、少阴二经，其症状也是太阳和少阴互见。治疗上可分为先里后表和先表后里两种。总之，病在阳分，邪浅而易疗，病入阴分，则邪深而难愈。所以病温之人，有发表三五次，而外症不除者；攻里三五次，而内症不除者；尚有在表又似里，在里又似表的复杂情况。尤其热证，缘真阴为热邪久耗，无以制亢阳，成为燎原不熄之热。因此，病温之人，邪退而阴气犹存一线者，方可得生，否则预后很差。

喻氏对温疫的病机、辨证治疗从三焦立论，对后世亦有一定影响。他认为"伤寒之邪，先行身之背，次行身之侧，由外廓而入；温疫之邪，则直行中道，流布三焦"[6]。他认为引起温疫的邪气有雾露之清邪、饮食之浊邪及清浊之邪，上焦为清阳，清邪从上入，下焦为浊阴，故浊邪从下入，中焦为阴阳交界，凡清浊之邪必从此区分。认为疫病由三焦相溷，内外不通所引起。提出了"未病前，预饮芳香正气药，则邪不能入；邪既入，急以逐秽为第一要义。上焦如雾，升而逐之，兼以解毒；中焦如沤，疏而逐之，兼以解毒；下焦如渎，决而逐之，兼以解毒"。[6]喻氏此说，对后来温病学家有一定的影响。在这个理论指导下，逐步形成了芳香化湿、逐秽解毒等重要治疗方法。

（三）秋燥论

六淫致病与时序有着密切关系，历代医家对此虽有论述，然秋季主病，自古有误。如《素问·生气通天论》："秋伤于湿，上逆而咳，发为痿厥"。《素问·阴阳应象大论》亦谓："秋伤于湿，冬生咳嗽。"喻昌为之辨正，他说："燥之与湿，有霄壤之殊。燥者，天之气也。湿者，地之气也。水流湿，火就燥，各从其类，此胜彼负，两不相谋。春月地气动而湿胜，斯草木繁茂，秋月天气肃而燥胜，斯草木黄落。故春分以后之湿，秋分以后之燥，各司其政，今指秋月之燥为湿，是必指夏月之热为寒然后可"[7]。又云："春伤于风，夏伤于暑，长夏伤于湿，秋伤于燥，冬伤于寒，觉六气配四时之旨，与五运不相背戾。"[7]喻昌此说，符合自然界气候变化的客观规律，使千古之一大疑，始为一决。

同时，喻昌又进一步阐述了燥气致病的病证病机。《内经》曰"燥胜则干"，说明燥气致病以干燥为特点。其为病，在外则皮肤干燥皴揭；在内则津液耗竭，精血枯涸，种种变化皆燥之所伤。其论病机，谓燥气过甚，则自戕肺金。肺主气而司治节，肺金为燥气所伤，则治节无权，清肃之令不行，诸气膹郁、诸痿喘呕之证生矣。因此，喻氏认为《内经》病机十九条所说"诸气膹郁，皆属于肺"、"诸痿喘呕，皆属于上"均为燥气伤肺。并指出："诸气膹郁之属于肺者，属于肺之燥，非属于肺之湿也，苟肺气不燥，则诸气禀清肃之令，而周身四达，抑胡致膹郁耶？诸痿喘呕之属于上者，上亦指肺，惟肺燥甚，则肺叶痿而不用，肺气逆而喘鸣，食难过膈而呕出，三者皆燥证之甚者也。经文原有'逆秋气则太阳不收，肺气焦满'之文，其可称为湿病乎？"[7]说明燥之为病，病位在肺，肺失治节是其主要病机。这是继刘河间之后对燥气病机的又一次补充和发挥。

基于上述认识，喻昌治疗燥病忌用辛香行气，以免伤津助燥，亦反对仅用润剂治燥，虽未重伤，亦误时日。创制清燥救肺汤[8]，治诸气膹郁，诸痿喘呕，燥之伤肺者。其用药大旨为重视胃气，肺胃兼顾，寓培土生金于甘柔滋润之中。此方立意深，用药当，开治秋燥之先河，为后世医家所常用，具有承上启下的作用。

【医案例举】

例一 吉长乃室，新秋病洒洒恶寒，寒已发热，渐生咳嗽，然病未甚也。服表散药不愈，体尪羸。延至初冬，饮以参、术补剂，转觉厌厌欲绝，食饮不思，有咳无声，泻利不止，危在旦暮……吉长傍徨无措，延仆诊毕……仆因谓曰：是病总由误药所致。始先皮毛间洒洒恶寒发热，肺金为时令之燥所伤也，用表散已为非法，至用参术补之，则肺气闭锢，而咳嗽之声不扬，胸腹饱胀，不思饮食，肺中之热无处可宣，急奔大肠，食入则不待运化而直出。食不入则肠中之垢污亦随气奔而出，是以泻利无休也。今以润肺之药兼润其肠，则源流俱清，寒热、咳嗽、泄泻，一齐俱止矣。但取药四剂，服之必安，不足虑也。方用黄芩、地骨皮、甘草、杏仁、阿胶。初进一剂，泻即少止。四剂毕，而寒热俱除。再数剂而咳嗽俱全愈矣。（《寓意草·论吴吉长乃室及王氏妇误药之治验》）

分析 本案是秋燥病经误治后的坏证。患者新秋时得病，外有洒洒恶寒、寒已复热的表证。因燥伤肺气，又见咳嗽，但这与风寒感冒不同，不能用表散方法。秋燥为病，以燥伤肺气为主，治疗亦必重视凉润。而医者不察，初起即误发其汗，使肺气再伤，又以参、术补剂窒塞肺气，使肺热无从宣泄，燥热郁闭化火，下迫腑道而为泻利。喻昌抓住病本，以凉润肺燥之剂，兼清大肠，故见效甚速，四剂毕而寒热俱除，再数剂而痊愈。

例二 沈若兹乃郎，因痘后食物不节，病泻。泻久脾虚，病疟。遂尔腹痛胀大，三年来服消导药无算，腹胀及泻利总不愈。去岁迎医，服参苓白术散稍效，医去复如故……今则病势转深，又加四逆矣。暮热朝凉，一逆也；大渴引饮救急，二逆也；气喘不能仰卧，三逆也；多汗烦躁不宁，四逆也……若兹见案，转托亲友，强恳用药。用以清燥救肺为主，阿胶、地黄、门冬等类同蜜熬膏三斤。渠男三年为药所苦，得此甘味，称为糖也，日争十余次服之，半月药尽，遂致大效。身凉气平，不渴、不烦、不泻，诸症俱退，另制理脾药末善后。全愈。（《寓意草·议沈若兹乃郎肠澼危证并治验》）

分析 痘后津亏，复加久泄，阴津亏竭，阴不制阳，故欲引水自救。阴虚则气无以生，气虚不纳于下，故喘；多汗烦躁，暮热朝凉为阴气虚尽，孤阳不能久留之兆也。此危急之际，喻氏以清燥润肺为主，清源治本，使金肃则水自流长，故久泻用润药而止。再以补脾药善后，使三年沉疴获瘳。

例三　体禀阴虚，水不涵木，肝胆气火偏旺，木火凌金，肺失清肃。时在燥金司气，加以秋燥，风邪乘虚袭入，风燥相搏，金受火刑。咳嗽见红，咯痰色青，胸胁引痛，乍寒乍热，内热为甚，今但燥咳，烘热汗溢，明是阴虚阳浮之征，脉濡小数，右寸关独大于诸部，舌苔光红，中后微有黄苔。以脉参证，恐其阳络血溢，现近霜降节候慎防加剧。谨拟喻氏清燥救肺汤出入为法，冀其退机，附方请政。

西洋参　枇杷叶　炙甘草　冰糖水炒石膏　玫瑰花　连心麦冬　真川贝　陈阿胶　鸭血炒丝瓜络　北杏仁　火麻仁　东白芍　经霜桑叶（《清代名医医案精华·凌晓五医案》）

分析　阴虚火旺之体，复感燥邪，燥助火势，损伤肺络，故失清肃之令不行。脉濡小数，舌红，黄苔皆为肺燥之象。故以石膏、麦冬、桑叶等一清气火焚燎，一滋阴中津液，以防血溢之患。

（四）大气论

"大气"一词，首见于《内经》。《素问·五运行大论》曰："地为人之下，太虚之中，大气举之"。喻氏从此说体会出，在自然界中，地的四周都有磅礴之大气升举着，因为大气的运动不息，才有风、寒、暑、湿、燥、火诸气的变化，才有生、长、化、收、藏的发展过程。喻氏根据天人相应的道理取类比象，他认为人体是一个小宇宙，人的一切活动，以及生长壮老的过程，都与人身大气有密切关系。

关于大气的生理，喻氏认为大气因位居于胸中，能统摄营卫、经络及各脏腑之气，为诸气之主持。由于胸中大气的作用，营卫、经络、脏腑之气才能"充周无间，环流不息，通体节节皆灵"[9]。又曰："人身五脏六腑，大经小络，昼夜循环不息，必赖胸中大气斡旋其间，大气一衰，则出入废，升降息，神机化灭，气立孤危。"[9]可见人体的一切生命活动，如肝之疏泄、肺之宣降、脾胃之升降、肾水之上升、心火之下降等都必须依赖大气的统摄才能进行。并援引《金匮要略·水气篇》"大气一转，其气乃散"的例子，来说明胸中阳气充沛，统摄有权，布达周身，则凝聚之阴邪得散，疾病自除。并例举"心下坚，大如盘，边如旋杯，水饮所作"的病例加以分析，认为胸中之阳不布，痰饮、水气等阴浊之邪上干胸中，往往可损其胸阳，同样可使大气闭塞，而出现水饮凝聚致胸痹、心病、短气等症，可用桂枝去芍药加麻黄附子汤温阳化饮，或枳术汤等行气散饮。喻氏曾治一妇人，年过半百，常觉胸膈不舒，药用茅山苍术一味，取其气味之雄烈，以驱阴邪而通大气，服用一年病愈。说明阴邪驱散，大气得以运转，则可愈病。

吴氏之所以重视胸中大气，意在强调治疗任何疾病，都要注意顾护大气，慎用辛香行气或苦寒泻气之品，避免损伤胸中大气。在用药方面，他认为大黄、黄芩等药能"耗胸中氤氲之气"，枳壳、沉香等降气之品能伤胸中之气，麝香、冰片等辛香之品能扰乱胸中之气，故治疗疾病时应慎用之。

【医案例举】

例一 袁聚东年二十岁，生痞块。卧床数月，无医不投。日进化坚削痞之药，渐至毛瘁肉脱，面黧发卷，殆无生理。买舟载往郡中就医，因虑不能生还而止。姑请一诊，以决生死远近耳，无他望也。余诊时，先视其块，自少腹至脐旁，分为三歧，皆坚硬如石，以手扪之，痛不可忍，其脉止两尺洪盛，余俱微细。谓曰：是病由见块医块，不究其源而误治也。初起时，块必不坚，以峻猛药攻之，至真气内乱，转护邪气为害，如人厮打，扭结一团，旁无解散，故逆紧不放，其实全是空气聚成，非如女子冲任血海之地，其月经凝而不行，即成血块之比。观两尺脉洪盛，明明是少阴肾经之气传于膀胱，膀胱之气本可传于前后二便而出，误以破血之药兼破其气，其气遂不能转运，而结为石块，以手摩触则愈痛，情状大露，若是血块，得手则何痛之有？此病本一剂可瘳，但数月误治，从上至下，无病之地，亦先受伤。姑用补中药一剂，以通中下之气，然后用大剂药内收肾气，外散膀胱之气，以解其相厮相结。约计三剂，可痊愈也。于是先以理中汤少加附子五分。服一剂，块已减十之三。再用桂、附药一大剂，腹中气响甚喧，顷之，三块一时顿没。戚友共骇为神，再服一剂，果然痊愈。调摄月余，肌肉复生，面转明润，堆云之发，才剩数茎而已。每遇天气阴寒，必用重裀厚被盖覆，不敢起身。余谓病根尚在，盖以肾气之收藏未固，膀胱之气化未旺，兼之年少新婚，倘犯房室，其块复作，仍为后日之累。更用补肾药加入桂、附，而多用河车为丸，取其以胞补胞，而助膀胱之化源也。服之竟不畏寒，腰围亦大，而体加充盛。（《寓意草·袁聚东痞块危证治验》）

分析 本例为运用"大气论"理论治疗腹中寒凝气痞。患者腹中痞块，为无形气体凝聚而成。疾病初起，其块不坚，医以猛药峻攻，以至真气内乱，胸中大气亦必受害。故脾肾之气下陷，大气失其统摄，下迫膀胱，气聚成形，宛如痞块。《金匮》曰："营卫相得，其气乃行，大气一转，其气乃散。"故喻昌以附子理中运转脾阳，胸中之大气亦因之而升举；更用桂、附大剂，温固肾阳，破无形之结，所以营卫畅通，阳复其位而病愈。

例二 文学钱尊王，胸中不舒者经年，不能自名其状，颇以为虑。昌投以薤白汤，次日云：一年之病，一剂而顿除，抑何神耶？昌不过以仲景之心法为法耳，何神之有。然较诸家习用白豆蔻、广木香、诃子、三棱、麦芽等药，坐耗其胸中之阳者，亦相悬矣。（《医门法律·附痹证诸方》）

分析 喻氏认为胸中如太空，离照当空，则旷然无外。若阴邪上干，则胸中窒塞。胸中大气被郁，其守《金匮》之义，投以栝楼薤白半夏汤以通其阳，则胸中大气得转，阴邪自散，而顽疾顿除。

三、治疗经验

喻氏临床经验十分丰富，对许多病证的辨治均有创见，其中最为后人所称道的有治痢的逆流挽舟法和介类镇潜治疗脱证等经验。

（一）"逆流挽舟"法治痢

对于痢疾的病因病机，喻昌认为："夏秋热、暑、湿三气交蒸互结之热，十倍于冬月矣"，"外感三气之热而成下痢"。[10]在发病过程中，有表里传变的关系，邪气由里出表为顺，外邪由表入里为逆。若在表之邪失于表散，"久痢邪入阴分"、"久痢阳气下陷"等，诸凡证情不顺者皆为逆证，均属"逆流"。即机体抵抗力较弱，不能抗邪外出，病邪由表陷里，而致失于表者为逆；另则，由于邪毒深重，疫毒上冲犯胃，胃失和降而上逆，致出现恶心呕吐、噤口不食者为逆。

针对此病机，喻氏在《金匮要略》"下痢脉多弦，发热身汗者自愈"的启发下，首创"逆流挽舟"之法，主张"下痢必从汗先解其外，后调其内"[10]。且有失于表者，外邪入里，病虽日久，也往往仍可引其邪气出之于外，这就是他治疗痢疾的独特见解。其主治方剂为人参败毒散[11]。喻氏认为此方盖借人参之大力，扶助正气，使邪由里出表，正气由下而上，从而达汗出热退，邪从表解之目的。所以"挽舟"的关键，在于扶正败毒，发汗解表。

喻氏在应用"逆流挽舟"治法时，对其禁忌证亦做了详细的阐述，如"水谷倾囊而出，一昼夜七八十行，大渴饮水自救，百杯不休"的热毒炽盛，津液亏脱者，下痢热入膀胱，下焦气化不利的小便黄赤等，不可应用逆挽法。

总之，喻昌"逆流挽舟"法，别具匠心，且用之有验，为治痢之变法。

【医案例举】

例一 周信川，年七十三岁，平素体坚，不觉其老，秋月病痢，久而不愈，至冬月成休息痢。一昼夜十余行，面目浮肿，肌肤晦黑，求治于余。诊其脉沉数有力。谓曰：此阳邪陷入于阴之症也，吾以法治之，尚可痊愈。明日吾自袖药，来面治。于是以人参败毒散本方煎好，用厚被围椅上坐定，置火其下，更以布条卷成鹅蛋状，置椅褥上，垫定肛门，使内气不得下走，然后以前药滚热与服。良久又进前药，遂觉皮间有津津微润，再溉以滚汤，教令努力忍便，不得移身，如此约二时之久，皮间津润总未干，病者心躁畏热，忍不可忍，始令连被卧于床上。是晚止下痢二次，已后改用补中益气汤，一昼夜止下三次，不旬日而全愈。盖内陷之邪，欲提之转从表出，不以逆流挽舟之法施之，其趋下之势，何所底哉！（《寓意草·辨痢疾种种受症不同随症治验》）

分析 凡痢证多腹痛下迫，里急后重，痢下赤白，宜通泄胃肠湿热积滞以除之，此为通因通用之常法。年高之人，又患久痢，正气虚衰，无力托邪，阳内陷于阴，盖不借人参之大力扶正，则无以攘邪，非用羌独柴桔引阳上行，则无以逆挽其下陷之阳。喻昌知常达变，用人参败毒散"逆流挽舟"，同时复以外治，使汗出热退，邪从表解而收止痢之效。可谓别开生面。但逆流挽舟只是治痢之一法，对痢疾的治疗还应根据不同情况分别施治。

例二 夏秋痢疾，固是湿热伤气，脾胃气滞，后重里急不爽。古方香连丸取其清里热，必佐理气，谓气行斯湿热积聚无容留矣。知母、生地滋阴除热，治阴分阳亢之火，与痢门湿热大异。盖滋则呆滞，气钝窒塞，宜乎欲便不出。究竟湿热留邪仍在，附、桂热燥，又致肛坠，痛如刀割。理中益气，东垣成法，仅仅升举下焦清阳，未能直透肠中。再用大黄重药，兼知母、生地等味，更令伤及下焦。书义谓诸痢久都属肾伤，小腹坠忌冷，显然是下症。议用升阳，亦须下治。

人参　茯苓　泽泻　炙草　防风根　羌活　细辛　生姜　大枣(《清代名医医案精华·叶天士医案》)

分析　痢疾一证，医林多以下焦肠腑湿热论治，主苦寒化湿行滞为治。今久痢见小腹坠冷，痛如刀割则知为中气下陷，下元阳虚之证，非苦寒化湿所宜。湿热为标，正衰虚寒为本。此刻，治湿热余邪内滞，滋阴则助湿，温阳则有助热伤阴之弊，叶氏师法东垣补中升阳，在取人参益气的基础上，加用多味风药意在生发少阳之气，从而使脾胃之气得助，清升浊降，引邪上出，不治痢而痢自止，亦有挽舟之功。喻昌治痢"律三条"中曾有"不治少阳但治阳明无益也"之说，此案可为佐证。

(二)"畜鱼置介"法疗脱

喻氏十分重视"同气相求"的医理，他通过日常生活的观察，发现"畜鱼千头，必置介类于池中"，认为"鱼虽潜物，而性乐于动，以介类沉重下伏之物，而引鱼之潜伏不动。"[12]从而悟出"同气相求"的原理，联系到人身之疾病，亦是如此。他指出人身之阴阳，相抱而不脱，是因为"阳欲上脱，阴下吸之；阴欲下脱，阳上吸之"[12]，从而维持着阴阳相抱而不脱的平衡状态。而脱证之所以产生，可因于摄生不慎，使阴阳失其常度。凡阴阳相脱一分，此一分便孤而无偶。若肾水虚亏则真阳上浮，其症状往往冬发春剧，表现为眩掉动摇，腰脊牵强，甚则魄汗淋漓，面若渥丹。若阴阳暴脱，其症状表现为：上脱者，身轻快而多汗淋漓，或妄见妄闻，有若神灵；下脱者，身重着而肉多青紫，不见不闻，有如聋聩。可见其所谓上脱乃指真阳亡越，下脱乃指阴精伤竭。

对于脱证的治疗，喻氏指出："治分新久，药贵引用"[12]。新病者，阴阳相乖，急当补偏救弊，治法宜纠其偏，投以重剂；久病者，治以扶元养正，用药宜平，若偏重，则转增其竭。在具体用药上，他以《内经》"从阴引阳，从阳引阴"理论为指导，主张"上脱者，用七分阳药，三分阴药而夜服，从阴以引其阳；下脱者，用七分阴药，三分阳药而昼服，从阳以引其阴"[12]。此外，对于阳浮越于上的上脱证，喻氏由畜鱼置介领悟，认为须加入介类潜纳浮阳之品，才能使真阳复返其宅，以与其阴相恋，才能达到阴平阳秘。并指出："治疗真阳之飞腾霄越，不以鼋鳖之类引下伏不能也"[13]。时至今日，这一治法对治疗阳气浮越之证仍有一定指导意义。张山雷先生于《中风斠诠》内倍加赞扬，称之为独辟蹊径，别开生面。

【医案例举】

例一　旧宪治公祖江鼎寰先生，望七之龄，精神健旺，脉气坚实，声音洪亮，晋接不厌其繁，纷丝尚能兼理……偶有胸膈弗爽，肺气不清，鼻多浊涕小恙。召诊日兼患齿痛，谨馈以天冬、熟地、山萸肉、丹皮、枸杞、五味等，收摄肾气药四剂，入桂些少为引经，服之齿痛顿止，鼻气亦清。(《寓意草·论鼎翁公祖颐养天和宜用之药》)

分析 肾为水藏，而真阳居其中，真阴不亏，则阳潜水中，凝然不动。年高之人，肾水已竭，无以恋阳，虚阳上浮，真火易露，而现齿痛。方用天冬、熟地、枸杞助阴，加一味肉桂引阳下行，下归水藏，使阴阳相恋，阴平阳密而诸症自愈。

例二 黄湛侯素有失血病。一晨起至书房，陡暴一口，倾血一盆，喉间气涌，神思飘荡，壮热如蒸，颈筋粗劲。诊其脉，尺中甚乱。曰：此昨晚大犯房劳，自不用命也。因出验血，见色如太阳之红。其仆云：此血如宰猪后半之血，其来甚远。不识病人有此确喻，再至寝室，谓曰：少阴之脉萦舌本，少阴者，肾也。今肾中之血汹涌而出，舌本已硬，无法可以救急。因谛思良久，曰：只有一法，不得已用丸药一服，坠安元气，若得气转丹田，尚可缓图。因煎人参浓汤，下黑锡丹三十粒，喉间汩汩有声，渐已入腹。顷之舌柔能言，但声不出。余亟用润下之剂，以继前药。遂与阿胶一味，重两许，熔化，分三次热服，溉以热汤。半日服尽，身热渐退，颈筋渐消。进粥与补肾药，连服五日，声出喉清，人事向安。但每日尚出深红之血盏许，因时令大热，遵《内经》热淫血溢，治以咸寒之旨，于补药中多加秋石，服之遂愈。(《寓意草·论黄湛侯吐血暴证治验》)

分析 暴血而出现阴阳离决危候，喻氏师法畜鱼置介之意，煎人参浓汤急救元气、黑锡丹镇纳浮阳，并用阿胶一味柔润之品涵养阴血，"从阴以引其阳"。这种处理脱证的方法，是中医治疗急证的范例，应予以重视。

例三 年届七旬，血痢两候，舌滑脱液，脉形弦大不摄，此真阴亏极之象，重候也。姑与纳补一法。

熟地 山药 牡蛎 茯苓 党参 山萸肉 五味子 丹皮 甘草 建莲肉
(《清代名医医案精华·何书田医案》)

分析 血痢当辨湿热之轻重，热盛者宜凉血活血，湿热伤血者宜利湿清热。血痢久不愈者，多见阳虚阴脱。肾为胃关，开窍于二阴。李中梓曰："未有久痢而肾不损者，治痢不知补肾，非其治也。"今舌滑液脱，为阳虚阴竭之候，何氏师效喻氏纳补一法，以六味急补肾之真阴，用牡蛎潜纳浮阳，使阳归其位，与阴厮守，阳固阴敛而收固脱之效。

（三）治单腹胀三法

臌胀一症，喻昌称之为单腹胀。历代医家皆视为沉疴重症，预后不佳。其病机大抵归为气、血、水、虫等瘀积腹内，肝、脾、肾三脏受累，致成臌胀。治疗每以"去菀陈莝"为原则，常用攻邪之法。然而，喻昌对此有独到的见解。在病因方面，他认为"凡有癥瘕、积块、痞块即是胀病之根，日积月累，腹大如箕，腹大如瓮，是名单腹胀"[14]。在病机方面，他认为单腹胀虽可表现为水裹、气结、血凝之邪气壅实，但其根本原因是脾气衰微。指出"单腹胀，则中州之地久窒其四运之轴，而清者不升，浊者不降，互相结聚，牢不可破，实因脾气之衰微所致，而泻脾之药尚敢漫用乎"[15]。根据其经验，"凡用劫夺之药者，其始非不遽消，其后攻之不消矣，其后再攻之如铁石矣"[15]。从而创拟治臌胀三法，以纠医家之偏，"培养一法，补益元气是也；招纳一法，升举阳气是也；解散一法，开鬼门、洁净府是也"[15]。并称"三法虽不言泻,而泻在其中矣,无余蕴矣"[16]。其常用处方有:人参苓归汤、化滞调中汤、人参丸、小温中丸、禹余粮丸、强中汤等[16]。综观各方的组成和作用,三法精神融贯其间。究臌胀一症,总属本虚标实,喻昌熔攻、补、消于一炉,反对孟浪使用悍毒攻劫之剂,强调顾护脾胃,切合病机,诚可取法。

【医案例举】

例一　某,心阳不运,少腹胃脘悉满,诊脉左弦,乃肝木犯胃,二腑不主流行,浊阴渐次弥漫,他日单胀之作,竟有难以杜绝者,速速戒恼怒,安闲自在,诚治斯疾之良图。小温中丸一钱五分,开水送下。(《医述·卷四·肿胀》)

分析　胀满之端,与阳明、太阴相关,胃与大肠二腑分别与脾、肺二脏相表里。今恣怒伤肝,肝气不平,乘土犯胃,纳运失职,湿邪内生,渗入膜外,浊气填塞,窒碍气机,则胀乃成。若非及时运化中宫,透邪于膜外,则病势日进,久为臌病。小温中丸健运中州,清热利湿,理气消积,但仅宜于臌胀之初期,若脾肾阳衰,浊阴久积,见腹胀浮肿,咳嗽喘促者,则须济生肾气丸、八味丸等兼补命火温阳化水除胀,非小温中丸之所宜。

例二　真定王君同,年十九岁,病积,脐左连胁如覆杯,腹胀如鼓,多青络脉,喘不能卧。时值暑雨,加之自利完谷,日晡潮热,夜有盗汗,以危急来求。予往视之,脉浮数,按之无力。谓病家曰:凡透积非有毒之剂攻之则不可,今脉虚如此,岂敢以常法治之?遂投分渗益胃之剂,数服而便自调。杂以升降阴阳,进食和气而腹大减,胃气稍平,间有削之,不月良愈。(《续医述·卷四·癥瘕积聚》)

分析　消积之要,在攻补之宜,而攻补之宜,当辨孰缓孰急。凡积聚未久而元气未损者,治不宜缓,缓则养成其势,宜速攻邪。若积聚渐久,元气日虚,用攻劫之剂,复伤胃气,愈攻愈虚,则病不死于积而死于攻。本例久病正气亏虚,复加泄泻,发热汗出,阴竭气衰,病情危重,此时非止泻无以固阴救急,故先投益胃渗利之剂止泻,泄止而后以调脾胃,调升降以固其本,正气日强,经气自通,则积痞自消。

例三　刘泰来年三十二岁,面白体丰,新秋病疟,三五发后,用药截住,遂觉胸腹间胀满日增,不旬日外,腹大胸高,上气喘急,二便全无,食饮不入,能坐不能卧,能俯不能仰,势颇危急……他医以二便不通,服下药不应,商用大黄二两作一剂。病者曰:不如此不能救急,可速煎之。余骇曰:此何病,而敢放胆杀人耶?医曰:伤寒肠结,下而不通,惟有大下一法,何谓放胆!余曰:……伤寒病因发热,故津液枯槁,肠胃干结,而可用下药,以开其结。然有不转矢气者不可攻之戒,正恐贻误太阴经之腹胀也。此病因腹中气散乱不收,故津水随气横决四溢而作胀,全是太阴脾气不能统摄所致。一散一结,相去天渊,再用大黄猛剂,大散其气,若不胀死,定须腹破……急投理中汤,用参乃至三钱。次日略加黄连,其胀大减。(《寓意草·力争截疟成胀临危救安奇验》)

分析　本案疟疾停药后,见胸腹胀满,上气喘急,两便不通,良由苦寒辛燥之剂劫夺脾气,脾运失职,清浊相混,中焦不通而致。喻氏认为理中汤"兼阴阳体用而理之，升清降浊，两擅其长"，故投以理中汤，且重用人参补气健脾，旨在建中，恢复枢机的运转而达胀除满消之目的。

（四）议病用药，定"议病式"

喻氏针对当时"习医者众，医学愈荒，遂成一议药不议病之世界……而且庸师还以模棱迎合之术，妄为拟议，迨药之不效，诿于无药。非无药也，可以胜病之药，以不识病情，而未敢议用也"[17]之重药不重辨证之时弊，指出："治病必先识病，识病然后议药"之论，明确提出"先议病，后用药"之论，反对不求其本，妄议其末的倾向。他认为，临证不可拘泥于某药治某病，某药不可用于某病之说，应先把四诊内容加以分析归纳，找出疾病关键，然后用药治疗。如此"则有是病，即有是药；病千变，药亦千变"[17]。如治疗痢疾，据虚实寒热之不同，或补脾、或清热、或导滞、或逆流挽舟、或通因通用、或表里双解、或补气固涩，药随症变，恰到好处。

至于如何识病，他认为首先应熟谙《灵枢》《素问》《甲乙》《难经》，具备深厚广博的理论功底，其次临证之际，要在结合年龄、形气色脉的差别、七情劳逸的不同、病情的久近传变、曾经用药验之与否的基础上，结合运气、四时及五方异宜情况、病在气分或血分、标本先后等，判断其病名、治法、方剂、主方加减及配伍、预期效果等，一一详明，纤毫不爽。上述辨证施治的过程，喻氏以案式把它进行固定，称为"议病式"。

喻氏"先议病，后用药"之论，对临床很有贡献，这是辨证论治精神的很好发挥，对我们今天缮写中医医案，总结经验，积累材料是很有帮助的，其识病议病的思想对清代以后辨证施治理论产生了积极的影响。诚如《四库全书总目提要》所云："皆反复推论，务阐审证用药之所以然，较名家医案，但泛言某病用某药者亦极有发明，足资开悟焉。"

【医案例举】

郭台尹，年来似有劳怯意，胸腹不舒，治之罔效，茫不识病之所存也。闻仆治病，先议后药，姑请诊焉。见其精神言动，俱如平人，但面色萎黄，有蟹爪纹路，而得五虚脉应也。因窃疑而诘之曰：足下多怒乎？善忘乎？口燥乎？便秘乎？胸紧乎？胁胀乎？腹疼乎？渠曰：种种皆然，此何病也？曰：外证尚未显然，内形已具，将来血蛊之候也。曰：何以知之？曰：合色与脉而知之也。夫血之充周于身也，荣华先见于面，今色黯不华，既无旧恙，又匪新病，其所以憔悴不荣者，何在？且壮盛之年而脉见细损，宜一损皮毛，二损肌肉，三损筋骨，不起于床矣。乃皮毛肌肉步履如故，其所以微弱不健者，又何居？是敢直断为血蛊。腹虽未大而腹大之情状已著，如瓜瓠然，其日趋于长也易易耳……月余病成，竟不能用，半载而逝。（《寓意草·议郭台尹将成血蛊之病》）

分析　此案为喻氏识病议药之范例。患者倦怠乏力，胸腹不舒，他医因不识病，故治之罔效。喻氏色脉合参，断为血蛊，据此而议药，并推断预后，足见其临床经验之丰富。先识病后用药，对提高临床疗效，防止误治、失治有着决定性的意义；不识病而用药，不仅无功，且常可延误病情或引病邪深入，应引以为戒。

四、学术评议

（一）喻昌是明末清初的著名医家。其治医从穷经入手，对《内经》《伤寒》《金匮》钻研甚深，治学多有创见。在研究伤寒方面，倡言三纲鼎立之说，成为错简重订派的代表医家。其对"秋燥"的阐发，发展、完善了对燥邪致病的认识，丰富了燥病的辨治方法。"大气论"从"气"的角度探讨了人身生命活动的动力机制，深化了对胸中大气的认识，为后世继续探讨"胸中大气"奠定了基础。在临床治疗方面，他提出的治疗单腹胀三法及逆流挽舟、提邪出表、畜鱼置介辨治脱证的经验，丰富和发展了中医学术，对后世影响深远。"治病必先议病"，讲究规矩准绳，具有实际的指导意义。

（二）喻氏研究《伤寒论》常举纲目之说，并以三百九十七法订正分类编纂条文，这种分类归纳的研究方法，给后人以一定的启发，但其持论往往失之偏激，如肆意指斥王叔和、林亿、成无己的错失，而忽视他们的贡献。在温热病方面，喻氏逐秽解毒辨治温病、注意保阴的论点，对温病学有一定影响。但因喻氏崇信三纲鼎立之说太过，把春温分为冬伤于寒，春必病温；冬不藏精，春必病温；既伤于寒又不藏精之三纲，似略嫌机械，所以没有被后世温病学家所重视。

【注释】

[1]《尚论篇·尚论仲景伤寒论先辨叔和编次之失》

[2]《尚论篇·尚论张仲景伤寒大意》

[3]《尚论后篇·尚论春三月温症大意》

[4]《尚论后篇·温症中篇·谨将冬不藏精春必病温分为一大例》

[5]《尚论后篇·温症下篇·谨定拟冬伤于寒又冬不藏精之症名曰两感温症》

[6]《尚论篇·详论温疫以破大惑》

[7]《医门法律·秋燥论》

[8] 清燥救肺汤：桑叶三钱，石膏二钱五分，甘草一钱，人参七分，胡麻仁一钱，真阿胶八分，麦冬一钱二分，杏仁七分，枇杷叶一片。（《医门法律·秋燥门方》）

[9]《医门法律·大气论》

[10]《医门法律·痢疾论》

[11] 人参败毒散：人参、羌活、独活、柴胡（洗）、茯苓、川芎、桔梗（炒）、枳壳、前胡各一两，甘草半两，上为末，每服二钱，入生姜、薄荷煎。

[12]《寓意草·论金道宾真阳上脱之症》

[13]《寓意草·金道宾后案》

[14]《医门法律·胀病论》

[15]《寓意草·面议何茂倩令嫒病单腹胀脾虚将绝之候》

[16] 人参芎归汤：人参、陈皮、茯苓、阿胶、细辛、北五味、白芍、生姜、大枣、炙甘草、川芎、当归、半夏（《医门法律·咳嗽门》）

化滞调中汤：白术、人参、白茯苓、陈皮、厚朴、山楂肉、半夏、神曲、麦芽、砂仁（《医门法律·胀病论》）。

人参丸：人参、麦冬、茯神、赤石脂、龙齿、石菖蒲、远志、黄芪、熟地(《医门法律·附痹证诸方》)。

小温中丸：陈皮、半夏、神曲、茯苓、白术、香附子、针砂、苦参、黄连、甘草(《医门法律·胀病论》)。

禹余粮丸：蛇含石、禹余粮石、真针砂(《医门法律·胀病论》)。

强中汤：人参、青皮、陈皮、丁香、白术、附子、草果仁、干姜、厚朴、甘草(《医门法律·胀病论》)。

[17]《寓意草·先议病后用药》

【复习思考题】

1. 试述喻昌伤寒纲目论的大体精神。

2. 试述喻昌秋燥论、大气论的主要内容及成就。

3. 试述喻昌对温疫的三焦论治内容及对温病学的贡献。

3. 试述喻昌在辨治单腹胀、痢疾、脱证方面的主要创见及经验。

4. 先议病后用药的主要精神何在？你是如何理解的？

李中梓

一、生平和著作

李中梓，字士材，号念莪，明末华亭（上海市松江县）人，生活于公元 1588～1655 年（明万历十六年～清顺治十二年）。

李氏出生于官宦之家，自幼丧父，习举子业，两中副榜。其两子俱为药误，加之"早岁多病"[1]，因而精研医学四十余年，上自轩岐，下迄百家，靡不殚究。不仅深受易水、温补诸大家的影响，并常与王肯堂、施笠泽、秦昌遇等切磋，学者赞其"心通杳冥，识参造化，其于治病，不啻如孙吴之行军，应变出奇，不拘成律，而所向披靡，且无垒矣。其所生全，盖不知其几千万类矣"[2]。由于李氏临证每获奇效，因而名冠大江南北。

李氏十分重视医学理论的研究，造诣颇深，著作很多，如《内经知要》《医宗必读》《伤寒括要》《颐生微论》《诊家正眼》《病机沙篆》《本草通玄》《雷公炮炙药性解》《里中医案》等，在医学普及方面有较大的贡献。

《内经知要》两卷。上卷为道生、阴阳、色诊、脉诊、藏象五篇，下卷为经络、治则、病能三篇。全书选录《素问》《灵枢》50 篇中 52 段精辟的原文，归类并详加注释，内容简要，条理清楚，被后世公认为学习《内经》的绝好入门书。清代薛雪予以重校并加按语出版，遂广为流传。

《医宗必读》十卷。卷一为医论和图说。其中医论 14 篇，介绍医学源流、学医门径及医德；图说列述人体骨度、脏腑部位及生理等。卷二为李氏新著四言脉诀、脉法、色诊，提纲挈领地阐析中医脉学及诊法。卷三至卷四为本草征要，是选录《本草纲目》部分药物的有关内容，旁采诸家之说，并参以己见详为注释而成；卷五至卷十论述以内科杂病为主的33 种病证的辨证及治疗，并附有医案。李氏分析病机多以《内经》理论为旨，选方大多切合临床实际。本书是卓有影响的中医入门书。

《颐生微论》著成后又经李氏删补，其门人沈朗仲校订，改名为《删补颐生微论》。为综合性医书。全书四卷，分三奇、医宗、先天、后天、审象、运气、脏腑、虚劳、邪祟、伤寒、广嗣、妇科、药性、医方、医案等 24 论。书中突出李氏重视预防和脾肾并重的学术思想，选择药物 120 种，附录 20 种，新补 20 种，采集名论，加以己见，较切合实用。

《伤寒括要》二卷，上卷设总论、各经证治总论、各症总论，以及"肾虚易犯伤寒"、"两感"诸论；下卷述百合、狐惑、阴阳毒等和六经 113 方，附杂方 56 首。本书未循先列《伤寒论》条文，后列作者注解的惯例，而是括其要义，删去次要字句而通言之，"括义详，征词简而无漏义"为其特点。

《诊家正眼》原刻本散佚。李氏门人尤乘将该书与《病机沙篆》《本草通玄》合刊为《士材三书》，内容已经尤乘增补。书凡二卷。上卷 47 篇，重点论述脉学基本理论，并简述了望、闻、问三种诊法；下卷以四言形式论述了 28 脉的体象、主病、兼脉和疑似脉的鉴别，并批驳了高阳生《脉诀》之谬。最后附"脉法总论"，认为脉象虽多，但可以表里阴阳气血虚实概括之。该书词简义明，辨析精详，切合实用。

《病机沙篆》二卷，分述中风、虚劳、噎膈等 12 种病证。各证摘录历代医家论述，并参以己见，加以解释发挥。

《本草通玄》尤乘增订，全书二卷，共收载药物 341 种，分为草、谷、木、菜、果、寓木、苞木、虫、鳞、介、禽、兽、人及金石等 14 部，每味药均叙述其性味、归经、功用、主治、配伍、产地、炮制、煎服法、注意事项、禁忌和真伪辨别等。书末附用药机要、引经报使及针灸要穴图等。内容全面，简明扼要。

《雷公炮炙药性解》六卷，内容分为金石、果谷、草、木、菜、人、禽兽、虫鱼等 8 类，收药 332 种。每种记述其性味、主治，并加按语。

《里中医案》，又名《李中梓医案》，本书载医案 161 则，由李氏旧交于磐公据《李中梓家藏医案》抄录而成，复经其四世孙于升续全而得以流传。其内容可与《医宗必读》《删补颐生微论》等互相补充、印证。

李氏的弟子甚多，以刘道深、尤乘、沈朗仲、马元仪尤为出众。马元仪再传尤在泾。

二、学术理论

中医理论，从金元发展到晚明，已是诸家蜂起，众说纷纭。如何正确对待各种医学理论，使之更好地为医疗实践服务，这是当时医界所面临的一个重要现实问题。李氏认为，应当全面地继承各家之说，而不可偏执于某家。前人学说的产生，大都立足于自己的临床实践而阐《内经》之要旨，发前人之未备，以自成一家之言。如仲景著《伤寒论》，是他在伤寒方面对《内经》的阐发和补充；如刘完素研究温病病证和六经传变自浅及深之理，是他在《内经》"必先岁气，毋伐天和"以及五运六气等理论指导下，结合自己的临床实践，对温热病方面所作的阐发；李杲则重在辨析内伤与外感，阐明《内经》饮食劳倦之义，制甘温诸剂以治内伤发热，补前人之未备；朱震亨则又在内伤病证方面，探讨了阴虚的机理，治以四物加黄柏、知母之类。上述四家都阐发了《内经》之旨，其不同的见解，取决于各自的医疗实践。他们从各个不同的侧面丰富和充实了中医学理论和治疗经验，故学者必须全面地学习前人的理论，结合自己的医疗实践，而不可各执门户之见，犯胶辛热、滞苦寒、执升提、泥凉润之误。李氏的这一治学主张，是值得学习和借鉴的。

李氏十分重视研究医理，认为《内经》乃"三坟"之一，其内容"上穷天纪，下极地理，远取诸物，近取诸身，更相问难，阐发玄微，垂不朽之宏慈，开生民之寿域"[3]，是从事医业者所必须勤求精究的，故在《医宗必读》中列"读《内经》论"于首卷。

（一）先后天根本论

自宋以还，脾肾二脏日益为医家重视。李氏集各家之说，明确提出脾肾先后天根本论。李氏说，人身之本"有先天、后天之辨。先天之本在肾，肾应北方之水，水为天一之源；后天之本在脾，脾为中宫之土，土为万物之母……水生木而后肝成，木生火而后心成，火生土而后脾成，土生金而后肺成。五脏既成，六腑随之，四肢乃具，百骸乃全"[4]。"肾为脏腑之本、十二脉之根、呼吸之本、三焦之源，而人资之以为始也，故曰先天之本在肾"[4]。李氏又说："盖婴儿既生，一日不再食则饥，七日不食则肠胃涸绝而死……一有此身，必资谷气。谷入于胃，洒陈于六腑而气至，和调于五脏而血生，而人资之以为生者也，故曰后天之本在脾。"[4]可见，脾肾两脏安和，则一身皆治。李氏从理论上高度概括了脾肾在人体生命活动中的重要作用，对中医理论的发展作出了可贵的贡献。

对脾肾之病的治疗，李氏总结道："治先天根本，则有水火之分。水不足者，用六味丸壮水之主以制阳光；火不足者，用八味丸益火之源以消阴翳。治后天根本，则有饮食劳倦之分。饮食伤者，枳术丸主之；劳倦伤者，补中益气主之"[4]。李氏对脾肾的治疗，基本上继承了李东垣、张洁古理脾，薛立斋、赵养葵补肾之法。但李氏的特点是，理脾不拘于辛燥升提，治肾不泥于滋腻呆滞；既反对时医滥施苦寒，又不赞成浪用桂附。同时，李氏还主张补肾与理脾兼行。如欲以甘寒补肾，恐减食不利于脾，故在滋肾之中，佐以砂仁、沉香；欲用辛温快脾，须防愈耗肾水，扶脾之中，参以五味、肉桂。李氏重视脾肾，也很注意审证分辨。如对脾胃后天而言，脾胃具有坤顺之德，而有乾健之运。倘使坤德或惭，当补土以培其卑坚。乾健稍弛，应益火以助其转运。其意即说明滋养无源，重在治脾以补土；运化不健，贵于益命火以助运。

在证治中，也贯穿着先后天根本的学术思想。如认为虚劳虽有五劳、七伤、六极、二十三蒸，症状繁多，令人眩惑，但虚者不属于气，即属于血，五脏六腑皆莫能外。而精血之源头在于肾，阳气之源头在于脾，因此治疗亦重在脾肾。

对于痢疾的治疗，李氏认为，此病"在肠胃者，乃属标病。其所感之邪与所受之经，乃本病也"[6]，"痢之为证，多本脾肾"[7]。对虚寒久痢，李氏更主张调补脾肾，认为"在脾者病浅，在肾者病深。肾为胃关，开窍于二阴，未有久痢而肾不损者，故治痢不知补肾，非其治也"[7]。凡口腹怕冷，脉沉细，冷痢积如胶冻或鼻涕，屡服凉药不愈，大便血色紫黯，均宜理中汤加木香、肉豆蔻等药；若里急而频见污衣，后重得解而转甚，下利久而虚滑者，宜补中益气汤加诃子、五味子、肉豆蔻等药；下利以五更及午前甚者，或病属肾阳不足，火不生土者，宜用肉桂、附子、补骨脂、山药、五味子、赤石脂、禹余粮之类。对于本病的预后，李氏认为："先泻而后痢者，脾传肾，为贼邪难疗；先痢而后泻者，肾传脾，为微邪易医"[7]。总之，对脏腑虚损的治疗，李氏认为"但能明先天后天根本"[5]的重要性，则会左右逢源，得心应手。

【医案例举】

例一 太学姚三省，膈噎呕吐，服清火疏气药、化痰开郁药半载而食减。余曰：气口无神，神门衰软，脾肾两虚之象也。脾虚则升降失职，而痰起中焦；肾虚则真火衰残，而精微不奉。用白术五钱，补骨脂三钱，半夏、炮姜各一钱，沉香、人参各二钱。一剂而减，十剂而食进。（《里中医案》）

例二 方伯张七泽夫人，患饮食不进，小便不禁。余曰：六脉沉迟，水泉不藏，是无火也。投以八味丸料，兼进六君子加益智、肉桂。二剂减，数剂安。（《医宗必读·卷九·小便不禁》）

例三 抚台毛孺初，痢如鱼脑，肠鸣切痛，闻食则呕。所服皆芩、连、木香、菖蒲、藿香、橘红、芍药而已。后有进四君子汤者，疑而未果。飞艇相招，兼夜而往。诊得脉虽洪大，按之无力，候至右尺，倍觉濡软。余曰：命门火衰，不能生土，亟须参、附，可以回阳。孺翁曰：但用参、术，可得愈否？余曰：若无桂、附，虽进参、术，无益于病。且脾土大虚，虚则补母，非补火乎？遂用人参五钱，熟附一钱半，炮姜一钱，白术三钱。连进三剂，吐止食粥。再以补中益气加姜、附，十四剂而痊。（《医宗必读·卷七·痢疾》）

分析 上述三则病例，一为呕吐食减；一为饮食不进，小便不禁；一为痢如鱼脑，肠鸣切痛。症状有别，病机相同，均为脾肾两虚，火不暖土之象，故皆投以参、附等补益脾肾之药而安。

【医论附录】

岐伯本论，东南阳方，其精降下而多夭；西北阴方，其精向上而多寿。余尝广之，此阴阳之至理，在人身中者亦然。血为阴，虽肝藏之，实肾经真水之属也。水者，先天之本也。水旺则阴精充而奉上，故可永年。则补肾宜亟也。气属阳，虽肺主之，实脾土饮食所化也。土者，后天之本也。土衰则阳精败而下陷，故当夭折，则补脾宜亟也。先哲云：水为天一之源，土为万物之母。千古而下，独薛立斋深明此义，多以六味地黄丸壮水，为奉上之计；兼以补中益气汤扶土，为降下之防。盖洞窥升降之微，深达造化之旨者欤。（《内经知要·阴阳》）

（二）水火阴阳论

李氏研究医学理论，善于在前人论述的基础上，结合自己的体会，提出个人的观点。如对阴阳和水火之间，强调平衡和相交。其在《医宗必读·水火阴阳论》中说："天地造化之机，水火而已矣。宜平不宜偏，宜交不宜分。"水火相交为既济之象，"物将蕃滋"；水火不交为未济之象，火偏盛则"太旱物不生"，水偏盛则"太涝物亦不生"。人体水火表现为阴阳气血，亦务求相交。李中梓在《内经》阴为之基、阳为之主的思想指导下，又认为"万物听命于阳，而阴特为之顺承者也。阳气生旺，则阴血赖以长养；阳气衰杀，则阴血无由和调，此阴从阳之至理也"[8]。在阴阳、气血、水火关系上，李氏赞同古人总结的阳生阴长、独阴不长、血脱补气、甘温除大热等观点，提出"人身之水火，即阴阳也，即气血也。无阳则阴无以生，无阴则阳无以化。然物不生于阴，而生于阳。譬如春夏生而秋冬杀也；又如向日之草木易荣；潜阴之花卉善萎也。故气血俱要，而补气在补血之先；阴阳并需，而养阳在滋阴之上"[9]。李氏在《删补颐生微论·虚劳论》中也指出："又如补气补血，均不可少，然气药有生血之功，血药无益气之理也。""夫气药甘温，法天地春生之令而发育万物，况阳气充则脾土受培转输健运，由是食入于胃，变化精微，不特洒陈于六腑而气至，抑且和调五脏而血生，故曰气药有生血之功也。血药凉润，法天地秋肃之令，而凋落万物，又且黏滞滋润之性，所以在上则泥膈而减食，在下则肠滑而易泄，故曰血药无益气之理也"。对时医汲汲于滋阴、战战于温补提出了异议，这在当时是有一定积极意义的。

【医案例举】

给谏章鲁齐，在吾邑作令时，令郎凌九，吐血发热，遗精盗汗，形肉衰削，先有医士戒之曰：勿服人参，若误服之，无药可救矣。两月弗效。召余诊，曰：此脾肺气虚之候，非大剂参芪不可。鲁齐骇曰：前有医者戒之甚严，而兄用之甚多，何相悬也？曰：此医能任决效否？曰：不能也。余曰：请易参五斤，毋掣其肘，期于三月，可以报勚。陈论甚力，鲁齐信而从之，遂用六君子，间用补中益气及七味丸疗之，日轻一日，果如所约。(《医宗必读·卷六·虚痨》)

分析 章凌九吐血发热，遗精盗汗，形肉衰削，似乎是阴虚证，实为脾肺气虚之象，故李氏用六君子，间用补中益气及七味丸疗之，日轻一日，果如所约。本案正说明了李中梓"气血俱要，补气在补血之先；阴阳并需，养阳在滋阴之上"观点的正确性和实用性。

(三) 化源论

李氏十分重视化源，《颐生微论》专列《化源论》，提出治若"不取化源，而逐病求疗，譬犹草木将萎，枝叶蜷挛，不知固其根蒂，灌其本源，而仅仅润其枝叶，虽欲不槁，焉可得也"[10]。临证舍本从标者，"不惟不胜治，终亦不可治"[10]。强调求治化源的重要。

所谓化源，即生化之源。该词出自《内经》的"资其化源"、"取化源"。陈自明、薛己重视此说，李氏则进一步加以阐发，认为"资取化源"与经义中"治病必求于本"和"求其属"等同义，都是重本源之意，并根据五行生克原则，分别论治虚实、胜复等病变。

在虚证治疗中，资化源即虚者补其母。例如，脾土虚者，必温燥以益火之源，乾运赖釜火也；肝木虚者，必濡湿以壮水之主，补水则木得以荣；肺金虚者，必甘缓以培土之基，脾土养肺金也；心火虚者，必酸收以滋木之宰，因肝木为心火柴薪也；肾水虚，必辛润以保金之宗，上源和则下流自安。其中补火生土、滋肾养肝、培土生金为临床常用之法。对于肺虚或脾肺之损，当兼行补脾保肺。但是，由于"脾有生肺之能，肺无扶脾之功，故补脾之药，尤要于肺"[5]。治肝木之虚损，因"水为木母，而木为藏血之地"，故肝木之损必由借资于肾府。指出，"前哲有言曰土旺而金生，勿拘拘于保肺；水壮而火熄，毋汲汲于清心。可谓洞达《内经》之旨，深窥根本之治者也"[5]。

【医案例举】

例一 汪望洋之孙，年方舞象，发热咳嗽，羸弱头眩。二冬、二母、知柏、芩连，不啻百剂，病势转增。余诊其脉，右脉虚软，乃知脾肺气虚，火不生土之候也。遂用补中益气加五味子、苡仁、姜、桂至三钱，十剂而减，两月乃安。春初又发，令其服补中丸一年，诸证永不发作矣。（《医宗必读·卷六·虚痨》）

例二 吴二八 遗浊已久，上冬喉中哽噎，医投寒解，入夏不痊。缘肾阴为遗消铄，龙雷不肯潜伏，于冬令收藏之候，反升清空之所。《内经》以少阴之脉循喉咙，挟舌本。阴质既亏，五液无以上承，徒有浮阳蒸灼，柔嫩肺日伤，为痹为宣，不外阴虚阳亢。但养育阴气，贵乎宁静。夫思烦嗔怒，诵读吟咏，皆是动阳助热，不求诸己工夫，日啖草木药汁，生气暗伤，岂曰善策？然未尝无药也，益水源之弱，制火炎之炽。早用六味减丹、泽，加阿胶、秋石、龟胶、牡蛎、湖莲肉之属以入下，介以潜阳、滋填、涩固，却是至静阴药。卧时量进补心丹，宁神解热，俾上下得交，经年可冀有成。（《临证指南医案·虚劳》）

分析 李中梓和叶天士的医案分别说明了资化源的重要性和如何来资化源。前者用补中益气加五味子、苡仁、姜、桂，补火以暖土；后者则用六味丸减去丹皮、泽泻，加阿胶、秋石、龟胶、牡蛎、湖莲肉等，益水源之弱，制火炎之炽，一阳一阴，异曲同工，都是重本源之意。

此外，李氏还运用隔二、隔三之治，如治肾，既可隔二治肺，赖母补子虚；又可隔三理脾，俾土助金母，金实水源，从而使虚则补其母最终归于求治脾肾。这一治法既体现了五行相生的关系，又融合了先后天的理论。

李氏还根据五行相克关系制定治实之法，如"木欲实，金当平之；火欲实，水当平之；土欲实，木当平之；金欲实，火当平之；水欲实，土当平之。此治实之本也"[10]。脏腑之间的生克关系，若太过乘其所克，则易导致疾病，故治邪盛亦当求其根本。例如，金为火制，泻火在保肺之先；木受金戕，平肺在补肝之先；土当木贼，损肝在生脾之先；水被土乘，清脾在滋肾之先；火承水克，抑肾在养心之先。李氏常用的清心保肺、抑肝扶脾、利水通阳等法，皆属此义。

【医案例举】

咳血胁痛，项下有核，脉数恶热，咽痛便溏。此肝火乘脾之证，反能食者，脾求助于食，而有不能胜之则痞耳。治在制肝益脾。

白芍 茯苓 川连 牡蛎 炙草 木瓜 益智 阿胶

（《增评柳选四家医案·评选静香楼医案上卷》）

分析 咳血胁痛，恶热便溏，是属肝火乘脾之证，所以要用制肝实脾之法。方中用白芍、川连、牡蛎、木瓜泻火制肝，用茯苓、炙草、益智、阿胶补土安中，使肝强脾弱之证得以平复。

李氏对"亢害承制"的病机，也作了逐条分析，指出："金太过，则木不胜而金亦虚，火来为母复仇；木太过，则土不胜而木也虚，金来为母复仇；水太过，则火不胜而水也虚，土来为母复仇；火太过，则金不胜而火亦虚，水来为母复仇"[10]。对胜复的治疗，也应求其本源，"法当平其所复，扶其不胜"[10]。这是李氏在复杂的病证中，运用五行生克及亢害承制的理论，求治本源的方法。

李氏根据《内经》"资其化源"、"求其本"的理论以及五行生克的原则，对脏腑盛衰病证的治疗作了具体的阐发，对后世治法治则的发展有一定的启迪作用。

（四）别症、知机

1. 别症

李中梓在《颐生微论》中撰写了《别症论》，阐述自己的观点。别症，就是区别类似的证候，审证求因。《别症论》说："历观名论，皆以别症为先。"李氏提出对疑似症的辨别，"脉有雷同，症有疑似，水火亢制，阴阳相类。脏之发也，混于腑；血之变也，近于气。大实有羸状，误补益疾；至虚有盛势，反泻含冤。或辨色已真，而诊候难合；或指下既察，而症状未彰"。因此，对于"大实有羸状"、"至虚有盛势"、"阴症似乎阳"、"阳症似乎阴"诸症，须透过表面的假象而明其本质所在。如积聚属实，但甚则可见"嘿嘿不欲语，肢体不欲动，或眩运昏花，或泄泻不实"等虚羸的假象；又如脾胃损伤属虚，甚则可见"胀满而食不得入，气不得舒，便不得利"[11]等类似有余的症状；阴盛之极，往往格阳而见到面目红赤，口舌裂破，手扬足掷，语言错妄等类似阳证的表现；阳盛之极，往往发厥而出现"口鼻无气，手足逆冷"等有似阴证的假象。这些疑似之证，在临床上表现多端，更仆难数，医者必须探求病本，识别真假。李氏的经验是："大抵症之不足凭，当参之脉理；脉又不足凭，当取之沉候……脉辨已真，犹未敢恃。更察禀之厚薄，症之久新，医之误否。夫然后济以汤丸，可以十全。"[11]并告诫医者："展转进退，毫厘千里"，疑似难辨之时，"设有未确，阙疑以待高明，慎勿轻狂尝试，以图侥幸"；"毋以疑惧起因循之弊，必以精详操独断之权"[12]。

2. 知机

知机，就是审察病机，因病立法。李氏在《知机论》中指出，要正确地掌握病机，关键在于"理熟则机得，机得则言中"[12]。若无至微至活的医理、至著至确的认识，就不能知机。李氏以《素问》"审察病机，无失气宜"为提纲，要求掌握《素问·至真要大论》中的病机十九条和运气胜复之理，以及仲景学说，考虑"运气参差、标本缓急、脏腑阴阳、贵贱贫富、虚实邪正、南北东西"等多种因素。李氏在《本草通玄·用药机要》中说："居养有贵贱，年齿有老少，禀赋有厚薄，受病有久新，脏腑有阴阳，性情有通滞，运气有盛衰，时令有寒暄，风气有南北。六气之外客不齐，七情之内伤匪一。不能随百病而为变通，乃欲执一药而理众病，何可得也！"李氏反对庸医"以依稀为实据，胶柱鼓瑟，以硬套为神良"的治病方式，而认为应该掌握病机，因病用法。

【医案例举】

例一　昆山□公叶行可，腹胀下血，服凉剂久而食减。余曰：脾土下陷，且未传寒中也。补中益气汤加益智仁、炮姜，久服全效。（《里中医案》）

例二 屯院孙潇湘夫人，久痢发热不食，犹服香、连、芩、芍。余曰：脉大而数，按之如蜘丝，腹痛喜按，此火衰不能生土，内真寒外假热也。煎附子理中汤，待水冷服之，一剂而减。再加肉果、五味子，二十余剂而起。（《里中医案》）

分析 腹胀下血和久痢发热不食，似乎都是实证，实际则为虚候，故李中梓一用补土升阳获效，一用益火暖土收功。两则医案说明，疑似之证，表现多端，医者只有谨守病机，探求病本，才能识别真假，正确辨证论治。

三、治疗经验

李氏在辨证治疗方面也积累有丰富的经验和体会。如在认识人体体质方面，他认为"古今元气不同"，古强今弱，故用药分量也是古重今轻。由于后人禀赋薄弱，所以在治疗上，"假令病宜用热，亦当先之以温；病宜用寒，亦当先之以清。纵有积宜消，必先养胃气；纵有邪宜祛，必须随时逐散，不得过剂，以伤气血"[16]。这对体虚患者的治疗是有参考价值的。他又认为，治病必须结合患者的富贵贫贱状况而有区别，"大抵富贵之人多劳心，贫贱之人多劳力。富贵者膏粱自奉，贫贱者藜藿苟充。富贵者曲房广厦，贫贱者陋巷茅茨。劳心则中虚而筋柔骨脆，劳力则中实而骨劲筋强。膏粱自奉者脏腑恒娇，藜藿苟充者脏腑恒固。曲房广厦者，玄府疏而六淫易客；茅茨陋巷者，腠理密而外邪难干。故富贵之疾，宜于补正；贫贱之疾，利于攻邪"[17]。这说明经济情况等的不同，也能造成体质的差异，但这也不是绝对的，"贫贱之家，亦有宜补，但攻多而补少；富贵之家，亦有宜攻，但攻少而补多。是又当以宜为辨，禀受为别，老壮为衡，虚实为度。不得胶于居养一途，而概为施治也"[17]。

（一）总结辨治大法

李氏在《医宗必读》中撰写《辨治大法论》，提出了七种辨证方法，"病不辨则无以治，治不辨则无以痊。辨之之法，阴阳、寒热、脏腑、气血、表里、标本先后、虚实缓急七者而已"。

所谓阴阳者，病在于阴，毋犯其阳；病在于阳，毋犯其阴。谓阴血为病，不犯阳气之药，阳旺则阴转亏也；阳气为病，不犯阴血之药，阴盛则阳转败也。

所谓寒热者，热病当察其源，实则泻以苦寒、咸寒，虚则治以甘寒、酸寒。大虚则用甘温，盖甘温能除大热也。寒病当察其源，外寒则辛热、辛温以散之，中寒则甘温以益之，大寒则辛热以佐之也。

所谓脏腑，《经》曰：五脏者，藏精而不泻者也。故有补无泻者，其常也。受邪则泻其邪，非泻藏也。六腑者，传导化物糟粕者也。邪客者可攻，中病即已，毋用过也。

所谓气血者，气实则宜降、宜清，气虚则宜温、宜补。血虚则热，补心、肝、脾、肾，兼以清凉；血实则瘀，轻者消之，重者行之。更有因气病而及血者，先治其气；因血病而及气者，先治其血。

所谓表里者，病在于表，毋攻其里，恐表邪乘虚陷入于里也；病在于里，毋虚其表，恐汗多亡阳也。

所谓标本先后者，受病为本，见证为标；五虚为本，五邪为标。如腹胀因于湿者，其来必速，当利水除湿，则胀自止，是标急于本，先治其标。若因脾虚渐成胀满，夜剧昼静，当补脾阴；夜静昼剧，当补胃阳，是本急于标，先治其本。

所谓虚实者，虚证如家贫室内空虚，铢铢累积，非旦夕间事，故无速法；实证如寇盗在家，开门急逐，贼去即安，故无缓法。

李氏认为，"以上诸法，举一为例，余可类推，皆道其常也。或症有变端，法无一致，是在圆机者神而明之。书家有言曰：学书先定规矩，然后纵横跌宕，惟变所适。此亦医家之规矩也。若不能纵横跌宕，是守株待兔耳，司命云乎哉？"[14]

（二）处方用药反对胶执不变

李氏主张处方用药必须切合病机，要因时因人因地制宜，不以定方应无穷之变。《删补颐生微论·知机论》中，李氏批评了一些医生治病死守习惯用药，不知因病用法，灵活化裁的做法。如虚劳发热，吐血痰嗽，辄用一（疑为二字）冬、二母、四物、芩、连、款花、紫菀之属；中风痿痹，辄用三生、二陈、秦艽、天麻之属；伤寒发热，辄用柴胡、黄芩、陈皮、甘草之属；水肿腹胀，辄用五皮、枳壳、泽泻之属；疟疾寒热，辄用青皮、草果、柴胡、干葛、厚朴、常山之属；痢疾腹痛，辄用芍药、当归、黄连、木香、枳壳、槟榔之属；呕吐，辄用竹茹、山栀、橘皮、生姜之属；泄泻，辄用甘草、白术、茯苓、陈皮之属；小便不利，辄用猪苓、泽泻、木通、车前之属；精气不固，辄用莲须、芡实、金樱、牡蛎之属；不卧，辄用枣仁、远志之属；口渴，辄用花粉、门冬之属；头痛，辄用川芎、白芷、藁本之属；足痛，辄用木瓜、牛膝、苡仁之属；目疾，辄用四物、三黄、蔓荆、甘菊之属；妇科辄用香附、乌药、四物、陈皮之属。诸若此类，不可胜举。果尔，则医亦何难之有耶？

【医案例举】

银台许悝初，腹满不食，日泻数次，医用六一、香薷。余曰：非暑也。是年高土虚，频伤于饱，当扶其本。以六君子加姜、桂，二十剂而泻止食进。（《里中医案》）

分析 腹满不食，日泻数次，医生误以为是暑湿，而用六一、香薷之类，却未辨出为年高土虚所致，难免失误。

（三）治泄泻九法

李氏认为，风、湿、寒、热四气皆能致泄。其中以湿为主，即"无湿则不泄"[18]之谓。而在脏腑中湿与脾土的关系最为密切，"脾土强者，自能胜湿"[18]。可见，李氏对泄泻强调湿为主因、脾为主脏这一病因病机。对于泄泻的治疗，李氏在《病机沙篆》中提出，若"寒冷之物伤中，膜满而胀，传为飧泄，宜温热以消导之；湿热之物伤中，下脓者，宜苦寒以内疏之；风邪下陷，升举之；湿气内盛者，分利之；里急者，下之；后重者，调之；腹痛者，和之；洞泄肠鸣，脉细微者，温之收之；脓血稠黏，每至圊而不能便，脉洪大有力者，下之凉之"。在此基础上，李氏结合前人的经验，总结出了治泄泻九法。

1. 淡渗

李氏根据"治湿不利小便，非其治也"[18]的理论，对于湿邪为主导致的泄泻，以六一散、四苓汤、五苓散、五皮饮等渗利小便而实大便。李氏喻此法"如农人治涝，导其下流，虽处卑隘，不忧巨浸"[18]。

【医案例举】

某 秋暑秽浊，气从吸入，寒热如疟，上咳痰，下洞泄，三焦蔓延，小水短赤。议芳香辟秽，分利渗湿。

藿香 厚朴 广皮 茯苓块 甘草 猪苓 泽泻 木瓜 滑石 檀香汁（《临证指南医案·卷六·泄泻》）

分析 上咳痰，下洞泄，寒热如疟，是暑邪所伤，当芳香辟秽，分利水湿，故用藿香、厚朴、广皮、檀香汁芳香化浊，配茯苓、猪苓、泽泻、滑石淡渗利湿，使暑湿之邪从上下分解，小便得利，大便得实。

2. 升提

泄泻之病，不离脾胃，常因脾气下陷，中枢失于转输所致。因此，李氏列升提为第二法，以补中益气汤益气升阳，或以升阳除湿汤治风胜湿。两者虽有虚实之异，但都以"下者举之"[18]为原则。

【医案例举】

大宗伯董玄宰，夏初水泄，完谷不化。曾服胃苓汤及四君子汤，不效。余曰：《经》云，春伤于风，夏生飧泄，谓完谷也。用升阳除湿汤加人参二钱，三剂顿止。（《医宗必读·卷七·泄泻》）

分析 脾气下陷，转输失司，所以出现水泄，完谷不化。李氏用李东垣的升阳除湿汤加减，三剂而顿止，说明补脾和升阳是有区别的。

3. 清凉

实泻常因热淫所致。症见暴注下迫，口渴溲少，脉洪数。治疗当用苦寒以清热邪。李氏常用戊己丸、承气汤、葛根芩连汤等方，此乃"热者清之"[18]。

【医案例举】

一妇得暴注证，食粥粥下，饮汤汤下，服药药下，物色不变。众医议用姜、附、参、芪，予诘之。答曰：完谷不化，胃虚明矣。予曰：非也。《经》言：暴注下迫，皆属于热。河间谓：火性急速，不容停留。仲景谓：邪热不杀谷。公言完谷不化，属之虚寒，此则属之实火。用药一差，死生反掌。先令以香连丸，服之安然，饮汤水半钟亦不下，众始信为火。疏方用平胃散加黄连一钱、大黄三钱。其家人曰：病下而复下之，可乎？予曰：通因通用，塞因塞用，变通之妙，存乎一心，诚服此药，得效必矣。服后微下二三行，食粥一碗。继以白芍汤调理而安。（《医述·卷九·杂证汇参》）

分析 食粥粥下，服药药下，物色不变，似为脾虚，实则为内有实火所致，"暴注下迫，皆属于热"，故用苦寒之剂清之，得效必矣。此正符合李氏的清凉之法。

4. 疏利

痰凝、气滞、食滞、水停，都有碍脾运，也可令人致泻，因此祛痰、理气、消积、逐水等法，亦被李氏广为采用，此乃"通因通用"[18]之法。

【医案例举】

一妇年七十余，病泻五年，百药不效。李（时珍）以感应丸投之，大便二日不行。再以平胃散加椒红、茴香、枣肉为丸，与服遂瘳。每因怒食举发，服之即止。（《续名医类案·泄泻》）

分析 高年患者病泻数年，李时珍以《局方》感应丸投之。感应丸由巴豆、木香、肉豆蔻、丁香、炮姜等组成。此案为"通因通用"之范例。

5. 甘缓

对于泻痢不止，又有急迫下坠之感者，李氏则佐以甘药，取其甘能缓中培土，故常在方中加入甘草等药，此乃"急者缓之"[18]之义。

【医案例举】

高 脉细下垂，年高久咳，腹痛泄泻，形神憔悴。乃病伤难复，非攻病药石可愈，拟进甘缓法。

炙甘草 炒白芍 炒饴糖 茯神 南枣（《临证指南医案·卷六·泄泻》）

分析 年高久咳，腹痛泄泻，证为中虚，拟进甘缓之剂，以培土缓中，正符合李氏甘缓之法。药虽仅有五味，但切中病机。

6. 酸收

如泻下日久，则往往导致统摄无能，精气耗散而不收，故常用酸味之品以收之，方如乌梅丸等，此乃"散者收之"[18]之意。

【医案例举】

某 腹鸣晨泄，巅眩脘痹，形质似属阳不足。诊脉小弦，非二神、四神温固之症。盖阳明胃土已虚，厥阴肝风振动内起，久病而为飧泄。用甘以理胃，酸以制肝。

人参 茯苓 炙草 广皮 乌梅 木瓜（《临证指南医案·卷六·泄泻》）

分析 腹痛晨泄，诊脉小弦，当为肝强脾弱之候，故叶氏用甘味药补脾理胃，用酸味药抑肝制肝，此正是李氏酸收之法的具体运用。如脉非小弦而沉弱，则宜进二神、四神，脾肾双补。

7. 燥脾

"泻皆成于土湿，湿皆本于脾虚"[18]，脾喜燥而恶湿，令土德无惭，水邪自不作祟，仓廪得职，岂有水谷不分之泄。若泄泻不治以燥湿培土，则湿邪缠绵难去，故燥湿培土实为治本之法。若脾气不足者，治以四君、六君、参苓白术等；湿胜困脾则以平胃散为主；湿胜阳微则宜理中丸合平胃散。

【医案例举】

倪七六 阳伤湿聚，便溏足肿。粗桂枝 生白术 木防己 茯苓 泽泻

又脉紧，足肿便溏。阳微湿聚，气不流畅，怕成单胀。照前方加茵陈。

又晨泄肢肿。生白术　桂枝木　淡附子　茯苓　泽泻(《临证指南医案·卷六·泄泻》)

分析　便溏肢肿，是属脾虚湿聚之证，故叶氏用桂枝、白芍温阳化阴，用木防己、茯苓、泽泻利湿，以附子、白术培土燥湿，实为治本之法。

8. 温肾

肾主二便，为封藏之本，内寄命火真阳，火为土之母。命火衰微，犹如柴薪之熄。中宫之釜，何以熟腐五谷？水谷精气，又何以运行三焦？久泻常属下元无火，故治疗亦宗许学士之法，以四神丸、八味丸、金匮肾气丸治之，为久泻治本又一要法，寓有"虚则补其母"、"寒则温之"[18]之义。

【医案例举】

大司寇姚岱芝，吐痰泄泻，见食则恶，面色萎黄，神情困倦。自秋及春，无剂弗投，经久不愈。比余诊之，口不能言。亟以补中益气去当归，加肉果二钱、熟附子一钱、炮姜一钱、半夏二钱、人参四钱，日进二剂，四日而泻止，但痰不减耳。余曰：肾虚水泛为痰，非八味丸不可，应与补中汤并进。凡四十日，服人参一斤，饮食大进，痰亦不吐。又半月而酬对如常矣。(《医宗必读·卷七·泄泻》)

分析　患者吐痰泄泻，神情困倦，经久不愈，当为脾虚及肾，火不暖土之证，故李氏宗许学士之法，用补中益气汤加姜、附，并与八味丸并进，使其饮食大进，痰亦不吐，半月酬对如常。由此看来温肾一法，确为"久泻治本又一要法"。

9. 固涩

注泻日久，易致肠道滑脱，故久泻须兼以固涩，方如赤石脂禹余粮丸等，此乃"滑者涩之是也"[18]。

【医案例举】

某　久泄脉虚。人参　五味　禹余粮石(《临证指南医案·卷六·泄泻》)

分析　久泄肠道滑脱，在治本的同时，还须配以固涩药，方能奏效。叶氏用人参补中益气，配五味子、禹余粮收敛固涩，以达到止泄固脱的目的。固涩实为治疗泄泻不可缺失之法。

李氏的治泄九法，本于经旨，并汲取前贤之精要，如非博涉广闻并有丰富的临床经验，是难以作出如此全面的总结的。治泄九法对后世也颇有影响，如《张氏医通》《类证治裁》及《会约医镜》等书论泄泻治疗，无不载述其言。

（四）治癃闭七法

膀胱为州都之官，水液所藏，赖气化则能出。癃闭一症虽属太阳膀胱，而可由多种原因导致。对其治疗，李氏总结为七种治法。

1. 清金润肺

肺主气，司一身之气化，通调水道，为水之上源。若肺燥不能生水，常可导致癃闭。此当责之于肺，以清金润肺为治。药用车前、紫菀、麦冬、茯苓、桑皮等。

【医案例举】

郡守王镜如，痰火喘嗽正甚时，突然小便不通，自服车前、木通、茯苓、泽泻等药，小腹胀满，点滴不通。余曰：右寸数大，是金燥不能生水之故，惟用紫菀五钱、麦门冬三钱、北五味十粒、人参一钱，一剂而小便涌出如泉。若淡渗之药，则反致燥急之苦，不可不察也。(《医宗必读·卷八·小便闭癃》)

分析　痰火喘嗽正甚，突然小便不通，当为肺失宣降，通调水道失常之证，非淡渗利湿所能治，故自服车前、茯苓等，仍点滴不通，且还会伤阴致燥。李氏用清金润肺之法，益气养阴，使肺金得润，宣降得行，自然小便涌出如泉。

2. 燥脾健胃

水精之生化赖于脾胃，水精升降亦藉脾胃。如脾失健运，则不归肺，肺失通调。治当责于脾胃，以燥脾健胃为常法，药如苍术、白术、茯苓、半夏等。

【医案例举】

先腹痛数日，遂至小便不利，少腹胀满如鼓。今已半月，屡用通利之药，小便虽通不爽，少腹胀满益甚。诊脉弦紧，舌苔白腻，饮食少纳，身无寒热，大便频泄，黏腻如痰。此中阳不足，水湿泛溢，膀胱气化无权。法当温土以御水寒，通阳以化湿浊。

干姜炒黄　肉桂　茯苓　泽泻　茅术　木香　茴香

再诊：张先生用平胃化胃中之湿浊，五苓通膀胱之气化，简净得当，无从增损。愚意复入半夏一味，暗合通彻阴阳之路，使水湿痰涎从小便出，是亦古人加减成方之心法也。

半夏　茅术　川朴　陈皮　甘草　茯苓　猪苓　肉桂　泽泻(《增评柳选四家医案·评选环溪草堂医案·下卷》)

分析　小便不通利，为最急之症，王泰林不用分利之味，而拟温土通阳燥湿化浊，使脾胃升降恢复，通彻阴阳之路，小便得利。

3. 滋肾涤热

对于下焦湿热壅滞，肾燥而膀胱不利者，李氏常用涤热燥湿，使水热不致互结，并兼以滋肾养阴，以防热伤肾水。药如知母、黄柏、玄参、地黄、泽泻、茯苓、通草等。

【医案例举】

孝廉俞彦直，修府志劳神，忽然如丧神守，小便不通。余诊之曰：寸微而尺鼓，是水涸而神伤也。用地黄、知母各二钱，人参、丹参各三钱，茯苓一钱五分，黄柏一钱，二剂稍减，十剂而安。(《医宗必读·卷八·小便闭癃》)

分析　患者小便不通，脉象寸微尺鼓，是属湿热壅滞下焦之证，所以李氏用涤热滋肾之法治之，得以获效。

4. 淡渗分利

若见水液内渗大肠，甚者泄泻不止，州都因而燥竭，无液可贮，无尿可出。宜以淡渗分利，渗前实后，药用淡渗之品，如茯苓、猪苓、通草、泽泻等。

【医案例举】

保 五岁 夏日痘后受暑，小便不通。脉洪数，玉茎肿亮，卷曲如钩，与凉利膀胱。飞滑石六钱，云苓皮五钱，杏仁三钱，苡仁五钱，白通草一钱半，蚕沙三钱，煮三杯，分三次服。一帖而通，三帖而玉茎复元。(《吴鞠通医案·卷二·淋浊》)

分析 淡渗分利法也是治疗癃闭最常用的方法之一。患儿痘后又感受暑邪，导致州都气化失司，小便不通，且玉茎肿亮。吴瑭用凉利膀胱之法治之，与李氏总结的淡渗分利法相近。若有州都燥竭，无液可贮，无尿可出，单用淡渗分利，恐不大适宜，当略配滋阴之药为妥。

5. 疏理气机

气机流畅，气化方行。气滞则膀胱气化不利，常致癃闭。此当以顺气为急，药可用枳壳、木通、橘红之类。

【医案例举】

先兄念山，谪官浙江按察，郁怒之余，又当盛夏，小便不通，气高而喘。以自知医，服胃苓汤四帖不效。余曰：六脉见结，此气滞也。但用枳壳八钱、生姜五片，急火煎服。一剂稍通，四剂霍然矣。(《医宗必读·卷八·小便闭癃》)

分析 肝气郁结导致膀胱气化不利，而小便不通，治当顺气为宜，故李氏重用宽中下气、苦辛微寒的枳壳为君，佐以生姜之辛通，辛开苦降，一剂稍通，四剂霍然，可谓气机流畅，气化方行，水道自然畅通。

6. 苦寒清热

实热内蕴亦可使气化受碍，以致癃闭。治疗若非纯阴之剂，则热终不得清而阳无以化，溲不得利。治此证李氏必投苦寒之品，并分三焦论治。上焦热者，重在清心肺，用栀子、黄芩；中焦热者，重在治脾胃，用黄连、芍药；下焦热者，又可加黄柏、知母。

【医案例举】

运粮千总马香谷，患尿闭欲死。所亲赵春山司马，延孟英视之，脉坚体厚，口渴苔黄。投知(母)、(黄)柏、栀(子)、楝(实)、犀(角)、(紫)菀、(栝)楼、(竹)茹之药，送当归龙荟丸而瘳，竟不复发。(《回春录新诠·内科》)

分析 口渴舌黄，证属实热内蕴，故王士雄用知、柏、栀、犀清解实热，用楝实、紫菀宣肺理气，再送当归龙荟丸苦寒泻火，一剂而瘳，竟不复发。

7. 温补脾肾

癃闭一症，溺溲不出，水邪内侵，每易侮脾土而克命火，故非温肾扶土不可。若肾阳不足者，可用金匮肾气丸或八味丸；脾弱气陷者，可用补中益气汤，气虚用独参汤。

【医案例举】

陈六七 昨用五苓通膀胱见效，治从气分。继而乱治，溲溺不通，粪溏。急当通阳。

生干姜 爆黑川附子 调入猪胆汁(《临证指南医案·卷四·便闭》)

分析 患者由于乱治，导致溲溺不通，粪溏，证属脾肾阳虚，气化不利，故叶氏用干姜、附子温补脾肾。

除上述七法外，李氏还用通心饮[31]泻心经之热，治疗唇焦面赤，小便不通；用牛膝汤[32]治血结之小便闭、茎中痛；用利气散[33]治老人气虚小便不通；用参芪汤[34]治疗心虚客热之小便涩数；用清肺散[35]治渴而小便闭涩；用滋肾化气汤[36]治疗因服热药出现的小便不利、脐下痛；用滑石散[37]治疗男女转胞，小腹急痛，不得小便。还有洗方[38]、葱熨法[39]等外治法。

以上对于癃闭的论治，方药具体，为后世学者提供了行之有效的借鉴。

（五）制定新方

李中梓论处方，主要见于《医宗必读》《伤寒括要》和《删补颐生微论》三部著作，其中《医宗必读》载方590首，《伤寒括要》载方169首，《删补颐生微论》载99首方论。李氏临床常用的方剂，大都可见于其所载的医案中。而在《伤寒括要》的列方中，则详述其方义和临床心得。在《删补颐生微论》中，则深入浅出、广征博引，对方剂作了全面的阐释。李氏所引用的方剂，既反映了淹取前贤之精华，又有新的创见。

例如，李氏阐释还少丹："脾为后天根本，肾为先天根本。二本固则老可还少，二本伤则少有老态。苁蓉、地黄、枸杞，味之厚者也。精不足者，补之以味也。茴香、巴戟、杜仲，性之温者也。阳不足者，益之以温也。远志、菖蒲，辛以润之也。山茱萸、五味子，酸入东方，是肾肝同治也。牛膝、杜仲，直达少阴。山药、茯苓，兼通脾土。此本肾药，肾足则少火熏蒸脾胃，赖母以健运矣。久服则筋骨强，机关利，精力充，颜色变，命曰还少，不亦可乎？"[19]

尤其可贵的是，李氏还"新制"、"新定"了七首方剂，其中拯阴理痨汤、拯阳理痨汤为《医宗金鉴》所选录。新定拯阴理痨汤[20]由牡丹皮、当归身、麦门冬、炙甘草、苡仁、白芍药、北五味、人参、莲子、橘红、生地黄等药组成。方以生脉饮为主，加白芍、五味子、生地黄酸甘化阴，益气养阴生津，苡仁、莲子、橘红助人参健脾化痰，血为气母，阴血互化，加当归养血和营，配丹皮清退虚热，治阴虚火动，皮寒骨热，食少痰多，咳嗽短气，倦怠焦烦。李氏此方，用以治疗阴虚火炽，气阴两虚之证。由于生地黄用酒姜汁炒透，配以橘红、莲子、苡仁健脾理气，久服无败胃之虞。

李氏的新定拯阳理痨汤[21]，由黄芪、人参、肉桂、当归、白术、甘草、陈皮、北五味等药组成，化裁于补中益气汤，易柴胡、升麻为肉桂、五味子，改升阳为助阳益阴，阴中求阳，补肾健脾，体现拯阳治痨的意图，用以治痨伤气耗，倦怠懒言，动作喘乏，表热自汗，心烦，遍身疼痛。

李氏指出："脾肺二家之痰，尤不可混。脾为湿土，喜温燥而恶寒润，故二术、星、夏为要药；肺为燥金，喜凉润而恶温燥，故二母、二冬、地黄、桔梗为要药。二者易治，鲜不危困。每见世俗恶半夏之燥，喜贝母之润。一见有痰，便以贝母投之。若是脾痰，则土气益伤，饮食忽减矣。即使肺痰，毋过于凉润，以伤中州，稍用脾药，以生肺金，方为善治。故曰：治痰不理脾胃，非其治也。信夫。"[30]李氏新创制的利金汤、润肺饮、清宁膏，都体现了这一组方思想。

新制利金汤[22]由二陈汤化裁而成。方中去辛燥之半夏，易以贝母、桔梗润肺清热，止咳化痰，枳壳、陈皮下气宽中，茯苓健脾渗湿，以杜生痰之源，甘草益脾和中，适合于肺热气壅之痰。

新制润肺饮[23]用贝母、花粉、桔梗、知母、麦冬、生地润肺清热、化痰止咳，橘红、茯苓理气健脾，顾护中州，共奏润肺清热化痰之效。

新定清宁膏用麦门冬、生地黄、广橘红、桔梗、甘草、龙眼肉、苡仁、川贝母、薄荷叶等制成膏剂噙化。"润肺不伤脾，补脾不伤肺……凡痨嗽吐血，必不可缺，极有效验"[24]。李氏还创制了治肺痈的肺痈神汤，认为"肺痈者，劳伤气血，内有积热，外受风寒，胸中满急，隐隐痛，咽干口燥，时出浊唾腥臭，吐脓如米粥者死。脉滑数或实大"[25]。用桔梗、金银花、薏苡仁、贝母、甜葶苈、白及、甘草节、黄芪、陈皮清肺化痰排脓。"凡患者右胁按之必痛，但服此汤，未成即消，已成即溃，已溃即愈。此余新定，屡用屡验者也"[25]。至于新制阴阳攻积丸，李氏还叙述其运用经验："余尝制阴阳两积之剂，药品稍峻，用之有度，补中数日，然后攻伐；不问其积去多少，又与补中。待其神壮则复攻之，屡攻屡补，以平为期。此余独得之诀，百发百中者也。《经》曰：大积大聚，其可犯也，衰其半而已。故去积及半，纯与甘温调养，使脾气健运，则破残之余积，不攻自走。必欲攻之无余，其不遗人夭殃者鲜矣。《经》曰：壮者气行即愈，怯者著而为病。洁古云：壮盛人无积，虚人则有之，故当养正则邪自除。譬如满座皆君子，一二小人自无容身之地。虽然，此为轻浅者言耳，若大积大聚，不搜而逐之，日进补汤，无益也。审知何经受病，何为成疾，见之既确，发直人之兵以讨之，何患其不愈？《兵法》云：善攻者，敌不知其所守。是亦医中之良将也夫！"[27]新制阴阳攻积丸由吴茱萸、干姜、官桂、川乌、黄连、半夏、橘红、茯苓、槟榔、厚朴、枳实、菖蒲、玄胡索、人参、沉香、琥珀、桔梗、皂角、生姜等19味组成，寒热并用、攻补兼施，"治五积、六聚、七癥、八瘕、痃癖、虫积、痰食，不问阴阳皆效"[26]。这说明李氏不仅擅长温补，而且对攻补兼施之法也是得心应手，运用自如。

【医案例举】

襄阳郡守于鉴如，在白下时，每酒后腹痛，渐至坚硬，得食辄痛。余诊之曰：脉浮大而长，脾有大积矣。然两尺按之软，不可峻攻。令服四君子汤七日，投以自制攻积丸三钱，但微下；更以四钱服之，下积十余次，皆黑而韧者。察其形不倦，又进四钱，于是腹大痛而所下甚多。服四君子汤十日，又进丸药四钱，去积三次；又进二钱，而积下遂至六七碗许。脉大而虚，按之关部豁如矣。乃以补中益气调补，一月痊愈。（《医宗必读·卷七·积聚》）

分析 李氏虽然以温补见长，但对于攻积除邪，亦是运用自如。先补后攻，先攻后补，得心应手，百发百中，值得学习研究和临证借鉴。

李中梓的著作中，记载了其临证用药、亲身体验的宝贵经验，而且还指正了时医临证处方滥用寒凉、畏惧温补的偏向。其对药物的可贵总结，至今仍有其借鉴和参考的价值。

如对附子的运用，李氏的体会是，"予每遇大虚之候，参、术无用，必加附子，便得神充食进。若阴虚火旺，形瘦脉数者，不可轻投。附子以蹲坐正节角少，重一两者佳；形不正而伤缺风皱者，不堪用也"[28]。

又如总结的知母运用，李氏指出，"知母性寒，不宜多服。近世理痨，尊为上品，往往致泄泻而毙。故肾虚阳痿、脾虚溏泄、不思食、不化食者，皆不可用"[29]。其"多服令人泄泻，令人减食。此惟实火燔灼者，方可暂用。若施之于虚损之人，如水益深矣。盖苦寒之味，行天地肃杀之令，非长养万物者也。今世未明斯义，误以为滋阴上剂、痨瘵神丹，因而夭枉者，不可胜数。予特表而出之，永为鉴戒"[28]。"每见俗医，疗虚热之症，往往四物主之，或兼知柏芩连而投之，遂使脾土受伤，上呕下泄，至死不悟，良可悲也！"[28]

四、学术评议

（一）李中梓是明末清初在中医理论方面富于创新、在临床实践中善于总结的著名医家。他所阐发的"先后天根本论"，以及他在治疗上脾肾兼顾的学验，对中医学术发展具有重要意义。

（二）李中梓对水火、阴阳、气血关系进行探讨，提出"气血俱要，而补气在补血之先；阴阳并需，而养阳在滋阴之上"，这是其温补思想的集中反映。

（三）李中梓论化源，是对《内经》治病求本思想的发挥，也是对五行生克理论指导临床实践的总结。

（四）李中梓对疑似证辨析的总结：大实有羸状，至虚有盛势，阳症似乎阴，阴症似乎阳，不仅充实了中医理论，而且在临床上具有指导意义。

（五）李中梓对泄泻、癃闭等杂病治疗经验的归纳和丰富多彩的治疗方法，对学者颇多裨益。

【注释】

[1]《删补颐生微论·自序》

[2]《士材三书·尤乘序》

[3]《医宗必读·读〈内经〉论》

[4]《医宗必读·肾为先天脾为后天论》

[5]《医宗必读·虚痨》

[6]《病机沙篆·痢》

[7]《医宗必读·痢疾》

[8]《内经知要·阴阳》

[9]《医宗必读·水火阴阳论》

[10]《删补颐生微论·卷二》

[11]《医宗必读·疑似之症须辨论》

[12]《删补颐生微论·知机论》

[13]《删补颐生微论·明治论》

[14]《医宗必读·辨治大法论》

[15]《删补颐生微论·风土论》

[16]《医宗必读·古今元气不同论》

[17]《医宗必读·富贵贫贱治病有别论》

［18］《医宗必读·泄泻》

［19］《删补颐生微论·卷四》

［20］新定拯阴理劳汤：治阴虚火动，皮寒骨热，食少痰多，咳嗽短气，倦怠焦烦。《内经》阴虚内热方。牡丹皮一钱，当归身一钱（酒洗），麦门冬一钱（去心），甘草（炙）四分，苡仁三钱，白芍药七分（酒炒），北五味三分，人参六分，莲子三钱（不去衣），橘红一钱，生地黄二钱（忌铜、铁器，酒、姜汁炒透），水二钟，枣一枚，煎一钟，分二次徐徐呷之。肺脉重按有力者，去人参；有血加阿胶、童便；热盛加地骨皮；泄泻减归、地，加山药、茯苓；倦甚用参三钱；咳者，痰燥也，加贝母、桑皮；嗽者，湿痰也，加半夏、茯苓；不寐加枣仁，汗多亦用。此余自立之方，用治阴虚火炽，譬如溽暑伊郁之时，而商飙飒然倏动，则炎熇如失矣。久服无败胃之虞。（《医宗必读·卷六·虚痨》）

［21］新定拯阳理劳汤：治痨伤气耗，倦怠懒言，动作喘乏，表热自汗，心烦，遍身作痛。《内经》劳倦气耗方。黄芪三钱（酒炒），人参二钱（去芦），肉桂七分，当归一钱五分（酒炒），白术二钱（土炒），甘草五分，陈皮一钱（去白），北五味四分（打碎），水二钟，姜三片，枣肉二枚，煎一钟服。如烦热口干，加生地黄；气浮心乱，加丹参、枣仁；咳嗽加麦门冬；挟湿加茯苓、苍术；脉沉迟，加熟附子；脉数实去桂，加生地黄；胸闷倍陈皮，加桔梗；痰多半夏、茯苓；泄泻升麻、柴胡；口渴加干葛。夏月去肉桂，冬月加干姜。（《医宗必读·卷六·虚痨》）

［22］利金汤新制：治气壅之痰。桔梗（炒）、贝母（姜汁炒）各三钱，陈皮（去白）三钱、茯苓二钱，甘草五分，枳壳（麸炒）一钱半，水二钟，姜五片，煎一钟，不拘时候。（《医宗必读·卷九·痰饮》）

［23］润肺饮新制：贝母（糯米拌炒）、天花粉各二钱，桔梗一钱，甘草五分，麦门冬（去心）、橘红（去白）、茯苓（去皮）各一钱半，知母（酒炒）七分，生地黄二钱半，水二钟，姜三片，煎至七分，食后服。（《医宗必读·卷九·痰饮》）

［24］新定清宁膏：润肺不伤脾，补脾不碍肺，余所新定者也。凡痨嗽吐血，必不可缺，极有效验。麦门冬（去心）十两，生地黄（酒炒）十两，广橘红三两，桔梗二两，甘草二两，龙眼肉八两，煎成膏，加苡仁八两（淘净，炒熟），川贝母二两（糯米拌炒，米熟去米），真苏州薄荷叶五钱，忌火，俱为细末，拌匀前膏，时时挑置口中噙化。（《医宗必读·卷六·虚痨》）

［25］肺痈神汤：肺痈者，痨伤气血，内有积热，外受风寒，胸中满急，隐隐痛，咽干口燥，时出浊唾腥臭，吐脓如米粥者死。脉滑数或实大。凡患者右胁按之必痛。但服此汤，未成即消，已成即溃，已溃即愈。此余新定，屡用屡验者也。桔梗二钱，金银花一钱，薏苡仁五钱，甘草节一钱五分，黄芪一钱（炒），贝母一钱六分，甜葶苈八分（微炒），陈皮一钱二分，白及一钱，水二钟，姜二片，煎一钟，食后徐徐服。新起加防风一钱，去芪；溃后加人参一钱；久不敛，加合欢皮（一名夜合，即槿树花）一钱。（《医宗必读·卷六·虚痨》）

［26］新制阴阳攻积丸：治五积、六聚、七癥、八瘕、痃癖、虫积、痰食，不问阴阳皆效。吴茱萸（泡）、干姜（炒）、官桂（去皮）、川乌（炮）各一两，黄连（炒）、半夏

（洗）、橘红、茯苓、槟榔、厚朴（炒）、枳实（炒）、菖蒲（忌铁）、玄胡索（炒）、人参（去芦）、沉香、琥珀（另研）、桔梗各八分，巴霜（另研）五钱，为细末，皂角六两，煎汁，泛为丸，如绿豆大。每服八分，渐加一钱五分，生姜汤送下。（《医宗必读·卷七·积聚》）

［27］《医宗必读·卷七·积聚》

［28］《本草通玄·卷上》

［29］《医宗必读·卷三》

［30］《医宗必读·痰饮》

［31］通心饮：治心经有热，唇焦面赤，小便不通。木通、连翘各三钱，水钟半，灯心十茎，煎八分，日三服。（《医宗必读·卷八·小便闭癃》）

［32］牛膝汤：治血结小便闭，茎中痛。牛膝五钱，当归二钱，黄芩三钱，水钟半，煎八分，日三服。（《医宗必读·卷八·小便闭癃》）

［33］利气散：治老人气虚，小便不通。黄芪（炙）、陈皮（去白）、甘草各一钱，水一钟，煎七分服。（《医宗必读·卷八·小便闭癃》）

［34］参芪汤：治心虚客热，小便涩数。赤茯苓一钱五分，生地黄、黄芪、桑螵蛸（微炙）、地骨皮各一钱，人参、五味子、菟丝子（酒浸，研）、炙甘草各五分，水一钟，煎七分，入灯芯二十一茎，一沸服。（《医宗必读·卷八·小便闭癃》）

［35］清肺散：治渴而小便闭涩。茯苓二钱，猪苓三钱，泽泻、瞿麦、木通各七分，通草二分，车前子一钱，水二碗，煎至一碗服。（《医宗必读·卷八·小便闭癃》）

［36］滋肾化气汤：治因服热药，小便不利，脐下痛。黄连（炒）、黄柏（炒）、甘草各一钱半，水煎，食前服。未通加知母。（《医宗必读·卷八·小便闭癃》）

［37］滑石散：治男妇转胞，小腹急痛，不得小便。寒水石二两，葵子一合，滑石、乱发灰、车前子、木通（去皮节）各一两，水十碗，煎至五碗，每服一碗，一日服尽，即利。（《医宗必读·卷八·小便闭癃》）

［38］洗方：治转胞小便闭。先用良姜五钱、葱头二十一枚、紫苏二两煎汤，密室内熏洗小腹、外肾、肛门，留汤再添。蘸绵洗，以手抚脐下，拭干。被中仰坐，垂脚自舒其气；次用蜀葵子二钱半，赤茯苓、赤芍药、白芍药各五钱，每服三钱，煎取清汁，调苏合丸三丸，并研细青盐五分，食前温服。（《医宗必读·卷八·小便闭癃》）

［39］葱熨法：治小便闭，小腹胀。不急治，杀人。用葱白三斤，细切炒熟，绢包分二袋，更替熨脐下即通。（《医宗必读·卷八·小便闭癃》）

【复习思考题】

1. 简述李中梓先后天根本论的主要内容。

2. 李中梓如何阐发化源？举例说明求化源、资化源。

3. 李中梓怎样辨识疑似证？

4. 李中梓如何看待张仲景、刘完素、李杲、朱震亨？

5. 李中梓如何理解水火、阴阳、气血之间的关系？

6. 李氏提出了哪些诊治原则和辨证大法？

7. 扼要说明李中梓治疗泄泻和癃闭的临床经验。

8. 李中梓创制了哪些方剂？其中两首理痨汤由哪些药组成？

清代、民国初期

中医学延及清代，重视实用之学，是在临床医学方面有很大发展的时期，主要反映在温病学说趋向鼎盛、医学专题研究不断深入、中西医汇通思潮的出现等方面。

（一）温病学说的形成和完善。如叶桂提出邪入卫气营血的观点，并总结了许多辨证经验和治疗方药；薛雪着重于湿热病证的研究，阐述颇多。两家之说，影响甚大，每被后人奉为治温之准绳。吴瑭发挥了温病的三焦辨证，又总结和制订了不少治温名方；王士雄详析六气属性，专题研究了霍乱的论治。此外戴天章著《广瘟疫论》、余师愚著《疫疹一得》、陈平伯著《外感温病篇》、柳宝诒著《温热逢源》、雷丰著《时病论》、周扬俊著《温热暑疫全书》等，从各个方面探讨温病证治，使热性病的证治在《伤寒论》六经辨证基础上不断丰富和充实。

（二）临床专题研究。如姜天叙研究风劳臌膈，著《风劳臌膈四大证治》；在诊断方面，林之翰著有《四诊抉微》；又如吴澄《不居集》专门讨论了虚劳的证治；龚居中虚劳痰火的治疗经验，形成了专著《红炉点雪》；熊笏研究中风，著《中风论》；王清任著《医林改错》，治病以气血为主，对血瘀之证采取活血化瘀法，对元气亏虚之损，用补气活血法；吴师机擅长用外治法治病，著有《理瀹骈文》；唐宗海撰《血证论》，详细阐述了多种血证的论治；丁甘仁著《思补山房医案》，主张以脏腑为核心，伤寒温病融为一体。对临床疑难杂症的研究，有陈士铎的《石室秘录》、汪泯的《怪疾奇方》、徐子默的《吊脚痧方论》等。在疫病方面，有吴宣崇的《鼠疫汇编》、陈葆善的《白喉条辨》等。

（三）中西医汇通思潮方面。如朱沛文强调中西医学"各有是非，不能偏主"，宜择善而从，著《华洋脏象约纂》；唐宗海认为医学研究须"不存疆域异同之见，但求折衷归于一是"，撰有《中西汇通医经精义》；张锡纯在生理、病理、药物治疗方面，进行了衷中参西的研探，著有《医学衷中参西录》。

此外，在编著综合性医著方面，吴谦所编辑的《医宗金鉴》、沈金鳌所著《杂病源流犀烛》以及林珮琴的《类证治裁》等，都对后世有一定影响。

叶　桂

一、生平和著作

叶桂，字天士，号香岩，江苏吴县人，生活于公元 1667 ~ 1746 年（清康熙六年 ~ 乾隆十一年）。叶氏祖、父俱业医，少时昼则从师习儒，夜则从父学医。14岁时父殁，乃从学于父之门人朱某，其后又从学于姑苏名医周扬俊、马元仪等。闻人有擅长医道者，即以弟子礼事之，24岁时已先后从师17人。叶氏在医学理论尤其是临床实践方面，能博采众长，师古而不泥古。理论上独创新见；立方遣药，能灵活变通前人成法，自出机杼，从而卓然成家。由于他生平诊务繁忙，故著作无多。《温热论》是其门人顾景文随师出诊，舟游洞庭时根据叶氏口授辑成的，《临证指南医案》保存了叶氏诊病的大量原始记录，由门人华岫云等整理编注。至于《叶氏医案存真》《幼科要略》等书是否为叶氏所著，尚有争议，而《本事方释义》《景岳全书发挥》则属后人伪托。

《温热论》，首刊于唐大烈的《吴医汇讲》[1]中，名《温热论治》，尔后载于《临证指南医案》，更名为《温热论》，字句与唐本略有出入。章楠著《医门棒喝》时，亦载录了此文，名曰《叶天士温病论》。后王士雄又将其收载于《温热经纬》一书中，名为《叶香岩外感温热篇》。该文主要阐述了温病邪入卫、气、营、血的证候表现及治疗原则，并介绍了温病察舌、验齿等诊断方法，同时还就妇女胎前产后和经期感受温病的治法，作了扼要的论述。

《临证指南医案》，十卷，八十九篇，成书于公元1764年。由华岫云、李翰圃、邵新甫诸人取其临证治验方案，分门别类，附以论断，集成一书。所载医案范围很广，内外妇儿五官诸科各种疾病无所不收，而且许多医案的记述亦比较完整，是叶氏医案中内容最为丰富的一部，充分体现了叶氏精深的学术见解，高超的辨证思想，以及清新、圆通的治疗手法，是研究叶氏学术思想的珍贵参考资料。

《叶氏医案存真》，三卷，为曾孙叶万青辑，约成书于1836年，全书不分门类，卷一以杂病案为主，卷二以温热病案为多，卷三为运用仲景方的验案。其中杂病部分，反映了叶氏既重脾胃又重肾命以及奇经辨证的治疗思想；温热验案中，对湿热病燥化与湿化证的治法颇具心得。因此，本书对研究叶氏有关温热与杂病的学术观点及临床用药规律，有着重要的参考价值。

《幼科要略》，二卷，亦无专书，首刻于《临证指南医案》中。清代医家徐大椿在评点叶氏医案时，批笔甚多，唯独对《幼科要略》推崇备至，评价颇高，他说："此卷论幼科及看痘之法，和平精切，字字金玉，可法可传，得古人之真诠而融化之，不愧名家"。

《未刻本叶氏医案》，不分卷，1963年由上海科学技术出版社印行。此书原稿系上海张耀卿医师收藏的手抄本，经程门雪先生校阅，认为该稿出于叶氏门人周仲升的抄录本。所载俱是门诊病案，以暑、疟、利、咳嗽等病案为最多，按语简率，药味不多，但处方精细，选药至严，其加减变化，耐人寻味。

二、学术理论

叶氏的学术成就，突出体现在探索外感热病的辨治规律，以及发挥某些内伤杂病的机理及其治法等两大方面。在外感热病方面，他继承了前人的见解，创造性地提出了卫气营血辨治观点，并发展了察舌验齿、辨斑疹白㾦等诊断方法，对温病学说的成熟起到了巨大的推动作用。在内伤杂病方面，他亦在前人论述的基础上有所发明和进步，强调脾胃分治，创立胃阴学说；重视阴亏阳亢风动理论，发展了前人的"中风"理论，对杂病学说的完善起到了促进作用。

（一）创立卫气营血论治大法，阐发温病病机

叶氏在仲景《伤寒论》的基础上，继承历代医家治疗温热病的学术经验，结合临床热性病流行的特点，阐述温病的传变规律和治疗原则，提出了以卫气营血为纲的证治体系。他说："大凡看法，卫之后方言气，营之后方言血。"[2]对其治疗大法，也明确为"在卫汗之可也，到气方可清气，入营犹可透热转气……入血就恐耗血动血，直须凉血散血"[2]。基于这一认识，叶氏始创立了卫气营血辨证方法。叶氏所指卫气营血，是代表温病四个不同发展阶段的新概念，它标志着病邪的深浅、病势的缓急、病情的轻重、传变的趋势及治疗的方向等等，是识别温病、治愈温病的纲领。

1. 温邪入卫

"温邪上受，首先犯肺"，温邪袭卫，先见到肺经病证，主要表现为发热、微恶寒、头痛、咳嗽、口渴、有汗或无汗、苔薄、脉浮等，治疗当用辛凉轻剂。若挟有风邪或湿邪时，则应酌加辛凉散风或甘淡驱湿之品，以防温热邪气与之相互裹结，不易治愈，反生他患，此即叶氏所言："挟风加薄荷、牛蒡之属，挟湿加芦根、滑石之流，或透风于热外，或渗湿于热下，不与热相搏，势必孤矣。不尔，风挟温热而燥生，清窍必干，谓水主之气，不能上荣，两阳相劫也；湿与温合，蒸郁而蒙蔽于上，清窍为之壅塞，浊邪害清也"[2]。卫分之邪的传变，大致有两条途径，一则由卫分顺传入气分，一则"逆传心包"。叶氏认为温邪与伤寒的演变不同，"伤寒之邪留恋在表，然后化热入里"，而"温邪则热变最速"，易于伤阴动风，邪陷心包。

2. 温邪入气

温邪不由卫分外解，渐次传入气分，其主要症状为壮热、汗出、烦躁、渴饮、脉大，或腹满便结、苔黄、脉沉实，以及身热起伏、缠绵日久、胸痞脘闷、苔腻、脉濡等，清热、攻下是其正治之法，凉膈散、小陷胸汤、泻心汤、小承气汤之类，皆可适时选用。若"热未伤津，犹可清热透表"[2]，否则"苦重之药当禁，宜甘寒轻剂养之"[2]。若热邪久稽气分不解又不传，可采用益胃战汗之法，使邪从肌腠而出，其云："若其邪始终在气分流连者，可冀其战汗透邪，法宜益胃，令邪与汗并，热达腠开，邪从汗出"[2]。战汗之后，每见肤冷、汗出，若脉虚软和缓，倦卧不语，非属脱证，盖战汗而解，邪退正虚，阳从汗泄之故，此时切勿惊扰病人，宜令其安舒静卧，以养阳气来复，待气还则肢暖如常；若脉急疾，躁扰不卧，便为气脱之证。如战而未解，乃邪盛正虚，可期再战而愈，须休养一二日，方可施与前法。

病在三焦者，叶氏认为系温热为患，主张上下分消，或从下走泄，以冀其战汗或转疟而解，他说："气病有不传血分，而邪留三焦，亦如伤寒中少阳病也。彼则和解表里之半，此则分消上下之势，随证变法，如近时杏、朴、苓等类，或如温胆汤之走泄，因其仍在气分，犹有战汗之门户，转疟之机括"[2]。在湿温病的治疗中，叶氏又善于根据患者的不同素质和病情，区别用药，灵活对待，他说："且吾吴湿邪害人最广，如面色白者，须要顾其阳气，湿胜则阳微也，法应清凉，然到十分六七，即不可过凉……湿热一去，阳亦衰微也；面色苍

者，须要顾其津液，清凉到十分六七，往往热减身寒者，不可就云虚寒而投补剂，恐炉烟虽熄，灰中有火也"[3]。这些都是切实的经验之谈，值得我们重视和学习。

3. 温邪入营

营分受热则血液受劫，遂致斑疹隐现，热扰神明则为心神不安，烦躁难宁，若挟痰热，每易昏厥为痉，阴液耗灼，则舌色红绛。在治疗方面，如初传营分，而气分之邪未尽，绛舌上每兼黄白苔，可清气透营，药如犀角、生地、玄参、连翘心、竹叶心、银花等；舌纯绛鲜色者，为包络受病，宜犀角、生地、连翘、郁金、菖蒲等以凉营清心；如神志昏愦则须加安宫牛黄丸、至宝丹之类以开其闭。若其人肾水素亏，则应在甘寒之中加入咸寒之品，"务在先安未受邪之地"[2]。总之，温邪入营之后，阴液大亏，病势多变，而致危殆，叶氏治疗常以护养阴液为大法。

4. 温邪入血

温邪深陷血分，病情较营分尤重，邪热炎灼，逼血妄行而见耗血动血诸证；阴液消涸则肝风骤起，以致痉厥谵妄；若热邪与瘀伤宿血相搏，每变为如狂发狂之证。叶氏认为邪陷血分的治疗，总以凉血散血为主，药如生地、丹皮、阿胶、赤芍等。如风动痉厥则加入犀、羚、牛黄丸、至宝丹等。挟瘀血如狂者，加入琥珀、丹参、桃仁等。本证是温热病最重笃的阶段，治疗得当，犹可邪去而正复，否则每致阴竭而不治。

总之，叶氏首创的卫气营血辨治观，发展了河间表里辨治学说，其对病机治法的分析，不仅全面深刻，而且更加合理，更具科学性。它的出现意味着温热学说彻底摆脱了《伤寒论》的束缚，形成了更高层次的独立体系，为后世论治温热开辟了新的途径。

（二）重视察舌验齿，充实温热病诊断

对温热病邪踞部位、津液存亡、病情轻重以及预后转归等情况，叶氏常通过察舌、验齿等进行辨析，在这方面他积有丰富的临床经验，每被后人奉为温病诊断上的准绳。

1. 察舌苔

舌苔薄白，多见于外感风寒，宜辛散法；舌苔薄白而干，邪虽在卫，而肺津已伤，宜在辛凉方中加入麦冬、花露、芦根汁等轻清之品；苔白厚而干燥，属胃燥气伤，当在滋润药中加甘草，令甘守津还；白苔黏腻，吐出浊厚涎沫，口味甜，为脾瘅病，则为湿热气聚所致，当用佩兰等芳香辛散之品；白苔绛底，为湿遏热伏，当先泄湿透热；舌白如粉而滑，舌质紫绛，属湿邪入膜原，主病情凶险，须急急透解为要。

黄苔不甚厚而滑者，热未伤津，仍可清热透表；苔薄黄而干者，属邪去而津液被劫，宜甘寒轻剂；苔黄而浊，脘腹痞痛者，可用小陷胸汤或泻心汤苦泄之；苔黄而光滑，为无形湿热中有虚象，但以清利，不可投苦泻；若腹胀满疼痛，苔黄如沉香色、灰黄色、老黄色，或中有断纹，皆当下之。

凡苔黑而滑者，是水来克火也，为阴证，当温之。苔黑而干者，津枯火炽也，急急泻南补北。若黑燥而中心厚，属土燥水竭之象，急以咸苦下之。

2. 辨舌质

温邪入营，舌色必绛。初传营分，绛舌中心尚兼黄白苔，是气分之邪未尽，犹可用泄卫

透营，两和之法；舌独中心绛干者，为胃热心营受灼，当于清胃方中加入清心之品；舌尖绛独干，系心火上炎，用导赤散；纯绛鲜色者，乃包络受病，宜犀角、鲜生地、连翘、郁金、石菖蒲等；若平素心虚有痰，外热一陷，里络就闭，须用牛黄丸、至宝丹之类以开其闭；绛舌中心干者，为心胃火燔，劫铄津液，可在凉营方中加入黄连、石膏；若烦渴烦热，舌心干、四边色红、中心或黄或白，乃上焦气热铄津，急用凉膈散，散其无形之热；舌绛望之若干，手扪之有津液，属津亏湿热熏蒸，将成浊痰蒙蔽心包之证；绛舌上有黏腻似苔非苔者，为中挟秽浊之气，宜在清营方中加入芳香之品以逐之；舌绛欲伸出口，而抵齿难骤伸者，是痰阻舌根，内风扰动之证；舌绛光亮，乃胃阴亡，急用甘凉濡润之味；舌绛而干燥，为火邪劫营，凉血清火为要；舌绛而有黄白碎点，为生疳之兆，有大红点者为热毒乘心，当用黄连、金汁；绛舌色不鲜，干枯而痿，属肾阴干涸，急以阿胶、鸡子黄、地黄、天冬等救之。

3. 验齿

叶氏认为验齿在诊察温热病中具有重要意义，他说："温热之病，看舌之后，亦须验齿。齿为肾之余，龈为胃之络，热邪不燥胃津，必耗肾液[2]。"特别对温邪的耗劫阴液，有一定临床诊断价值。

齿光燥如石，为胃热甚；齿如枯骨色，属肾水枯，难治。如上半截润，由"水不上承，心火上炎"引起，"急急清心救水"为治。齿垢如灰糕样者，为"胃气无权，津亡湿浊用事"，多死；齿焦有垢，属"肾热胃劫"，当用玉女煎或微下之。

邪热内炽，每易动血，可见到齿缝流血或结瓣于齿。病初起齿缝流清血，兼有齿痛，属"胃火冲激"，无齿痛为"龙火内燔"。动血而结瓣于齿，其"阳血者，色必紫，紫如干漆"，当以"安胃为主"；"阴血者，色必黄，黄如酱瓣"，则须"救肾为要"。

4. 辨斑疹白㾦

温病的发展过程中，在胸背两胁间常可出现斑和疹，"点大而在皮肤之上者为斑，或云头隐隐，或琐碎小粒者为疹"。虽然，"斑属血者恒多，疹属气者不少"，但皆是邪气外露之象，故"宜见而不宜多见"。在色泽方面，"斑色红者属胃热，紫者热极，黑者胃烂，然亦必看外证所合，方可断之"[2]。在具体辨察中，叶氏指出："若斑色紫，小点者，心包热也；点大而紫，胃中热也。斑黑而光亮者，虽属不治，然其人气血充者，依法治之，或尚可救；若黑而晦者必死。黑而隐隐，四旁赤色者，乃火郁内伏，大用清凉透发，间有转红而可救者"[2]。此外，叶氏还指出了阴斑的不同见症，"如淡红色，四肢清，口不甚渴，脉不洪数，此非虚斑即属阴斑。或胸前微见数点，面赤足冷，或下利清谷，此阴盛格阳于上而见，当温之"[2]。在透发斑疹的过程中，如"神情清爽，方为外解里和"，如斑疹出而神昏者，属正不胜邪，"内陷为患，或胃津内涸之故"[2]。叶氏对辨识白㾦，亦多独到体会，认为"白㾦小粒，如水晶色者"，为湿热伤肺，邪虽出而气液枯，须用甘药补之。如"枯白如骨者多凶，为气液竭也"。这些宝贵经验，备受后世医家推崇。

综上，叶氏对察舌验齿、辨斑疹白㾦，见解独到，为后世医家所称许，王士雄赞曰："言温热诸证可验齿而辨其治也，真发从来之未发，是于舌苔之外，更添一秘诀，并可垂为后世法[3]。"汪曰桢曾道："白㾦前人未尝细论，此条之功不小。"[3]

（三）强调脾胃分论，创立胃阴学说

叶氏在内伤杂病的辨治方面，深受东垣学说的影响，对《脾胃论》推崇备至，尝云："脾胃为病，最详东垣[4]。"认为《内经》中的基本理论，无非是说明以胃气为本的道理，故有"内伤必取法乎东垣"[5]之说。强调辨治杂病要重视脾胃，大大扩展了东垣学说的运用范围。

在脾胃病辨治方面，叶氏一方面继承了东垣补脾升阳之说，对证属脾阳不足者，常用东垣方加减，如补中益气汤、清暑益气汤等，均属叶氏治疗脾胃病证的常用方剂。另一方面，叶氏更阐述了脾胃分治之理，创立了胃阴辨治之说，补充和发展了东垣脾胃学说。

叶氏认为，脾与胃虽同属中土，但其功能有别，治法亦有所不同，并在学术上明确提出了"胃喜润恶燥"的观点和脾胃分治的主张。其门人华岫云则将叶氏上述思想，总结为"脾喜刚燥，胃喜柔润"。他说："今观叶氏之书，始知脾胃当分析而论也。盖胃属戊土，脾属己土。戊阳己阴，阴阳之性有别也。脏宜藏，腑宜通，脏腑之体用各殊。"[6]又说："观其立论云，纳食主胃，运化主脾。脾宜升则健，胃宜降则和。"[6]又云："太阴湿土，得阳始运；阳明阳土，得阴自安，以脾喜刚燥，胃喜柔润也。"[6]现今叶氏及其门人关于"脾喜刚燥，胃喜柔润"的思想，已成为中医药学术界公认的中医学基本原理之一。

在降胃和胃的治疗方面，叶氏非常重视胃阴的作用，并倡导以甘平或甘凉濡润为主的濡养胃阴之法。在具体用药上，叶氏本仲景麦门冬汤之意化裁，喜用沙参、麦冬、石斛、扁豆、山药、粳米、甘草之类。华岫云总结叶氏的经验说："所谓胃宜降则和者，非用辛开苦降，亦非苦寒下夺以损胃气，不过甘平或甘凉濡润，以养胃阴，则津液来复，使之通降而已矣。"[6]甘平或甘凉濡润养胃阴之法，在叶氏著述中应用非常广泛。在温病、咳嗽、肺痿、血证、泄泻、呕吐、虚损、不食、便秘、失音等多种病证中，叶氏均有使用此法的案例。

叶氏关于脾胃分治的认识，尤其是滋养胃阴的学术观点，弥补了东垣详于治脾，略于治胃，重在温补，不及养阴的不足，纠正了举世皆以治脾之药笼统治胃，甚则阴阳不辨的弊病，颇受后人的赞许，华岫云曾赞道："此种议论，实超出千古。"[6]

【医案例举】

例一　钱　胃虚少纳，土不生金，音低气馁。当与清补。

麦冬　生扁豆　玉竹　生甘草　桑叶　大沙参(《临证指南医案·脾胃》)

例二　王　数年病伤不复，不饥不纳，九窍不和，都属胃病。阳土喜柔，偏恶刚燥。若四君、异功等，竟是治脾之药。腑宜通即是补，甘濡润，胃气下行，则有效验。

麦冬　火麻仁　水炙黑小甘草　生白芍　临服入青甘蔗浆一杯(《临证指南医案·脾胃》)

例三　潘　不饥不食，假寐惊跳，心营热入，胃汁全亏。调摄十日可愈。

鲜生地　麦冬　知母　竹叶心　火麻仁　银花(《临证指南医案·不食》)

例四　郑　脉濡无力，唇赤舌干，微眩，不饥不饱。此天暖气泄，而烦劳再伤阳气。夫卫外之阳，内应乎胃，胃既逆，则不纳不饥矣。

炒麦冬　木瓜　乌梅肉　川石斛　大麦仁（《临证指南医案·不食》）

例五　苏　向来翻胃，原可撑持，秋季骤加惊扰，厥阳徒升莫制，遂废食不便，消渴不已，如心热，呕吐涎沫，五味中喜食酸甘，肝阴胃汁枯槁殆尽，难任燥药通关。胃属阳土，宜凉宜润，肝为刚脏，宜柔宜和，酸甘两济其阴。

乌梅肉　人参　鲜生地　阿胶　麦冬汁　生白芍（《临证指南医案·噎膈反胃》）

分析　以上五案，一为土不生金，二为久病不复，三、四为不饥不食，五为翻胃呕吐，均属胃病阴伤，叶氏一再强调"胃为阳土，宜凉宜润"，反对滥用温燥之品，故均选用甘寒益胃养阴之品，开后世养胃阴之先河，实补东垣脾胃学说之未备。

（四）倡阳化内风说

对于中风病的认识，金元以降，有了很大的发展。刘河间强调是"将息失宜，而心火暴甚"[7]所致。李东垣则认为是由于元气不足，正气自虚所成。朱丹溪又主张是因"湿生痰，痰生热，热生风"而作。明张景岳更明确提出内风非真中风，创立非风病名。对肝风病因的认识逐渐从外风侵袭而转至内风暗动，缪仲淳对内风暗动大有发明。叶天士在前人成就的基础上，提出了"阳化内风"说。

叶氏认为"阳化内风"的病机是"身中阳气之变动"，指出这种肝风内动，"非外来之邪"。至于产生这种肝风的病因病机，或由于肾液少，水不涵木，虚风内动；或由于平昔怒劳忧思，五志气火交并于上，肝胆内风鼓动盘旋，上盛而下虚；或由于肝血肾液两枯，阳扰风旋；或由于中阳不足，阳明络脉空虚，而内风暗动等等，总与厥阴肝木有关。盖肝为风木之脏，有相火内寄，体阴用阳，其性刚，主动主升，全赖肾水以涵之，血液以濡之，肺金清肃下降之令以平之，中宫敦阜之土气以培之，则其刚劲之质，得为柔和之体，而遂其条达畅茂之性。否则，肾水不涵，心血失濡，脾土失培，肺金失平，则导致肝阴不足，血燥生热，热则风阳上升，窍络阻塞，头目不清，眩晕跌仆，甚则瘛疭痉厥诸证横生。

在治疗上，叶氏提出了"滋液熄风"、"镇阳熄风"、"和阳熄风"、"缓肝熄风"、"养血熄风"、"介类潜阳"等多种方法，并指出"身中阳化内风，非发散可解，非沉寒可清"[8]。至于阳明脉衰，厥阴内风暗旋不熄者，又当甘温益气，而"攻病驱风，皆劫气伤阳，是为戒律"[8]。可见，叶氏对肝风病证的治疗，重视人体之正气，认为养血、滋液、缓肝及甘温益气诸法，都在于培补人之正气，再用镇阳、和阳、潜阳之品以调和阳气之变动，从而达到熄风的目的。至于全蝎、蜈蚣、地龙、钩藤等熄风之品，反而少用，这正体现了叶氏治病求本的思想。

【医案例举】

例一　席　脉来弦动而虚，望六年岁，阳明脉衰，厥阴内风暗旋不熄，遂致胃脉不主束筋骨以利机关。肝阳直上巅顶，汗从阳气泄越。春月病发，劳力病甚，此气愈伤，阳愈动矣。法当甘温益气。攻病驱风，皆劫气伤阳，是为戒律。

人参　黄芪　当归　炙草　冬桑叶　麦冬　地骨皮　花粉（《临证指南医案·

肝风》)

例二 卢 嗔怒动阳,恰值春木司升,厥阴内风乘阳明脉络之虚,上凌咽喉,环绕耳后清空之地,升腾太过,脂液无以营养四末,而指节为之麻木,是皆痱中根萌,所谓下虚上实,多致巅顶之疾。夫情志变蒸之热,阅方书无芩连苦降、羌防辛散之理。肝为刚脏,非柔润不能调和也。

鲜生地 元参心 桑叶 丹皮 羚羊角 连翘心

又 生地 阿胶 牡蛎 川斛 知母(《临证指南医案·中风》)

例三 龚 厥症,脉虚数,病在左躯。肾虚液少,肝风内动,为病偏枯,非外来之邪。

制首乌 生地 杞子 茯神 明天麻 菊花 川斛(《临证指南医案·中风》)

例四 汪 左肢麻木,膝盖中牵纵忽如针刺,中年后,精血内虚,虚风自动,乃阴中之阳损伤。

淡苁蓉干 枸杞 归身 生虎骨 沙苑 巴戟天 明天麻 桑寄生 精羊肉胶 阿胶丸,早服四钱,交冬加减,用人参丸服。(《临证指南医案·中风》)

分析 以上四案均系叶氏治中风医案,但类型不一,席案属阳明脉衰,肝阳上越,故以甘温益气;卢案肝热动风,又当清肝熄风为治;龚案属水不涵木,又宜滋液熄风;汪案为精气两伤,又宜阴阳两顾。随证施治,依证立法,灵活处方,充分反映其治疗中风的丰富经验。

三、治疗经验

叶氏临床经验丰富,其成就不限于温病学范围,对内、外、妇、儿各科都有很深的造诣,对外感热病及内伤杂病多有阐发,为后世留下了大量的临床方药范例,被后世医家奉为一代宗师。

(一)理虚兼顾中下

扶正培本,是中医治病的一大法则,在叶氏以前,有赵献可、张介宾培补先天肾命的学说,又有李东垣温补后天脾胃的理论。薛己、李中梓调治虚证,注重脾肾兼顾。叶氏则博采众长,融会贯通,不仅广泛借鉴他人的方药,而且形成了甘药培中,血肉填下,中下兼顾以治虚损病的独特方法,较之前人又有所发展。

1. 甘药培中

久病的虚损患者,无论上损及下,或下损及上,均以护养脾胃为关键,因人身之精气本资于水谷,所以叶氏对中损的治疗,其目的在于恢复胃气,使"饮食增而津血旺,以致充血生精而复其真元之不足"[9]。相反,"胃口消惫,生气日夺",而预后不良。可见,他把"胃气"的盛衰视作治疗虚损转归的一个重要依据。

对于中损病证,他推崇《内经》甘药理虚的治疗法则,指出甘药能"培生生初阳,是劳损主治法则"[10],"凡元气有伤,当予甘药"[10],选方则宗仲景,认为"理阳气,当推建中;顾阴液,须投复脉"[11]。伤阳的病证,往往有"劳力"的病史,以内伤发热、便泄、脉空大等症为特征，治以补中益气、建中、四君、异功等诸甘温之方。伤阴的病证，常有久病耗液或热病伤阴的病史，有口燥、咽痛、纳减、便秘、舌红、脉数诸症，主以甘寒，方从"麦门冬汤"、"复脉汤"等出入。其中，他又接受了缪仲淳的用药精髓，形成了自己独特的柔润滋养的用药风格。从甘温和甘寒两个方面，比较全面地把握了对中损的治疗。

除甘药理虚之外，他重视食养，提出"食物自适者即胃喜为补"[10]的观点，藉以辅助药力，恢复胃气。

【医案例举】

　　华　春深地气升，阳气动，有奔驰饥饱，即是劳伤。《内经》劳者温之。夫劳则形体震动，阳气先伤。此温字，乃温养之义，非温热竞进之谓，劳伤久不复元为损，《内经》有损者益之之文，补益也。凡补药气皆温，味皆甘，培生生之初阳，是劳损主治法则。春病入秋不愈，议从中治，据述晨起未纳水谷，其咳必甚，胃药坐镇中宫为宜。金匮麦门冬汤去半夏。（《临证指南医案·虚劳》）

2. 血肉填下

《素问·上古天真论》谓"肾者主水，受五脏六腑之精而藏之"。张景岳说："五脏之伤，穷必及肾。"[12]叶氏在治疗虚损时用药常顾及肾脏。认为通过培养下焦，可"温养有情，栽培生气"[10]，他反对单纯投草木无情之药，"以草木无情之物为补益，声气必不相应"[10]，主张取质重味厚填补滋养的血肉有情之品来栽培体内精血，以治疗下损，指出："血肉有情，皆充养身中形质，即治病法程矣"[10]。而避免用刚烈的桂、附及苦寒的知、柏，这是他理虚大法中的一个特点。

具体用药：益精滋肾用鳖甲胶、龟板胶、淡菜、海参等；温通任督用鹿茸、鹿角胶、羊肾等；培元益胃用人乳、霞天胶等；固本纳肾用河车、坎炁等；壮骨填髓用牛骨髓、羊骨髓、猪脊髓、虎胫骨；滋阴潜阳用龟板、鳖甲、牡蛎；温养扶赢用羊肉等。

【医案例举】

　　胡　厥阳上冲，心痛振摇，消渴齿血，都是下焦精损。质重味厚，填补空隙，可冀其效。

　　熟地　五味　茯神　建莲　芡实　山药　人乳粉　秋石　生精羊肉胶丸

　　早服四钱。（《临证指南医案·虚劳》）

3. 中下兼顾

治中损贵在"安谷"，理下损重在"精生"。脾旺安谷之后，自能虚复精生，肾精内充则有利于健脾安谷，所以安谷之中寓有精生的意义，"精生"的过程常有"安谷"的内容。叶氏对损证中既见有精亏，又不能安谷的病证，即取中、下兼顾的治法。以下损为主的，每以填精药中参入山药、茯苓等，提出"必胃强加谷者，阴药可以效灵"[13]，故虽下损之病，亦须注意胃气。以中损为主的，往往在补中药里酌加熟地等。它如以人参、山药、熟地、五味、天冬、女贞等药所组成的"平补足三阴法"[13]，以及脾肾双补等法，都是通过中下兼顾的治疗，来达到"安谷精生"[13]的目的，足证脾肾同治在他整个理虚大法中所占的重要地位。

【医案例举】

赵 虚不肯复谓之损，纳食不充肌肤，卧眠不能着左，遇节令痰必带血，脉左细，右劲数。是从肝肾精血之伤，延及气分，倘能节劳安逸，仅堪带病永年，损症五六年，无攻病之理，脏属阴，议平补足三阴。

人参 山药 熟地 天冬 五味 女贞（《临证指南医案·吐血》）

当然，他重视中下损，并非忽视上损，如久嗽、咯血等上损病证，他反对单纯地"见血投凉，因嗽理肺"[13]，除常用沙参、麦冬、阿胶、五味、杏仁等养肺以外，还主张"益胃土以生金"[11]来治嗽，"填实脏阴"[13]以治嗽止血。

总之，叶氏治疗虚损病证不乏独到之处，除强调脾胃分治、滋养胃阴外，其通补阳明，刚柔相济的方法亦颇为可取，所形成的补益肾脏的独特用药规律，较之六味、八味、左归、右归以熟地为中心的补肾方法又有新的创见。

（二）久病入络论治

关于久病入络的理论认识，是叶天士在大量临床实践过程中的一个创见。在《临证指南医案》中，叶氏对于一些慢性疾患，往往从"久病入络"去辨证，认为只要邪气久羁，必然伤及血络，所以他说："初病湿热在经，久则瘀热入络"（《临证指南医案·痹》）；"其初在经在气，其久入络入血。"[14]即病之新久，有在经在络、在气在血之分，由气钝而致血滞、络脉痹窒、败血瘀留而成为癥积、疟母、内疝，痛势沉着、"形坚似梗"等症。

对于络病的治疗，叶氏认为以部位而言，"邪非在表"，所以"散之不解"；邪非着里，所以"攻之不驱"，"补正却邪，正邪并树无益"。[14]说明单纯发表、攻里及扶正祛邪皆非其治。为此他提出了通络用药大法。即以辛润通络为基础，药用新绛、旋覆花、青葱、当归、桃仁、柏子仁等；如见阴寒之证，则佐以肉桂、桂枝、茴香等辛温通络之剂；如果络病日深，则非峻攻可效，须用虫蚁之类辛咸之品，以搜剔络邪，并常用丸剂徐图缓取。其应用虫蚁之理，是"每取虫蚁迅速飞走诸灵，俾飞者升，走者降，血无凝著，气可宣通，与攻积除坚，徒入脏腑者有间"[15]。用药如蜣螂、蜂房、山甲、地龙、䗪虫、全蝎等，以此来搜剔络脉，松透病根，临床上每多应用，称之为虫蚁搜剔法。

【医案例举】

例一 张 久痛在络，营中之气，结聚成瘕，始而夜发，继而昼夜俱痛，阴阳两伤。遍阅医药，未尝说及络痛，便难液涸，香燥须忌。

青葱管 新绛 当归须 桃仁 生鹿角 柏子仁（《临证指南医案·癥瘕》）

例二 王 骑射驰骤，寒暑劳形，皆令阳气受伤。三年来，右胸胁形高微突，初病胀痛无形，久则形坚似梗，是初为气结在经，久则血伤入络。盖经络系于脏腑外廓，犹堪勉强支撑，但气钝血滞，日渐瘀痹，而延癥瘕。怒劳努力，气血交乱，病必旋发，故寒温消克，理气逐血，总之未能讲究络病工夫。考仲景于劳伤血痹诸法，其通络方法，每取虫蚁迅速飞走诸灵，俾飞者升，走者降，血无凝著，气可宣通，与攻积除坚，徒入脏腑者有间，录法备参末议。

蜣螂虫 䗪虫 当归须 桃仁 川郁金 川芎 生香附 煨木香 生牡蛎 夏

枯草

用大酒曲末二两，加水稀糊丸，无灰酒送三钱。（《临证指南医案·积聚》）

例三　沈　初起形寒寒热，渐及胁肋脘痛，进食痛加，大便燥结，久病已入血络，兼之神怯瘦损，辛香刚燥，决不可用。

白旋覆花　新绛　青葱管　桃仁　归须　柏子仁（《临证指南医案·胁痛》）

例四　秦　久有胃痛，更加劳力，致络中血瘀，经气逆，其患总在络脉中痹窒耳。医药或攻里或攻表，置病不理，宜乎无效，形瘦消减，用缓逐其瘀一法。

蜣螂虫（炙）　䗪虫（炙）　五灵脂（炒）　桃仁　川桂枝尖（生）　蜀漆（炒黑）

用老韭根白捣汁泛丸，每服二钱，滚水下。（《临证指南医案·胃脘痛》）

分析　久病入络是叶氏临证总结的理论，以上四案可以看出，不论是癥瘕积聚，还是胁痛、胃脘痛，凡病久未愈，叶氏均认为病已由气入血，故选用活血通络之品以治。在《临证指南医案》中，还记载有其治疗发黄、痹痛、疟疾诸病的医案，可见这一理论绝非泛泛空谈。

（三）治疗奇经病证

叶氏十分重视奇经辨证，在自己实践的基础上，颇有创见地发展了奇经八脉的辨证论治法则。在生理上，他认为奇经有收摄精气，调节正经气血以及维续、护卫、包举形体的作用；在病理上，凡肝肾脾胃之病，久虚不复，必延及奇经；在辨证上，奇经之病须分虚实；治疗上，常兼"通"、"补"。

叶氏指出，奇经用药，与肝肾关系最为密切，他认为："医当分经别络，肝肾下病，必留连及奇经八脉，不知此旨，宜乎无功"[16]因而奇经为病，多与肝肾久损有关。而见有奇经八脉失司不固的病证，叶氏强调以调补肝肾为总的治法，但其用药又有特点。正如叶氏所说"夫精血皆有形，以草木无情之物为补益，声气必不相应。桂附刚愎，气质雄烈，精血主脏，脏体属阴，刚则愈劫脂矣。至于丹溪虎潜法，潜阳坚阴，用知柏苦寒沉着，未通奇脉。余以柔济阳药，通奇脉不滞，且血肉有情，栽培身内之精血，但王道无近功，多用自有益"[10]。所以叶氏填补奇经，多选择血肉有情之品，如鹿茸、鹿角胶、紫河车、龟板、鳖甲、淡菜等。

【医案例举】

例一　范　父母弱症早丧，禀质不克充旺，年二十岁未娶，见病已是损怯，此寒热遇劳而发，即《内经》阳维脉衰，不司维续、护卫、包举。下部无力，有形精血不得充涵筋骨矣，且下元之损，必累八脉，此医药徒补无用。

鹿茸　杞子　归身　巴戟　沙苑　茯苓　舶茴香　羊肉胶丸（《临证指南医案·虚劳》）

例二　陈　脉左虚涩，右缓大，尾闾痛连脊骨，便后有血，自觉惶惶欲晕，兼之纳谷最少，明是中下交损，八脉全亏，早进青囊斑龙丸，峻补玉堂、关元，暮服归脾膏，涵养营阴，守之经年，形体自固。

　　　　鹿茸（生切薄另研）　　鹿角霜（另研）　　鹿角胶（盐汤化）　　柏子仁（去油烘干）　熟地（九蒸）　韭子（盐水浸炒）　菟丝子（另磨）　赤白茯苓（蒸）补骨脂（胡桃肉捣烂蒸一日，揩净炒香）

　　溶膏炼蜜为丸，每服五钱，淡盐汤送。

　　鹿茸壮督脉之阳，鹿霜通督脉之气，鹿胶补督脉之血，骨脂独入命门，以收散越阳气，柏子凉心以益肾，熟地味厚以填肾，韭子、菟丝就少阴以升气固精，重用茯苓淡渗，《本草》以阳明本药，能引诸药入于至阴之界耳，不用茋、味之酸，以酸能柔阴，且不能入脉耳。（《临证指南医案·便血》）

　　例三　程　冲脉为病，男子内结七疝，女子带下瘕聚。故奇经之结实者，古人必用苦辛和芳香，以通脉络；其虚者，必辛甘温补，佐以流行脉络，务在气血调和，病必全愈。今产后体虚，兼瘀而痛。法当益体攻病，日期已多，缓治为宜。

　　生地　生姜　丹皮　琥珀末调入

　　此苦辛偶方，加丹皮以通外，琥珀以通内，所以取效。（《临证指南医案·产后》）

　　例四　郭　产后下元阴分先伤，而奇经八脉皆丽于下，肝肾怯不固，八脉咸失职司，经旨谓阳维脉病苦寒热，阴维脉病苦心痛，下损及胃，食物日减，然产伤先伤真阴，忌用桂、附之刚，温煦阴中之阳，能入奇经者宜之。

　　人参　鹿茸　紫石英　当归　补骨脂　茯苓(《临证指南医案·产后》)

　　分析　龚商年按《临证指南医案》产后门曾说："先生于奇经之法，条分缕析，尽得其精微。如冲脉为病，用紫石英以为镇逆；任脉为病，用龟板以为静摄；督脉为病，用鹿角以为温煦；带脉为病，用当归以为宣补。凡用奇经之药，无不如芥投针。"以上四案，均属八脉亏虚之证，故叶氏多选奇经之药以补摄，为虚损病证治疗独辟门径，其辨证处方，值得深入体会。

（四）临床用药特色

　　叶氏临证处方遣药特色鲜明，创制大量新方，善于化裁古方。在治疗外感温病方面，立方严谨，用药轻灵；杂病调理，颇多创见。理虚善用甘药培中，血肉填下；调制脾胃，创立甘寒育阴，常用酸甘化阴和辛甘化阳。具体用药则主张慎用刚燥，勿滥投苦寒，注重顾护精血，养育脾胃。对疾病发展过程中的病机特征均能洞悉原委，灵活运用相反相成法则，方药切证，最具卓识。谨举其特色，摘要如下。

1. 上下互治

　　观叶氏医案，多有上下互治之例，临证抛却常法，每有上病下取或下病上治案例。如病中风，他往往认为是"肝肾虚馁，阴气不主上承，重培其下，冀得风熄"[17]；治气喘、吐血及眩晕等证，亦常用固摄下元的方法，指出"上病当实下焦"[18]；治肠痹便秘的下焦之病，又善以杏仁、枇杷叶、淡豆豉等开上通下。

　　【医案例举】

　　例一　陈　形瘦，脉促数，吸气如喘，痰气自下上升。此属肾虚，气不收摄，

失血后有此，乃劳怯难愈大症，用贞元饮。(《临证指南医案·吐血》)

例二　翁四二　脉细尺垂，形瘦食少，身动即气促喘急。大凡出气不爽而喘为肺病，客感居多。今动则阳化，由乎阴弱失纳，乃吸气入而为喘，肾病何辞? 治法唯以收摄固真，上病当实下焦，宗肾气方法意。

熟地　萸肉　五味　补骨脂　胡桃肉　牛膝　茯苓　山药　车前子

蜜丸。(《临证指南医案·喘》)

例三　叶　二便不通，此肠痹，当治在肺。

紫菀　杏仁　蒌皮　郁金　黑山栀　桔梗(《临证指南医案·肠痹》)

2. 通补兼顾

叶氏治病既非一味呆补，又不孟浪攻泄，而常取通补兼顾，并行不悖的方法。如治虚劳，脾胆同病，投四君子汤补虚，桑叶、丹皮泄邪。其他如治痿证的"通摄"、"通纳"法；治痢疾的"通塞"、"通涩"法等，都据正虚宜补，留滞宜通的原则而定，寓有通补之意。

【医案例举】

例一　沈　长夏湿热，经脉流行气钝，兼以下元络脉已虚，痿弱不耐，步趋常似酸楚，大便或结或溏，都属肝肾为病。然益下必佐宣通脉络，乃正治之法。倘徒呆补，恐季夏后，湿热还扰，须为预理。

鹿角霜　当归　生茅术　熟地(姜汁制)　茯苓　桑椹子　苁蓉　巴戟　远志　小茴　金毛狗脊(酒蒸)

水熬膏和丸，淡盐汤送下。(《临证指南医案·痿》)

例二　江　食物不调，肠胃蕴蓄，郁蒸积聚而滞下，三月不愈。清疏带补之。

人参　川连　炒白芍　炒楂肉　广皮　茯苓　炒当归　乌梅(《临证指南医案·痢》)

3. 寒热并用

叶氏常效法仲景，熔寒热药味于一炉，以治疗寒热错杂的病证。如以乌梅丸治吐蛔；以附子泻心汤治高年"下元衰惫"而见"寒热邪气扰中"[19]的呕吐症等。

【医案例举】

例一　王　胃虚少谷，肝来乘克，呕吐不能受纳，盖脏厥象也。

人参　川连　附子　黄芩　干姜　枳实(《临证指南医案·呕吐》)

例二　朱　胃中不和，食入呕吐。怒动而病，必先制肝。

温胆合左金为宜，去甘草、茯苓，加姜汁。(《临证指南医案·呕吐》)

4. 兼顾升降

叶氏非常重视人体阴阳、脏腑的升降运动，尤其是对于脾升胃降的论述，颇多发挥，指出："纳食主胃，运化主脾，脾宜升则健，胃宜降则和"[6]。升与降既相反又相成，脾气不升会影响到胃气不降；胃气的不得下行也能导致脾阳的难以升发。所以叶氏在治疗脾胃升降失司时，升脾药中常兼降胃，降胃方里时参升脾。平时立方，往往兼顾升降。但对"脾气不升"或"胃气不降"的症状十分典型和显著时，也单用"升脾"或"降胃"之法，以奏升脾即可降胃、降胃亦能升脾之功。

【医案例举】

例一 王 素有痰饮，阳气已微，再加恽郁伤脾，脾胃运纳之阳愈惫，致食下不化，食已欲泻。夫脾胃为病，最详东垣，当升降中求之。

人参 白术 羌活 防风 生益智 广皮 炙草 木瓜（《临证指南医案·脾胃》）

例二 某 脉弦，食下瞋胀，大便不爽。水谷之湿内著，脾阳不主默运，胃腑不能宣达。疏脾降胃，令其升降为要。

金石斛 厚朴 枳实皮 广皮白 苦参 神曲 茯苓 麦芽（《临证指南医案·脾胃》）

5. 润燥兼施

脾恶湿，肾恶燥，脾肾两虚则湿聚于中，液亏在下，治疗颇费周章。叶氏常取润燥兼施法，如肠红喘嗽，既蕴饮浊，又亏肾阴，则投以姜桂合牡蛎；若见"酒湿污血"[20]之症，则用黑地黄丸，以术姜之燥，地黄之润，相辅互制，得刚柔既济之妙。

【医案例举】

沈 酒湿污血，皆脾肾柔腻主病。当与刚药。黑地黄丸。

凡脾肾为柔脏，可受刚药，心肝为刚脏，可受柔药，不可不知。谦甫治此症，立法以平胃散作主，加桂、附、干姜、归、芍，重加炒地榆，以收下湿，用之神效，即此意也。

（《临证指南医案·便血》）

6. 滑涩互施

滑则通利，涩则填固。叶氏治疗遗精，每用此法，他反对一味固涩，指出"精关已滑，涩剂不能取效，必用滑药引导，同气相求，古有诸法"[21]。其涩药是指五味、萸肉、芡实等固摄之品，而滑药则涵义较广，如远志、茯苓、砂仁等通利药物以及牛羊骨髓、猪脊髓等脂滑润腻之味，两者往往协同涩药起到固精作用。

【医案例举】

例一 郑 脉数，垂入尺泽穴中，此阴精未充早泄，阳失潜藏。汗出吸短，龙相内灼，升腾面目，肺受熏蒸，嚏涕交作，兼之胃弱少谷，精浊下注，溺管疼痛，肝阳吸其肾阴，善怒多郁，显然肾虚如绘。议有情之属以填精，仿古滑涩互施法。

牛骨髓 羊骨髓 猪脊髓 麋角胶 熟地 人参 山萸肉 五味子 芡实 湖莲 山药 茯神 金樱膏 胶髓丸（《临证指南医案·虚劳》）

例二 冯 阴虚体质，常有梦泄之疾。养阴佐以涩剂，仍参入通药可效。

六味去丹泽，加湖莲 芡实 五味 远志 秋石（《临证指南医案·遗精》）

7. 开阖并举

叶氏非常强调"太阳司开，阳明司阖"[22]的生理功能。在饮证中，太阳开则饮邪外有出路，不得内聚；阳明阖则真元充足，饮食不失其度，运化不停其机。如太阳失开，则饮邪弥漫；阳明不阖，则胃气空乏。他在治疗开阖失司而症见咳呛气促、小便不利、足跗浮肿、纳差、呕逆、大便或溏或秘时，常用太阳阳明开阖法，以姜、桂辛开太阳，蠲饮祛邪，用参、苓等益气健胃，内阖阳明。

【医案例举】

某　夏季阳气大升，痰多呛咳，甚至夜不得卧，谷味皆变，大便或溏或秘，诊脉右大而弦。议以悬饮流入胃络，用开阖导饮法。

人参　茯苓　桂枝　炙草　煨姜　南枣（《临证指南医案·痰饮》）

四、学术评议

（一）叶氏是著名的温病学家，他揭示了外感温病的演变规律，系统阐述了卫气营血辨证论治，并为温病三焦辨治理论的形成奠定了坚实基础。其察舌验齿、辨斑疹白㾦等方法，在临床上具有重要的诊断价值。对于春温、湿温、夏热、秋燥等温热病的治疗，也多发展前人学验，从而形成了温热病的完整理论体系，开创了温病学说的新纪元。

（二）在杂病方面亦成就卓著。发明脾胃分论，创立胃阴学说，提倡甘润濡养胃阴的观点，弥补了东垣脾胃学说的不足。

（三）对虚损病证的治疗，集前人之大成。形成了甘药培中，血肉填下，中下兼顾的全面治疗方法，为中医扶正固本大法增添了新的内容。

（四）倡阳化内风论，深化了前人“内虚暗风”的学说，并丰富了中风病的治疗方法。

（五）创久病入络说，提出了通络用药大法；论治奇经病证，补前人之未逮，为内伤杂病的治疗开辟了新的途径。

【注释】

［1］《吴医汇讲》，唐大烈（字烈三，号笠山，苏州人）创办于清乾隆五十七年（1792年），至嘉庆六年（1801年）共刊行11期，辑苏锡常太等江南医家作品，发表文稿94篇，《中国历代医史》云其“乃近代医报杂志之最先楷模也”。叶氏《温热论》即登载在第1期上。

［2］《温热论》

［3］《温热经纬·叶香岩外感温热篇》按语

［4］《临证指南医案·脾胃》

［5］《叶氏医案存真·诸虚劳损》

［6］《临证指南医案·脾胃》华按

［7］《素问玄机原病式·火类》

［8］《临证指南医案·肝风》

［9］《临证指南医案·虚劳》邹案

［10］《临证指南医案·虚劳》

［11］《临证指南医案·咳嗽》

［12］《景岳全书·杂证谟·虚损》

［13］《临证指南医案·吐血》

［14］《临证指南医案·疟》

［15］《临证指南医案·积聚》

[16]《临证指南医案·诸痛》

[17]《临证指南医案·中风》

[18]《临证指南医案·喘》

[19]《临证指南医案·呕吐》

[20]《临证指南医案·便血》

[21]《临证指南医案·遗精》

[22]《临证指南医案·痰饮》

【复习思考题】

1. 简述叶氏对温病学的主要贡献及对后世的影响。

2. 试述叶天士创久病入络学说的临床价值。

3. 试述叶天士对虚损病证的治疗特点。

4. 试述叶氏奇经辨证用药的主要内容。

5. 试论述叶氏的胃阴学说。

徐 大 椿

一、生平和著作

徐大椿,字灵胎,晚号洄溪老人,江苏吴江人,生活于公元 1693～1772 年(清康熙三十二年～乾隆三十七年)。二十岁县庠入泮,"至是更名大业",后因亲人多病,乃弃举子业而转治医。他刻苦学习,攻究典籍,潜心披览,寝食俱废。在其著作中称:"五十年中批阅之书约千余卷,泛览之书约万余卷"。对天文、历算、史地、音乐、武技、水利等无不研究。袁枚在《徐灵胎先生传》中,称其"聪明过人,凡星经、地志、九宫音律,以至舞刀夺槊、勾卒嬴越之法,靡不宣究,而尤长于医"。

在医学方面,他主张寻本溯源,从源及流;治疗疾病善于审证求因,对奇症痼疾,每奏捷效,故名噪海内。其著作甚多,有《难经经释》《神农本草经百种录》《医学源流论》《伤寒类方》《慎疾刍言》《兰台轨范》《医贯砭》《洄溪医案》等十余种。

《难经经释》,为徐氏研究《难经》的专著,成书于 1727 年,该书主要特点是,以《内经》理论为据,对《难经》进行注释和发挥。徐氏在注释中,一方面提出要对《难经》中有悖于《内经》的内容进行驳正,但同时也认为《难经》"别有师承",不能单纯以《内经》来判断《难经》的论述正确与否。

《神农本草经百种录》,成书于 1736 年,是徐氏从《神农本草经》中选取一百种药物,并对各药的主治、功用等详加阐释,以示人用药之规范。

《医学源流论》,成书于 1757 年,全书二卷,分经络脏腑、脉、病、方药、治法、书论、古今七门。论述了经络脏腑的生理、病理以及元气存亡、阴阳升降、脉证的轻重、方剂组合及药物运用、临床诊治原则和方法、运气与人体的关系等。

《伤寒类方》，成书于 1759 年，为徐氏研究《伤寒论》的专著。全书四卷，将《伤寒论》中的 113 方分为 12 类，体现了他从方立论以研究《伤寒论》的思想。

《兰台轨范》，成书于 1764 年，全书八卷，为徐氏临床经验的总结。对各病的论述，均先叙病源，次辨病证，后立治法。强调"先识疾病之所由生，再辨病状之所由异。治必有定法，法必有主方，方必有主药"。并提出治病不应专用汤药，对单方、验方、针灸、按摩等法，亦当相应采用。

《医贯砭》，成书于 1764 年，全书共分二卷。徐氏鉴于当时温补之风盛行，为了补偏救弊，对明代医家赵献可的《医贯》进行逐字逐句的批驳砭斥。"择其背道之尤者，力为辨析"。徐氏此书，虽言语过于偏激，亦不都失之于理，从学术争鸣的角度来看，是有益的。《四库全书提要》认为其"肆言辱詈，一字一句，索垢求瘢，有伤雅道"。全书反映了徐氏尊经崇古，反对温补的学术思想。

《洄溪医案》，于徐氏殁后 80 余年面世，因其史实有征，且文理清晰，不尚奇方，与其学术相合。其研究内容涉及内、外、妇、儿诸科，堪为后人临证参考。

二、学术理论

徐氏一生勤于治学，善于思考，长于实践，著述甚丰。在中医学术领域颇多建树。

（一）溯源穷流，针砭时弊

清初医家多采用刘河间、李东垣、朱丹溪、张景岳各家的学说，并结合临证经验，发挥己见，自立其说。当时医界受明代温补学派的影响，滥用温补风行一时。徐大椿指出："医者先以虚脱吓人，而后以补药媚人。浙江则六味、八味汤加人参、麦冬等药；江南则理中汤加附、桂、熟地、鹿茸、脐带等药。"[1]更有甚者，临证不精求医理，"议论则杂乱无统，其方药则浮泛不经……惟记通治方之数首，药名数十种，以治万病"[2]。针对上述情况，他重视理论研究，认为"一切道术必有本源。未有目不睹汉、唐以前之书，徒记时尚之药数种，而可以为医者"[3]。因而，主张"推求原本，仍当取《内经》《金匮》等全书，潜心体认，而后世之书亦当穷其流派，掇其精华，摘其谬误"[2]。"不知神农、黄帝之精义，则药性及脏腑经络之源不明也；不知仲景制方之法度，则病变及施治之法不审也"[4]。所以医家之经典理论"犹之儒家的六经四子"，为医家必读之书。并认为："医学之最古者《内经》，则医之祖乃岐黄也[4]。"《神农本草经》是"本草之始，昉于神农，药止三百六十品，此乃开天之圣人，与天地为一体，实能探造化之精，穷万物之理，字字精确，非若后人推测而知之者"[5]。对于《伤寒论》则倍加赞赏，认为"仲景《伤寒论》中诸方，字字金科玉律，不可增减一字"。并且提出"能熟于《内经》及仲景诸书，细心体认，则虽其病万殊，其中条理井然，毫无疑似，出入变化，无有不效"[6]。他要求医家"言必本于圣经，治必尊乎古法"。

徐氏尊崇古典，是卓有所见的，但忽视历史的发展，对以后的成就多有非议之处。如对唐宋以后的医学，则持异议，认为"唐时诸公，用药虽博，已乏化机；至于宋人，并不知药，其方亦板实肤浅；元时号称极盛，各立门庭，徒骋私见；迨乎有明，蹈袭元人绪余而已"[7]。尤其对薛立斋、赵献可、张景岳等,进行了激烈的抨击,认为滥用温补的时弊都是受他们的影响所致。这种主张,学古以救时弊,从根本上着手,是有积极意义的,但崇古而非今,多所指摘,亦未免过激。

(二)研究伤寒,以方类证

徐氏对《伤寒论》的造诣很深,认为研究伤寒,必须以探讨仲景的辨证论治和制方法度为主,反对用考订、错简、尊经诸种方法,针对明代以来一些医家在《伤寒论》编次方面的无休止争论,他明确指出:"后人各生议论,每成一书,必前后更易数条,互相訾议,各是其说,愈更愈乱,终无定论。不知此书非仲景依经立方之书,乃救误之书也。其自序云:'伤横夭之莫救,所以勤求古训,博采众方'。盖因误治之后,变证错杂,必无循经现证之理。当时著书,亦不过随证立方,本无一定之次序也"。[8]因而,徐氏致力于处方用药的探讨,因为"方之治病有定,而病之变迁无定,知其一定之治,随其病之千变万化而应用不爽,此从流溯源之法,病无遁形矣。至于用药则各自条理,解肌发汗、攻邪散痞、逐水驱寒、温中除热,皆有主方,其加减轻重,又各有法度,不可分毫假借"[8]。他将《伤寒论》113方归纳为桂枝汤、麻黄汤、葛根汤、柴胡汤、栀子汤、承气汤、泻心汤、白虎汤、五苓散、四逆汤、理中汤、杂方等12类,除杂方外,其上11类主方之下,列述有关证治条文,并又罗列同类诸方。这样,既把伤寒论诸方作了类分,且对同类诸方随证加减变化作了更深刻的研究。正如他说:"其方之精思妙用,又复一一注明,条分而缕析之,随以论中用此方之证,列于方后,而更发明其所以然之故,使读者于病情药性,一目显然,不论从何经来,从何经去,而见证施治,与仲景之意无不吻合。"[8]徐氏的《伤寒类方》,对于临床施治颇有实际意义,与拘泥尊经考订者有所不同,因此很受后世医家的重视。

(三)谨护元气,保全性命

元气禀受于先天而赖后天滋养,元气于人至珍至贵。李东垣着重阐发脾胃与元气的关系,张景岳则认为命门为元气之根,水火之宅,滋养五脏阴阳之气。徐氏关于元气的论述,系景岳命门学说的继承和发展。他认为命门元阴元阳,阴阳相贯,水火相济,而生化之机永恒不息,故曰生气,又名元气。元气原于先天,根于命门,附于气血,布于脏腑。如说:"命门为元气之根,真火之宅,一阳居二阴之间,熏育之主,而五脏之阴气非此不能滋,五脏之阳气非此不能发。"[9]"元气者,视之不见,求之不得,附于气血之内,宰乎气血之先"[10]。并说:"元气虽自有所在,然实与脏腑相连属者也。"[10]故"五脏有五脏之真精,此元气之分体者也"[10]。元气与生命的关系,徐氏喻之为薪与火,认为元气"其成形之时,已有定数"[10]。如"置薪于火,始燃尚微,渐久则烈,薪力既尽而火熄矣"[10]。故人在四十岁前日生日长,元气渐盛,四十以后日消日减,元气渐尽而至于死。"终身无病者,待元气之自尽而死,此所谓终其天年者也。"[10]由于元气存亡盛衰关系到人体的生死强弱,所以,徐氏指出,保护元气为"医家第一活人要义"[9]。他分析病人的各种情况,以为"若元气不伤,虽病甚不死;元气或伤,虽病轻亦死。而其中又有辨焉。有先伤元气而病者,此不可治者也;有因病而伤元气者,此不可不预防之者也;亦有因误治而伤及元气者;亦有元气虽伤未甚，而尚可保全之者，其等不一"[10]。因而，强调医生必须审察元气，指出"诊病决死生者，不视病之轻重，而视元气之存亡，则百不失一矣"[10]。徐氏认为，神气是人体生命活动的主要象征，也即是元气在生理、病理活动表现于外的现象。元气充则生气盛，生气盛则神气旺。他说："至人之生气，则无所不在，如脏腑有生气，颜色有生气，脉息有生气，七窍有生气，四肢有生气，二便有生气，生气即神气，神自形生，何可不辨。"[9]说明神气是人体精气的反映，存诸内而形诸外，可以通过望、闻、问、切以测候其盛衰。

总之，徐氏的命门元气论，是从扶正祛邪的角度出发的，他对人体的生理功能、病理机制，以及临床诊治要点等各方面，作了系统的阐述，很有特色，在临床辨证论治中，也具有实际意义。其说与赵献可、张景岳的肾间动气、命门学说，亦有一定关系。

（四）亡阴亡阳论

亡阴亡阳，是临床上的重危之证。大都发生在高热熏蒸，发汗过多，或吐泻过度，失血过甚等情况下。而汗出过多的亡阴亡阳，更为人所注意。徐氏的《亡阴亡阳论》，对其病机、诊断和治疗做出重要论述。他说："经云：'夺血者无汗，夺汗者无血'。血属阴，是汗多乃亡阴也，故止汗之法，必用凉心敛肺之药。何也？心主血，汗为心之液，故当清心火。汗必从皮毛出，肺主皮毛，故又当敛肺气，此正治也。惟汗出太甚，则阴气上竭，而肾中龙雷之火，随火而上，若以寒凉折之，其火愈炽，惟用大剂参、附，佐以咸降之品，如童便、牡蛎之类，冷饮一碗，直达下焦，引其真阳下降，则龙雷之火，返乎其位，而汗随止，此与亡阴之汗，真大相悬绝。亡阴亡阳，其治法截然，而转机在顷刻，当阳气之未动也，以阴药止汗，及阳气之既动也，以阳药止汗，而龙骨、牡蛎、黄芪、五味收涩之药，则两方皆可随宜用之。医者能于亡阴亡阳之交，分其界限，则用药无误矣。其亡阴亡阳之辨法何如？亡阴之汗，身畏热，手足温，肌热，汗亦热而味咸，口渴喜凉饮，气粗，脉洪实，此其验也；亡阳之汗，身反恶寒，手足冷，肌凉，汗冷而味淡微黏，口不渴而喜热饮，气微，脉浮数而空，此其验也。至于寻常之正汗、热汗、邪汗、自汗又不在二者之列。"[11]

【医案例举】

例一 苏州沈母，患寒热痰喘，浼其婿毛君延余诊视。先有一名医在座，执笔沉吟曰：大汗不止，阳将亡矣。奈何？非参、附、熟地、干姜不可。书方而去。余至不与通姓名，俟其去乃入，诊脉洪大，手足不冷，喘汗淋漓。余顾毛君曰：急买浮麦半合，大枣七枚，煮汤饮之可也。如法服而汗顿止，乃为立消痰降火之方，二剂而安。盖亡阳亡阴相似，而实不同。一则脉微，汗冷如膏，手足厥逆而舌润；一则脉洪，汗热弗黏，手足温和而舌干。但亡阴不止，阳从汗出，元气散脱，即为亡阳。然当亡阴之时，阳气方炽，不可即用阳药，宜收敛其阳气，不可不知也。亡阴之药宜凉，亡阳之药宜热，一或相反，无不立毙，标本先后之间，辨在毫发，乃举世更无知者，故动辄相反也。（《洄溪医案·痰喘亡阴》）

分析 徐氏辨证，精当入微，虽喘汗淋漓，但手足不冷，证属亡阴，治宜收敛其阳气，用药宜凉不宜热。故用浮小麦止汗而敛心液，大枣益中气而固阴精。继主消痰降火之方，则肺气清而喘嗽平。

例二　观察毛公裕，年届八旬，素有痰喘病，因劳大发，俯几不能卧者七日，举家惊惶，延余视之。余曰：此上实下虚之证，用清肺消痰饮，送下人参小块一钱，二剂而愈。毛翁曰：徐君学问之深，固不必言，但人参切块之法，此则聪明人以此玄奇耳。后岁余，病复作，照前方加人参煎入，而喘逆愈甚。后延余视，述用去年方而病有加，余曰：莫非以人参和入药中耶？曰：然。余曰：宜其增病也。仍以参作块服之，亦二剂而愈。盖下虚固当补，但痰火在上，补必增盛，惟作块则参性未发，而清肺之药已得力，过腹中而人参性始发，病自获痊。此等法，古人亦有用者，人自不知耳，于是群相叹服。（《洄溪医案·痰喘亡阴》）

分析　本案属年高素有痰喘，因劳而大发，乃下虚上盛之候。下虚当补，但痰火在上，补必致痰火增盛。上盛当清，如徒与清痰降火，则必碍其下虚。故用人参切块服而不入汤剂，取其作用迟发而徐缓，待清肺之药性已发挥之后，补益始作，为先清后补之法，以防关门留寇。体现了徐氏用药如用兵的方略。

例三　芦墟迮耕石，暑热坏证，脉微欲绝，遗尿谵语，寻衣摸床。此阳越之证，将大汗出而脱。急以参、附加童便饮之，少苏而未识人也。余以事往郡，戒其家人曰：如醒而能言，则来载我。越三日未请，亟往，果生矣。医者谓前药已效，仍用前方，煎成未饮。余至曰：阳已回，火复炽，阴欲竭矣，附子入咽即危。命以西瓜啖之，病者大喜，连日啖数枚，更饮以清暑养胃而愈。（《洄溪医案·暑》）

分析　暑为热病，治当清凉。本案出现脉微欲绝，遗尿谵语，寻衣摸床。徐氏诊为暑热坏证，乃误治后的变证，故用参、附加童便以固脱回阳，待阳回汗止后，则现阴伤津竭之象，又当急与滋阴津、清暑热、养胃阴之法，不可再与温热，合《内经》标本缓急之意。

例四　毛履和之子介堂，暑病热极，大汗不止，脉微肢冷，面赤气短，医者仍作热证治。余曰：此即刻亡阳矣，急进参、附以回其阳。其祖有难色。余曰：辱在相好，故不忍坐视，亦岂有不自信而尝试之理，死则愿甘偿命。方勉饮之。一剂而汗止，身温得寐；更易以方，不十日而起。同时，东山许心一之孙伦五，病形无异，余亦以参、附进，举室疑骇。其外舅席际飞笃信余，力主用之，亦一剂而复。但此证乃热病所变，因热甚汗出而阳亡，苟非脉微足冷，汗出舌润，则仍是热证，误用即死。（《洄溪医案·暑》）

分析　本案为暑病热极，大汗不止，脉微肢冷，是阳将随汗外脱之证。面赤气短，乃阳有上越之象，故急与参附回其阳。

三、治疗经验

徐氏学验俱丰，在长期的临床实践中，总结了不少重要经验，并提出许多学术见解，兹举其要。

（一）审证求因，制方遣药

徐氏临证，首重审证求因。认为"欲治病者，必先识病之名，而后求其病之所由生，知其所由生，又当辨其生病之因各不同，而病状所由异，然后考其治之之法"[2]。因为，统言之"凡人之所苦，即谓之病"[12]。而一病之中，必有数症，所谓"症者，病之发现者也"。数症合之则为病，分之则为症。即"统名为病，如疟痢之类；分名为症，如疟而呕吐头疼，痢而寒热腹痛之类"。在临床中，既有病同而症异，又有症同而病异；有病与症相应，也有病与症不相应等情况。对于病异而症同者，最应注意，而关键是审证求因，详加辨别。如"同一身热，有风、寒、痰、食，有阴虚火升，有郁怒、忧思、劳怯、虫疰……则不得专以寒凉治热病矣"[10]。这种认识，对今日临床仍有重要指导意义。另外，由于病又非一症，必有其他兼症。如"身热而腹痛，则腹痛又为一症。而腹痛之因，又复不同，有与身热相合者，有与身热各别者。如感寒而身热，其腹痛又为伤食，则各别也。又必审其食为何食，则以何药消之，其立方之法，必切中二者之病源而后定方，则一药而两病俱安。若不问其本病之何因，及兼病之何因，而徒曰某病以某方治之，其偶中者，则投之或愈，再以治他人，则不但不愈，而反增病"[12]。由此可见，审证求因，在临床辨证中，具有非常重要的意义，否则，病因不明，则诊治全误。

徐氏强调，临证当根据病人的不同体质、病因和受病部位，精确地辨证，并熟练地运用理法方药，以正确施治。他说："七情六淫之感不殊，而受感之人各殊。或气体有强弱，质性有阴阳，生长有南北，性情有刚柔，筋骨有坚脆，肢体有劳逸，年力有老少，奉养有膏粱藜藿之殊，心境有忧劳和乐之别。更加天时有寒暖之不同，受病有深浅之各异……故医者必细审其人之种种不同，而后轻重、缓急、大小、先后之法，因之而定。"[13]在辨证施治过程中，徐氏还十分重视经络脏腑问题，认为，治病者，必先分经络脏腑之所在，而又知其七情、六淫所受何因，然后择何经何脏对病之药。但他又认为经络、脏腑的辨证用药，必须灵活运用和全面掌握。诊治疾病，一般来说，必分经络脏腑，但有时亦不能拘泥，治病亦有"不必求经络脏腑者，盖人之气血无所不通，而药性之寒热温凉、有毒无毒……其功能亦无所不到，岂有某药止入某经之理"[14]。他举例指出，"如紫金锭、至宝丹之类，所治之病甚多，皆有奇效"[14]。说明古人有些现成通治之方，可治多种病证，而不必拘泥于某药独入某经之说。说明徐氏治学知常达变，其见解可补张洁古药物归经理论之不足，而为后世医界开阔了视野。

对于制方遣药，徐氏提倡主方主药，深得医家赞赏，如云："一病必有一方，专治者名曰主方。而一病又有几种，每种亦各有主方，此先圣相传之法，莫之能易也[15]"。又说："凡人所患之症，止一二端，则以一药治之，药专则力厚，自有奇效。若病兼数症，则必合数药而成方。"[15]但方中每一味药，不一定都按其原有性能发挥作用。他说："方之与药，似合而实离也。得天地之气，成一物之性，各有功能，可以变易血气以除疾病，此药之力也……制方以调剂之，或用以专攻，或用以兼治，或相辅者，或相反者，或相用者，或相制者。故方之既成，能使药各全其性，亦能使药各失其性……此方之妙也。"[16]所以，制方的目的，在于使其"能如人之所欲以致其效"[16]。而善于制方者，"用药之法，并不专取其寒热温凉补泻之性也。或取其气，或取其味，或取其色，或取其形，或取其所生之方，或取其嗜好之偏。其药似与病情之寒热温凉补泻若不相关，而投之反有神效"[17]。这种精辟论述极为可贵。

徐氏制方，务切病情，既守法度，又不拘泥。他说："按病用药，药虽切中，而立方无法，谓之有药无方；或守一方以治病，方虽良善，而其药有一二味与病不相关者，谓之有方无药。"[16]他要求所制之方"分观之而无药弗切于病情，合观之而无方不本于古法"[16]。在用药上，徐氏还提倡"轻药愈病"法。对于常见病"起病时仍用切近之药"[1]，反对"专求怪僻"，至于危险疑难之证，才须博考群方，以求变法。徐氏强调审证求因，提倡主方主药，很有现实意义。

（二）兼擅内外科

徐氏精于内科，但对外科也有很深造诣。他认为内外科虽分为二，但不能截然分割。因为临床上往往有内外科兼见。或外科见内证，或内科变外证，辨证不明，多易误诊。故主张"必读书临症二者皆到，然后无误"[18]。

对于腹内痈症，徐氏最为重视。他说："显然为内证者，内科治之，显然为外证者，外科治之。其有病在腹中，内外未显然者，则各执一说，各拟一方，历试诸药，皆无效验，轻者变重，重者即殒矣。"[19]同时，还指出痰火瘀热与各种痈症既应鉴别，而在病因病机上又有联系。如"大凡瘀血久留，必致成痈，产后留瘀及室女停经，外证极多。而医者俱不能知，至脓成之后，方觅外科施治"[20]。这些经验，对我们临床辨证施治是具有现实意义的。

【医案例举】

例一　长兴朱季舫少子啸虎官，性极聪敏，年九岁，腹痛脚缩，抱膝而卧，背脊突出一疖，昼夜哀号。遍延内外科视诊，或云损证，或云宿食，或云发毒，当刺突出之骨，以出脓血。其西席茅岂宿力荐余治。余曰：此缩脚肠痈也，幸未成脓，四日可消。闻者大笑，时季舫为滦州牧，其夫人孔氏，名族之女，独信余言。余先饮以养血通气之方，并护心丸，痛遂大减，诸医谓偶中耳。明日进消瘀逐毒丸散，谓曰：服此又当微痛，无恐。其夜痛果稍加，诸医闻之哗然，曰：果应我辈之言也。明早又进和营顺气之剂，痛止八九，而脚伸脊平，果四日而能步，诸医以次辞去。中有俞姓者，儒士也，虚心问故。余谓：杂药乱投，气血伤矣，先和其气血，自得稍安。继则攻其所聚之邪，安能无痛。既乃滋养而通利之，则脏腑俱安矣。（《洄溪医案·肠痈》）

分析　本案为九岁男童，无虚损见症，虽有脊背突出疖疮，但其腹痛在先，发疖在后。亦无宿食之因。徐氏据《金匮》所叙脉证，诊为缩脚肠痈而尚未成脓。先以养血通气、护心镇痛，继以消瘀逐毒，后用和荣顺气，调理气血而收功。

例二　南濠徐氏女，经停数月，寒热减食，肌肉消铄，小腹之右，下达环跳，隐痛微肿。医者或作怯弱，或作血痹，俱云不治。余诊其脉，洪数而滑，寒热无次。谓其父曰：此瘀血为痈，已成脓矣。必自破，破后必有变证，宜急治。与以外科托毒方并九散，即返山中。越二日，天未明，叩门甚急，启视，则徐之戚也。云脓已大溃，而人将脱矣。即登其舟往视，脓出升余，脉微肤冷，阳随阴脱。余不及处方，急以参、附二味，煎汤灌之，气渐续而身渐温。然后以补血养气之品，兼托脓长肉之药，内外兼治，两月而漏口方满，精神渐复，月事以时。大凡瘀血久留，必致成痈，产后留瘀及室女停经，外证极多，而医者俱不能知，至脓成之后，方觅外科施治，而外科又不得其法，以致枉死者比比然也。（《洄溪医案·肠痈》）

　　分析　本案为室女停经数月，医者不辨其真，从怯弱、血痹治之，非但无效，反致肌肉消铄，寒热减食。徐氏据其痛在小腹之右，下达环跳，隐痛微肿之候，诊为肠痈，脓成将溃。病久溃脓，正气已亏，当标本兼顾。先与托毒内服之方，因脓出太多，阳随阴脱，而以参附回阳救急，继以补血养气，兼托脓生肌之品，内外兼治而愈。

四、学术评议

　　（一）徐氏崇尚经典，主张研究医学应该从源到流。强调既要熟读《内经》《伤寒论》，又要博览《千金》《外台》，这样才能学有准则，明辨是非，博采众长。不至于众说纷纭，无所适从。重视理论联系实际，反对脱离临床的空谈。

　　（二）为纠正时医滥用温补之弊，强调医家在临床诊治中应审证求因，审因施治。提倡主方主药，重视脏腑经络辨治。

　　（三）发展命门元气学说，重视固护元气，总结出亡阴亡阳的机理、辨识特点和治疗方法，在临床中具有实际意义。

　　（四）采用以方类证的方法研究《伤寒论》，主张以探讨仲景辨证论治和制方用药法度为主，深受后世医家重视。

　　（五）擅长内外科，认为在临床上往往内外兼见，不能截然分割，内外不明多易误诊误治。

　　（六）由于受尊经崇古思想影响，奉经典为金科玉律，限制了本身学术的发展。对温补诸家的批评，未免失之过激。

【注释】

[1]《慎疾刍言·补剂》
[2]《兰台轨范·序》
[3]《慎疾刍言·宗传》
[4]《医学源流论·医学渊源论》
[5]《医学源流论·本草古今论》
[6]《医学源流论·内伤外感论》
[7]《医学源流论·方剂古今论》
[8]《伤寒论类方·序》
[9]《杂病源·命门》
[10]《医学源流论·元气存亡论》
[11]《医学源流论·亡阴亡阳论》
[12]《医学源流论·病同因别论》
[13]《医学源流论·病同人异论》
[14]《医学源流论·治病不必分经络脏腑论》

[15]《医学源流论·单方论》

[16]《医学源流论·方药离合论》

[17]《医学源流论·药石性同用异论》

[18]《医学源流论·疡科论》

[19]《医学源流论·腹内痈论》

[20]《洄溪医案·肠痈》

【复习思考题】

1. 试述徐大椿研究《伤寒论》的成就。

2. 试述徐大椿元气论的主要内容及其临床意义。

3. 试述亡阴亡阳论的临床意义。

4. 试述徐氏临床辨证用药特色。

吴　瑭

一、生平和著作

吴瑭，字配珩，号鞠通，江苏淮阴人。生活于公元 1758～1836 年（清乾隆二十三年～道光十六年）。

吴氏"十九岁时，父病年余，至于不起"[1]。遂慨然弃举子业而购求方书，伏读于苦块之余。后至京师，检校《四库全书》，并专心学步吴又可，遍考晋唐以来诸贤议论，十阅春秋而有所得。乾隆五十八年（公元 1793 年），京师温疫大行，"诸友强起瑭治之，大抵已成坏病，幸存活数十人"[1]。"虽医忌且诟，识者自叹服焉"[2]。吴氏深感，"生民何辜，不死于病而死于医，是有医不若无医也。学医不精，不若不学医也"[1]。吴氏好学敏求，居心仁厚。时人顾南雅先生赠楹帖以称颂其医德和医术："具古今识艺斯进，空世俗见功乃神。"[2] 吴鞠通的医著有《温病条辨》《医医病书》和《吴鞠通医案》。

《温病条辨》六卷。吴氏"抗志以希古人，虚心而师百氏"[3]，远则"追踪乎仲景"，近则"师承于叶氏"[4]，"历取诸贤精妙，考之《内经》，参以心得"[5]，撰成此书。卷首引《内经》原文 19 条，以溯温病之源。卷一上焦篇，论述各种温病的上焦证治。卷二中焦篇，论述各种温病的中焦病证治及寒湿证治，并在湿温中参论疟、痢、疸、痹等病。卷三下焦篇，论述各种温病的下焦证治，兼述温热之邪所致的便血、咳嗽、疝瘕、疟、痢、痹、疸等杂病。卷四为杂说，集吴氏医文 18 篇，分论和温病有关的病因、病机、诊断、辨证、治疗和善后等问题。卷五、卷六分别为"解产难"和"解儿难"，吴氏结合温病理论讨论产后的调治和小儿惊风、痘证等。

《医医病书》二卷，载医论医话 72 篇，曹炳章所整理的石印本则有 81 篇。吴氏好友胡沄"因身受时医补阴之误"[2]，力促吴氏著《医医病书》，以矫医界时弊。"此书一以医流俗之病，一以补前刻（指《温病条辨》）所不及，盖前刻未及内伤与杂证也"[6]。本书主要内容分四个方面：一论医德、医术及医者之弊；二论诸种内科杂病的诊治；三论治疗原则和治疗方法；四论药物性能及用药之道。

《吴鞠通医案》四卷，系吴氏晚年汇集其一生治验编成。书按疾病分类，卷一为温病、伤寒医案，列病 7 种、医案 72 例；卷二、三为杂病医案，列病 32 种、医案 197 例；卷四为妇、儿科医案，列病 16 种、医案 84 例，对学习和研究吴氏的学术思想颇具价值。

二、学术理论

吴氏的学术思想和成就，集中反映在对温热病的认识和总结上。吴氏心折于叶天士，而深惜叶氏论治温病的学验未被当时医者所广泛采纳，故说："叶天士持论平和，立法精细，然叶氏吴人，所治多南方证，又立论甚简，但有医案散见于杂证之中，人多忽之而不深究"[5]。同时时医又多囿于门户，习用辛温、苦寒之剂治疗外感热病，以致误治甚多。吴氏有鉴于此，对四时热病条分缕析，较全面地阐述了温病的证治法则。他对伤寒和温病的理论分析、提倡温热病三焦辨证论治的基本原则，不仅风靡一时，而且百余年来一直盛行不衰，有效地指导着温热病的临床实践和理论研究，兹分述如下：

（一）寒温水火阴阳辨

吴氏认为，宋元以来诸名家皆不知温病伤寒之辨，如庞安常之《卒病论》、朱肱之《活人书》、韩祗和之《微旨》、王实之《证治》、刘守真之《伤寒医鉴》和《伤寒直格》及张子和之《伤寒心镜》等书，非以治伤寒之法治温病，即将温暑认作伤寒，且疑麻、桂之法不可用，遂别立防风通圣、双解通圣、九味羌活等方，甚至于辛温药中加苦寒之品。论温病之最详者，莫过张景岳、吴又可和喻嘉言三家，时医所宗者，也以此三家为多。然而，张景岳、喻嘉言皆著讲寒字，并未理会《素问·阴阳应象大论》中所说的"冬伤于寒，春必病温"和"重阴必阳，重阳必阴"二句。张氏立论袭前人之旧，悉与伤寒混，谓温病即伤寒；喻氏立论，虽有分析，中篇亦混入伤寒少阴、厥阴证，出方也不外辛温发表、辛热温里，为害不浅。吴又可实能识得寒温二字，遂直断温热之原非风寒所中。"瑭推原三子之偏，各自有说。张氏混引经文，将论伤寒之文，引证温热，以伤寒化热之后，经亦称热病故也。张氏不能分析，遂将温病认作伤寒。喻氏立论，开口言春温，当初春之际，所见之病，多有寒证，遂将伤寒认作温病。吴氏当崇祯凶荒兵火之际，满眼温疫，遂直辟经文'冬伤于寒，春必病温'之文。盖皆各执己见，不能融会贯通也"[7]。吴氏认为，伤寒和温病两病，实有水火的区别，伤寒之原，原于水；温病之原，原于火。伤寒病为寒邪，是水之气，膀胱者水之腑，寒邪先伤足太阳膀胱经，是以水病水；温热病为温邪，是火之气，肺者金之脏，温热先伤手太阴肺经，是火乘金。这便是伤寒、温热二病最根本的区别所在。

吴氏指出，伤寒由毛窍而入，自上而下，始足太阳。足太阳膀胱属水，寒即水之气，同类相从，故病始于此。古来但言膀胱主表，殆未尽其义。肺者，皮毛之合也，独不主表乎？治法必以仲景六经次传为祖法。温病由口鼻而入，自上而下，鼻通于肺，始手太阴，太阴金也。温者，火之气；风者，火之母，火未有不克金者，故病始于此，必从河间三焦定论。再，寒为阴邪，虽《伤寒论》中亦言中风，此风从西北方来，乃燥发之寒风也，最善收引。

阴盛必伤阳,故首郁遏太阳经中之阳气,而为头痛、身热等症。太阳阳腑也,伤寒阴邪也,阴盛伤人之阳也。温为阳邪,此论中亦言伤风,此风从东方来,乃解冻之温风也,最善发泄。阳盛必伤阴,故首郁遏太阴经中之阴气,而为咳嗽、自汗、口渴、身热、尺热等症。太阴阴脏也,温热阳邪也,阳盛伤人之阴也。阴阳两大法门之辨,可了然于心目间矣。

吴氏从寒、温、风三邪的性质加以分析,指出温邪首犯太阴而寒邪先伤太阳的道理,并从《内经》八风理论受到了启发,认为风无定体,有冷冽之风和温暖之风的不同。由于寒邪首犯太阳之表,阴盛则伤阳,故其传变必然是先表后里,先三阳后三阴,由太阳而后阳明、少阳、太阴、少阴、厥阴,诊治也必须遵循仲景六经辨证纲领。温热之邪从口鼻入而犯肺卫,是火来克金,先上焦而后中焦、下焦,诊治不当以六经分证法,而当用刘河间的三焦分证法。三焦和六经,一个横看,一个纵看,一横一纵,使温病的辨证完全脱离了伤寒的辨证体系,成为一个新的独立的辨证体系。他说:"若真能识得伤寒,断不致疑麻桂之法不可用;若能真识得温病,断不致以辛温治伤寒之法治温病。伤寒自以仲景为祖,参考诸家注疏可也;温病当于是书中之辨似处究心焉。"[5]

由于寒邪易伤人之阳气,温热之邪易伤人之阴液,因此在治法上也是截然不同。吴氏的寒热水火阴阳辨,为温病的治法提供了理论依据。吴氏认为:"伤寒伤人身之阳,故喜辛温、甘温、苦热,以救其阳;温病伤人身之阴,故喜辛凉、甘寒、甘咸,以救其阴。"[8]吴氏的这一认识,和叶桂的学术思想是完全一致的。

(二)温病的三焦辨治

吴氏沿用了《内经》《难经》三焦之名,参照三焦的生理功能和病理变化,借用《灵枢·营卫生会》《难经·三十一难》的三焦分部概念,把温病发病过程概括为上、中、下三种证候和由上及下的传变规律。吴氏指出:"温病自口鼻而入,鼻气通于肺,口气通于胃。肺病逆传,则为心包;上焦病不治,则传中焦,胃与脾也;中焦病不治,则传下焦,肝与肾也。始上焦,终下焦。"[8]

吴氏在《温病条辨》中所载述的十一种外感病是:风温、温热、温疫、温毒、冬温、暑温、伏暑、湿温、寒湿、温疟、秋燥。其中风温属"初春阳气始开,厥阴行令,风夹温也";温热属"春末夏初,阳气弛张,温盛为热也";温疫属"厉气流行,多兼秽浊,家家如是,若疫使然也";温毒属"诸温夹毒,秽浊太甚也";冬温属"冬应寒而反温,阳不潜藏,民病温也";暑温属"正夏之时,暑病之偏于热者也";"长夏受暑,过夏而发者名曰伏暑";湿温属"长夏初秋,湿中生热,即暑病之偏于湿者也"[9];"寒湿者,湿与寒水之气相搏也"[8];温疟属"阴气先伤,又因于暑,阳气独发也";秋燥属"秋金燥烈之气也"[9]。对于上述疾病,悉分三焦辨治。

1. 上焦证治

"凡病温者,始于上焦,在手太阴",症见:"脉不缓不紧而动数,或两寸独大,尺肤热,头痛,微恶风寒,身热自汗,口渴,或不渴而咳,午后热甚"[9];风温、温热、温疫、冬温初起恶风寒者,桂枝汤主之;但热不恶寒而渴者,辛凉平剂银翘散主之。风温但咳,身不甚热,微渴者,辛凉轻剂桑菊饮主之。脉浮洪,舌黄,渴甚,大汗面赤,恶热者,辛凉重剂白虎汤主之；若见脉浮芤，汗大出，鼻孔煽等重危证象，宜白虎加人参汤主之；津伤口渴则以雪梨浆、五汁饮沃之。发斑，用化斑汤主之；发疹，用银翘散去豆豉，加生地、丹皮、大青叶，倍元参主之。邪入心包，神昏谵语，舌謇肢厥，用清宫汤、牛黄丸、紫雪丹、局方至宝丹等分别治之。

湿温见头痛，恶寒，身重疼痛，舌白不渴，胸闷，午后身热等症，宜用三仁汤宣泄。秋燥伤及太阴气分者，宜桑杏汤主之；燥伤肺胃阴分，或热或咳者，宜沙参麦冬汤主之。

2. 中焦证治

"面目俱赤，语声重浊，呼吸俱粗，大便闭，小便涩，舌苔老黄，甚则黑有芒刺，但恶热不恶寒，日晡益甚者，传至中焦，阳明温病也"[8]。风温、温热、温疫、温毒、冬温，症见脉浮洪躁甚者，白虎汤主之；脉沉数有力，甚则脉体小而实者，大承气汤主之；若肢厥，神昏，不大便，或胸腹满坚，甚则拒按，亦大承气汤主之；诸证悉俱而微，脉不浮者，小承气汤微和之；纯利稀水无粪者，为热结旁流，调胃承气汤主之。阴虚之人患阳明温病，无上焦证，数日不大便，不可用承气，宜用增液汤。阳明温病，下后汗出，当复其真阴，用益胃汤。

"阳明湿温，气壅为哕者"[8]，宜新制橘皮竹茹汤主之；湿郁三焦，脘闷，便溏，身痛，舌白，宜二加减正气散主之；吸受秽湿，神识昏迷，舌白，渴不多饮，宜先用安宫牛黄丸通神利窍，继用茯苓皮汤以淡渗分消之；湿甚为热，疟邪痞结心下，烦躁自利，舌白口渴，用泻心汤。秋燥伤及胃阴，可用五汁饮或玉竹麦冬汤；燥证气血两燔者，治以玉女煎。

吴氏善于变化承气汤，治疗各种中焦温病，如"阳明温病，下之不通，其证有五：应下失下，正虚不能运药，不运药者死，新加黄龙汤主之。喘促不宁，痰涎壅滞，右寸实大，肺气不降者，宣白承气汤主之。左尺牢坚，小便赤痛，时烦渴甚，导赤承气汤主之。邪闭心包，神昏舌短，内窍不通，饮不解渴者，牛黄承气汤主之。津液不足，无水舟停者，间服增液；再不下者，增液承气汤主之"[8]。这些方药，已被后世医家广泛地应用于临床治疗。

3. 下焦证治

"风温、温热、温疫、温毒、冬温，邪在阳明久羁，或已下，或未下，身热面赤，口干舌燥，甚则齿黑唇裂，脉沉实者，仍可下之；脉虚大，手足心热甚于手足背者，加减复脉汤主之"[10]。说明吴氏认为，中焦温病久羁不已，会进一步耗及下焦之阴，而为下焦之病，故以加减复脉汤为主。若下后大便溏，脉数者，与一甲复脉汤；真阴欲竭，壮火复炽，心中烦，不得卧者，黄连阿胶汤主之；夜热早凉，热退无汗，热自阴来者，青蒿鳖甲汤主之；热邪深入下焦，脉沉数，舌干齿黑，手指但觉蠕动，急防痉厥，二甲复脉汤主之；既厥且哕，脉细而劲，小定风珠主之；热邪久羁，吸铄真阴，或因误治，神倦瘛疭，脉气虚弱，舌绛苔少，时时欲脱者，大定风珠主之。

湿温久羁，三焦弥漫，神昏窍阻，少腹硬满，便结者，宜治以宣清导浊汤。

秋燥伤及肝肾之阴，昼凉夜热，甚则痉厥者，三甲复脉汤、定风珠等主之。

4. 三焦温病的传变

温病传变的一般规律是始上焦，再中焦，终下焦，但在临床上常常会出现不依次传变的情况，必须依照临床表现来分析和判断，不能墨守成规，按图索骥。如"手太阴暑温，发汗后，暑证悉减，但头微胀，目不了了，余邪不解者，清络饮主之"[9]一条，就是邪气轻微，在上焦欲自解之候，不必一定传于中下焦。又如"温病三焦俱急，大热大渴，舌燥，脉不浮而躁甚，舌色金黄，痰涎壅甚，不可单行承气者，承气合小陷胸汤主之"[8]。即说明上焦之邪气仍在，又侵及中焦阳明，并煎熬下焦肾水，应用小陷胸合承气汤，尽涤上中下三焦之热邪。这又是三焦俱病的情况。

以上吴氏所阐述外感热病的三焦证治，是以六经辨证为基础，结合三焦辨证命名的病证。事实上三焦辨证和六经辨证是错综交织，不可分割的。正如吴氏所说："《伤寒论》六经，由表入里，由浅入深，须横看；本论论三焦，由上及下，亦由浅入深，须竖看，与《伤寒论》为对待文字，有一纵一横之妙。"[5]吴氏所论的三焦病机与叶桂所总结的卫气营血病机有着密切的联系。上焦病机，和叶氏的"温邪上受，首先犯肺，逆传心包"诸证相合，中焦与气分诸证、下焦与营血诸证相类。同时，吴氏在辨识证候时，常常采用叶氏的提法，如"邪在气分"、"热搏血分"等等。可见，吴氏的三焦辨证，是在叶氏卫气营血辨证的基础上发展而成。三焦辨证"实可羽翼伤寒"[5]，充实六经辨证，而且又扩展了卫气营血辨证，对外感热病的辨证论治体系的形成与完善，起了积极的作用。

【医案例举】

暑温　乙丑十月廿二日　广　廿四岁　六脉洪大之极，左手更甚。目斜视，怒气可畏，两臂两手卷曲而瘛疭，舌斜而不语三四日，面赤身热，舌苔中黄边白。暑入心包、胆络，以清心胆之邪为要，先与紫雪丹。

连翘（连心）五钱，羚羊角三钱，竹茹三钱，金银花五钱，暹罗犀角三钱，丹皮三钱，麦冬五钱，细生地五钱，桑叶三钱，天冬三钱，鲜荷叶（去蒂）一张，煮四杯，分四次服。

又碧雪丹一两，每服三钱，凉开水调服。以神清热退为度，现在热厥。

廿三日　肝热之极，加天冬凉肝于前方内。加天冬三钱，其碧雪丹照前常服。

廿四日　暑入心胆两经，与清心络之伏热，已见小效，仍用前法而进之。

乌犀角五钱，连翘（连心）四钱，粉丹皮五钱，羚羊角三钱，银花三钱，茶菊花三钱，细生地五钱，麦冬（连心）五钱，冬桑叶三钱，煮四杯，分四次服。

廿五日　加黄芩三钱，白扁豆花一枝，川连一钱五分，鲜荷花叶一枚。

廿六日　暑入心胆两经，屡清两经之邪，业已见效。今日饮水过多，水入微呕。盖暑必挟湿，议于前方内去柔药，加淡渗。

茯苓皮五钱，银花三钱，黄柏炭二钱，生苡仁五钱，连翘（连心）三钱，真川连一钱，羚羊角三钱，犀角二钱，冬桑叶三钱，黑山栀三钱，茵陈三钱，荷叶边二枚　煮三杯，分三次服。

廿七日　暑热退后，呕水，身微黄，热退湿存。

云苓块（连皮）五钱，银花三钱，白蔻皮二钱，生苡仁五钱，连翘三钱，黄柏炭二钱，杏仁泥三钱，茵陈三钱，白通草一钱，黑山栀三钱，煮三杯，分三次服。（《吴鞠通医案·卷一·暑温》）

分析　暑温之邪侵入心胆二经，吴氏先以紫雪丹开其上窍，使神明不致坐困。

然后用清营汤加减，方中重用连翘，并增加犀角、竹茹、鲜荷叶共清心胆之邪，使暑热得退。暑多挟湿，遂去方中柔药，加入茯苓皮、生苡仁等淡渗利湿之品和白蔻皮、茵陈芳香化湿之品，使湿从上下得解而瘥。

（三）阐述外感热病清热养阴大法

在外感热病的治疗方面，吴氏较为全面地总结了前人的学术经验，强调"温热，阳邪也，阳盛伤人之阴也"[9]，故温病始终以救阴精为主，而清热养阴为治疗外感热病的基本大法。

在当时的临床上，吴氏目睹时医治疗温病常易犯的错误。其一是辛温之误，指出："温热之邪，春夏气也，不恶风寒，则不兼寒风可知。此非辛凉秋金之气，不足以解之。桂枝辛温，以之治温，是以火济火也"[9]。故后人称"全书（《温病条辨》）力辟以温治温之非"[9]；其二是苦寒之误，如说："举世皆以苦能降火，寒能泻热，坦然用之而无疑。不知苦先入心，其化以燥，服之不应，愈化愈燥……吾见温病而恣用苦寒，津液干涸不救者甚多，盖化气比本气更烈"[8]。甚至，他还批评吴又可"恣用大黄"，"未通甘寒一法也"[8]。吴氏吸取前贤的经验，结合自己的临床实践，遵《内经》"风淫于内，治以辛凉，佐以苦甘；热淫于内，治以咸寒，佐以甘苦"之训，指出上焦主以辛凉，中焦主以甘寒，下焦主以咸寒，从而制订出清表热三法、清里热三法、养阴三法。同时，他还提出了依据三焦不同部位的组方用药原则和注意事项，"治上焦如羽，非轻不举；治中焦如衡，非平不安；治下焦如权，非重不沉"[11]。并告诫医者不可"治上犯中，治中犯下"[5]。吴氏治上焦温病常用辛凉平剂银翘散、辛凉轻剂桑菊饮、辛凉重剂白虎汤。他认为银翘散"纯然清肃上焦，不犯中下，无开门揖盗之弊，有轻以去实之能"[9]；"肺为清虚之脏，微苦则降，辛凉则平"，桑菊饮则"辛甘化风，辛凉微苦"，适宜于"但咳，身不甚热，微渴者"[9]；对于"脉浮洪，邪在肺经气分"之证，辛凉平剂不能胜任，故吴氏借来仲景白虎汤，而为辛凉重剂，使"虎啸风生，金飙退热，而又能保津液"[9]，三者或轻清宣达，或散热保津，诚为清表热的三个良方。

对于里热，吴氏总结出清宫、清营、清络三法。若暑温余邪不解，留于肺络，吴氏指出其治法："既曰余邪，不可用重剂明矣，只以芳香轻药清肺络中余邪足矣"[9]。因而选用辛凉芳香诸品，组成清络饮，取其轻清之性，以祛暑清热。若热邪入营，则立清营汤一方，以咸寒苦甘诸药配伍，急清营分之热，方中银花、连翘、黄连、竹叶清热解毒、透邪外出，可促入营之热透出气分而解，体现了叶氏"入营犹可透热转气"的治疗原则；若邪陷心包，吴氏又立清宫汤，亦以咸寒甘苦之品相合，取诸药辟秽解毒、清心凉营，解膻中秽浊之热，并配伍安宫牛黄丸、紫雪丹、至宝丹等化痰开窍，以治神昏谵语诸症。

对于温病养阴，吴氏认为："温病最善伤精，三阴实当其冲"[10]。"故喜辛凉、甘寒、甘咸，以救其阴。"[8]其所谓"三阴"，实为手太阴肺、足厥阴肝和足少阴肾。

上焦温病，吴氏以益气阴为治。如白虎加人参汤，以"白虎退邪阳，人参固正阳，使阳能生阴，乃救化源欲绝之妙法也"[9]。手太阴暑温"汗多脉散大，喘喝欲脱者，生脉散主之"[9]。"用生脉散酸甘化阴，守阴所以留阳。阳留，汗自止也。以人参为君，所以补肺中元气也。"[9]中焦温病，吴氏则擅长运用甘寒、甘凉诸方来滋养肺胃。"温热本伤阴之病，下后邪解汗出。汗亦津液之化，阴液受伤，不待言矣，故云当复其阴。此阴指胃阴而言。盖十二经皆禀气于胃，胃阴复而气降得食，则十二经之阴皆可复矣。欲复其阴，非甘凉不可"[8]。

例如，"燥伤肺胃阴分，或热或咳者，沙参麦冬汤主之"[9]。太阴、阳明温病，口渴甚者，用"雪梨浆沃之"[9]。"燥伤胃阴，五汁饮主之，玉竹麦门冬汤亦主之"[8]。"阳明温病，下后汗出，当复其阴，益胃汤主之"[8]。"胃液干燥，外感已净者，牛乳饮主之"[8]。还有增水以行舟的增液汤。这些以甘寒、甘凉法所组的方剂，具有滋养肺胃的疗效。

下焦温病，每因热邪深入，导致肝肾阴液涸竭，吴氏则主以咸寒，以育阴救阴为急务，属填补肝肾之治。

吴氏认为："温邪久羁中焦，阳明阳土，未有不克少阴癸水者，或已下而阴伤，或未下而阴竭……若中无结粪，邪热少而虚热多，其人脉必虚。手足心主里，其热必甚于手足背之主表也。若再下其热，是竭其津而速之死也。故以复脉汤复其津液，阴复则阳留，庶可不至于死也。"[10]"温邪深入下焦劫阴，必以救阴为急务。"[10]例如当"热邪深入，或在少阴，或在厥阴，均宜复脉"[10]，而用加减复脉汤。当下后阴虚而防滑脱者，则用一甲养而涩之；当阴虚而阳不潜者，则用二甲养而镇之；当阴虚而不能上济于心者，则用三甲养而济之。养阴虽一，却有涩、镇、济之异。同一加减复脉汤，仅在牡蛎、鳖甲、龟板三种同类药物之间作了一些调整，其效用不同若此。

对"热邪久羁，吸铄真阴，或因误表，或因妄攻，神倦瘈疭，脉气虚弱，舌绛苔少，时时欲脱者，大定风珠主之"[10]，此方"以大队浓浊填阴塞隙，介属潜阳镇定"[10]，治疗肝肾阴伤、虚风内动，可谓备至矣。

另外，吴氏善于借鉴前贤的经验，结合临床实践而创制新方。如桑菊饮、银翘散、化斑汤、清营汤等，都是叶氏治温的经验药，后经吴氏临床采用，并为之确定方名。又如承气及复脉诸变方，悉宗仲景，又依据自己的经验而加减化裁。至于甘寒诸方，则更是源于《千金》、朱丹溪、缪仲淳等的治疗经验。正如吴氏所说："用古法而不拘用古方，医者之化裁也。"[10]总之，吴氏在温病辨治中取得了很大的成就，但这些都是在前人学验的基础上发展起来的，他说："诸贤如木工钻眼，已至九分，瑭特透此一分，作圆满会耳，非敢谓高过前贤也"[5]。这种虚心谦逊和实事求是的治学态度，值得我们认真学习。

【医案例举】

癸亥六月十二日　史男　七岁　右脉洪大无伦，暑伤手太阴，有逆传心包之势。喘渴（疑为喝字）太甚，烦躁不宁，时有谵语，身热且呕。议两清心营肺卫之热。

川连一钱，知母一钱，连翘（连心）一钱，生石膏三钱，知母一钱，银花二钱，厚朴一钱，杏仁泥二钱，藿香梗一钱，竹叶二钱，丹皮一钱，生甘草八分，日二帖。

十三日　诸证俱减，热已退，但右脉仍洪，舌黄而滑，呕未尽除。

飞滑石一钱，连翘一钱五分，川黄连一钱，杏仁泥一钱五分，银花一钱五分，

生甘草八分，生苡仁二钱，苇根三钱，荷叶边二钱，炒知母八分，二帖。(《吴鞠通医案·卷四·暑温》)

分析 患儿喘喝、烦躁、谵语，大有逆传心包之势，故吴氏用川连、知母、竹叶、丹皮两清心营肺卫之热，透邪外出。当热退，烦渴、谵语得减之时，吴氏则采用了清轻淡渗之品，使余热退，所挟之湿尽除。

三、治疗经验

吴鞠通具有丰富临床经验，且有不少创见，如对温病的治疗禁忌、五种危证的治疗以及脏腑体用补益法等，均为重要的总结和独到的见解，值得学者重视和借鉴。

(一) 温病治疗禁忌

温病的治疗禁忌，《内经》中已有阐述，张仲景的《伤寒论》中也曾论及。其后，历代医家亦有发挥，可惜记载不全，致使医者借鉴无多，患者难免受害。吴氏深刻总结了温病误治的教训，提出涉及治法、方剂、药量、煎法、服法、饮食等诸方面的禁忌，用以"济病者之苦，医医士之病"[5]。

1. 温病发汗之禁

自古多将温病混称伤寒，初起无不辛温发汗，以解散表邪，患者受害匪浅。为纠正千古之失，吴氏在银翘散方论中明确提出"温病忌汗"，即忌用辛温之剂发温热之邪。他认为："汗之不惟不解，反生他患。盖病在手经，徒伤足太阳无益。病自口鼻吸受而生，徒发其表亦无益也。且汗为心液，心阳受伤，必有神明内乱，谵语癫狂，内闭外脱之变。"[9]吴氏还在清营汤的注解中进一步阐述温病忌汗的道理："温病忌汗者，病由口鼻而入，邪不在足太阳之表，故不得伤太阳经也。时医不知而误发之，若其人热甚血燥，不能蒸汗，温邪郁于肌表血分，故必发斑疹也；若其表疏，一发而汗出不止，汗为心液，误汗亡阳，心阳伤而神明乱，中无所主，故神昏；心液伤而心血虚，心以阴为体，心阴不能济阳，则心阳独亢，心主言，故谵语不休也。"[9]基于此，吴氏对温热病初起不兼表寒的肺卫风热证，遵《内经》"风淫于内，治以辛凉，佐以苦甘"之训，巧立辛凉清透之法，创银翘散、桑菊饮等方，妙在辛凉透解，辟秽浊之毒，畅肺卫之气，导邪外出。吴氏又指出，在某些特定情况下，辛温解表亦属可用之法。如温病初起，兼有风寒外搏者，可暂用辛温以解表寒；湿温病初起，其治疗主以芳化，亦多属辛温之品。吴氏认为，此类辛温药和辛温发汗迥然有别。

2. 白虎之禁

吴氏指出："白虎本为达热出表，若其人脉浮弦而细者，不可与也；脉沉者，不可与也；不渴者，不可与也；汗不出者，不可与也。"[9]这就是说，白虎汤的适应证是阳明无形热盛，若见到脉浮弦或沉，则是邪在表，或在半表半里，或属阴虚血少，或为热结于里，须禁用白虎汤。如不渴，为邪热不盛，津液未伤，也不能用白虎汤；如汗不出，为邪遏于里，非浮盛之热，也不可用白虎汤。应当说明的是，如已见阳明热盛之征，但因表气郁闭而无汗者，白虎汤仍可投用，以取其达热出表之功。

3. 湿温三禁

湿温初起，医者见有头痛、恶寒、身重且痛等症，容易误认为是伤寒，而施以辛温发汗；见有中满不饥、大便不畅之候，又容易误认为是积滞内停，而擅用苦寒攻下；见有午后身热，则医者易误诊为阴虚发热，而用柔药润之。如此误治，往往会导致种种严重后果。因此，吴氏对湿温初起，特设"汗、下、润"三禁，以警同道。他强调，"汗之则神昏耳聋，甚则目瞑不欲言；下之则洞泄，润之则病深不解"[9]。对避免湿温病误治，颇有指导意义。

4. 斑疹治疗禁忌

吴氏指出："斑疹用升提则衄，或厥，或呛咳，或昏痉；用壅补则瞀乱。"[8]说明治疗温病斑疹，不可用升提和壅补之法。斑属阳明热盛，内迫血分而外溢于肌肤。对斑的治疗，"只喜轻宣凉解"[8]，如误用升提，势必助热动血伤阴；疹则多属手太阴风热内窜营分，外现于血络，其治疗当主以透发，也不宜用升、柴、麻、桂等辛温升提之品，以防助长火热之势。吴氏认为斑疹"若用柴胡、升麻辛温之品，直升少阳，使热血上循清道则衄；过升则下竭，下竭者必上厥；肺为华盖，受热毒之熏蒸则呛咳；心位正阳，受升提之摧迫则昏痉。至若壅补，使邪无出路，络道比经道最细，诸疮痛痒，皆属于心，既不得外出，其势必返而归之于心，不瞀乱得乎"[8]？应当指出，对于因表气郁闭而疹透不畅者，升提之法并非绝对禁用。至于补法，对邪热亢盛者，固然有助邪之弊，但对正气不足而斑疹透发不畅，或甫出即隐者，亦可酌用，可收托斑透疹之效。故斑疹禁壅补，乃是针对一般情况而言，并非意味着斑疹绝对禁用补法。

5. 淡渗之禁

吴氏说："温病小便不利者，淡渗不可与也，忌五苓、八正辈。"[8]温病出现小便不利的主要原因多是热盛伤阴，阴伤必然小便减少而不利。此时，如误投淡渗利水药，非但不能利小便，反而会更伤阴液。既然"热病有余于火，不足于水，惟以滋水泻火为急务，岂可再以淡渗动阳而燥津乎？"[8]然而，温病出现小便不利的原因，除了阴伤外，还多与水湿运行障碍有关。若小便不利属湿热阻于膀胱，或水湿内停，或三焦气化失司，则并非不能用淡渗之法。

6. 苦寒之禁

吴氏认为："温病燥热，欲解燥者，先滋其干，不可纯用苦寒也，服之反燥甚。"[8]这说明温病热盛而伤阴者，用苦寒之品有化燥伤阴之弊，吴氏指出："举世皆以苦能降火，寒能泻热，坦然用之无疑。不知苦先入心，其化以燥，服之不应，愈化愈燥"[8]。故每应注意热盛伤阴的病机特点和苦寒化燥之弊，须配合甘寒生津之品，以取清热养阴之功而无苦寒伤阴之失。

7. 数下之禁

吴氏说："阳明温病，下后脉静，身不热，舌上津回，十数日不大便，可与益胃、增液辈，断不可再与承气也；下后舌苔未尽退，口微渴，面微赤，脉微数，身微热，日浅者，亦与增液辈；日深舌微干者，属下焦复脉法也，勿轻与承气。"[8]这说明在使用攻下法之后，如热结已去，大便不解，余热未尽者，多与肠液不足有关，应给予养阴生津以增水行舟，不可贸然再用承气汤之类。

8. 少阴耳聋之禁

吴氏指出:"温病耳聋,病系少阴,与柴胡汤者必死。六七日之后,宜复脉辈复其精。"[10]这里指出少阴肾精亏损,不能上荣于耳,而引起的耳聋,不可误认为是邪在少阳,而投以小柴胡汤。少阳证虽可见"两耳无所闻",但其病机为少阳胆热循经犯耳,和肾精亏损不能上荣而致的耳聋截然不同,故病系少阴的耳聋当用滋阴补肾的复脉汤,不能用柴胡法。

9. 治下焦病之禁

吴氏认为:"壮火尚盛者,不得用定风珠、复脉;邪少虚多者,不得用黄连阿胶汤;阴虚欲痉者,不得用青蒿鳖甲汤。"[10]这是因为下焦病证虽然都以肝肾真阴不足为主要病机,所用的方剂也"皆为存阴退热而设"[10],但这些病证的具体情况并不相同,其中有壮火尚盛者,不宜过用滋腻之品;有邪少虚多者,不宜过用苦燥之品;有阴虚欲痉者,不宜用搜剔少阳、芳香透络之品。总之,对下焦病证的治疗要根据邪正虚实以决定扶正祛邪的侧重点。

10. 饮食调养禁忌

饮食不当可以给温病的治疗带来极为不利的影响,古人早已有所认识。吴氏承继前贤之论,十分具体地指出:"大抵邪之着人也,每借有质以为依附。热时断不可食,热退必须少食。如兵家坚壁清野之计,必俟热邪尽退,而后可大食也"[7]。热病初愈,"饮食之坚硬浓厚者,不可骤进"[10],尤其是"阳明温病,下后热退,不可即食,食者必复。周十二时后,缓缓与食。先取清者,勿令饱。饱则必复,复必重也"[8]。这些饮食调养的禁忌,医者、病家都应重视。

(二) 对温病五种绝证的总结

吴氏在《温病条辨·上焦篇》指出,"温病死状百端,大纲不越五条。在上焦有二:一曰肺之化源绝者死;二曰心神内闭,内闭外脱者死。在中焦亦有二:一曰阳明太实,土克水者死;二曰脾郁发黄,黄极则诸窍为闭,秽浊塞窍者死。在下焦则无非热邪深入,消铄津液,涸尽而死也"。这五种危证的详情,载述于该书的有关条文中。

1. 肺之化源绝者死

所谓"肺之化源绝",是指温热病邪犯肺,肺失宣降,在上焦表现为热邪耗伤肺津;在下焦则可见肾液亏耗,水不上济,心火亢胜,克伐肺金。肺失清肃,热迫血溢,从而使肺之化源绝。其临床表现有三:

其一,热伤气阴,出现"汗涌、鼻煽、脉散,皆化源欲绝之征兆也"[9]。吴氏指出,"太阴温病,脉浮大而芤,汗大出,微喘,甚至鼻孔煽者,白虎加人参汤主之;脉若散大者,急用之,倍人参"[9]。吴氏自注道:"浮大而芤,几于散矣,阴虚而阳不固也,补阴药有鞭长莫及之虞。惟白虎退邪阳,人参固正阳,使阳能生阴,乃救化源欲绝之妙法也。"[9]

其二,热迫血溢,"化源速绝"[9]。这是由于温邪怫郁,热灼肺阴,动血伤络,肺宣降失职,而出现"吐粉红色血水","血从上溢,脉七八至以上,面反黑","粉红色水非血非液,实血与液交迫而出,有燎原之势","乃温病第一死法也"[9]。至于治疗,吴氏认为,可用清络育阴法,犀角地黄汤合银翘散主之。

其三，气津欲脱，化源欲绝。温病后期，邪热虽退，但气津耗伤过甚，使肺之化源欲绝，症见汗出不止、喘喝欲脱、脉散大等，可与生脉散。吴氏指出："汗多而脉散大，其为阳气发泄太甚，内虚不司留恋可知。生脉散酸甘化阴，守阴所以留阳，阳留，汗自止也。以人参为君，所以补肺中元气也。"[9]

2. 心神内闭，内闭外脱者死

本证属热灼营阴，邪陷心包，心神内闭。如开闭不及或治不得法，使心肺之气不相顺接，毒热内阻而闭，阳气外越而脱，症见神昏谵语、舌謇肢厥、肤冷汗出、大小便闭、喘促气急，或不语如尸，或躁扰不宁，脉细疾或沉弱，继而厥汗如油，阴阳离绝而亡。吴氏指出："汗为心液，心阳受伤，必有神明内乱，谵语癫狂，内闭外脱之变。"[9]治当开闭固脱。以生脉散重用人参，或参附龙牡汤送服安宫牛黄丸。如兼瘀血阻络，兼见痰盛气粗，口唇、爪甲青紫，舌质紫暗，脉沉涩，可兼服犀地清络饮以清心豁痰、通瘀开窍。

如兼阳明腑实，腹满便秘，舌绛苔黄燥，甚则焦燥，脉沉滑数，可配服牛黄承气汤以清心开窍、攻下热结。

如湿浊酿痰，蒙蔽心包而见身热不扬，神识呆痴，时昏时醒，昏则谵语，醒则神呆，苔白腻或黄腻，脉濡滑或濡滑而数，当清利湿热，豁痰开窍。用菖蒲郁金合苏合香丸或至宝丹治之。

3. 阳明太实，土克水者死

阳明热盛，燥屎内结，"煎熬肾水"，"无水舟停"[8]，临床出现目中不了了，睛不和，数日不大便，腹胀满，按之痛或心下痛，齿黑舌燥唇裂，口燥咽干，发热汗出，甚则昏谵肢厥，苔色金黄，脉不浮而躁甚。治当增水行舟，滋阴通便。如三焦俱急，可用小承气合小陷胸汤；如正虚不运，可用新加黄龙汤；如无水舟停，则用增液汤或增液承气汤。

吴氏认为，本证的治疗，"不可纯用苦寒也，服之反燥甚"[8]，"轻与（指轻与承气）者肺燥而咳，脾滑而泄，热反不除，渴反甚也"[8]。如"下后脉静，身不热，舌上津回"[8]，为向愈之转机；若"下后汗出，当复其阴，益胃汤主之"[8]。

4. 脾郁发黄，黄极则诸窍为闭，秽浊塞窍者死

本证所述，是因温热或湿热之邪，郁于阳明，熏蒸肝胆，使胆汁外溢肌肤而发黄；如湿热秽浊壅盛，心神被蒙，诸窍内闭，则可见神昏谵语、躁扰、腹满、便闭；甚则动风抽搐惊厥。吴氏指出："发黄外闭也，腹满内闭也。内外皆闭，其势不可缓。"[8]可用甘露消毒丹合安宫牛黄丸，以清利湿热，芳香化浊，开窍醒神。

5. 热邪深入，消铄津液，涸尽者死

温热病邪，深入下焦，损伤肝肾精血，虚热内生。临床表现为身热不甚，手足心热甚于手足背，口干舌燥，心悸，神疲欲眠，耳聋，舌红绛而干，苔少或无苔，脉虚大，或迟缓结代；热铄肝肾之阴，筋失所养，而虚风内动，则手足蠕动发瘛疭；肾水不能上济心火，心阴耗竭，心失所养，则心中澹澹大动，心中作痛；真阴耗竭，经脉枯涸，阴阳气不相顺接，阳气不布，则手足厥逆；病久津液干涸，肌肤失养，则见形体消瘦，皮肤干皱，唇焦舌痿等。对于热邪消铄、津液涸尽之象，可用吴氏之复脉法、大定风珠等。

应当说明的是，由于历史的原因，这五种危证，在当时确属危重，故吴氏以"死"言

其预后。到了今天，就不一定是必死之证。只要我们谨守病机，认真辨证论治，或采用中西医结合治疗，就有可能转危为安。

（三）脏腑体用补益法

吴氏认为，脏腑功能有藏泻之别，补法则应有通守之异。不能完全以黄芪、熟地等药为补，一涉流动之品，即谓消导。他指出："补五脏补以守，补六腑补以通；补经络、筋经亦补以通也；补九窍亦补以通。《周礼》谓滑以养窍是也。补肌肉则有守有通。"[11]吴氏根据脏腑的体用不同，提出了补脏腑的用药规律。他认为，五脏之体为阴，其用皆阳。补五脏之阴者，即补其体；补五脏之阳者，即补其用。六腑之体为阳，其用皆阴。补六腑之阳者，即补其体；补六腑之阴者，即补其用。补心阴用龟板、柏子仁、丹参、丹砂之类；补心阳用桂枝、人参、茯神之类。补肝阴用阿胶、山萸肉、鳖甲、牡蛎之类；补肝阳用当归、郁金、降香之类。补肺阴用麦冬、沙参、五味子、百合之类；补肺阳用茯苓、人参、白术、白蔻皮之类。补脾阴用桂圆、大枣、甘草、白术之类；补脾阳用广皮、益智仁、白蔻仁、神曲之类；补肾阴用鲍鱼、海参、地黄、玄参之类；补肾阳用肉桂、附子、硫黄、菟丝子之类。补胆之阳用川椒、吴萸、当归等；补胆之阴用青黛、龙胆草、胡连、芦荟等。补胃阳用人参、茯苓、半夏、薏苡仁等；补胃阴用生地、玉竹、梨汁、藕汁等。补大肠之阳用薤白、杏仁、木香、诃子等；补大肠之阴用芒硝、旋覆花、知母、猪苓等。补小肠之阳用附子、灶中黄土、丁香、荜茇等；补小肠之阴用芦荟、黄连、黄芩、甘草等。补三焦之阳用川椒、吴萸、丁香、肉桂等；补三焦之阴用滑石、木通、灯心、寒水石等。补膀胱之阳用肉桂、附子、猪苓、茯苓等；补膀胱之阴用黄柏、川楝子、晚蚕沙、滑石等。此实发前人所未发，对后人用药颇有启迪。

【医案例举】

例一　乙酉五月初三日　李　廿四岁　每日五更，胃痛欲食，得食少安。胃痛则背冷如冰，六脉弦细，阳微。是太阳之阳虚，累及阳明之阳虚。阳明之阳虚现症，则太阳之阳更觉其虚。此等阳虚，只宜通补，不宜守补。

桂枝八钱，广皮四钱，川椒炭五钱，半夏六钱，干姜四钱，煮三杯，分三次服。

十四日　背寒减，腹痛下移，减桂枝，加茱萸、良姜。（《吴鞠通医案·卷二·虚劳》）

例二　癸亥七月初二日　兴男　三岁　暑湿伤脾，暮夜不安，小儿脉当数而反不数，且少腹以下常肿痛，肝肾亦复虚寒。况面色青黄，舌苔白，手心时热。调理乳食要紧，防成疳疾。议腑以通为补，食非温不化例。

生苡仁二钱，半夏（炒）一钱五分，小枳实八分，杏仁泥一钱五分，厚朴一钱五分，白蔻仁四分，焦神曲一钱五分，扁豆（炒）一钱，广皮炭八分，小茴香（炒）一钱，生姜（煨）三小片，鸡内金一钱，四帖。

初六日　前证已愈。惟脾尚虚弱，以疏补中焦为主。（《吴鞠通医案·卷四·暑温》）

分析　李某和兴男之病，一为胃痛，一属暑湿伤脾，吴氏均从六腑以通降为顺、以通为补的特点，或采用理气和胃温通之，或采用理气和胃，健脾化湿之法，同样收到良效。

吴氏认为，内伤虚损既有阴虚，又有阳虚，临证必须详加辨察，不可"不察伤阴伤阳，惟自己好尚，专门师传之是"[13]。他看到当时治疗虚损，盛行补阴之风，便著论多篇，痛斥时医概以六味地黄丸之类补虚之偏。

吴氏拟制专翁大生膏[14]，以大队浓浊厚味填补下焦之品，补下焦之阴，治肝肾虚损，精亏血少之证；制通补奇经丸[15]，补下焦之阳，治肾阳不足，八脉虚寒之证；制天根月窟膏[16]阴阳双补，治下焦阴阳两伤之证。

吴氏还强调，治内伤虚损，"必究上中下三焦，所损何处"[13]，从而确定相应的补益用药大法。"补上焦以清华空灵为要；补中焦以脾胃之体用，各适其性，使阴阳两不相忤为要；补下焦之阴，以收藏纳缩为要；补下焦之阳，以流动充满为要"[13]。又说："补上焦如鉴之空，补中焦如横之平，补下焦如水之注。"[13]与《温病条辨》中所说的"治上焦如羽，非轻不举；治中焦如衡，非平不安；治下焦如权，非重不沉"[11]，其意义相近相通。

【医案例举】

范氏　二十八岁　每殒胎，必三月，肝虚而热也。已殒过三次。考古法用桑寄生汤，按寄生汤内用人参五钱，又非二三帖所能保。况业已见红，即人参甚便，亦不能定其必可以保，况力不足者多，能用参者少；且寄生未定其桑也，柳寄生亦复不少。药不真，焉能见效？《内经》谓"上工治未病"，何若于未孕未殒之前，先用药为妙。故用专翁大生膏一料，计二十四斤，每日服一两，分早中晚三次。一料尽，又受孕。自二百四十天仍旧不保。其夫来报，余甚惭愧，自以为计之不善也。其夫云："不然，前次之殒，滑不可解，若不知者然。此次之殒，宛如大生，艰难万状。是药力已到，而未足其补之量也。皆久滑难补之故。望先生为加减，急急再做一料，乘月内服起，必可大生也。"于是，照前方加重分量，共计生料八十斤，外加嫩麋茸二斤，作细末和膏内，得干丸药三十斤。以后连生四五胎，无一小产者。（《吴鞠通医案·卷四·胎前》）

分析　吴氏用专翁大生膏治疗范氏的习惯性流产，不仅使其足月分娩，而且还连生四五胎，其效佳、其力宏，足资借鉴。

四、学术评议

（一）吴鞠通的学术成就主要表现在创立了温病的三焦辨证论治纲领，并根据叶氏临证选药组方的特点，完善了温热病的清热养阴大法及其方剂，对丰富外感热性病的治疗方法，促进温病学的发展作出了贡献。

（二）吴鞠通依据阴阳学说和脏腑理论，对伤寒和温病做了进一步的鉴别和区分，为温病辨证完全脱离伤寒，成为独立体系，又一次从理论上阐述得清楚明白。

（三）吴鞠通对温病治疗禁忌的总结和对痉病辨治规律的研究，同样是其学术思想的重要组成部分，对丰富和完善温病学说和杂病辨治都有重要意义。

（四）吴氏对温病五种危证的治疗和脏腑体用补益法的总结，均有独到见解，而且无论补虚攻实，总以调护胃气为要。

（五）在治病法则方面，吴氏提出"治外感如将，治内伤如相。治上焦如羽，治中焦如衡，治下焦如权"[11]，具有一定的临床意义。

【注释】

[1]《温病条辨·自序》

[2]《医医病书·胡沄序》

[3]《温病条辨·汪廷珍序》

[4]《温病条辨·征保序》

[5]《温病条辨·凡例》

[6]《医医病书·凡例》

[7]《温病条辨·卷首·原病篇》

[8]《温病条辨·卷二·中焦篇》

[9]《温病条辨·卷一·上焦篇》

[10]《温病条辨·卷三·下焦篇》

[11]《温病条辨·卷四·杂说》

[12]《医医病书·世医不知通补守补法论》

[13]《医医病书·治内伤须辨明阴阳三焦论》

[14] 专翕大生膏（酸甘咸法）：人参二斤（无力者以制洋参代之），茯苓二斤，龟板一斤（另熬胶），乌骨鸡一对，鳖甲一斤（另熬胶），牡蛎一斤，鲍鱼二斤，海参二斤，白芍二斤，五味子半斤，麦冬二斤（不去心），羊腰子八对，猪脊髓一斤，鸡子黄二十圆，阿胶二斤，莲子二斤，芡实三斤，熟地黄三斤，沙苑蒺藜一斤，白蜜一斤，枸杞子一斤（炒黑），上药分四铜锅（忌铁器，搅用铜勺），以有情归有情者二，无情归无情者二，文火细炼三昼夜，去渣；再熬六昼夜；陆续合为一锅，煎炼成膏，末下三胶，合蜜和匀，以方中有粉无汁之茯苓、白芍、莲子、芡实为细末，合膏为丸。每服二钱，渐加至三钱，日三服，约一日一两，期年为度。每殒胎必三月，肝虚而热者，加天冬一斤、桑寄生一斤，同熬膏，再加鹿茸二十四两为末（本方以阴生于八，成于七，故用三七二十一之奇方，守阴也。加方用阳生于七，成于八，三八二十四之偶方，以生胎之阳也。故法通方多用偶，守法多用奇，阴阳互也）。（《温病条辨·卷三·下焦篇》）

[15] 通补奇经丸（甘咸微辛法）：鹿茸八两（力不能者以嫩毛角代之），紫石英（生研极细）二两，龟板（炙）四两，枸杞子四两，当归（炒黑）四两，肉苁蓉六两，小茴香（炒黑）四两，鹿角胶六两，沙苑蒺藜二两，补骨脂四两，人参（力绵者以九制洋参代之，人参用二两，洋参用四两），杜仲二两，上为极细末，炼蜜为丸，小梧子大。每服二钱，渐加至三钱。大便溏者加莲子、芡实、牡蛎各四两。以蒺藜、洋参熬膏法丸。淋带者，加桑螵蛸、菟丝子各四两。癥瘕久聚，少腹痛者，去补骨、蒺藜、杜仲，加肉桂、丁香各二两。（《温病条辨·卷五·解产难》）

[16] 天根月窟膏（酸甘咸微辛法，阴阳两补、通守兼施复法也）：鹿茸一斤，乌骨鸡

一对，鲍鱼二斤，鹿角胶一斤，鸡子黄十六枚，海参二斤，龟板二斤，羊腰子十六枚，桑螵蛸一斤，乌贼骨一斤，茯苓二斤，牡蛎二斤，洋参三斤，菟丝子一斤，龙骨二斤，莲子三斤，桂圆肉一斤，熟地四斤，沙苑蒺藜二斤，白芍二斤，芡实二斤，归身一斤，小茴香一斤，补骨脂二斤，枸杞子二斤，肉苁蓉二斤，萸肉一斤，紫石英一斤，生杜仲一斤，牛膝一斤，萆薢一斤，白蜜三斤，上三十二味，熬如专翁膏法。用铜锅四口，以有情归有情者二，无情归无情者二，文火次第煎炼取汁，另入一净锅内，细炼九昼夜成膏；后下胶、蜜，以方中有粉无汁之茯苓、莲子、芡实、牡蛎、龙骨、鹿茸、白芍、乌贼骨八味为极细末，和前膏为丸梧子大。每服三钱，日三服。（《温病条辨·卷五·解产难》）

【复习思考题】

1. 吴瑭如何运用阴阳学说和脏腑理论等区别伤寒和温病？
2. 简述吴瑭论温病三焦辨治的主要内容？如何评价这种辨证论治方法？
3. 简述吴瑭论清热养阴大法的内容。
4. 简述吴瑭对温病用药的总结。
5. 吴瑭提出的温病治疗禁忌包括哪些内容？
6. 吴瑭治疗虚损的经验主要有哪些？
7. 吴瑭对温病死状总结的五条内容是什么？

王 清 任

一、生平和著作

王清任，一名全任，字勋臣，直隶省玉田（今河北省玉田县）人，生活于公元1768～1831年（清乾隆三十三年～道光十一年）。少年喜好拳勇，曾考中武秀才，又尝捐资得千总衔。二十多岁开始行医，曾游历滦州（今河北唐山地区）、奉天（今辽宁沈阳）等地，后至北京行医，并开设药铺"知一堂"，以医技名噪京师。

王氏勤奋好学，重视实践，力主医学理论必须与医疗实践相结合，反对空谈和主观臆度。尝曰："古人立方之效与不效，原有两途。其方效者，必是亲治其症，屡验之方；其不效者，多半病由议论，方从揣度。以议论揣度，定论立方，如何能明病之本源？"[1] 强调医家著书立说"必须亲治其症，屡验方法，万无一失，方可传于后人。若一症不明，留与后人再补，断不可徒取虚名，恃才立论，病未经见，揣度立方"[2]。否则就会"以治人之心，遗作杀人之事"[2]。王氏一生重视尸体解剖，临证善用活血化瘀方药，晚年著有《医林改错》。

《医林改错》二卷，上卷以"亲自改正脏腑图"为核心，对古代脏腑图中的一些错误作了澄清和纠正；下卷记载了王氏临床辨治中风、瘫痪、痹证、痘疹等心得，主要介绍了活血化瘀的经验，所载诸方皆其亲验所得，疗效卓著，至今为临床所常用。

二、学术理论

（一）业医诊病，当先明脏腑

中医的脏腑学说虽然是以功能概念为主，但包含了一定的解剖学成分。其中对脏腑实体器官的局部研究，是脏腑学说形成和发展的一个重要因素。《灵枢·经水》指出："若夫八尺之士，皮肉在此，外可度量切循而得之，其死可解剖而视之，其脏之坚脆，腑之大小，谷之多少，脉之长短，血之清浊，气之多少，皆有大数。"《难经》对脏腑的部位、大小、形态、长短等都作了详细记载。

王氏在实践中深感前人因不重视脏腑本体研究，致使"所创医书，脏腑错误，后人遵行立命，病本先失"[3]，对医学发展造成了影响，认为要探求医学真谛，当"先明脏腑"。尝云："自恨著书不明脏腑，岂不是痴人说梦；治病不明脏腑，何异于盲子夜行？"[3]针对"古人脏腑论及所绘之图中立言处处自相矛盾"的现象，他敢于疑古，指出《内经》《难经》之非，认为"古人之所以错论脏腑，皆由未尝亲见"[3]。鉴于此，他不避污秽，不畏艰辛，当时瘟疹疫痢流行，小儿死亡很多，便亲自到义冢中去剖视脏腑，致力于解剖。为了搞清横膈膜的结构、位置，他先后留心四十二年，并登门请教"知之最悉者"。经过多年苦心孤诣的努力，他发现了幽门括约肌，弄清了肺、胃、肝、胆、胰管、大网膜、动脉、静脉等位置及功用，纠正了前人"肝左三叶，右四叶，凡七叶，胆附于肝之短叶"等错误论述，作出了"余不论三焦者，无其事也"[4]的结论。并在此基础上，把解剖所见绘成脏腑图谱，愿"医林中人，一见此图，胸中雪亮，眼底光明，临症有所遵循，不致南辕北辙，出言含混，病或少失"[3]。这种崇尚实践的科学态度和方法，确实难能可贵。

当然，由于历史条件限制，以及王氏所观察到的大多是受到破坏的尸体，因此，在解剖方面难免存在着不少错误，所绘之图亦很粗略，对脏腑细微结构及功能认识也比较简单。但王氏注重局部形态学的研究，从方法论上突破了千百年来中医学研究的积习，在某种程度上促进了中医脏腑学说的发展。

（二）灵机记性在脑论

王氏继汪昂之后，进一步否定了"心主思"的说法，明确指出："心乃出入气之道，何能生灵机，贮记性？""灵机记性在脑"。[5]认为脑为髓海，髓海的充盈决定了记忆力的强弱。其曰："小儿无记性者，脑髓未满；年高无记性者，脑髓渐空。"[5]并援引婴幼儿脑髓生长与感觉、语言发育的关系论证人脑主司感觉、语言、思维的功能，"小儿初生时，脑未全，囟门软，目不灵动，耳不知听，鼻不知闻，舌不言。至周岁，脑渐生，囟门渐长，耳稍知听，目稍有灵动，鼻微知香臭，舌能言一二字。至三四岁，脑髓渐满，囟门长全，耳能听，目有灵动，鼻知香臭，言语成句"[5]。指出了脑发育与智力发展的联系。

此外，王氏还观察到两耳通于脑，两目系于脑，鼻连于脑，故视、嗅、听诸灵机皆根于脑。脑气不足或脑气被邪所阻不通，皆可引起五官功能的异常。如"脑气虚，脑缩小，脑气与耳窍之气不接，故耳虚聋"或"若有阻滞，故耳实聋"[5]。癫狂乃"气血凝滞，脑气与脏腑气不接"[6]所致，病位在脑，元气不能转入脑髓则发作，气转入脑则发作停止等等，对脑与五官的联系提出了明确的结论。

（三）治病要诀，在于明白气血

王清任治病重视气血，曰："治病之要诀，在于明白气血，无论外感内伤，要知初病伤人何物，不能伤脏腑，不能伤筋骨，不能伤皮肉，所伤者无非气血"[7]。强调临证治病之关键在于调理气血，"能使周身之气通而不滞，血活而不瘀，气通血活，何患疾病不除"[8]。对于气血之病，王氏则又特别强调气虚和血瘀为致病之源。

王清任认为元气是生命的根源，人体的生理活动均赖元气。他提出："元气即火，火即元气，此火乃生命之源。"[9]"人行坐转动全仗元气。若元气足则有力，元气衰则无力，元气绝则死矣"[10]。又认为："气有虚实，实者邪气实，虚者正气虚。"[7]即正气为病唯有虚候，无实证可言。所以，他把许多疾病归之于气虚，特别是与肢体活动异常有关的疾病，皆认为由气虚所引起，如半身不遂等。此外，"抽风"、"瘫痪"、"难产"等症也皆从气虚立论。

对于血，他认为"血有亏瘀"，而尤强调血瘀。血亏之因归咎于各种出血，"或因吐血、衄血，或溺血、便血，或破伤流血过多，或崩漏、产后伤血过多"[7]。而血瘀之因，除"元气既虚，必不能达于血管，血管无气，必停留而瘀"[11]之气虚血瘀外，邪与血结是重要原因。所谓"血受寒，则凝结成块，血受热，则煎熬成块"[12]，"瘟疫在内烧炼其血，血受烧炼，其血必凝"[13]等等。王氏积平生经验，罗列了血瘀证50种，分别记载于"通窍"、"血府"、"膈下"、"少腹"等逐瘀汤的适应证中。除癥瘕痞块、臌胀、痛处不移、脉涩或结代等典型血瘀症状外，大多数都是平常并不视作血瘀的比较特殊的病证。如伤寒、温病愈后脱发及无病脱发者，王氏认为这是"皮里内外血瘀，阻塞血路"，使新血不能养发所致；"眼疼白珠红"、"糟鼻子"、"耳聋"、"牙疳"、"出气臭"或"白癜风"等不见表里诸证者，乃是"头面四肢周身血管血瘀之证"；对于夜卧露胸开膛，一层布压则不能睡的"胸不任物"证及"夜卧令仆妇坐于胸方睡"的"胸任重物"怪证及长期失眠，久治不愈的头痛、久泻等顽固疾患，也认为可以按血瘀论治。这些瘀血证候，大多数都是王氏基于长期临床观察、反复实践首次提出的，因此有较高的参考价值和研究意义。

此外，在诸瘀血中，他尤重视血府血瘀，他所论"血府，血之根本，瘀则殒命"[12]，"血府之血，瘀而不活，最难分别"[7]，以及"血府血瘀，血管血又瘀"等，指出心脏与脉道的功能正常与否也是血瘀证的重要病机。

三、治疗经验

王清任基于对人体脏腑实体的观察所得，临证重视瘀血及气虚为病，并在治疗血瘀证及中风方面，积累了丰富的经验。

（一）瘀血证治

王氏承前人之说，熔"扶正祛邪"与"祛邪安正"两种思想于一炉，主张治病应分清因果虚实而后投药,他说:"因虚弱而病,自当先补弱而病可痊;本不弱而生病,因病久致身弱,自当去病,病去而元气自复[14]。"所以,《医林改错》中所载33首方剂,其组方不外两个方面,即对血瘀之证采取活血化瘀法,对元气亏虚之证采取补气活血法。

1. 补气活血法

对于有典型气虚血瘀症状的痹、瘫、痿、泄泻等疾患,王氏补气善用黄芪,而且补气与活血合用,标本同治,形成他学术上的一个显著特点。《医林改错》中补气之方12首,其中11方用黄芪,9方补气与活血同用。方如补阳还五汤[15]、黄芪赤风汤[16]、可保立苏汤[17]、止泄调中汤等[18]。方中益气或单用黄芪或用黄芪伍党参,使气旺血行;或配伍赤芍、当归、桃仁、红花等活血化瘀之药,然后再视不同兼证而加减。如"治痘六七日,作痒不止"加皂刺、山甲;"治痘六七日后泄泻不止,或十余日后泄泻"加附子、良姜、官桂、白术;"治诸疮诸病,或因病虚弱"及瘫腿,用黄芪配伍赤芍、防风;对于吐泻转筋、身凉汗多或汗出如水、身冷如冰的亡阳证,则用参术四逆回阳益气为主,配伍桃仁、红花活血,组成了别具一格的回阳救脱新方,为临床救治阳脱危证开辟了新的辨治思路。

此外,在运用补气活血法时,王氏还十分重视补气药的用量,他说:"药味要紧,分量更要紧[19]。"在诸补气方中,黄芪的用量明显大于其他药物的用量,其用量最小为八钱,最大为八两,一般在一至四两之间。因而我们在选用这些方子时,不可忽视用量上的这一特点。

2. 活血化瘀法

对于血瘀实证,王氏善用行气活血。《医林改错》立活血化瘀方共15首,以活血化瘀药与理气药同用为主,可谓化瘀不忘行气。他在活血化瘀方面的突出贡献是创立了分部治疗血瘀证的方法,"立通窍活血汤,治头面四肢周身血管血瘀证;立血府逐瘀汤,治胸中血府血瘀之证;立膈下逐瘀汤,治肚腹血瘀之证"[4]。此三方是王清任活血化瘀法的代表性方剂。其用药,皆用桃仁、红花、赤芍、川芎,主要不同的是理气药的配伍因病位而略有所异。如通窍用麝香、酒、葱,通窍行气;血府用柴、枳、桔梗,通降胸胁之气;膈下则用乌药、元胡、香附,调理肝脾之气。如此组方,活血理气,均有理致可寻。

除此之外,王氏还根据邪气的性质与瘀血结滞的病机,把活血化瘀之药与清热解毒、平肝、养阴、攻逐、散寒、祛风、通经等品同用,配伍方法灵活多变。如对"瘟毒烧炼血液"为瘀者,立解毒活血汤[20],以清热解毒的连翘、葛根、生地与活血药同用;对冲任虚寒、少腹积块者,立少腹逐瘀汤[21],以活血药配伍祛寒之干姜、茴香、肉桂温经活血;治血臌主以古下瘀血汤[22],以祛瘀药与逐水药同用;立身痛逐瘀汤[23]治血气阻塞经络的痹证,活血与祛风除湿药同用,以逐瘀活血,通经祛邪;治癫狂用癫狂梦醒汤[24],以逐瘀为主,兼以疏肝理气化痰。以上诸法均是活血逐瘀法的发展变化,足见其用药之精巧。

【医案例举】

例一 江西巡抚阿霖公,年七十四,夜卧露胸可睡,盖一层布压则不能睡,已经七年,召余诊之,此方五付痊愈。(《医林改错·血府逐瘀汤所治之症目》)

分析 王氏治病重视气血,此患者年高体弱,夜卧胸不任物,延治日久,推知胸中必有血瘀,证乃血瘀气滞,胸中窒闷所致,用血府逐瘀汤活血化瘀,血通气畅，故病霍然而愈。

例二 道光癸未年，直隶布政司素纳公，年六十，因无子甚忧，商于余，余曰："此事易耳"。至六月，令其如君服此方，每月五付，至九月怀孕，至次年甲申六月二十二日生少君，今七岁矣。（《医林改错·少腹逐瘀汤说》）

分析 此案虽没说明证情，从投以少腹逐瘀汤获效可推知为寒滞血凝、阻闭胞宫所致不孕。王氏认为子宫内如有瘀血内阻，则血难聚以成胎。故取少腹逐瘀汤，以小茴香、干姜、官桂温经散寒，通达下焦，元胡、没药行气散瘀；蒲黄、灵脂活血化瘀；当归、川芎、赤芍活血行气，散滞调经。寒散瘀祛，冲任通调而有子。

（二）中风论治

王氏对中风的研究是从半身不遂开始的。他认为，"半身不遂一证，古之著书者，虽有四百余家，于半身不遂立说者，仅只数人。然数人中并无一人说明病之本源，病不知源，立方安得无错?"他自述其临证以来，始遵《灵枢》《素问》、张仲景，后遵河间、东垣、丹溪，"沿用其方，投药罔效"，而后历经40年潜心研究，并反复验于临床，对中风的病机及辨治提出了全新的认识。

1. 中风本源

王清任论中风，推崇张景岳有"高人之见，治半身不遂大体属气虚"[1]。他认为，中风半身不遂之本源在于元气亏损。元气充沛，则充满于周身经络之中，运行不息。元气一亏，经络不能充满而出现空隙，这时流动不息的元气将向空隙之处归并。当元气亏损已甚，全身只剩五成元气时，这五成元气有可能归并于一侧，以至于另一侧处于完全无气的状态，而为半身不遂或口眼歪斜等。其口角流涎则由于气虚不能摄津，大便干燥则缘于气虚无力推动，小便频数则因气虚不能固提，舌不能全动、说话不真、语言謇涩，则由于舌之半边无气。总之，中风病证虽表现不一，其病机则统归于元气之虚衰。

2. 中风先兆

王氏在《医林改错》中记载了中风先兆34症，其内容主要可分为三个方面。一是精神症状：平素聪明，突然短暂无记忆或语无伦次。二是头面五官的异常形症：如偶尔一阵头晕或头无故一阵发沉、耳内一阵风响或蝉鸣、眼前常见旋风等。三是肌体四肢的异常症状：如上唇跳动或拇指无故自动、腿无故发麻、肌肉无故瞤动、无名指一时曲而不伸等等。王氏记述之详，为他人所不及。

3. 中风治疗

王氏认为中风根源在于元气亏虚。元气亏虚，推动无力，其血必瘀。故王氏论治中风，一反诸家散风、清火之法，他指出："以气虚血瘀之症，仅用散风清火之方，安得不错，服散风药，无风服之则散气；服清火药，无火服之则血凝；再服攻伐克消之方，气散血亡，岂能望生"[11]。故论治中风主以大补元气，兼以活血通络，其代表方补阳还五汤是治疗半身不遂和痿证的名方。本方重用黄芪，少佐归尾、赤芍、桃仁、红花、川芎、地龙补气活血同用，意在使气旺血行，络通瘀除。他主张方中黄芪之用量应为四至八两，这样才可使亏损五成之元气得以恢复，意即补阳还五之意，其对元气的重视，由此可见端倪。

根据王氏的经验，初患半身不遂，须于方中加防风一钱，服至四五剂而后去之。如患者对重用黄芪心存疑虑，可先用一二两，后逐渐增加至四两，待略见效果，令其日服二剂，使黄芪用量达至八两，一周后仍改为每日一剂。对于已病两三个月且已多服寒凉药的患者，王氏常于方中加附子五钱；对服散风药过多者，加党参四五钱。还嘱其"服本方愈后，药不可断，或隔三五日吃一付，或七八日吃一付"[25]，以巩固疗效。

【医案例举】

例一　刘，高年体肥，肥人多痰，猝然昏仆，半身不遂，大小便失禁，气出多进少，口角微斜。此乃虚极之气并于一偏。其舌大，脉不归部，纯是气虚之象，危候也！当急急扶其气。

生黄芪120克，党参12克，黑附子9克，龙骨9克，归身9克，川芎3克，地龙6克，桃仁9克，红花3克。（《近代名医经验选编·范文甫专辑》）

分析　此案年高半身不遂，大小便不禁，且脉大无根，为气虚阳脱之象，故急用参附汤加龙骨固脱，同时师效王氏，取补阳还五汤益气振衰。

例二　赵，猝然昏倒，左边半身麻木不仁，步履艰难，口角歪斜，流涎不止，言语艰涩，带有痰声，不能起床已月余矣，脉沉而细，宜养正活络祛瘀，以王清任法加减之。

生黄芪45克，赤芍9克，当归9克，地龙肉6克，川芎3克，桂枝尖4.5克，桃仁泥3克，南红花6克，竹沥水（两次兑）12克，生姜汁（两次兑）3滴，舒络丹1丸白水下。

（毛有丰等，赵树屏医案，中医杂志，1958；（4）：265）

分析　猝然昏倒，半身麻木不仁兼流涎不止、痰声时作，为气虚挟痰。故取王氏补阳还五汤益气通络活血治其本，用竹沥、生姜汁兑服去痰以治标，标本同治，则收效速也。

四、学术评议

（一）王清任重视解剖，崇尚实践，勇于创新，不盲从古人，主张依据实践分辨其是非正误，并通过实地观察脏腑形状，力图改正古人脏腑之错误，提出"灵机记忆在脑"的新见解，在研究医学的方法论方面做出了一定贡献。

（二）王氏依据临床实践经验，丰富和发展了活血化瘀的内容，把活血化瘀的治疗方法提高到前所未有的高度，对后世活血化瘀法的广泛运用和研究产生了深远影响。他在长期临床实践中总结出来的活血化瘀方剂，是经得起实践检验的宝贵财富，至今仍广泛运用于多种疑难杂病及中风后遗症的治疗。

（三）中医的藏象学说，不仅仅是一个解剖学概念，而且是形体与功能多方面的概括。王氏将两者等同而论，虽用心良苦，但其言多失。其气血理论也有以偏概全之嫌。但是，作为一个具有开拓精神的医家，他的医学成就及对中医学发展所作出的贡献，都是不可磨灭的。

【注释】

[1]《医林改错·半身不遂论》

[2]《医林改错·半身不遂论叙》

[3]《医林改错·脏腑记叙》

[4]《医林改错·方叙》

[5]《医林改错·脑髓说》

[6]《医林改错·癫狂梦醒汤》

[7]《医林改错·气血合脉说》

[8]《医林改错·黄芪赤风汤》

[9]《医林改错·会厌、左气门、右气门、正总管、荣总管、气府、血府记》

[10]《医林改错·半身不遂本源》

[11]《医林改错·论小儿抽风不是风》

[12]《医林改错·膈下逐瘀汤所治症目》

[13]《医林改错·论痘非胎毒》

[14]《医林改错·通窍活血汤所治症目》

[15]补阳还五汤：生黄芪四两、归尾二钱、赤芍一钱半、地龙一钱（去土）、川芎一钱、桃仁一钱、红花一钱，水煎服。

[16]黄芪赤风汤：生黄芪四两、赤芍一钱、防风一钱，水煎服，小儿减半。

[17]可保立苏汤：生黄芪一两五钱、党参三钱、白术二钱、甘草二钱、当归二钱、白芍二钱、炒枣仁三钱、山萸肉一钱、枸杞子二钱、故纸一钱、核桃一个（连皮打碎），水煎服。

[18]止泄调中汤：黄芪八钱、党参三钱、甘草二钱、白术二钱、当归二钱、白芍二钱、川芎一钱、红花三钱、附子一钱（制）、良姜五分、官桂五分（去粗皮），水煎服。

[19]《医林改错·怀胎说》

[20]解毒活血汤：连翘二钱，葛根二钱，柴胡三钱，当归二钱，生地五钱，赤芍三钱，桃仁八钱（研），红花五钱，枳壳一钱，甘草二钱，水煎服。

[21]少腹逐瘀汤：小茴香七粒（炒）、干姜二分（炒）、元胡一钱、没药二钱（研）、当归三钱、川芎二钱、官桂一钱、赤芍二钱、蒲黄三钱（生）、灵脂二钱（炒），水煎服。

[22]古下瘀血汤：桃仁八钱、大黄五分、䗪虫三个、甘遂五分（为末冲服，或八分），水煎服。

[23]身痛逐瘀汤：秦艽一钱（炒）、川芎二钱、桃仁三钱、红花三钱、甘草二钱、羌活一钱、没药二钱、当归三钱、灵脂二钱、香附一钱、牛膝三钱、地龙二钱（去土）。若微热，加苍术、黄柏。若虚弱，量加黄芪一二两。

[24]癫狂梦醒汤：桃仁八钱、柴胡三钱、香附二钱、木通三钱、赤芍三钱、半夏二钱、腹皮二钱、青皮二钱、陈皮三钱、桑皮三钱、苏子四钱、甘草五钱，水煎服。

[25]《医林改错·瘫痿论》

【复习思考题】

1. 试述王清任治病重视气血的主要内容及特点。
2. 王清任治血瘀大法有哪些？是如何灵活运用的？
3. 试述王清任对中风本源的认识及治疗经验。
4. 王清任对解剖学有何贡献？应怎样评价《医林改错》？

吴 师 机

一、生平和著作

吴师机，原名安业，字尚先，晚年亦署杜仙，自号潜玉居士，浙江钱塘（今杭州市）人，生活于公元 1806～1886 年（清嘉庆十一年～光绪十二年）。吴氏自幼习儒，道光十四年（1834 年）中举，翌年入都，因疾未应试，遂淡于功名，随父笏庵寓居江苏扬州，以诗文自娱，兼治医学。咸丰三年（1853 年），太平军起，为避战乱，伴母迁至江苏泰州东北乡俞家垛，因见"不肯服药之人"与"不能服药之证"以及无力购药者，不忍坐视不救，开始自制膏药为人治病。由于外治法具有简、廉、验的优点，又可避免内服药物引起的不良反应，因此很受群众欢迎，据载每日求治者有数百人之多。其弟官业曾生动地叙述了当时患者的待诊情况："凡远近来者，日或一二百人，或三四百人，皆各以时聚……拥塞于庭，待膏之救，迫甚水火。"[1] 同治四年（1865 年），吴氏重返扬州，于城东琼花观右之观巷设存济药局，建碧祠兼书塾药局，彰义烈，训童蒙，救疾疴。其子炳恒、孙养和均以医为业。

吴氏医德高尚，治学严谨，他谆谆告诫为医者当尽其心，不论贫富，一视同仁，尤其是穷苦病家，应尽力周济。至于配制膏药，也强调虽无人见，但不可鹜良杂苦，自失其真，更不可乘人之急，挟货居奇，因而吴氏深受病家爱戴。所著《理瀹骈文》一书，是他历时十二载、易稿十余次而完成的经验荟萃，是我国第一部外治法专书。理瀹是取"医者理也，药者瀹也"之义；骈文是指对偶式骈俪文体，故名《理瀹骈文》。该书由略言、续增略言、正文、膏方等部分组成，阐述了"内外治殊途同归之理"及膏方的制法、使用和治疗范围，是一部以膏药为主兼及多种外治方法的外治专著，对发展中医外治学作出了贡献，因而吴氏被后人尊称为"外治之宗"。

二、学术理论

（一）内治外治，理同法异

吴师机毕生倡导外治之法，继承创新、发扬光大了中医学的外治法。吴氏曰："凡病多从外入，故医有外治法。经文内取外取并列，未尝教人专用内治也……矧上用嚏，中用填，下用坐，尤捷于内服。"[2] 在古代医学理论和前人经验启示下，他通过大量临床实践的验证，肯定了外治法的可靠疗效，曾说："余初未敢谓外治法必能得效，逮亲验万人，始知膏药治病，无殊汤药，用之得法，其响立应"。[2] 所以，吴师机指出："良工亦不废外治"，且"外治药中多奇方"。[2]

外治法之所以能疗内病，是因"外治之理即内治之理；外治之药，亦即内治之药，所异者法耳"[2]。也就是说，因其病因、病机相同，辨证相同，用药亦可以相通，所不同的只是给药的方法和吸收途径而已。吴师机指出："人身八万四千毫孔，皆气之所由出入，非仅口鼻之谓……草木之菁英，煮为汤液，取其味乎？实取其气而已。气与病相中，内治无余事矣。变汤液而为薄贴，由毫孔以入之内，亦取其气之相中而已，而又何疑乎？"在《理瀹骈文·许楣序》中他例举"种痘者，纳鼻而传十二经；救卒中暴绝，吹耳而通七窍"[2]；又如洗眼除障，是因"诸阳聚于头，十二经脉三百六十五络，其气血皆上于面，而走空窍"等，说明外治"虽从窍入而以气相感"，"虽治在外，无殊治在内也"[2]，二者治病有殊途同归之妙。

吴氏认为欲掌握好外治法，应如内治"先求其本"。何谓本？即"明阴阳，识脏腑也"。[2] 强调："《灵》《素》以下，如《伤寒论》《金匮》以及诸大家所著，均不可不读"。而反对"徒恃一二相传有效之方，自矜捷径秘诀"的做法，认为如此便把外治简单化了。从而把明阴阳、察四时五行、求病机、度病情、辨病形视为外治法必须遵循的五大原则。例如治疗脏腑病变，因脏腑俞穴分布于背部，故外治背部俞穴即可达到调理内脏的作用，曰："五脏之系咸在于背，脏腑十二俞皆在背，其穴并可入邪，故脏腑病皆可治背，前与后募俞亦和应，故心腹之病皆可兼治背"。[3] 可见，吴师机的外治法，是立足于把人身作为一个完整的统一体来认识的，通过体表与体内、经络与腧穴、诸窍与脏腑的联系，以达治其外而作用于内的效果。

至于外治用药，吴师机认为，凡内服治病有效之方剂，皆可用于外治，例如：外科疾病中，阳证宜服清凉之剂，而外敷亦需蒲公英、黄连等清凉之品；阴证宜服温热之药，外敷亦同样需同类之品。再如：平胃散内服可以止痢，亦可炒熨治痢；常山饮内服可止疟，也可炒嗅治疟。凡此种种，皆可变汤剂为外治。而"膏方取法，不外乎汤丸"，"当于古汤中求之"[3]，凡汤丸之有效者皆可熬膏。总之，外治法的一切措施，无不贯穿着内治之理。

（二）治分三焦

外治法的具体辨治，吴师机以上、中、下三焦分治作为提纲。他指出："头至胸为上焦，胸至脐为中焦，脐至足为下焦。"[3] 三者"皆以气为贯，上焦心、肺居之；中焦脾、胃居之；下焦肝、肾、大小肠、膀胱居之。"[3] 明确外治法，必须首辨病位，然后才可论治。

1. 上焦之病

吴师机曰："上焦之病，以药研细末，嚏鼻取嚏为第一捷法。不独通关、急救用闻药也。"[3] 又说："嚏法泄肺者也，可以散上焦之雾，通天气，而开布宗气以行呼吸。"[3] 如连嚏数十次，则腠理自松，即解肌也；涕泪痰涎并出，胸中闷恶也宽，即吐法也。盖一嚏实兼汗、吐两法。取嚏用药多以皂角、细辛为主，藜芦、踯躅花为引，随症加药。

此外，上焦之病尚有涂顶、覆额、涂眉心、点眼、塞耳、擦项及肩，又有扎指、握掌、敷手腕、涂臂法等。膻中、背心、太阳又为治上焦病之要穴。

【医案例举】

一舟子病伤寒发黄，鼻内疼痛，身与目如金色，小便赤而数，大便如常，或欲用茵陈五苓，许曰：非其治也，小便利，大便如常，则知病不在脏腑。今眼睛疼，鼻疼痛，是病在清道中。清道者，盖肺之经也，若下，大黄，则必腹胀为逆。用瓜蒂散，先含水，次嗅之，鼻中黄水尽乃愈。(《名医类案·卷一·伤寒》)

分析 此案身黄、小便赤数之症，看似湿热蕴内之实证，但小便赤而不涩反利，示非阳热之证。《阴证略例·论阴证小便赤》指出，阳走于外，小便虽赤，但溺时茎中不涩而快利也。投茵陈五苓散类清利湿热，必将重伤正气，招致实实虚虚之患。今湿热余邪留滞，上干清窍而眼疼、鼻疼，用瓜蒂散嗅鼻外治，不仅可避免内服苦寒药物伤胃之弊，且亦可通过宣肺而调畅气机，使清升浊降而疾除。吴氏曾指出："嗅法可以升清，清升而阳不壅于上、陷于下也，不至有降而无升也，亦可以降浊气，从上而下也，又上窍开，而下窍亦利也。"即此义也。

2. 中焦之病

吴师机云："中焦之病，以药切粗末，炒香，布包缚脐上，为第一捷法。"[3] 如古方治风寒用葱、姜、豉、盐炒热布包掩脐上；治霍乱用炒盐布包置脐、填脐及布包轮熨等法；治痢用平胃散炒热缚脐上，冷则易之；治疟用常山饮炒热缚脐上，其发必轻，再发再捆，数次必愈。另有治黄疸，用百部根放脐上，酒和糯米饭盖之，以口中有酒气为度，又有用干姜、白芥子敷脐，觉口中辣则去之。

总之，炒、熨、煎、抹与缚之法，理脾胃者也，可以疏中焦之沤，通天地气，而蒸腾营气以化精微。

【医案例举】

例一 一人病伤寒经汗下，病去而人虚，背独恶寒，脉细如线，汤熨不应。滑乃以理中汤剂加姜、桂、藿、附，大作服，外以荜茇、良姜、吴椒、桂、椒诸品大辛热，为末，和姜糊为膏，厚敷满背，以纸覆之，稍干即易，如是半月，竟平复不寒矣，此治法之变者也。(《名医类案·卷一·伤寒》)

分析 此案脉细如线，汤熨不应，知沉寒痼冷、阴气内盛由来已久。用内服、外敷相合，意在加强温阳散寒之力。温热药物外敷可直达患处，且一日内可数次更易，使药力持久而深透于内，故可驱寒疗疾。

例二 柳学洙，工人，30岁。小便癃闭已一周，曾导尿一次，积尿排出，旋又不通。面色无华，不尿而小腹膨胀，时时皱眉，仰卧难于转侧。舌淡红，脉沉细，此阴虚损而阳亦不足。先用麝香三厘，葱半斤，切碎，纱布包，放麝香于脐上，葱白放于麝香上，再取暖水袋装热水置于葱白上，约1小时，尿逐渐排出，腹胀顿消。(《名中医治病绝招续编》)

例三 (虞恒德治)一人泄泻，日夜无度，诸药不效，偶得一方，用针砂、地龙、猪苓三味，共为细末，生葱捣汁，方匕贴脐上，小便长而泻止。(《医学正传·泄泻门》)

分析 以上两例，虽一为癃闭，一为泄泻，均用外治敷脐而愈。《理瀹骈文》

认为"中焦之病，以敷脐为主"，脐为神阙穴所在，近代研究表明，该穴局部无皮下脂肪，表皮角质较薄，屏障功能较弱，脐下两侧布有丰富的血管网，中药敷脐易于渗透，通过经脉之循行，输布于全身，调整脏腑气血功能，从而达到扶正祛邪，调整阴阳，治愈疾病的目的。临床为提高脐部皮肤温度，加速药物渗透，常适当加温。据医学文献记载脐疗对于许多危急病证，如晕厥、休克、尿潴留、急慢性肾炎、溃疡病等，均有独特的治疗作用。

3. 下焦之病

吴师机云："下焦之病，以药或研或炒，或随证而制，布包坐于身下为第一捷法。"[3] 又指出："坐法，泻肾者也，可以决下焦之渎，通地气而流行卫气，以司开阖。"[3] 如水肿、小便不通、水泻、疝气等下部之病，无不可坐。若内服药不能收效，或恐伤胃气者，或治下无须犯上中者，或上病宜釜底抽薪者，皆以坐为优。

下焦病外治除坐法外，尚有摩腰、暖腰、兜肚等法。治疗部位除前后二阴外，尚有在命门、脐下、膝盖、腿弯、腿肚、脚跟、脚趾、足心等处针刺、贴敷等法。

【医案例举】

东垣治一女子脱肛，用糯米一勺，浓煎饮，去米，候温，洗肛温柔。却先以砖一片火烧通红，用醋沃之，以青布铺砖上，坐肛于青布上，如热，则加布令厚，其肛自吸入而愈。（《名医类案·卷八·脱肛》）

分析 此案为坐法之验例，实取醋沃后蒸气的熏疗之作用以疗疾。吴师机疗便秘，曾用竹叶煎煮水一桶，后加绿矾一把，然后令患者坐桶上熏蒸。可见坐法可使药气自外及内，通过振奋气机而收提肛、通便、散寒、除湿等作用。

根据吴师机经验，三焦分治法也可灵活应用，如"嚏法上取也，亦可上取而治下；坐法下取也，亦可下取而治上；炒、熨、煎、抹与敷之法中取也，亦可旁取而治中"[3]。

另外，在进行三焦分治时，还须注意结合脏腑辨证具体用药。如吴氏外治所用的膏剂，有上焦心肺之膏，有中焦脾胃之膏，有下焦肝肾之膏。有专主一脏之膏，有专主一腑之膏。又有通治三焦、通治五脏、通治六腑之膏，又有表里寒热虚实分用之膏、互用之膏、兼用之膏等。可见吴氏使用外治法是在严格的辨证论治思想指导下进行的。

三、治疗经验

吴氏在前人经验的基础上，总结了以膏为主，并以点、嚏、熏、擦、熨、烙、掺、敷等（即温热疗法、水疗法、蜡疗法、酒疗法、发泡疗法等）佐之的外治疗法，其外治手段多样，经验丰富，尤其是在对用膏之理的阐释及膏药的应用方面最具特点。

（一）膏药的运用

吴师机外治法，采用膏药为最多。膏与药本分为二，古人于熬者为膏，撮者为药，吴师机则"合而两全"，配合施用。他提出膏药有两大功用，"一是拔，一是截。凡病所结聚之处，拔之则病自出，无深入内陷之患；病所经由之处，截之则邪自断，无妄行传变之虞"[3]。指出使用膏药，有正治法，也有从治法。如热证也可用热药，一则得热则行，一则以热引热，使热外出。此外，虚证也可用攻药，"所谓有病当先去，不可以养患也"。另外，膏药也可寒热并用，清补兼行，始贴补膏，敷消药，此即扶正逐邪之义。

吴氏自制膏方共数十种。其中以清阳膏[4]、散阴膏[5]、金仙膏[6]、云台膏[7]、行水膏[8]用之最广、最验。吴氏自述每年施膏一二十万张，其中五膏十居八九。云台膏即夔膏，通治外科痈疽诸症，而清阳、散阴、金仙三方，则为内病外治之膏。

1. 清阳膏

此方本双解散、败毒散诸方推广，主治上焦风热及内外热证。外感风热，初起头痛者，用清阳膏贴太阳及风门；连脑疼者，并贴脑后第二椎下两旁风门穴；鼻塞贴鼻梁；咳嗽及内热者，贴天突穴、膻中穴，或兼贴肺俞。夹食者，加贴金仙膏；若邪热入里，欲用清法者，加硝石散[9]掺在膏内贴；若是须下，贴膏后再用硝黄散（即承气诸方加减），以鸡蛋清调敷胸腹，虽结胸亦能推之使下，吴氏记载用上方治疗，屡试屡验。

2. 散阴膏

此方本五积、三痹诸方推广，主治下焦寒湿。若上热下寒，贴足心；脾虚泄泻贴脐；风寒湿痹、筋骨疼痛及跌打闪挫，一贴即愈。

3. 金仙膏

又名开郁消积膏，此方本六郁、利气诸方推广，主治中焦郁积，能和气血，疗脾胃诸病，气痛、腹痛用之立效，并治疟痢。疟疾，先用此膏贴胸口，化其痰食暑湿即轻。又如痢疾，无问老少，皆用金仙膏，一贴胸口，一贴脐上。轻症半日腹响泄气，小便通利，胸中豁然即愈；重症逐渐减轻，不过数日亦愈。吴氏云："此二症夏秋最多，余治愈不止万人，特为拈出。"[3]

此外，吴氏尚有养心安神膏[10]、清肺膏[11]、滋阴壮水膏[12]、健脾膏[13]、扶阳益火膏[14]等，凡遇重症，酌用掺末，其效更佳。

从以上可见，吴氏运用膏药，也是分三焦论治。膏药不仅可治疗慢性疾病，而且也能治疗某些急性疾病。至于膏药贴法，不专主一穴，如治太阳经外感，初起贴两太阳、风池、风门、膻中穴；更用药敷天庭，熏头面腿弯，擦前胸后背，两手心、足心，以分杀其势。其余诸经，可仿此推广。若脏腑病，则视病之所在，上贴心口，中贴脐眼，下贴丹田。或兼贴心俞与心口对，命门与脐眼对，足心与丹田应。如属重症，酌用掺末，专治尤应。如属外科病，除用云台膏贴患处外，随证选用一膏贴心口以护其心，或用开胃膏开胃进食，以助其力。

【医案例举】

例一 一男子腹内有痞者，先以烫热好醋将痞上洗净，量所患大小，用面圈圈定，用皮硝一斤放入面圈内铺定，用纸盖硝上，熨斗盛火，不住手熨。俟硝化尽，再用热醋洗去，用红绢摊膏贴于患处，用旧布鞋底炙热，熨两三次，每七日一换贴药。重不过三七，肿血化去。

千金贴痞膏：黄丹十两（水飞七次，炒紫色），阿胶三钱，阿魏三钱，没药五钱，当归三钱，两头尖五钱，白芷五钱，川山甲十片，榧子十个，麝香一钱。上俱为细末，用香油一斤，槐、桃、桑、柳、榆各二尺四寸，巴豆一百二十个，蓖麻子一百二十个（去壳）。先净铁锅盛油，炭火煎滚，入巴豆、蓖麻，在内熬焦，捞去渣，次下前药，用桃、柳等不住手搅匀，然后下丹，滴水成珠为度，磁器收储。（《寿世保元·卷三·积聚》）

分析　痞有二义，痞结成形之痞，是病；胸膈痞满，是症。此例为痞结之痞，即积聚之类。痞者，塞也，气血壅滞，结聚而不通，初病气结在经，久病血伤入络。此时用膏方治疗，其膏方用药须于辛香之中加入搜络别透之品，透松病根，方能有效。故千金化痞膏中用白芷、麝香芳香透窍，山甲、桃、柳、槐、桑等开窍透骨，化瘀消积，拔病外出，且药多为生香猛药，较之汤药内服，膏方作用缓而持久，且"无禁制"，又可避免实实虚虚之患。吴氏《理瀹骈文》中载有化痞膏专治痞症，惜未附医案，今引他书案例以佐证。

例二　一妇年四十余，面白形瘦，性急，因忤意，乳房下贴肋骨间结一块，渐长掩心，微痛，膈闷食减，口苦，脉微短涩，知其经亦不行，思其举动如常，尚有胃气，以琥珀膏贴块，以参术芎归佐以气药，二百余帖，并吞润下丸，脉涩减，渐充，经行紫色。用前汤丸加醋炒三棱、佐以抑青丸，块消一大半，食进……次夏块复作，大于旧。脉平和略弦，自言食饱后则块微痛闷，食行却自平，知其因事激也。以前补药加炒芩，佐以木通、生姜，去三棱，吞润下丸，外贴琥珀膏，半月经行而块散。（《名医类案·卷五·积块》）

分析　此例为膏药外贴与内服相伍而用之案。脉微短涩，食减口苦，为正气亏虚，脾胃虚弱，气滞血瘀之象。瘀血留而不去，日久可化而生热，热邪上扰则口苦。治疗以内服为主，养血活血，用琥珀膏（南星、大黄、郁金、白芷）外贴，疏通气血，内外合治，则顽疾得除。

（二）膏方用药特点

"外治之药，亦即内治之药"，膏药与汤药殊途同归，立法用药是一致的，但亦有所异之处。"汤主专治分六经，用药一病一方，日可一易，药数少而精；膏主统治六经，用药百病一方，月才一合，故其数广而多"[3]。吴氏常用的五大膏（清阳膏、散阴膏、金仙膏、行水膏、云台膏）中，平均每膏用药110味之多，药量动辄以两计，草药则以斤论计。膏方用药虽庞杂，然并非杂乱拼凑，而是有理有据，故能取"物以杂而得全，功以协而成和"的效果。对膏方及膏药糁面所选药物，吴师机主张多选用猛、毒、香药，"率领群药开结行滞，直达其所，俾令攻决滋助，无不如志，一归于气血流通，而病自已，此余制膏之法也"[3]。

1. 猛药

是指药性峻厉或有毒之品，这些药物在内服方中往往是禁用或慎用的，在外治方中却是不可缺少的要药。如乌、附、斑蝥、砒、硇、硫黄、芫花、大戟、轻粉之类。

2. 生药

不经炮制，气味俱厚之品，在内服汤丸中必须经过炮制方能入药，在膏药则宜生用，如生半夏、生南星等。"虽苍术，半夏之燥，入油则润；甘遂、牵牛、巴豆、草乌、南星、木鳖之毒，入油则化"[2]。诸如此类的有毒之品，"炒用、蒸用，皆不如生用"[2]。

3. 香药

是指芳香辛透之品。吴氏常用的香药如苏合香、十香丸、冰片、麝香、乳香、没药之类。除此，吴氏还指出膏中用药必须有通经走络、开骨透窍、拔病外出之品为引，如姜、葱、韭、白芥子、花椒以及槐、柳、桑、蓖麻子、凤仙草、穿山甲之类，均不可少。

至于补膏，吴氏认为"气血流通即是补，不药补亦可"[2]。即使用补药，必用血肉有情之品，如内服剂中的羊肉汤、猪肾丸、乌骨鸡丸、鳖甲煎、鲫鱼膏等，皆可以仿之而制膏。

（三）膏药熬制的经验

膏药古时叫做薄贴，多以植物油、铅丹为基质，经过熬制糁其他药物而成，即熬者为膏，撮者谓药，膏为基质，固定不变，药则随治疗用途而灵活运用。根据基质的不同，膏药有黑膏、白膏、油膏、胶膏、松香膏、绿松膏、银黝膏、玉红膏之别，吴氏《理瀹骈文》所用膏药多为黑膏药。

关于膏药的熬制，吴氏有着丰富的经验，对其制作过程阐述颇详。"每干药一斤，约用油三斤或二斤半；鲜药一斤，约用油斤半或一斤。先浸后熬，熬枯后去渣，将油再炼至滴水成珠，秤之视前油约七折上下。每净油一斤，下炒黄丹六两收。盖膏蒸一回则老一回，嫩则尚可加丹，老则枯而无力，且不能黏也"[3]。强调制膏关键，在于防止膏的"嫩"及"老"。嫩则膏药太软，而黏性过强；老则膏药黏性小，易于脱落。适当的稠度是油熬炼至滴一点于冷水中时，油滴不在水面扩散，即所谓"滴水成珠"。并述"膏成后将锅取起，俟稍温，以皮胶一二两，醋酒炖化，乘热和入，则膏黏，勿炒珠，炒珠无力也。先以一滴试之，不爆方下。须搅千余遍，令匀，愈多愈好，浸水中出火毒"[3]。上述经验值得参考。

（四）其他疗法

吴氏外治除善用膏药外，还善用其他数十种外治疗法。如温热疗法，为将药末等炒热或熨烫患处或穴位。水疗法，系利用药物煎汤浸浴、熏蒸或凉水塌洗。又有黄蜡加热敷贴、净黄泥调水敷、蒜泥敷等等，都有一定疗效，值得后人重视和学习。

四、学术评议

（一）历代所创的外治之法丰富多彩。除膏药外贴外，用于五官孔窍的有嚏鼻、灌耳、点眼、滴舌、吹、塞、含、吸、坐、导等法；用于体表皮肤的有敷、填、罨、权、缚、洗、熏、浴、熨、噀、蒸、照、围、兜、裹、枕、烘、夹、佩、发泡等方法。因选加手法的不同有拍、揭、擦、抹、刷、扫、掐等手法，用于肢体末端的有掌握、扎指（趾）、脚踏、敷足心等法。吴氏在前人学术基础上，结合自己的临床经验，总结了内病外治的理论，以及以膏贴为主，辅以嚏、缚、坐、糁、敷等多种外治疗法的经验，对前人的外治成就作了一次划时代的总结，发扬光大了中医的外治法，对中医学的外治研究做出了卓越贡献。

（二）吴氏以外治疗病，并不是为了完全取代服药，其"意在补前贤内治之所不及，非以内治为不然也"。他同时强调"从外治佐内治，能两精者，乃万无一失尔"。

【注释】

[1]《理瀹骈文·官业序》

[2]《理瀹骈文·略言》

[3]《理瀹骈文·续增略言》

[4] 清阳膏：统治四时感冒、风温、温症、热病、温疫、温毒、热毒……一切脏腑火症……薄荷五两，荆芥穗四两，羌活、防风、连翘、牛蒡、天花粉、元参、黄芩、黑山栀、大黄、朴硝各三两，生地、天冬、麦冬、知母、桑皮、地骨皮、黄柏、川郁金、甘遂各二两，丹参、苦参、大贝母、黄连、川芎、白芷、天麻、独活、前胡、柴胡、丹皮、赤芍、当归、秦艽、紫苏、香附、蔓荆子、干葛、升麻、藁本、细辛、桔梗、枳壳、橘红、半夏、胆星、大青、山豆根、山慈菇、杏仁、桃仁、龙胆草、蒲黄、紫草、葶苈、忍冬藤、大戟、芫花、白丑、生甘草、木通、五倍子、猪苓、泽泻、车前子、蒌仁、皂角、石决明、木鳖仁、蓖麻仁、白芍、生山甲、僵蚕、蝉衣、全蝎、犀角各一两，羚羊角、发团各二两，西红花、白术、官桂、蛇蜕、川乌、白附子各五钱，滑石四两。又：生姜（连皮）、葱白（连须）、韭白、大蒜头各四两，槐枝（连花用）、柳枝、桑枝（均连叶）、白菊（连根叶）、白凤仙（全株用）各二斤，苍耳草、益母草、马齿苋、诸葛菜（皆全用）、紫花地丁、芭蕉（无蕉用冬桑叶）、竹叶、桃枝（连叶）、芙蓉叶各八两，侧柏叶、九节菖蒲各二两，以上皆取鲜者，夏秋合方全，内中益母草、地丁、芙蓉叶、凤仙草等，如干者，一斤用四两，半斤用二两。两共用小磨麻油三十五斤（凡干药一斤用油三斤，鲜药一斤用油一斤零）分两起熬枯，去渣，再并熬，俟油成（油宜老），仍分两起，下丹免火，旺走丹（每净油一斤，用炒丹六七两收）。再下炒铅粉一斤，雄黄、明矾、硼砂、青黛、轻粉、乳香、没药各一两，生石膏八两，牛胶四两（酒蒸化）。俟丹收后，搅至温温，以一滴试之，不爆，方下，再搅千余遍令匀，愈多愈妙。勿炒珠，炒珠无力，且不黏也。诸膏皆照此熬法，如油少，酌加二三斤亦可，凡熬膏总以不老不嫩合用为贵。

[5] 散阴膏：统治伤寒阴症、寒中三阴、阴毒等症。生附子五两，白附子四两，生南星、生半夏、生川乌、生草乌、生麻黄（去节）、生大黄、羌活、苍术各三两，川芎、当归、姜黄、细辛、防风、甘遂、延胡、灵仙、乌药各二两，独活、灵脂、黑丑头、荆芥、三棱、莪术、藁本、赤芍、白芍、紫苏、香附子、白芷、青皮、陈皮、天麻、秦艽、枳实、川朴、槟榔、远志、益智、杜仲、牛膝、川断、紫荆皮、桂皮、五加皮、木瓜、吴萸、蛇床子、补骨脂、大茴、巴戟、胡芦巴、巴豆仁、杏仁、桃仁、苏木、红花、草果、良姜、皂角、骨碎补、自然铜、刘寄奴、马鞭草、大戟、商陆、芫花、防己、甘草、木鳖仁、蓖麻仁、生山甲、蜂房、全蝎、蛇蜕、荜茇、甘松、山奈、黄连、黄柏各一两，发团二两。炒蚕砂二两四钱、干地龙十条。又：生姜、葱白各二斤，韭白、蒜头、桑枝、苍耳草（全）各一斤，凤仙草（全株）约二三斤，槐枝、柳枝、桃枝各八两，干姜、艾叶、侧柏叶各四两，炮姜、菖蒲、胡椒、川椒、白芥子各二两。两共用油三十五斤，分熬丹收，再入净松香八两，金陀僧四两，陈壁土、赤石脂（煅）各二两，雄黄、明矾、木香、丁香、降香、乳香、没药、官桂、樟脑、轻粉各一两，牛胶四两，酒蒸化，如清阳膏下法，苏合油一两，搅匀，临用糁麝香末贴。一方加制硫黄（如遇阴寒重症，临时酌加最稳）。

[6] 金仙膏：一名开郁消积膏。通治风寒暑湿气血痰食六郁五积诸症。苍术五两，白术四两，羌活、川乌、姜黄、生半夏、乌药、川芎、青皮、生大黄各三两，生香附、炒香附、生灵脂、炒灵脂、生延胡、炒延胡、枳实、川连、川朴、当归、灵仙、黑丑头（半生半炒）、巴豆各二两，枯芩、黄柏、生蒲黄、黑栀、郁金、莪术、三棱、槟榔、陈皮、山楂、麦芽、神曲、南星、白丑头、苦葶苈、苏梗、藿梗、薄荷、草乌、独活、柴胡、前胡、细辛、白芷、荆芥、防风、连翘、干葛、桔梗、知母、大贝母、甘遂、大戟、芫花、蒌仁、防己、腹皮、花粉、赤芍、白芍、枳壳、茵陈、川楝、木通、泽泻、车前子、猪苓、木瓜、皂角、杏仁、桃仁、苏子、益智、良姜、草果、吴萸、红花、木鳖仁、蓖麻仁、僵蚕、全蝎、蜈蚣、蝉蜕、生山甲、生甘草各一两，发团二两，滑石四两。又：生姜、葱白、韭白、薤白、蒜头、红凤仙、白凤仙（全）、槐枝、柳枝、桑枝各一斤（凤仙干者或用四两），榆枝、桃枝（均连叶）各八两，石菖蒲、莱菔子、干姜各二两，陈佛手干、小茴、艾各一两。两共用油四十斤，分熬丹收，再入净松香、生石膏各四两，陈壁土、明矾各二两，雄黄、轻粉、砂仁、白芥子、川椒、木香、檀香、官桂、制乳香、没药各一两，牛胶四两（酒蒸化），如前下法。或加苏合油，临用加沉麝。

[7] 云台膏：通治发背搭手、对口发疽、颈核、乳痈……一切无名肿毒疔毒等症。生大黄五两，木鳖仁三两，元参、生地、忍冬藤、生草节、薄荷、土贝母、朴硝各二两，生黄芪、当归各一两六钱，苍术、羌活、独活、防风、连翘、香附、乌药、陈皮、青皮、天花粉、川芎、白芷、山栀、赤芍、苦杏仁、桃仁、生草乌、生川乌、生南星、生半夏、黄柏、黄连、细辛、五倍子、僵蚕、生山甲、蜈蚣、全蝎、蜂房、黄芩、蝉蜕、蛇蜕、地龙、蟾皮、生牡蛎、皂角、红花、蓖麻仁各一两（蓖麻仁或用三两），发团二两四钱。又：生姜、葱白、蒜头各四两，槐枝、柳枝、桑枝各八两，苍耳草、凤仙草、野紫苏、紫地丁、益母草、石菖蒲二两，川椒一两。两共用油三十斤，分熬丹收。再入铅粉（炒）一斤，净松香八两，金陀僧、陈石灰、黄蜡各四两，铜绿、枯矾、生矾、银朱、扫盆粉、明雄、制乳香、制没药、官桂、丁香、樟脑、苏合油各一两。

[8] 行水膏：统治暑湿之邪，与水停不散诸症。苍术五两，生半夏、黄芩、防己、黄柏、苦葶苈、甘遂、大戟、芫花、木通各三两，生白术、龙胆草、羌活、大黄、黑丑头、芒硝、黑山栀、桑皮、泽泻各二两，川芎、当归、赤芍、黄连、川郁金、苦参、知母、商陆、枳实、连翘、槟榔、郁李仁、腹皮、防风、细辛、杏仁、胆南星、茵陈、白丑头、花粉、苏子、独活、青皮、陈皮、藁本、瓜蒌仁、柴胡、地骨皮、白鲜皮、丹皮、灵仙、旋覆花、生蒲黄、猪苓、牛蒡子、马兜铃、白芷、升麻、川楝子、地肤子、车前子、杜牛膝、香附子、莱菔子、土茯苓、川萆薢、生甘草、海藻、昆布、瞿麦、萹蓄、木鳖仁、蓖麻仁、干地龙、土狗、山甲各一两，发团二两，浮萍三两，延胡、厚朴、附子、乌药各五钱，龟板三两，飞滑石四两。又：生姜、韭白、葱白、榆白、桃枝各四两，大蒜头、杨柳枝、槐枝、桑枝各八两，苍耳草、益母草、诸葛菜、车前草、马齿苋、黄花地丁（鲜者）各一斤，凤仙草全株，干者用二两，九节菖蒲、胡椒、白芥子各一两，皂角、赤小豆各二两。两共用油三十斤，分熬丹收。再入铅粉（炒）一斤，净松香八两，金陀僧、生石膏各四两，陈壁土、明矾、轻粉各二两，官桂、木香各一两，牛胶四两（酒蒸化，如清阳膏下法）。如外症拔毒收水，可

加黄蜡和用。又龙骨、牡蛎皆收水，亦可酌用。

[9] 硝石散：即犀角、白虎、紫雪诸方加减。

[10] 养心安神膏：治心虚有痰火，不能安神者，亦治胆虚。牛心一个，牛胆一个。用小磨麻油三斤，浸熬听用。黄连三两，麦冬、丹参、元参、苦参、郁金、胆南星、黄芩、丹皮、天冬、生地各二两，党参、熟地、生黄芪、於术、酒白芍、当归、贝母、半夏、苦桔梗、陈皮、川芎、柏子仁、连翘、熟枣仁、石斛、远志肉（炒黑）、天花粉、蒲黄、金铃子、地骨皮、淮山药、五味子、枳壳、黄柏、知母、黑山栀、生甘草、木通、泽泻、车前子、红花、官桂、木鳖仁、羚羊角、犀角各一两，生龟板、生龙齿、生龙骨、生牡蛎各二两。又：生姜、竹茹、九节菖蒲各二两，槐枝、柳枝、竹叶、桑枝各八两，百合、鲜菊花各四两，凤仙花一株。两共用油十六斤，分熬去渣，合牛心油饼熬丹收。再入寒水石、金陀僧各四两，芒硝、朱砂、青黛各二两，明矾、赤石脂、煅赭石各一两，牛胶四两。

[11] 清肺膏：治一切咳喘等症属肺热者。生黄芩三两，薄荷、桑白皮、地骨皮、知母、贝母、天冬、麦冬、连翘、苏子、花粉、葶苈、芫花各二两，桔梗、橘红、郁金、香附、荆芥、枳壳、牛子、山豆根、瓜蒌、旋覆花、杏仁、川芎、白芷、马兜铃、前胡、蒲黄、防风、苏梗、青皮、胆星、防己、射干、白前、槟榔、白丑头、款冬花、五倍子、元参、生地、生甘草、忍冬藤、归尾、白芍、赤芍、丹皮、木通、车前子、枳实、黄连、黄柏、黑栀、白及、白蔹、大黄、芒硝、木鳖仁、蓖麻仁、山甲各一两，滑石四两。又：生姜（连皮）、葱白各二两，冬桑叶、白菊花、槐枝、柳枝、桑枝各八两，枇杷叶四两，竹叶、柏叶、橘叶各二两，凤仙、百合、莱菔子各一两，花椒、乌梅各五钱。两共用油二十斤，分熬丹收。再入生石膏四两，青黛、海石、蛤粉、硼砂、明矾、轻粉各一两，牛胶四两。

[12] 滋阴壮水膏：治男子阴虚火旺，妇人骨蒸潮热诸症。生龟板一斤，用小磨麻油三斤，浸熬去渣听用，或下黄丹亦可。元参四两，生地、天冬各三两，丹参、熟地、黄肉、黄柏、知母、麦冬、当归、白芍、丹皮、地骨皮各二两，党参、白术、生黄芪、川芎、柴胡、连翘、桑白皮、杜仲、牛膝、薄荷、郁金、羌活、防风、香附、蒲黄、秦艽、枳壳、杏仁、贝母、青皮、橘皮、半夏、胆星、荆芥、桔梗、天花粉、远志肉（炒）、女贞子、柏子仁、熟杏仁、紫菀、菟丝饼、石斛、山药、续断、巴戟、黑山栀、茜草、红花、黄芩、黄连、泽泻、车前子、木通、甘遂、大戟、大黄、五味子、五倍子、金樱子、炒延胡、炒灵脂、生甘草、木鳖仁、蓖麻仁、炮山甲、羚羊角、犀角、生龙骨、生牡蛎、吴萸各一两，飞滑石四两。又：生姜、干姜（炒）各一两，葱白、韭白、蒜头各二两，槐枝、柳枝、桑枝、枸杞根、冬青枝各八两，凤仙草、旱莲草、益母草各一株，桑叶、白菊花、侧柏叶各四两，菖蒲、小茴香、川椒各一两，发团二两。两共用油二十四斤，分熬去渣，合龟板油并熬丹收，再加铅粉（炒）一斤，生石膏四两，青黛、轻粉各一两，磁石（醋煅）二两，官桂、砂仁、木香各一两，牛胶四两，朱砂五钱。

[13] 健脾膏：治脾阳不运，饮食不化，或噎塞饱闷，或泄痢腹痛，或湿痰水肿、黄疸、鼓胀、积聚等症。牛精肉一斤，牛肚四两，用麻油三斤浸熬听用。苍术四两，白术、川乌各三两，益智、姜半夏、南星、当归、川朴、陈皮、乌药、姜黄、甘草（半生半炙）、枳实各二两，黄芪、党参、川芎、白芍、赤芍、羌活、白芷、细辛、防风、香附、灵脂、苏

梗、苏子、延胡、山楂、麦芽、神曲、木瓜、青皮、槟榔、枳壳、桔梗、灵仙、腹皮、醋三棱、醋莪术、杏仁、柴胡、升麻、远志、吴萸、五味、草蔻仁、肉蔻仁、巴戟、补骨脂、良姜、荜茇、大茴、红花、川连、黄芩、大黄、甘遂、苦葶苈、大戟、巴仁、黑丑头、茵陈、木通、泽泻、车前子、皂角、木鳖仁、蓖麻仁、全蝎、炮山甲、白附子、附子各一两，滑石四两。又：生姜、薤白、韭白、葱白、蒜头各四两，鲜槐枝、柳枝、桑枝各八两，莱菔子、干姜、川椒各二两，石菖蒲、艾、白芥子、胡椒、佛手（干）各一两，凤仙草全株，枣七枚。两药共用油二十二斤，分熬丹收。再入官桂、木香、丁香、砂仁、檀香各一两，牛膝四两。

[14] 扶阳益火膏：治元阳衰耗，脾胃寒冷诸症。生鹿角屑一斤，高丽参四两，用油三四斤，先熬枯，去渣听用，或用黄丹收亦可。生附子四两，川乌、天雄各三两，白附子、益智、苍术、桂枝、生半夏、补骨脂、吴茱萸、巴戟肉、胡芦巴、肉苁蓉各二两，党参、白术、黄芪、熟地、川芎、酒当归、酒白芍、山萸肉、山药、仙茅、蛇床子、菟丝饼、陈皮、南星、细辛、覆盆子、羌活、独活、白芷、防风、草乌、肉蔻仁、草蔻、远志、荜澄茄、炙甘草、砂仁、厚朴、杏仁、香附、乌药、良姜、黑丑、杜仲、川断、牛膝（炒）、延胡（炒）、灵脂（炒）、秦皮（炒）、五味子、五倍子、诃子肉、草果仁、大茴、红花、川草薢、车前子、狗脊、金樱子、甘遂、黄连、黄芩、木鳖仁、蓖麻仁、龙骨、牡蛎、山甲各一两，炒蚕砂三两，发团一两六钱。又：生姜、蒜头、川椒、韭、葱子、棉花子、核桃仁、艾各四两，凤仙、干姜、炮姜、白芥子、胡椒、石菖蒲、木瓜、乌梅各一两，槐枝、柳枝、桑枝各八两，茴香二两，两共用油二十四斤，分熬，再合鹿角油饼熬丹收。再入净松香、陀僧、赤石脂各四两，阳起石（煅）二两、雄黄、枯矾、木香、檀香、丁香、官桂、制乳香、没药各一两，牛胶四两，一方加硫黄。

【复习思考题】

1. 试述内病外治的理论依据及作用机理。
2. 吴师机所论三焦分治的主要内容是什么？
3. 吴师机常用的外治方法有几种？
4. 吴师机认为膏药的治疗作用有哪些？试述常用膏方及遣药特点。

王 士 雄

一、生平和著作

王士雄，字孟英，号潜斋、半痴山人，晚号梦隐，浙江海宁人，生活于公元1808～1867年（清嘉庆十三年～同治六年），是清代后期著名的温病学家。

王氏出身世医之家，曾祖王学权（字秉衡），精于医，晚年撰《重庆堂随笔》，惜尚未脱稿而病故。祖父、父亲均善医，曾对遗稿加以整理、补充和校对，但也未能付之梓行。王孟英14岁时，父亲病故，为了继承祖业，决心发奋钻研医学，舅父闻之甚喜，嘱其潜心学习，并赐其书斋曰潜斋。自此王氏埋头苦读十年，足不出户，手不释卷，如醉如痴，因之自号半痴山人，由于他刻苦努力，天资颖异，终于功成名遂，不仅临证治病，屡起沉疴，声名鹊起，而且著作颇丰，多能流传后世。王氏一生亦多次经历温热、霍乱等病的流行，故对于这类疾病的研究极为精深，尤其是对霍乱病的认识更为深刻，在当时的防病救治过程中发挥了重要的作用，为温疫学说的发展、温热学说的成熟都做出了不朽的贡献，为温热学派鼎盛时期的代表医家。

王氏一生勤于著述，给后人留下了大量富有学术价值的医学文献。其中《温热经纬》《随息居重订霍乱论》《随息居饮食谱》《归砚录》《王氏医案》是他的主要著作。

《温热经纬》五卷，成书于咸丰二年（公元1852年）。王氏所处的时代，温病学说已臻成熟。他精研经典著作及温病学说，融会贯通，并结合自己丰富的临床实践经验，采取"以轩岐仲景之文为经，叶薛诸家之辨为纬"的编纂原则，辑集各家医论，阐发自己见解，著成是书。该书卷一、卷二收载了《内经》《伤寒论》《金匮要略》有关温热病的论述，以及历代医家的注释；卷三、卷四则征引了叶天士、陈平伯、薛雪、余霖等研究温热病的论著，以及一些医家的按语。卷五汇集了方剂113首，并附有方解。可谓清代温病学说之集大成者。

《霍乱论》二卷，道光十八年（公元1838年）梓行，同治元年（1862年）重新修订，更名为《随息居重订霍乱论》增至四卷。卷一为病情篇，卷二为治法篇，卷三为医案篇，卷四为药方篇。本书是一部理论联系实践的霍乱病专著。

王氏著作除上述五书外，还有《回春录》《仁术志》《王氏医案三编》《乘桴医影》《潜斋简效方》《鸡鸣录》《四科简效方》等，王氏参注的医书计有《女科辑要》《言医选评》《医砭》《柳州医话》《重庆堂随笔》《愿体医话》《古今医案按选》《洄溪医案按》等。

二、学术理论

（一）辨析六气，尤详于暑

王氏在温热证治方面获有相当成就，对外邪致病、六气本质有深刻的认识和独到见解，他根据《素问·天元纪大论》谓"六气，寒、暑、湿、燥、风、火，天之阴阳也"的论述，辨析六气的阴阳属性。认为就六气的属性本质而言，暑统风火皆属阳，寒统燥湿皆属阴。若论其变化，阳邪中的风，阴邪中的燥、湿等又有可阴可阳，兼寒兼热的分别，但暑、火、寒三气则无可阴可阳之说，而仅为纯阳或纯阴之气，正如其言："分其阴阳，则《素问》云：寒暑六人，暑统风火，阳也；寒统燥湿，阴也。言其变化，则阳中惟风无定体，有寒风，有热风；阴中则燥湿二气，有寒有热。至暑乃天之热气，流金铄石，纯阳无阴"[1]。此论既从本质上辨析了六气的阴阳属性，又指出风、燥、湿三气的特殊变化，符合临床实际，具有一定指导意义。

六气之中，世人对暑的认识较为混乱，王氏针对这些错误一一进行驳正。对于"阳邪为热，阴邪为暑"的说法，王氏援引《素问·五运行大论》"在天为热，在地为火，其性为暑"之论，指出暑即是热，并非二气。暑、热虽均属阳邪，但仍有区别，王氏又指出："惟暑独盛于夏令，火则四时皆有"，"夏秋酷热，始名为暑，冬春之热，仅名为温，而风、寒、燥、湿皆能化火"[1]。说明暑有明显的季节性，而火热可由他邪郁遏化生，这是暑邪所不具备的。

对于颇为盛行的"暑必兼湿"的观点，王氏亦力辟此说，指出暑之与湿易于兼感，但并非必定兼感，王氏指出："暑与湿原是二气，虽易兼感，实非暑中必定有湿也，譬如暑与风亦多兼感，岂可谓暑中必有风耶？若谓热与湿合，始名为暑，然则寒与风合，又将何称？"[1]又说："暑令湿盛，必多兼感，故曰挟，犹之寒邪挟食，湿证兼风，俱是二病相兼，非谓暑中必有湿也。故论暑者，须知为天上烈日之炎威，不可误以湿热二气，并作一气，始为暑也。而治暑者，须知其挟湿为多焉"[2]。说明了暑多兼湿而非必兼湿。

此外，王氏对前人将暑病分为阴暑阳暑之名论，也持反对态度，他说："若知暑为热气，则不可冠以阴字，其实彼所谓阴者，即夏月之伤于寒湿者耳。设云暑有阴阳，则寒亦有阴阳矣，不知寒者水之气也，热者火之气也，水火定位，寒热有一定之阴阳。寒邪传变，虽能化热，而感于人也，从无阳寒之说。人身虽有阴火，而六气中不闻有寒火之名"[1]。阴暑阳暑之说，始倡于张介宾，张氏云："阴暑阳暑，治犹冰炭，不可不辨也"。又说："暑月受寒，故名阴暑。"二人对于该病病因的认识是完全一致的。所不同的是，张氏将夏月伤于寒湿之证命名为"阴暑"，而王氏命名为夏月之伤寒。王氏强调了暑气和寒气的阴阳定位，暑为纯阳，寒为纯阴，均不可再分阴阳，此说立论严谨，颇为精当。

（二）论治霍乱，首分寒热

咸丰、同治年间，适逢霍乱流行，尤以上海一隅为甚，适时王氏正悬壶沪上，为救世急，因而努力钻研霍乱病论治，获有不少真知灼见。

首先，王氏认为霍乱实有两种类型，一为热霍乱，一为寒霍乱，二者应严格区分。指出："热霍乱流行似疫，世之所同也；寒霍乱偶有所伤，人之所独也。"[3]二者有常与变、流行与散发的区别，不可混为一谈。主张治霍乱先辨虚实寒热，知常达变，方可获效。

在病因、病原方面，王氏认为寒热霍乱各不相同，其中热霍乱的病原是一种疫邪，而这种疫邪多由于空气秽浊、水质不洁所致。他分析了当时上海霍乱流行的原因："人烟繁萃，地气愈热，室庐稠密，秽气愈盛，附郭之河，藏垢纳污，水皆恶浊不堪，今夏余避地来游，适霍乱、臭毒、番痧诸证盛行，而'臭毒'二字，切中此地病因。"[3]由于"臭毒"作祟，遂造成热霍乱的流行，延门阖户，相互传染，而为祸害。所以他对霍乱的预防，提出"疏浚河道，毋使积污，或广凿井泉，毋使饮浊"[4]的主张，此外，王氏根据热霍乱发生于亢旱酷暑之年，夏秋之季，还认为该病与暑湿邪气有关。寒霍乱的病因，王氏认为主要是脾虚湿盛，他说："岁土不及，则脾胃素虚之人，因天运而更见其虚，中阳既虚，寒湿自盛，以致朝食暮泻而为飧泄，甚加呕吐而为霍乱"[3]。除此之外，与饮冷贪凉太过及七情郁结等亦有关。

在病机、病证分析上，王氏指出热霍乱与寒霍乱亦不相同。热霍乱病机由于疫邪及暑湿邪气留着中焦，脾胃升降之机阻滞，清者不升，浊者不降，清浊相干，乱于顷刻，发为上吐下泻，因火主燔灼，其性急速，热迫肠胃，传化失常，故吐泻之势较寒霍乱卒暴，且吐泻之物酸浊臭秽,并兼见口渴,烦躁,小便短赤等症。而寒霍乱之病机多是中阳素馁,升降失司,清浊不分,阴阳二气乱于胸中肠胃,湿浊饮食无火以化,非停留不行,即是飧泻下注,甚至挥霍撩乱,吐泻交作,所吐之物必澄澈清冷而非酸浊,所泻之物亦必完谷不化而不臭秽,并兼见小便利,口不渴等。

在治疗上,王氏则主张以祛除病邪,恢复脾胃升降功能为要,强调舒展气机,并依据其属寒属热之不同,而制定了两种方案,针对病因,辨证论治。热霍乱若火盛之体,内本无湿,而但感暑邪者,宜甘寒以清之,方如白虎汤、六一散之类;湿盛者,以胃苓汤分利阴阳,暑亦自去;热盛者,以桂苓甘露饮清其暑火,湿亦潜消。凡伤暑霍乱而兼厥逆烦躁者,慎勿认为阴证,若察其小便黄赤,舌苔黏腻或白厚者,宜燃照汤[5]澄冷服一剂,必现热象,若投姜、附,以致不救。甚或手足厥冷少气,唇面爪甲皆青,腹痛自汗,六脉皆伏,而吐出酸秽,泻下臭恶,小便黄赤热短,或吐下皆系清浊,而泻出如火,小便点滴不利或全无,大便灼热者是热极似阴,急进地浆煎竹叶石膏汤服之。对霍乱转筋的治疗,王氏仿《金匮要略》鸡矢白散之意,制蚕矢汤[6]一方,以蚕砂既引浊下趋,又能化浊归清,较鸡矢更佳,可作为治转筋之主药。此外,霍乱肢冷脉伏腹不痛,或肢不冷口渴苔黄,小水不行,神躁瞀乱者,又制黄芩定乱汤[7]治之。

寒霍乱之病轻者,可用藿香正气散,或平胃散加木香、藿香、生姜、半夏之类。湿盛而四肢重者,骨节烦痛者,可用胃苓汤加木香、藿香、大腹皮之类;若兼七情郁结,饮食停滞者,厚朴汤、治中汤治之;若兼头痛,恶寒,无汗者,先以香薷饮解其表,随以大顺散调其里;若阳虚脉弱,腹痛喜得温按,泻出不臭者,来复丹主之;若泻吐不止,元气耗散,或水谷不入,或恶寒战栗,手足厥冷,或发热烦躁,揭去衣被,但察其泻出不臭者,乃阴盛格阳,宜理中汤,甚则四逆汤加食盐少许;若暴泻如水,冷汗四逆,脉弱不能言者,急进浆水散救之,并宜冷服;若吐利无汗,厥逆恶寒,四肢拘急,脉来沉细弦紧,面如尘土者,但宜冷香饮子治之。

综上所述,王氏对霍乱的分析,以寒热为两大法门,而辨证细致入微,治疗亦丝丝入扣,切中肯綮,在医学上是有一定贡献的。

【医案例举】

例一　丁酉八九月间,杭州盛行霍乱转筋之证,有沈氏妇者,夜深患此,继即音哑厥逆,比晓,其夫惶惶求治,余诊其脉,弦细以涩,两尺如无,口极渴而沾饮即吐不已,足腓坚硬如石,转时痛楚欲绝。乃暑湿内伏,阻塞气机,宣降无权,乱而上逆也。为仿《金匮》鸡矢白散例,而处蚕矢汤一方,令以阴阳水煎成,候凉徐服。此药入口竟不吐。外以烧酒令人用力摩擦其转戾坚硬之处,擦及时许,郁热散而筋结始软。再以盐卤浸之,遂不转戾,吐泻渐止。晡时复以前药半剂,夜得安寐,次日但觉困极耳。与致和汤[8]数服而瘥。后治相类者多人,悉以是法出入获效。(《随息居重订霍乱论·医案篇·梦影》)

分析　本案为"时疫霍乱"热证,病因为外感暑湿疫疠之邪,内伏化火,阻滞枢机,宣降失度,清浊相干,乱于肠胃。王氏据证仿《金匮》鸡矢白散法,自拟蚕矢汤。取阴阳水火交通,升清降浊之意。再辅以外治法散郁通络。服药次日,恶候渐平，但阴津大亏，用致和汤益气滋阴而瘥。

例二 戚媪者，年六十余矣，自幼佣食于杭州黄莲泉家，忠勤敏干，老而弥甚，主仆之谊，胜于亲戚也。壬寅秋，患霍乱转筋，余视之，暑也，投蚕矢汤，两服而瘥。三日后，忽蜷卧不能反侧，气少不能语言，不食不饮。莲泉惶惧，就近邀一老医诊之，以为霍乱皆属于寒，且昏沉欲脱，定附子理中汤一方。莲泉知药猛烈，不敢遽投，商之王君安伯，安伯云：且勿服也。若谓寒证，则前日之药，下咽即毙，吐泻安能渐止乎？莲泉大悟，仍著人飞刺，招余往勘。余曰：此高年之体，元气随吐泻而虚，治宜用补。第余暑未消，热药在所禁耳。若在孟浪之家，必以前之凉药为未当，今日温补为极是，纵下咽不及救，亦惟归罪于前手寒凉之误也。设初起即误死于温补，而举世亦但知霍乱转筋是危险之病，从无一人知此证有阴阳之异，治法有寒热之殊，而一正其得失者。况一老年仆媪，非贤主人，亦焉肯如是之悉心访治乎？此病之所以不易治，而医之所以不可为也。今莲泉见姜附而生疑，安伯察病机之已转，主人恺恻而心虚，客亦多才而有识，二美相济，遂使病者跳出鬼门关，医者卸脱无妄罪。幸矣，幸矣！乃以高丽参、麦冬、知母、蕤蕤、木瓜、扁豆、石斛、白芍、苡仁、甘草、茯苓等，服六剂，始能言动，渐进饮食，调理月余而健，簠斋谓余云：此余热未清，正气大虚者之治法。更有不因虚而余焰复燃者，须用炼雄丹[9]治之。（《随息居重订霍乱论·医案篇·梦影》）

分析 本案虽未详述初病脉症，但据蚕矢汤主治来看，除转筋而外，当有肢冷吐泻、口渴烦躁、目陷脉伏等症，故药投两剂，暑热渐减，郁阳渐伸，诸症亦随之而渐退。然患者年逾六旬，元气久已暗亏，复霍乱吐泻，其虚益甚，惟在邪盛时不易觉察，待至邪气渐退，虚象毕露，蜷卧、少气、不食不饮诸症见矣。但余暑未清，阴液未复，药难遽进温补，亦叶桂所谓"炉烟虽息，灰中有火"，岂可孟浪为之。王士雄选用甘温甘凉，双补气液，乃两顾阴阳妙法。方虽和平，竟获起死回生之效，这是善用轻灵清淡之足式者。

（三）对伏气温病的辨析

温病的分类，就其发病类型上看，大致可分新感温病和伏气温病两种。伏气温病，源于《内经》，历代医家又有不同程度的阐发，但自叶桂《温热论治》问世后，不少医家临床辨治温病时，则往往遵循叶氏新感之说而忽略了伏气，为提醒后学注意区分新感与伏气，王士雄则特意对伏气温病的传变方式、特点、初期症状及治法等方面详加辨析。

王氏指出："伏气温病，自里出表，乃先从血分而后达于气分……故起病之初，往往舌润而无苔垢，但察其脉，软而或弦，或微数，口未渴而心烦恶热，即宜投以清解营阴之药，迨邪从气分而化，苔始渐布，然后再清其气分可也。伏邪重者，初起即舌绛咽干，甚有肢冷脉伏之假象，亟宜大清阴分伏邪，继必厚腻黄浊之苔渐生，此伏邪与新邪先后不同处。更有邪伏深沉，不能一齐外出者，虽治之得法而苔退舌淡之后，逾一二日舌复干绛，苔复黄燥，正如抽蕉剥茧，层出不穷，不比外感温邪，由卫及气，自营而血也。"[1]从来论伏气者，多侧重于病因、邪伏部位、潜伏时间、化热与否，以及有无新感外邪等，而王氏的论述，则在病机和辨证方面多有所阐发，亦为其临证经验之重要总结。其说对伏气温病学说有所补充和发展，颇有临床指导意义。

三、治疗经验

（一）重视疏瀹气机

《素问·六微旨大论》云："出入废则神机化灭，升降息则气立孤危。"王氏以《内经》学术思想为基础，研究了历代医家有关"气"的论述，认为人体脏腑组织的正常生理活动都是"气化"起着主导作用，人体疾病之发生变化，也就是气在体内的运行发生了故障，产生出临床种种症状，此即《内经》"百病皆生于气"的思想。基于此，王氏提出："人身气贵流行，百病皆由愆滞"[10]的独到见解。根据气失调和的病机，治法惟宜疏瀹"调其愆而使之不愆，治外感、内伤诸病，无余蕴矣"[11]。王氏临床以疏瀹气机为要诀，受喻昌在《医门法律·大气论》中所谓"统摄营卫、脏腑、经络，而令充周无间，环流不息，通体节节皆灵者，全赖胸中大气为之主持"的启发，结合临床经验，指出调理气机，应首先宣展肺气。以肺主一身之气，司治节，性清肃，若"肺既不主清肃，一身之气皆滞也"，故调气之法，重在宣肺。王氏主张："以大剂轻淡之品，肃清气道，俾一身治节之令，肝胆逆升之火，胃腑逗留之浊，枢机郁遏之热，水饮凝滞之痰，咸得下趋，自可自愈。"[12]王氏临证处方，善用清轻灵动之品，习用枇杷叶、杏仁、前胡、桔梗、旋覆花、薤白、白前、马兜铃、紫菀、芦根、薏苡仁、射干、瓜蒌、贝母、冬瓜子、莱菔子等药。正如杨素园在评述王氏医案时说："不论用补用清，悉以运枢机、通经络为妙用。"[10]这一评价十分中肯。

（二）临证擅长治痰

王氏认为凡病皆可致气机愆滞，导致气机愆滞的原因虽有多种，而以痰浊阻滞为常见。因此王氏临床无论治温病还是治杂证，都注重从痰论治，仅从《王氏医案绎注》收录的450余案来看，配合化痰药论治者竟达300余首。其尤善用涤痰法治疗温病。

王氏认为痰证因多种原因产生，或平素过啖肥甘，变生痰浊；或脾虚湿盛，运化无权，湿聚痰生；或素有痰饮，盘踞胸中；或因湿热俱盛，熬炼成痰，尤在温病病程中的病理产物，更易成痰，或温邪外感，与素蕴之痰浊、湿饮相互搏结，胶固不解，则无形之邪热依附于有形之痰浊湿饮而难散，或为温邪挟湿饮上逆；或湿热蒸痰湿而弥散三焦。王氏还强调痰的生成与气机失调密切相关。气滞则痰生，痰、火、气三者互相胶结，互为因果。津液既为邪火灼铄以成痰，而痰生成之后，又为邪热之肇端。

痰证辨证，王氏运用望闻问切，四诊合参，以辨病性。如曰："凡视温证，必察胸脘，如拒按者，必先开泄；若苔白不渴，多挟痰湿，轻者橘、蔻、菖、薤，重者枳实、连、夏，皆可用之；虽舌绛神昏，但胸下拒按，即不可率投凉润，必参以辛开之品，始有效也。"[1]胸脘为气海，胸脘拒按表明气机痹滞，胸下拒按，苔白不渴，肺胃必有痰湿，治宜辛开苦泄；即使舌绛神昏，但痰湿痹阻，气化不行，故仍不可纯用凉润，碍其枢机，而应佐以辛开芳化，使气机运转，痰湿得化。温病挟痰，除必察胸脘外，详问口中感觉亦为必要。王氏指出："苔虽白而不燥，还须问其口中和否，如口中自觉黏腻，则湿渐化热，仅可用厚朴、槟榔等苦辛微温之品。口中苦渴者，邪已化热，不但大温不可用，必改用淡渗苦降微凉之剂矣；或渴喜热饮者，邪虽化热而痰饮内盛也，宜温胆汤加黄连。"[1]王氏从外证的细微差异之处辨析病机转变的异同，从而确定相应的治法，药随证转，疗效自佳。

治痰大法，王氏重在清涤，强调欲清气道之邪，必先去其所依附之痰。所用清热蠲痰、肃肺导痰、顺气蠲痰、通络蠲痰、攻下涤痰、行水涤痰、滋阴化痰、清热凉血化痰、清心开窍涤痰、清热熄风涤痰、清热行瘀涤痰诸法，关键在于通过斡旋气机来宣展肺的治节功能。王氏常据证选用栝楼薤白汤、橘皮竹茹汤、千金苇茎汤、小陷胸汤、温胆汤、当归龙荟丸、雪羹汤等方。其用药特点，在于不犯一味温升，厚浊之味亦避之。至于阴虚有痰者，堪称难治，王氏常权衡阴虚与痰热两者孰轻孰重，运用"寓补于消"或"寓消于补"法。他遣用的祛痰药与养阴药配伍，既无伤津之弊，还可助津液之敷布，妙在养阴而不滋腻恋邪，化痰而不伤阴。

【医案例举】

例一 伏暑在肺 壬辰八月，范蔚然患感旬余，诸医束手。乃弟丽门恳孟英治之。见其气促音微，呃忒自汗，饮水下咽，随即倾吐无余。曰：伏暑在肺，必由温散以致剧也。盖肺气受病，治节不行，一身之气，皆失其顺降之机，即水精四布，亦赖清肃之权以主之，气既逆而上奔，水亦泛而上溢矣。但清其肺则诸恙自安。乃阅前服诸方，始则柴、葛、羌、防以升提之，火藉风威，吐逆不已，犹谓其胃中有寒也。改用桂枝、干姜以温燥之，火上添油，肺津欲绝，自然气促音微，疑其虚阳将脱也。径与参、归、蛤蚧、柿蒂、丁香以补而纳之。愈补愈逆，邪愈不出，欲其愈也难矣。亟屏前药，以泻白散合清燥救肺汤，数服而平。（《王氏医案·卷一》）

分析 伏暑在肺，误投温补，复误温燥，诸医束手，王氏辨证求本，以泻白散合清燥救肺汤救逆而愈。

例二 暑热稽肺 石诵義，夏杪患感，多医广药，病势日增，延逾一月，始访孟英诊焉。脉至右寸关滑数上溢，左手弦数，耳聋口苦，热甚于夜，胸次迷闷，频吐黏沫，啜饮咽喉阻塞，便溏溺赤，间有谵语。曰：此暑热始终在肺，并不传经，一剂白虎汤可愈者，何以久延至此也。乃尊北涯，出前所服方见示，孟英一一阅之，惟初诊顾听泉用清解肺卫法，为不谬耳。其余温散升提，滋阴凉血，各有来历，皆费心思，原是好方，惜未中病。而北涯因其溏泄，见孟英君石膏以为治，不敢与服。次日复诊，自陈昨药未投，惟求另施妥法。孟英曰：我法最妥，而君以为未妥者，为石膏之性寒耳。第药以对证为妥，此病舍此法，别无再妥之方。若必以模棱迎合为妥，恐贤郎之病不妥矣。北涯闻而感悟，颇有姑且服之之意，而病者偶索方一看，见首列石膏，即曰：我胸中但觉一团冷气，汤水皆须热呷，此药安可投乎？坚不肯服。然素仰孟英手眼，越日仍延过诊，且告之故。孟英曰：吾于是证，正欲发明，夫邪在肺经，清肃之令不行，津液凝滞，结成涎沫，盘踞胸中，升降之机亦窒，大气仅能旁趋而转旋，是一团涎沫之中，为气机所不能流行之地，其觉冷也，不亦宜乎。且予初诊时，即断为不传经之候，所以尚有今日。而能自觉胸中之冷，若传入心包，则舌黑神昏，方合吴古年之犀角地黄矣。然虽不传经，延之逾月，热愈久而液愈涸，药愈乱而病愈深，切勿以白虎为不妥，急急投之为妙。于是有敢服之心矣。而又有人云：曾目击所亲某，石膏甫下咽，而命亦随之。况月余之病，耳聋泄泻，正气已亏，尤宜慎用。北涯闻之惶惑，仍不敢投，乃约异日广征名士，会商可否，迨孟英往诊，而群贤毕至，且见北涯意乱心慌，情殊可悯。欲与众商榷，恐转生掣肘，以误其病，遂不遑谦让，援笔立案云：病既久延，药无小效，主人之方寸乱矣。予三疏白虎而不用，今仍赴召诊视者，欲求其病之愈也。夫有是病，则有是药，诸君不必各抒高见，希原自用之愚。古云：鼻塞治心，耳聋治肺，肺移热于大肠则为肠澼，是皆白虎之专司，何必拘少阳而疑虚寒哉！放胆服之，勿再因循，致贻伊戚也。座中顾听泉见案，即谓北涯曰：孟英肠热胆坚，极堪倚赖，如犹不信，我辈别无善法也。顾友梅、许芷卿、赵笛楼亦皆谓是。疏方以白虎加西洋参、贝母、花粉、黄芩、紫菀、杏仁、冬瓜仁、枇杷叶、竹叶、竹茹、竹黄，而一剂甫投，咽喉即利。三服后，各恙皆去，糜粥渐安，改甘润生津，调理而愈。（《王氏医案·卷二》）

分析 病逾一月，而暑热始终稽留于肺，且不为药误所动，诚叶桂所谓"温热虽久，在一经不移"的典型病例。但王氏之所以坚定不移地确断暑热仍在肺经气分者，固亦有脉作为辨证依据，如右寸关滑数上溢于鱼，显然是肺热有余之脉。胸次迷闷、频吐涎沫，是肺家有热，阴液被灼之征。咽喉者，肺之使；大肠者，肺之腑。肺热上蒸食道，则啜饮为之不利；下移其腑，则大便为之溏泄。耳聋口苦，虽是少阳主症，但金不生水，肾水无以上养其窍，耳亦可聋；心肺火炎，亦往往口苦，以苦为火味故也。谵语夜热，本是手足阳明燥金共有之症，以肺移热于大肠而见之，亦势之必然。凡此种种，都为王士雄提供了诊断的确凿证据。暑热稽肺，则清肃不行，外不能散，内不能降，遂致痰火胶结胸中，而成难分难解之势，故尔经久不传。士雄疏方，除以白虎为主，大清肺经气分外，复佐大队清肃化痰之品，折其痰火，可谓切中症结，不愧为治温热的老手。

（三）善于顾护津液

温为阳邪，最易伤津耗液，阴液的存亡，决定疾病的转归。王氏继承喻昌、叶桂、吴瑭诸家治温的经验，临床善用凉润清解，甘寒养阴之剂，即使论治其他杂病，亦用此手法。他推崇前贤之说，认为"喻氏云：人生天真之气，即胃中津液是也。故治温热诸病，首宜瞻顾及此。董废翁云：胃中津液不竭，其人必不即死。皆见到之言也"[13]。他认为胃中津液不竭，人必不死；若耗尽而阴竭，如旱苗之根，叶虽未枯，亦必死无疑。因此，"凡治感证，须先审其胃汁之盛衰，如邪渐化热，即当濡润胃腑，俾得流通，则热有出路，液自不伤，斯为善治。"[13]若邪热聚于胃腑，恐灼伤津液，濡润胃腑，使二便通调，则邪热下行有路，斯为救阴之妙法。对于具体用药，他主张："专宜甘寒以充津液，不当参用苦燥。余如梨汁、蔗浆、竹沥、西瓜汁、藕汁，皆可频灌，如得蕉花上露更良"[14]。王氏濡润胃津，每用石斛、沙参、西洋参、花粉、麦冬等，尤喜用梨汁、蔗浆、西瓜汁等果汁，甘凉生津，沃焦救焚。

温病中暑热两伤气阴之证甚为常见，李东垣曾制清暑益气汤，然立意重在益气，适合元气本虚而伤于暑湿者，故王氏认为此方有清暑之名而无清暑之实，重订清暑益气汤。改用西洋参、石斛、麦冬、黄连、竹叶、荷梗、知母、甘草、粳米、西瓜翠衣以清暑益气，养阴生津。较之东垣，变甘温之方为甘寒之剂，甚合感受暑热，伤津耗气的病机，为后世医家所常用。

【医案例举】

栖流所司药陈芝田，于仲夏患感，诸医投以温散，延至旬日，神昏谵妄，肢搐耳聋，舌黑唇焦，囊缩溺滴，胸口隐隐微斑，一望而知其危矣。转邀孟英诊之，脉细数而促。曰：阴亏热炽，液将涸矣。遂用西洋参、元参、生地、二冬、知、柏、楝实、石斛、白芍、甘草梢、银花、木通、犀角、石菖蒲，大剂投之。次日复诊，其家人云：七八日来小溲不过涓滴，昨药服六七个时辰后，解得小溲半杯。孟英曰：此即转机也。然阴气枯竭，甘凉濡润，不厌其多。于前方再加龟板、鳖甲、百合、花粉，大锅煎之，频灌勿歇。如是者八日，神气始清，诸恙悉退，纯用滋阴之药，调治匝月而瘳。予谓：孟英学识过人，热肠独具。凡遇危险之候，从不轻弃，最肯出心任怨以图之。如此案，八日后神气始清，若经别手，纵使治法不错，而一二帖后不甚起色，必规避坚辞，致病家惑乱，谋及道旁，虽不死于病，亦必死于药矣。此在医者之识老心坚，又须病家之善于择而任之专也，谈何易耶？且闻孟英尝云：温热液涸神昏，有投犀角、地黄等药至十余剂，始得神清液复者，因温热案最多，不暇详录，姑识此以告司人之命者。（《王氏医案·卷二》）

分析 伏暑误投温散，神昏谵妄、隐隐微斑为热邪深入营分之候。舌黑唇焦、囊缩溺滴，是阴津涸竭之征。肢搐耳聋，乃肝风内动。孟英以救液养阴为第一要务，佐以清热解毒、熄风开窍为治。服后阴津渐复，小便多，更助以花粉、百合之生津化痰；龟板、鳖甲之潜阳熄风。频灌勿歇者，意增一分阴液，便多一分生机。匠心别具，启人茅塞。

四、学术评议

（一）王士雄为清代著名温病学家，所著《温热经纬》一书，以轩岐、仲景之说为经，以叶桂、薛雪、陈平伯、余师愚诸家之说为纬，对晚清以前的温病学说作了一次全面的总结，促进了温病学说的发展。

（二）王氏在霍乱病方面也有很深的造诣，他所著的《霍乱论》及《随息居重订霍乱论》是不可多得的霍乱病专书，对霍乱病的阐发，无论在病因病机，还是在预防治疗上，都有许多创见。他力纠前人论霍乱多属寒的偏见，主张区分寒热，发人之所未发，有补偏救弊之功。其所制新方对霍乱病治疗亦有很大裨补。总之，他不仅完善了中医对时疫霍乱的认识，对当时及后世也有很大的影响。

（三）王氏学验俱丰，遣方用药颇有特色，自成一家。其重视疏瀹气机、顾护阴液，擅长从痰论治，用药凉润轻灵，疗效卓著。曹炳章对此评价甚高，赞赏王氏："裁方用药，无论用补用泻，皆不离运枢机、通经络，能以轻药愈重证，为自古名家所未达者"[15]。

【注释】

[1]《温热经纬·叶香岩外感温热篇》雄按

[2]《温热经纬·叶香岩三时伏气外感篇》雄按

[3]《随息居重订霍乱论·病情篇》

[4]《随息居重订霍乱论·治法篇》

[5]燃照汤：滑石、香豉、焦栀、黄芩、省头草、厚朴、半夏。

[6]蚕矢汤：晚蚕砂、生苡仁、大豆黄卷、陈木瓜、川连、半夏、黄芩、通草、焦栀、陈吴萸。

[7]黄芩定乱汤：黄芩、焦栀、香豉、原蚕砂、半夏、橘红、蒲公英、鲜竹茹、川连、陈吴萸。

[8]致和汤：北沙参、生扁豆、石斛、陈仓米、枇杷叶、鲜竹叶、麦冬、陈木瓜、生甘草。

[9]炼雄丹：极明雄黄、提净牙硝。

[10]《归砚录·卷二》

[11]《王氏医案三编·卷二》

[12]《王氏医案续编·卷一》

[13]《温热经纬·薛生白湿热病篇》雄按

[14]《温热经纬·余师愚疫病篇》雄按

[15]《王氏医案三编·曹序》

【复习思考题】

1. 王士雄对暑是如何认识的？

2. 试述王士雄对霍乱病因、病机的认识及其辨证治疗。

3. 王士雄所论伏气温病的辨治规律是什么？

4. 你对王士雄疏瀹气机的用药思路是如何理解的？

唐 宗 海

一、生平和著作

唐宗海，字容川，四川彭县人。生活于公元1846～1897年（清道光二十五年～光绪二十三年），享年仅51岁[1]。唐氏自幼聪敏好学，为诸生时已名闻三蜀，门弟子常数十人。光绪己丑年（公元1889年）举进士。中年专攻医学，至老寝馈不辍。他善于博采众长，认为研究医学，不论古今中外，凡有所长，都应取之，凡有所短，都当弃之。当时西方医学日盛，影响很大，唐氏力图以西医知识解释中医的基本理论，以求实现他所谓"中西汇通"的愿望。曾著《中西汇通医书五种》，内容包括《中西汇通医经精义》《血证论》《伤寒论浅注补正》《金匮要略浅注补正》《本草问答》，此外有《医易通说》《医学见能》和《痢症三字诀》等。

《中西汇通医经精义》，以中西医两套理论注释了《内经》，成书于 1892 年。全书二卷。作者试图通过两种途径进行中西汇通，一是将中、西医之间原理一致的内容，互相训解，直接"汇通"；二是将西医的解剖学与中医气化学说互相结合，称为"取长补短"。这种学说，对于后世影响很大。如谢利恒曾赞扬道："能参西而崇中，不得新而忘旧，且于数十年前，早知中西汇通为今后医家之大业，不可不谓吾道中之先知先觉也"[2]。

《血证论》，成书于 1884 年，全书八卷，是在总结前人经验和理论的基础上，又结合自己的实践而成的血证专著。在阴阳水火气血论中，强调水、火、气、血互相维系的作用和变化；在血证的病机方面，重视脏腑的不同特性和症状；在血证的治疗方面，提出止血、消瘀、宁血、补血为治血四大纲。另外在方药的选用上，注意辨证论治，很有特色。该书流传较广，影响较大，对指导临床确有参考价值。

《伤寒论浅注补正》，成书于 1894 年，全书七卷，是在陈修园《伤寒论浅注》的基础上进行"补正"，故有此书名。其特点有二：其一，明确三焦实质，常用三焦生理病理来解释伤寒诸证的病机和症状；其二，结合西医理论注释《伤寒论》。

《金匮要略浅注补正》，成书于 1893 年，全书九卷，是对陈修园《金匮要略浅注》的补充和订正，以《内经》和仲景理论为基础，结合西洋医学进行解释贯通，以阐明其精义。为中西汇通注释《金匮》作了开端。

《本草问答》，成书于 1893 年，全书二卷，属问答体，参照西法讨论中药的性味、归经、相制相畏等理论，是较早对中药参照西法进行研究的药学专著。

二、学术理论

唐氏在前人学说的启示下，在长期的临床实践中，对血证进行深入的研究，积累了丰富经验，有许多独到见解，影响很大，流传很广。

（一）论水火气血关系

唐氏以阴阳学说为理论基础，认为人体整个生理活动是阴阳两气不断运动的结果，他指出："人之一身，不外阴阳，而阴阳二字，即是水火。水火二字，即是气血。水即化气，火即化血"[3]。以此为纲，对水火气血的相互资生进行了论述。

1. 气的生化

对于气的生化与作用，唐氏受易理的启发，从"易之坎卦，一阳生于水中，而为生气之根"[3]悟出水为生气之源。认为"人身之气，生于脐下丹田气海之中。脐下者，肾与膀胱，水所归宿地也"[3]。从"鼻间吸入天阳，从肺管引心火，下入于脐之下，蒸腾其水，使化为气"[3]，这就是"水即化气"。

当气生成之后，即布于全身内外，"随太阳经脉为布护于外，是为卫气，上交于肺，是为呼吸，五脏六腑息以相吹，止此一气而已"[3]。由于气的作用而化生津液，如"太阳之气，上输于肺，膀胱肾中之水阴即随气升腾而为津液"[3]。"气化于下，则水道通而为溺"[3]。以上说明了水气间的代谢变化，即所谓"气生于水，即能化水"[3]。在病理变化上，水气之间，亦常相互影响，相互为病，他认为："水化于气，亦能病气"。即一旦水的通调发生障碍，亦能影响到气的功能，产生疾病，他指出："设水停不化，外则太阳之气不达，而汗不得出。内则津液不生，痰饮交动[3]。"同时气固然生于水，而气病也足以影响水液的输化，"肺之节制不行，气不得降，因而癃闭滑数"[3]。又如肾中阳气不能镇水，亦为饮为泻等等，不一而足。总之，水病可致气病；气病亦可导致水病，故提出"气与水本属一家，治气即是治水，治水即是治气"[3]的观点，对临床颇具启发意义。

2. 血的生化

唐氏认为，血的化生，主要以心火为主，故有"火即化血"之说。如"食气入胃，脾经化汁，上奉心火，心火得之，变化而赤，是之谓血"[3]。又如："血色，火赤之色也。火者心之所主，化生血液，以濡周身。"[3]这是唐氏根据《内经》"中焦受气取汁，变化而赤是谓血"，以及"心主血"之论，具体说明血的化生，是心脾二脏作用的结果。

不仅血液的化生须赖心火，心火也须阴血之奉养，才能平而不亢。唐氏说："血者火赤之色也，火者心之所主，化生血液，以濡周身。火为阳，而生血之阴，即赖阴血以养火，故火不上炎而血液下注，内藏于肝，寄居血海，由冲、任、带三脉行达周身，以温养肢体。男子则血之转输无从觇验，女子则血之转输月事时下。血下注于血海之中，心火随之下济，故血盛而火不亢烈，是以男子无病而女子受胎。"[3]生理之火，固可以化生血液，但火旺或火衰，亦能危害及血液的生化，所谓"火化太过，反失其化"，"火化不及而血不能生"[3]，皆指病理之火所造成的血病。而血病又可累及火病，如血液虚亏，肝失所藏，木旺动火，使生理之火变成了病理的邪火，即血不足而火上炎。可见，火病可致血病，血病也可造成火病。唐氏论述："血与火原一家，知此乃可与言调血矣。"[3]指出了血与火之间的密切关系。

3. 气血关系

"水即化气"，"火即化血"，说明了水与气、火与血之间密切相关。而气与血、水与火则更是相互维系，相互依存。唐氏说："肺主水道，心主血脉，又并域而居……一阴一阳，互相维系，而况运血者即是气，守气者即是血，气为阳，气盛即为火盛，血为阴，血虚即是水虚，一而二，二而一者也"[3]。水火气血存在形式虽然不同，但紧密依存，互资共生。故"水病则累血"，如"汗出过多则伤血，下后亡津液则伤血"[3]等。也有血病而兼水病的情况，如"吐血咳血必兼痰饮，血虚则精竭水结，痰凝不散，失血家往往水肿"[3]。如能"深明此理，而后治血理气，调阴和阳，可以左右逢源"[3]。气血水火之所以能相互资生，相互维系，其关键在脾。正如唐氏所说："血生于心火而下藏于肝，气生于肾水而上主于肺，其间运上下者，脾也。水火二脏，皆系先天，人之初胎，以先天生后天；人之既育，以后天生先天。故水火两脏，全赖于脾。"[3]从而可知脾胃中土，在人体水火气血的生化及维持其正常功能活动中，具有重要作用，因此，"治血者必以脾为主，乃为有要；至于治气，亦宜以脾为主"[3]。

（二）论血证病机

唐氏毕生对血证深有研究，无论在理论或临床实践方面，均有全面阐述。他在《血证论》中指出:"平人之血,畅行脉络,充达肌肤,流通无滞,是谓循经,谓循其经常之道也。"[4]一旦血不循经,溢出于外,即为血证。常见之证,每为两种情况,其一是血液溢于体外;其二是血液内溢,积于脏腑、经络、腠理。前者如吐血、衄血等,后者如各种瘀血、蓄血等。血证的病因、病机,亦十分复杂,唐氏归纳为以下几个方面。

1. 气机阻逆,血随上溢

气为血帅,气机冲和则血随之而畅行络隧,如果气机不畅,则血行受阻,气逆上冲,则血离常道,上溢而为吐血、呕血、咳血等证。故唐氏有"气迫则血走"之说。

吐血:唐氏认为凡上吐之证,皆属于胃,"血虽非胃所主,然同是吐证,安得不责之于胃"[4]?其主要病机是冲脉之气上逆,而血随之逆上。造成吐血的根本原因,在于"气实",唐氏指出:"试思人身之血,本自潜藏,今乃大反其常,有翻天覆地之象,非实邪与之战斗,血何从而吐出哉?"[4]因此,调胃降气,就成为唐氏治疗吐血证的主要方法。

呕血:呕血与吐血的不同在于无声者为吐血,"血出有声,重则其声如蛙,轻则呃逆"[5]者为呕血。以轻重言,吐轻而呕重;以病机言,同样是属于气逆,但是"呕则其气更逆也"[5];以脏腑言,吐血其病在胃,呕血其病在肝。其主要病机为肝失疏泄,气机逆乱,故呕血治疗以凉肝血、调胃气为大法。

咳血:咳属肺病,"肺主气,咳者气病也,故咳血属之于肺"[6]。其病机有虚实两种。实证多因外邪郁遏肺气,或郁久化火,灼伤脉络,以至失血。虚证多由肺中津液不足,阴虚火动,肺金失其清肃之令,而成咳血。然而,不论虚实,都与肺失清肃,气机阻逆有关。

2. 脾失统摄,血无归附

脾主统血,血之运行上下,全赖于脾。若脾阳虚则不能统血;脾阴虚则不能生血。血虚津少,肺失滋养,则为土不生金。脾"以其能统主五脏而为阴之守也,其气上输心肺,下达肝肾,外灌溉四旁,充溢肌肉,所谓居中央畅四方者如是,血即随之运行不息,所谓脾统血者,亦即如是"[7]。故血之运行上下全赖脾气。若劳倦伤中,脾气不统则血多下失,思虑伤脾,则血可由上下溢出。

唾血:血随唾液而出为唾血。唐氏认为忧思抑郁则伤脾阴,饮食、劳倦失节则伤脾气,凡脾阴脾气受伤都能造成"脾不摄血而唾血"。

血崩:女子血崩,每多责之脾虚。唐氏指出:"血乃中州脾土所统摄,脾不摄血,是以崩溃,名曰崩中,示人治崩必治中州也。"[8]每多因"思虑饥饱"、"劳倦伤脾"或"肝经怒火妄动,木郁克土"所致。

3. 火热炽盛,逼血妄行

火热内盛,则迫血妄行。如热伤阳络,则为衄血;热伤阴络,则为下血。火热与气机阻逆关系密切,气逆则易化火,即唐氏所谓"气盛即是火盛"。对于气火上逆而致的血证,以泻火降气为法。

鼻衄:热伤阳络则衄血,所谓阳络,唐氏认为是"太阳、阳明之络脉也,盖太阳、阳明统走人身躯壳之外,阳络之血伤于太阳者,由背上循经脉至鼻为衄……伤于阳明者,由胸而上循经至鼻"[9]。太阳主开,邪气闭郁,不能发越于外;阳明主阖,燥火伤其脉络,热气浮越,都能引起逼血妄行成衄。

此外，唐氏对衄血还指出多种病证，"阳明燥热所攻"则为目衄；肝胆三焦，相火内动，挟血妄行，则为耳衄；胃火上炎，血随火动，则为齿衄；心火亢盛，热逼血出，则为舌衄。

4. 瘀血阻络，血行失常

瘀血也是形成出血证的一个因素。凡吐、衄、便、漏各种血证，其离经之血，无不成瘀。瘀血内阻，可以造成再次出血。所以唐氏说："瘀血踞住，则新血不能安行无恙，终必妄走而吐溢。"[4]因此，血证亦应重视消瘀，"凡血证，总以去瘀为要"[10]。否则，瘀血内阻，不仅能导致重新吐溢出血，还可遗患无穷，变生其他疾病。在瘀血辨证方面，他指出旧说的局限，"血块为瘀，清血非瘀，黑色为瘀，鲜血非瘀，此论不确。盖血初离经，清血也，鲜血也。然既是离经之血，虽清血，鲜血，亦是瘀血"[10]。关于这一点，很有研究价值。

综上所述，唐氏对血证病机的分析，有气机阻逆、脾失统摄、血热妄行、瘀血阻络等几个方面，这些都属于气血辨证的范围。同时，他又善于结合脏腑病机，综合分析，他说："脏腑各有主气，各有经脉，各有部分，故其主病，亦各有见证之不同"[11]。如吐血主病在胃，呕血主病在肝，咯血主病在肾，唾血主病在脾，咳血主病在肺等，指明了在血证论治中气血辨证结合脏腑辨证的重要现实意义。当然，各种辨证都必须因人因病而异，应临证详审，灵活对待，反对拘守一门，胶柱鼓瑟，这正是他的可贵之处。

三、治疗经验

唐氏对血证在理论上有很多真知灼见，在临证治疗中也积累了大量心得、经验和方药，值得参考和借鉴。

（一）通治血证四法

唐氏对于血证的治疗，提出四种具体治则，即止血、消瘀、宁血、补血，并一一提出有关方药。

1. 止血

在血溢奔腾，倾吐不止的时候，往往气随血脱，"此时血之原委，不暇究治，惟以止血为第一要法"。止血之时，不仅要止其溢出之血，更重要的是止其经脉中未曾溢出之血。因出血者，各经脉中的血液，都受到波动而随势外溢，必须止其经脉之血，使不外溢，才能达到止血的目的。如说："所谓止血者，即谓此未曾溢出，仍可复还之血，止之使不溢出，则存得一分血，便保得一分命。"[4]由于出血大都因气火逆上所致，而止血最宜降气止逆之法，气降则血自止，以泻心汤[12]为主方。

可见，他所谓止血并非见血就一味兜涩，乃是指治本而言，邪实血逆者当用泻心汤止血，他如劳倦伤中、思虑伤脾的血证，则又当以补中益气汤和归脾汤治疗。至于气随血脱的危证，更非徒用血药可治，而当以独参汤抢救，唐氏说："人之生也，全赖乎气，血脱而气不脱，虽危犹生，一线之气不绝，则血可徐生，复还其故，血未伤而气先脱，虽安必死"[13]。止血是唐氏治血证的第一大法，但其具体方药又需因证而异，不是一成不变的。

2. 消瘀

血止之后，"其经脉中已动之血，有不能复还故道者"，"或流注四肢，则为肿痛；或滞于肌腠，则生寒热。凡有所瘀，莫不壅塞气道，阻滞气机，久则变为骨蒸、干血、痨瘵，不可不急去之也"。[4]另外，经隧之中，若有瘀血阻滞，则新血不能正常运行，终必至妄走而吐溢，故以消瘀为第二法。"瘀血去则新血生，其主方为花蕊石散[14]，能令瘀血化水而下，且不动五脏真气，为去瘀妙药。如无花蕊石，用三七、郁金、桃仁、牛膝、醋炒大黄，亦有迅扫之功"[4]。

3. 宁血

吐血既止，瘀血亦消，或数日间，或数十日间，其血复潮动而吐者，乃血不安其经脉所致。所以必用宁血为第三法，使血得安，方可免其复发。在止血消瘀法中药多猛峻，以救一时之急，与止血以后的和缓用药显然有别。宁血的治疗，须因证而异，一般用祛邪、调气、凉血、泻火、润燥、清肝诸法，均以切证为治。其中他特别重视调气，如"总而论之，血之所以不安者，皆由气不安故也，宁气即是宁血"[4]，阐述了调和气机对安宁血络的重要意义。如怒气逆上血滞而吐者，宜丹栀逍遥散；肝火炽盛用当归芦荟丸（汤）[15]；外感寒邪犯于血分，外束闭而内逆壅者，宜麻黄人参芍药汤；风邪外袭，脉浮数，则用小柴胡汤加味等法。

4. 补血

邪之所凑，其正必虚，出血既多，益增其虚，故以补血为收功之法。对于补血法的运用，亦须审证论治，但先以补肺胃为要。因肺为五脏华盖，外主皮毛，内主治节，肺虚则津液枯竭，治以辛字润肺膏；脾胃为后天之本，气血化生之源，脾主统血，运行上下，充周四体，五脏皆受气于脾，故凡补剂，无不以脾为主。治用甘露饮[16]、清燥养荣汤[17]、叶氏养胃汤[18]滋胃汁；用人参固本汤[19]、炙甘草汤[20]去桂加白芍以补脾；或用人参养荣汤[21]补脾胃以养心；或归脾汤[22]以统治之，调补气血，培养后天。

纵观以上四法，都是共同围绕着止血复正的这一总则，前后兼顾，互相呼应。如以止血言，用药往往兼顾到消瘀，而消瘀实寓有宁血的作用。又如以祛瘀来说，它既可消除或减少重复出血的危险，又能免罹虚损证的后患，其中也蕴有止血和补血的含义。故以上四法，当审辨各种血证的不同情况而恰当运用。

（二）血上干证治

唐氏所谓血上干，即出血见于上窍者，如吐血、呕血、咯血、唾血、咳血、鼻衄、齿衄、舌衄等等，就其临床辨证治疗特点，介绍如下。

1. 吐血

吐血之证，有来于肺者，有来于肝者，但以胃为主。胃气下行为顺，所以逆上者，以其病气实之故；尤其初吐时，邪气最盛。正虽虚而邪则实，因此治宜降气止逆，清泄胃热，从而止血，用泻心汤。如吐血多者，加童便、茅根，加强清火止血之功。如气逆喘满者，加杏仁、厚朴，降气以引血归经。如血虚者，加生地、当归，养阴益血。如气随血脱，不能归根者，加人参、当归、五味子、附子，益气生血，敛气归元。如见寒热者，加柴胡、生姜，调和其气；或加干姜、艾叶，以反佐之。然亦有病之轻者，用十灰散[23]即能见效，其妙亦在方中有大黄。以上是为属实者设法。

证属虚寒者，为数较少，因虚证去血太多，其症喘促昏愦，神气不续，六脉细微虚浮散数，如刀伤出血，血尽而气亦尽，是危脱之证，急用独参汤[24]救护其气，使气不脱，则血亦可以不致崩败。至于寒证，是阳不摄阴，阴血因而走溢。其症必见手足清冷，便溏遗溺，脉细微迟涩，面色惨白，唇口淡和；或内寒外热，即虚寒假热，宜用甘草干姜汤[25]主之，以阳和运阴血，则虚热退而阴血自守。阴寒甚者，阳虚不能摄血，亦当用姜附；上热下寒，芩、连、姜、附同用亦可。

2. 呕血

呕血之证，治当以调肝为主。如肝火横逆，迫血呕出，宜先泻火，用当归芦荟丸加丹皮、蒲黄。亦有因怒呕血，气逆血逆，宜凉肝血，调胃气，用犀角地黄汤加柴胡、枳壳。血止以后，再用逍遥散加阿胶、牡蛎、香附以收功。有平时呕酸呕苦，以及失血之后，常呕酸苦者，唐氏认为，呕酸是湿热，呕苦是相火，宜借用左金丸再加血分药以治之。盖此二药，辛苦降泄，治血药中以为引导尤效。"凡血证带呕者，但治其血，血止而呕自止；凡呕证带血者，有如回食病，呕后见血水，此胃逆血枯，为难治之证，大半夏汤[26]、麦门冬汤[27]治之，玉女煎[28]加蒲黄、麻仁亦效"[5]。

3. 咯血

咯血证，是痰中带血丝。其病有出于心者，是心经火旺，血脉不得安静，因而带出血丝。如见咳逆咽痛者，用导赤散加黄连、丹皮、血余、蒲黄、天冬、麦冬、贝母、茯苓治之。咯血又有出于肾者，是肾经之气不化于膀胱，而反载膀胱之水上行为痰。膀胱者胞之室，膀胱之水，随火上沸，引动胞血随之而上，是水病而连累胞血之一证。治以猪苓汤[29]加丹皮、蒲黄，以清血分，亦可用六味地黄汤加旋覆花、五味子、天冬、麦冬、蒲黄，火盛者，用大补阴丸[30]。

4. 咳血

肺主气，咳血亦属于肺。咳血的成因，一为外感，一为内伤。如外感风寒，属于实证，小柴胡汤通利三焦，治肺调肝而和荣卫，对于血证兼表者，最为妥当。若加紫苏、荆芥、当归、白芍、丹皮、杏仁，于气分血分两兼治之，有和表清里之妙。如火重大便秘结者，可适当加用酒大黄。胸胁腰背刺痛胀满者，为有瘀血，再加桃仁、红花。如病情较轻，亦可改用止嗽散以调之。止血加蒲黄、藕节；清火加黄芩、麦冬；降痰加贝母、茯苓；降气加杏仁、枳壳；补血加当归、生地。

咳血虚证，无论寒久变火，火郁似寒，总以保和汤[31]治之。此方清肺涤痰，止血和气，最为适当。如其肺中阴虚，本脏气燥，生痰带血，发为痿咳；以及失血之后，肺燥成痿，痰凝气郁，久咳不止，此乃内伤所致，用清燥救肺汤[32]，甘凉滋润，以补胃阴，而生肺金，肺金清润，则火自降，痰自祛，气自调，咳自止。血枯加生地，痰多加贝母，带血加蒲黄。

如因肺中痰饮实热，气机壅逆而咳血者，用泻肺丸[33]主之。此方清泄破下，力量最大，果必实证，非此不除。亦有无痰无血，但是气呛作咳，乃是失血家真阴虚损，以致肺气不敛，肾气不纳，可用清燥救肺汤加百合、五味、琥珀、钟乳石，以镇补肺金；六味丸加沉香、五味子、麦冬、磁石，以滋补镇纳之。亦有因肺金虚寒或脾经虚寒者，可用甘草干姜汤温之。

5. 鼻衄

伤于太阳经而为衄者，病由风寒外感，可酌用麻黄人参芍药汤[34]。如为肺火壅盛，头昏痛气喘，脉滑大数实者，用人参泻肺汤[35]加荆芥、葛根、蒲黄、茅根、生地、童便。如久衄血虚，用丹溪止衄散[36]加茅花、黄芩、荆芥、杏仁。

伤于阳明经而为衄者，原因虽多，总是阳明燥金，合邪而致衄血。治法亦总以平燥气为主，方用泻心汤加生地、花粉、枳壳、白芍、甘草；或用犀角地黄汤加黄芩、升麻，大解热毒。鼻衄止后，宜用玉女煎[28]加蒲黄以滋降之，再用甘露饮多服以调养之。肆饮梨膏、藕汁、莱菔汁、白蜜等，皆与病相宜。

6. 齿衄

乃胃火上炎，血随火动。治法总以清理胃火为主。胃中实火，口渴龈肿，发热便闭，脉洪数者，通脾泻胃汤[37]加蒲黄、藕节治之。如大便不闭，不须下利者，但用清凉解之即可。胃中虚火，口燥龈糜，其脉细数，宜甘露饮加蒲黄以止衄，玉女煎引胃火以下行，兼滋其阴。

亦有肾虚火旺，齿豁血渗，以及睡则流血，醒则止者，皆阴虚血不收藏之故。统以六味地黄汤加牛膝、天冬、麦冬、骨碎补、蒲黄。上盛下虚，火不归原，尺脉微弱，寸脉浮大者，加肉桂、附子，补肾以引火归原。

（三）血下泄证治

血下泄证，即出血之见于下窍者，如便血、尿血等。

1. 便血

便血为大肠之病，其中有由中气虚陷，湿热下注者；有由肺经遗热，传于大肠者；有由肾经阴虚，不能润肠者；有由肝经血热，渗漏大肠者。乃大肠与各脏相连之义，但病所由来，则自各脏而生，至病已在肠，则不能复还各脏，必先治肠以去其标，后治各脏以清其源，才能病愈而永不复发。

先便后血者为远血，先血后便者为近血，《金匮》已有分类。但近血之中，尚有二证。即脏毒与肠风。脏毒下血，肛门肿硬，疼痛流血，与痔漏相似。若大肿大痛，大便不通者，用解毒汤；如大便不结，肿痛不甚者，用四物汤加地榆、荆芥、槐角、丹皮、黄芩、土茯苓、地肤子、苡仁、槟榔治之。脏毒久不愈者，治宜清胃散[38]加银花、土茯苓、防己、黄柏、苡仁、车前子升清降浊，则脏毒自愈。或予龙胆泻肝汤[39]、逍遥散[40]。

至于远血，即古所谓阴结下血，黄土汤[41]主之。也有用理中汤[42]加归芍，或归脾丸、补中益气汤[43]者。总之根据具体病情，相机出入而用之。

2. 尿血

膀胱与血室，并域而居，热入血室则蓄血；热结膀胱则尿血。尿血乃水分之病，其病之由，则有内外二因，在病情上又分虚实。

外因大多为太阳阳明传经之热，结于下焦。症见身有寒热，口渴腹满，小便不利，溺血疼痛，宜桃仁承气汤[44]治之；或小柴胡汤[45]加桃仁、丹皮、牛膝。

内因乃心经遗热于小肠，肝经遗热于血室。症见淋秘割痛，小便点滴不通者为赤淋，治宜清热。清心经用导赤散[46]加炒山栀、连翘、丹皮、牛膝。治肝经用龙胆泻肝汤加桃仁、丹皮、牛膝、郁金。亦有兼治肺，用人参泻肺汤去大黄加苦参；或清燥救肺汤加藕节、蒲黄。

虚证则溺出鲜血，如尿长流，绝无碍滞者。当清热滋虚，兼用止血之药，毋庸再行降利。宜用四物汤加减治之。如养肝凉血，加丹皮、山栀、柴胡、阿胶；清心养血，加黄连、阿胶、血余；补脾摄血，加鱼鳔胶、黄芪、人参、艾叶、黑姜、甘草、五味；如属房劳伤肾者，加鹿角胶、海螵蛸。

（四）血中瘀证治

唐氏以为，凡离经之血，与营养周身之血，已不相同，不仅不能补充好血，反而阻碍新血之化生，故凡血证，总以祛瘀为要。如瘀血攻心，心痛头晕，神气昏迷，不省人事，无论产妇及吐衄家，都是危候，急降其血，而保其心，可用归芎失笑散加琥珀、朱砂、麝香治之；或归芎汤调血竭、乳香末亦佳。如瘀血乘肺，咳逆喘促，鼻起烟煤，口目黑色，用参苏饮保肺祛瘀。此皆危急之候，凡吐血即时毙命者，往往是血乘于肺，壅塞气道所致。若肺实气塞者，但去其瘀，可用葶苈大枣泻肺汤加苏木、蒲黄、五灵脂、童便治之。

瘀血在经络脏腑之间，则周身作痛，以其堵塞气之往来，故滞碍而痛，治宜通瘀，"通则不痛"。用佛手散[47]加桃仁、红花、血竭、续断、秦艽、柴胡、竹茹、甘草，酒为引；或用小柴胡汤加当归、芍药、丹皮、桃仁、荆芥，尤为通治内外之方。瘀血在上焦，或发脱不生，或骨膊、胸膈顽硬刺痛，目不了了，通窍活血汤[48]治之。小柴胡汤加归、芍、桃仁、红花、大蓟亦治之。瘀血在中焦，则腹痛，胁痛，腰脐间刺痛着滞，血府逐瘀汤[49]治之；小柴胡汤加香附、姜黄、桃仁、大黄亦治之。瘀血在下焦，则季胁少腹胀满刺痛，大便黑色，失笑散[50]加醋军、桃仁治之；膈下逐瘀汤亦可。瘀血在里，则口渴，以内有瘀血，阻气不能载水津上升之故，名曰血渴，瘀血去则不渴。四物汤加枣仁、丹皮、蒲黄、三七、花粉、茯苓、枳壳、甘草；小柴胡汤加桃仁、丹皮、牛膝，皆治之。瘀血在腠理，则荣卫不和，发热恶寒，小柴胡汤加桃仁、红花、当归、荆芥治之。瘀血在肌肉，则翕翕发热，自汗盗汗。由于肌肉为阳明所主，因而阳明燥气与瘀血蒸郁，故其证似白虎，用犀角地黄汤[51]加桃仁、红花治之；血府逐瘀汤加醋炒大黄，亦可治之。

（五）血证用药宜忌

唐氏在《血证论·用药宜忌论》中说："汗、吐、攻、和为治杂病的四大法，而失血之证则有宜有不宜。"在血证的治疗方面，他力主下、和，而禁汗、吐。

1. 忌汗

衄家忌汗是仲景的千古垂训，意取汗血同源，而唐氏更认为辛刚发汗的药物会扰动阳气，耗伤真阴，从而造成血随气越。他指出："夫脉潜气伏，斯血不升，发汗则气发泄，吐血之人，气最难敛，发泄不已，血随气溢而不可遏抑。"[52]因此即使遇到兼有表证，非用汗法不可的病人，也不宜径投麻桂羌独，须用敛散之法。"必知血家忌汗"，在这个前提之下然后可商取汗之法，这是他对汗法应用于血证的有识之见。

2. 禁吐

唐氏对失血之人，尤严禁用吐法，指出："失血之人，气既上逆，若见痰涎而复吐之，是助其逆势，必气上不止矣。治病之法，上者抑之，必使气不上奔，斯血不上溢，降其肺气，顺其胃气，纳其肾气，气下则血下，血止而气亦平复。血家最忌是动气，不但病时忌吐，即已愈后，另有杂证，亦不得轻用吐药，往往因吐便发血证。知血证忌吐，则知降气止吐，便是治血之法"。[52]

3. 主下

血证骤发，气盛火旺者较多，当血出势涌，不可抑止之际，"正宜下之，以折其势"[52]，逆转其腾溢之气，至为重要。唐氏引证了仲景阳明证、少阴证所运用的急下存阴法，将其引申到血证的治疗中，他说："血证火气太盛者，最恐亡阴，下之正是救阴，攻之不啻补之矣"。[52]而且认为下之必须及时，"如实邪久留，正气已不复支，或大便溏泻，则英雄无用武之地，只可缓缓调停，纯用清润降利，以不违下之意"[52]。可见下法在血证治疗中的重要地位。

4. 宜和

唐氏又认为和法是"血证之第一良法"。惟其和法，是取调和之义。他说："表则和其肺气，里者和其肝气，而尤照顾脾肾之气，或补阴以和阳，或损阳以和阴，或逐瘀以和血，或泻水以和气，或补泻兼施，或寒热互用。"[52]其实，唐氏所论的和法，是他泛指血证的治疗总则，基本精神仍在于强调审证论治，纠正偏盛。他对此法有不少独到的治疗经验，如调和气机，平其逆乱，主张"降其肺气，顺其胃气，纳其肾气，气下则血下。血止而气亦平复"[52]。其中特别是顺其胃气，已寓有下法之意。损阳和阴、泻水和气，亦寓有主下折逆之意。逐瘀和血法更是他治疗所擅长，因此和法在治疗血证中具有重要的意义。

四、学术评议

（一）唐宗海主张中西汇通，认为中西医学理一致，并以西医解剖学来解释和论证中医对人体生理的认识，作为汇通的例证。同时他亦重中轻西，崇尚远古。认为："自轩岐以逮仲景，医法详明，与政治声教相辅佐，晋唐以后，渐失真传，宋元以来，尤多纰缪，及今泰西各国通于中土，不但机器万能，即于医学，亦诋中国为非。岂知中国宋元后医诚可訾议，若秦汉三代所传《内》《难》、仲景之书，极为精通，迥非西医所及。"[53]由于受到时代的局限和对西医学缺乏深透的了解，亦存在一些问题，汇而不通者有之，通而复不通者亦有之，应该全面总结，择善而从。

（二）唐氏对于血证的研究很有成就，不仅对血证病因、病候、诊断、治疗等内容进行深入系统的论述，而且在临床实践中，总结了许多宝贵经验，提出了"止血、消瘀、宁血、补血"四种具体治则，及血证"忌汗禁吐，主下宜和"的用药原则，对丰富和发展中医学的血证论治贡献卓越。

（三）《血证论》是唐氏论述血证的专著。该书内容丰富，条理清楚，他在书中首先阐发了阴阳水火气血在人体中的作用，以及血证与脏腑的关系；其次对血证病候，进行分门别类的归纳，并详述了辨治方法，每个病证下还列有具体方药，可谓条分缕析，辨治详尽。该书是在总结前人的经验和理论基础上，结合自己的实践体会写成的，所以本书不仅对于血证的治疗具有指导意义，而且也是研究血证的重要参考文献。

【注释】

[1]《唐容川医学全书·唐容川医学学术思想研究》

[2]《中国医学源流论》

[3]《血证论·阴阳水火气血论》

[4]《血证论·吐血》

[5]《血证论·呕血》

[6]《血证论·咳血》

[7]《血证论·唾血》

[8]《血证论·崩带》

[9]《血证论·鼻衄》

[10]《血证论·瘀血》

[11]《血证论·脏腑病机论》

[12] 泻心汤（《血证论》）：大黄酒炒二钱，黄连三钱，黄芩四钱（此即《金匮要略》泻心汤，与原方剂量不同）。

[13]《血证论·脉证死生论》

[14] 花蕊石散（《十药神书》）：花蕊石煅为末，每服三钱，男用酒调，女用醋调（原方用童便调，或用酒醋兑服）。

[15] 当归芦荟丸（汤）：当归、龙胆草、栀子、黄连、黄柏、黄芩各一两，芦荟、青黛、大黄各五钱，木香二钱半，麝香五分。神曲糊丸，姜汤送下。若以酒和丸，童便下，尤佳。

[16] 甘露饮（陈修园方，录自《血证论》）：天门冬、麦门冬、生地黄、熟地黄、黄芩、石斛、茵陈各三钱、枳壳、甘草各一钱，枇杷叶二片（去毛）。

[17] 清燥养荣汤（《血证论》）：知母三钱，花粉三钱，当归三钱，白芍三钱，生地三钱，陈皮二钱，甘草一钱，灯心一钱。

[18] 叶氏养胃汤（叶天士方，录自《血证论》）：麦门冬、扁豆、玉竹、沙参、桑叶各三钱，甘草一钱。

[19] 人参固本汤（录自《血证论》）：人参、熟地黄、生地黄、白芍、天门冬、麦门冬、陈皮各三钱，知母二钱，五味子五分，甘草一钱。

[20] 炙甘草汤（《伤寒论》）：生地黄二两六钱，麦门冬八钱，芝麻五钱，炙甘草四钱，人参、阿胶各二钱，桂枝、生姜各三钱，大枣三枚，清酒一两。

[21] 人参养荣汤：人参、炙黄芪、白术、茯苓、当归、白芍、大枣各三钱，熟地黄四钱，陈皮二钱，远志、桂心、五味子各一钱，甘草钱半，生姜三片。

[22] 归脾汤：人参、黄芪、白术、茯神、酸枣仁、当归各三钱，炙甘草二钱，远志钱

半，木香一钱，龙眼肉五枚。

[23] 十灰散(《十药神书》)：大蓟、小蓟、白茅根、棕榈皮、侧柏叶、大黄、牡丹皮、荷叶、茜草、栀子各等分，烧存性为末，铺地出火气，童便、酒、水随引。

[24] 独参汤(《十药神书》)：人参二两，大枣五枚，浓煎细咽。

[25] 甘草干姜汤(《血证论》)：甘草(炙)三钱，干姜(炮)二钱，五味子一钱(较《伤寒论》方多五味子)。

[26] 大半夏汤(《金匮要略》)：半夏二升(洗)，人参三两，白蜜一升。

[27] 麦门冬汤(《金匮要略》)：麦门冬七升，半夏一升，人参二两，甘草二两，粳米三合，大枣十二枚。

[28] 玉女煎(《景岳全书》)：熟地黄五钱，石膏、知母、麦门冬、牛膝各一两。

[29] 猪苓汤(《伤寒论》)：猪苓、茯苓、泽泻、滑石、阿胶各一两。

[30] 大补阴丸(《丹溪心法》)：熟地八钱，龟板四钱，知母、黄柏各三钱。

[31] 保和汤(《十药神书》)：知母、贝母、百合、天门冬、麦门冬、桔梗、薏苡仁、阿胶各三钱，马兜铃、甘草各二钱，五味子、薄荷各一钱。

[32] 清燥救肺汤：人参、甘草、黑芝麻、阿胶、杏仁各一钱，石膏(煅)、麦门冬各二钱，桑叶三钱，枇杷叶(炙)一片。

[33] 泻肺丸(《血证论》)：瓜蒌霜、贝母、半夏、炒葶苈子、杏仁、黄芩各三钱，郁金、黄连各二钱，大黄钱半，甘草一钱。

[34] 麻黄人参芍药汤：麻黄、炙甘草、五味子各一钱，人参、黄芪、白芍、当归、麦门冬、桂枝各三钱。

[35] 人参泻肺汤：人参、黄芩、栀子、桑白皮、杏仁各三钱，桔梗、枳壳各二钱，大黄(酒炒)、连翘、薄荷、甘草各一钱。

[36] 丹溪止衄散：生地黄五钱，黄芪、当归、赤苓、白芍各三钱，阿胶二钱。

[37] 通脾泻胃汤：黄柏、玄参、防风、知母、炒栀子、石膏、茺蔚子各三钱，大黄一钱。

[38] 清胃散：生地黄、当归、丹皮各三钱，黄连二钱，升麻、甘草各一钱。

[39] 龙胆泻肝汤：生地黄、当归、车前子、黄芩各三钱，龙胆草、炒栀子、柴胡、泽泻各二钱，木通一钱，甘草钱半，薄荷一钱。

[40] 逍遥散：柴胡、白芍、白术、茯苓、煨姜、丹皮各三钱，当归四钱，栀子二钱，甘草钱半，薄荷一钱。

[41] 黄土汤：灶心土、熟地黄、白术各三钱，黄芩、阿胶各二钱，炮附子钱半，甘草一钱。

[42] 理中汤(《血证论》)：白术、人参各三钱，干姜二钱，甘草一钱。

[43] 补中益气汤(东垣方，录自《血证论》)：黄芪、人参、白术、当归、生姜各三钱，柴胡二钱，升麻、陈皮、甘草各一钱，大枣三枚。

[44] 桃仁承气汤(录自《血证论》)：桃仁五钱，桂枝、大黄各二钱，芒硝三钱。

[45] 小柴胡汤(《伤寒论》)：柴胡八钱，黄芩、半夏各三钱，人参、生姜各二钱，甘

草一钱，大枣三枚。

[46] 导赤散(《小儿药证直诀》)：生地黄四钱，竹叶心、甘草梢各三钱，木通二钱。

[47] 佛手散（即归芎汤，录自《血证论》）：当归五钱，川芎三钱，酒水各半煎服。

[48] 通窍活血汤(《医林改错》)：赤芍、桃仁、老葱各三钱，川芎、红花各一钱，生姜三片，大枣三枚，麝香少许，黄酒一杯。

[49] 血府逐瘀汤(《医林改错》)：当归、生地黄、桃仁、赤芍各三钱，柴胡、桔梗、牛膝各二钱，川芎、红花、枳壳、甘草各一钱。

[50] 失笑散：蒲黄三钱，五灵脂五钱。

[51] 犀角地黄汤：犀角钱半（现多以水牛角浓缩粉 3~4 倍量代），白芍、牡丹皮各三钱，生地黄五钱。

[52]《血证论·用药宜忌论》

[53]《中外医学四种合刻·中西医解自叙》

【复习思考题】

1. 试论唐宗海对血证病机的阐发。

2. 试论唐宗海的血证治疗大法。

3. 试论述唐宗海治疗血证用药宜忌。

张　锡　纯

一、生平和著作

张锡纯，字寿甫，清末民初河北省盐山县人。生活于公元 1860~1933 年（清咸丰十年~民国二十二年）。幼敏而好学，攻读经史之余，兼习岐黄之书，后因两试秋闱不第，遂潜心医学。早年悬壶乡梓，革命军兴，应聘从戎去武汉为军医。1917 年在沈阳创建"立达中医院"。直奉战起，回故居河北沧州行医，1926 年移居天津，创办"天津国医函授学校"，培养了大批中医后继人才。

张氏治学严谨，重视实践，主张沟通中西，取长补短，是近代中西医汇通派的代表之一。其医德高尚，常舍药济贫，遇疑难重症，殚思竭虑，并亲自携药到病家督煎，守护达旦。为了体验药物的毒性反应和用量，曾亲尝巴豆、花椒、甘遂等药，足见其对病人极端负责的精神和重视实践的治学态度。他医术精湛，常能力排众议，独任其责，起群医束手之沉疴，疗效卓著，名震遐迩。当时与江苏陆晋笙、杨如侯，广东刘蔚楚同负盛名，又与慈溪张生甫、嘉定张山雷并称名医三张。

张氏勤于钻研，善于总结，平生著述甚多，后因天津洪水没其居，遗书荡尽，传世者仅《医学衷中参西录》一书。

《医学衷中参西录》由医方、药物、医论、医话、医案五部分组成。此书的特点是论案相互印证，在理法方药方面均有发明创新之处，颇具临床实用价值，故曾风行全国，对近代中医界影响较大。

二、学术理论

（一）倡"衷中参西"

清末民初，西学东渐，西医学在我国流传甚快。当时，医学界有些人崇尚西学，轻视中医，有些中医则一味排斥西医，因循守旧。张氏则主张以中医为本体，撷取西医之长补中医之短，倡导"衷中参西"，并从理论、实践方面进行了尝试。

在生理、病理方面，张氏有许多沟通中西医学的新见解，如："中医谓人之神明在心，西说谓人之神明在脑，及观《内经》，皆涵盖其中也"。[1]《素问·脉要精微论》中指出"头者精明之府"，说明神明之体在脑，所谓"心主神明"，只不过是言神明之用出于心，由此可见，中西之说虽然不同，但理可汇通。另如，认为吐衄的原因是由于阳明胃腑气机上逆，胃中之血亦恒随之上逆。"其上逆之极，可将胃壁之膜排挤破裂，而成呕血之证；或循阳明之经络上行，而成衄血之证"[2]，此即《素问·厥论》中所言"阳明厥逆衄呕血"[2]。其论衄血治疗，主张不论"或虚或实，或凉或热，治之者皆当以降胃之品为主"[2]，并制平胃寒降汤[3]、滋阴清降汤等[4]，皆主以生赭石通降胃气，并辅以白芍、龙、牡等养阴镇潜之品，提高了本病的疗效。

在用药上，张氏认为，西药治在局部，是重在病之标也；中药用药求原因，是重在病之本也。究之，标本原宜兼顾，若遇难治之证，以西药治其标，中药治其本，则奏效必速，提出中药、西药不应互相抵牾，而应相济为用。张氏临床治疗癫痫，据中医"诸风掉眩，皆属于肝"理论，用西药臭素、抱水诸品及铅硫朱砂丸麻醉镇静治标，而后则主张徐以健脾、利痰、祛风、清火之药以铲除其病根。治疗大气下陷，下血不止之血崩症，煎服生黄芪、白术、龙骨、牡蛎、柴胡等升举固涩之品时，加服西药麦角，以加强收缩止血功效。张氏在辨证施治运用中医方药的同时，加服西药，开中西药联合应用之先河。

（二）大气下陷论

继喻昌"胸中大气说"之后，张氏对大气的认识和治疗作了进一步的阐发。

张氏认为，大气即《内经》所言之宗气，它"以元气为根本，以水谷之气为养料，以胸中之地为宅窟者也"[5]。因其"诚以能撑持全身，为诸气之纲领，包举肺外，司呼吸之枢机，故郑而重之曰大气。"[5]即大气是搏聚于胸中，包举于肺外的大量阳气，它源于元气，受水谷精微的滋养，除主司呼吸外，同时对全身产生重要影响。此气撑持全身，振作精神，心及心思、脑力、百骸动作，莫不赖于此。此气一虚，呼吸即觉不利，而时时酸懒，精神昏愦，脑力、心思为之顿减。

大气之病变主要是虚而陷，其病情有缓急之别，急者可引起猝死，"大气既陷，无气包举肺外以鼓动其阖辟之机，则呼吸停顿，所以不病而猝死"[5]。缓者则因大气下陷而致呼吸不利，换气不足缺氧，全身性衰竭出现一系列表现："有呼吸短气者，有心中怔忡者，有淋漓大汗者，有神昏健忘者，有声颤身动者，有寒热往来者，有胸中满闷者，有努力呼吸似喘者，有咽干作渴者，有常常呵欠者，有肢体痿废者，有食后易饥者，有二便不禁者，有癃闭身肿者，有张口呼气外出而气不上达，肛门突出者，在女子有下血不止，更有经水逆行者"[5]等等。

以上见症以心肺证候为主，常兼见脾胃证候。若单见脾胃证候而无心肺证候者，是谓中气下陷。中气下陷之重者，张氏认为有引起大气下陷之可能，"夫中气诚有下陷之时，然不若大气下陷之尤属危险也。间有因中气下陷，泄泻日久，或转致大气下陷者"[5]。这样把大气下陷与中气下陷分别开来，确为阅历之谈。

张氏认为，引起大气下陷的原因不外劳力过度、久病和误药。如"力小任重，或枵腹力作，或病后气力未复而勤于动作，或泄泻日久，或服破气药太过或气分虚极自下陷"[5]。张氏治疗大气下陷，创制升陷汤（生黄芪、知母、桔梗、柴胡、升麻），该方以黄芪为君、升补大气，佐知母凉润以济其之偏，柴胡引大气之陷者自左上升，升麻引大气之陷者自右上升，桔梗为药中之舟楫，导诸药之力上达胸中。若气虚极加人参或寄生，以培气之本，或更加山萸肉以防气之涣散，气虚甚者酌增升麻用量。

心肺之阳，尤赖胸中大气为之保护，大气一陷，则心肺阳分素虚者，至此而益虚，症见其人心冷，背紧，恶寒，常觉短气等。张氏认为欲助胸中心肺之阳，必须先升提下陷之大气，否则但服温补心肺之阳之剂无效，制回阳升陷汤（生黄芪、干姜、当归身、桂枝炭、甘草）以治之。

胸中大气正常，有赖于少阳、阳明之气的升发。若大气下陷，升发之气被郁，气分郁结，经络瘀滞，常见胸中满痛或胁下撑胀、腹痛等。对此，张氏又制理郁升陷汤（生黄芪、知母、当归身、桂枝尖、柴胡、乳香、没药）；对脾气虚极下陷，小便不禁者，制理脾升陷汤（生黄芪、白术、桑寄生、川断、萸肉、龙骨、牡蛎、川草薢、甘草）治之。

【医案例举】

例一　门生张某某，少腹素有寒积，因饮食失慎，肠结，大便不下，少腹胀疼，两日饮食不进，改用蓖麻油下之，便行三次而痛胀如故。又投以温暖下焦之剂，服后亦不觉热，而疼胀如故。细诊其脉，沉而无力。询之，微觉短气，疑系胸中大气下陷，先用柴胡二钱煎汤试服，疼胀少瘥。遂用生黄芪一两，当归、党参各三钱，升麻、柴胡、桔梗各钱半。煎服一剂，疼胀全消，气息亦顺，惟觉口中发干。又用原方去升麻、党参，加知母三钱，连服数剂痊愈。

（《医学衷中参西录·医话拾零》）

分析　本案是张锡纯运用"大气论"治疗大气下陷之典型案例。病虽在脘腹，似与脾胃不运，气机窒塞有关，实乃胸中大气下陷所致。张氏认为大气必以水谷为养料，若缺乏脾胃之助，日久可导致大气虚陷，不仅出现呼吸短气、满闷作胀等，而脾胃也会因大气下陷而运化功能减弱，出现少食或不纳、大便难下、短气等，其脉多微弱无力或沉迟无力，可与东垣补中益气汤证之元气下陷，阴火上冲之脉洪大而头痛相鉴别，故张氏投以升陷汤加减，用黄芪、柴胡、桔梗、升麻辅以党参，重在益气升阳举陷。取当归味甘性温微辛，宣通气机，止痛润肠，初服去知母者，因素有虚寒之故。升陷汤之灵活加减运用，于此案可窥一斑。

例二 一人，年五十余。大怒之后，下痢月余始愈。自此胸中常觉满闷，饮食不能消化。数次延医服药，不外通利气分之品，即间有温补脾胃者，亦必杂以破气之药，愈服病愈增重。后愚诊视，其脉沉细微弱，至数甚迟。询其心中常有觉凉之时。知其胸中大气下陷，兼上焦阳分虚损也。遂投此汤（指回阳升陷汤），十剂全愈。（《医学衷中参西录·医方·回阳升陷汤》）。

分析 此例胸满闷非水饮、痰气停所致，诚虚满也，故服通利破气之药愈重。张氏结合脉沉细弱、胸中觉凉，又是久痢之后，断为大气下陷，致胸中阳气不温之证，投以回阳升陷汤。方中重用黄芪为主药，以姜、归、桂、草辛甘化阳，温通心肺之阳气，药证相对，故收效验。

例三 一如人，年三十许，胸中满闷，时或作疼，鼻息发热，常常作渴。自言得之产后数日，劳力过度。其脉沉迟而无力，筹思再三，莫得病之端绪。姑以生山药一两，滋其津液，鸡内金二钱，陈皮一钱，理其疼闷。服后忽发寒热，再诊其脉，无力更甚，知其气分郁结，又下陷也。遂为制此汤（指理郁升陷汤），一剂诸病皆觉轻，又服四剂痊愈。（《医学衷中参西录·论大气下陷》）

分析 大气虽聚于胸中，主司呼吸，撑持全身，但其功能的发挥有赖于少阳之气的升发及中焦的升降。大气下陷，脾气不升，津不上承则口渴；气分郁结，经络瘀滞，则胸疼时作；其脉象以沉迟、微、弱或六脉不全，参伍不调为大气下陷之特征。方中芪、柴、知，升提大气，与升陷汤同义，用当归、桂枝、乳香、没药辛通活血，以散经络之瘀滞。若气分郁结，兼及胁下胀疼者，张氏常加生龙牡以敛肝通络。

（三）寒温统一，注重清透

张氏论温病，主张寒温统一，认为温病治法已备于伤寒。如温病初起治宜辛凉，然辛凉之法亦备于伤寒，麻杏甘石汤"诚为温病初得之的方矣"[6]。但其外表证未解，内有蕴热即可服用。至温病传经已深，清燥热之白虎汤、白虎加人参汤，通腑之大、小承气汤，开结胸之大、小陷胸汤，治下利之白头翁汤、黄芩汤，治发黄之茵陈栀子柏皮汤等及一切凉润、清火、育阴、安神之剂，皆可使用。并指出寒温治法之别，在于"始异而终同"。所谓"始异"，即伤寒发表可用温热，温病发表必用辛凉；谓其"终同"，即病传阳明之后，不论伤寒、温病，皆宜治以寒凉，而大忌温热。

张氏临证将温病分为风温、春温、湿温三类。认为三类温病虽见症不同，其本质皆缘郁热。"大凡病温之人，多系内有蕴热，至春阳萌动之时，又薄受外感拘束，其热即陡发而成温"[7]。他遵循"火郁发之"之旨，治疗上主张宣散郁结，疏通气机，透邪外达。反对徒执寒凉，只清不透，使邪无由出。并自拟清解汤[8]、凉解汤[9]、寒解汤[10]三方，径以石膏清其内热，又选用薄荷、连翘、蝉蜕发表，且"引胃中化而欲散之热，仍还太阳作汗而解"。正是基于对温病"郁热"这一本质的深刻认识，初起治疗即立足于清透。

温病入里化热，抑或伤寒、中风入里化热，是阳明热盛之象，张氏皆以寒凉清热为主，不复有伤寒、中风、温病之分，投以白虎汤灵活加减化裁。临证使用白虎汤，张氏有着丰富的经验，认为白虎汤之"四大"典型症状中，唯脉洪为必见之症。只要见脉洪大，又有阳明热盛之一二症，则无论外感内伤，皆可用之，不必拘泥于古人之说。

阳明腑实用三承气汤，此乃大法，然张氏认为承气力猛，倘或审证不确，即足偾事。于是据其三十余年临证经验，强调"凡遇阳明应下证，亦先投以白虎汤一二剂，更改其服法，将石膏为末而不入煎，以药汤送服之"，因屡用此方奏效，遂名之曰白虎承气汤[11]。对于温热病神昏谵语，张氏遵从陆九芝"胃热之甚，神为之昏，从来神昏之病，皆属胃家"之说，将热病神昏分为虚实两类。其脉象洪而有力，按之甚实者，可按阳明胃实治之，投以大剂白虎汤；若脉兼弦、兼数，或重按仍甚实者，治宜白虎加人参汤；对邪入阳明，淫热于肝，致肝风内动者，以白虎撤其阳明之热，生龙骨、生牡蛎以镇肝熄风。

张氏治疗温病不仅擅用白虎，而且依据病证不同，化裁组成了众多新方，如石膏粳米汤[12]、镇逆白虎汤[13]、通变白虎加人参汤[14]等，皆由白虎汤衍化而来。

【医论附录】

《伤寒论》中原有温病，浑同于六经分篇之中，均名之为伤寒，未尝明指为温病也。况温病之原因各殊，或为风温，或为湿温，或为伏气成温，或为温热，受病之因既不同，治法即宜随证各异。有谓温病入手经不入足经者，有谓当分上中下三焦施治者，皆非确当之论，斟酌再四，惟仍按《伤寒论》六经分治乃为近是。
(《医学衷中参西录·医论·温病遗方》)

三、治疗经验

张氏一生勤于临证，积累了丰富的临床经验，其中尤以论治中风、脱证等最具特色。

（一）分别中风论治

中风有真中、类中之别。张氏认为真中者极少，因而着意对类中进行研究、发挥。指出类中风亦即内中风，此"风自内生，非风自外来也"，[15]其治疗分充血、贫血，以虚实论治。

1. 脑充血治疗

张氏根据"血菀于上，使人薄厥"的理论，认为脑充血即《内经》中所言的煎厥、薄厥、大厥。其病位在"肝"，阴虚阳亢、上实下虚、脏腑之气升发太过或失之下行，血随气逆为主要病机。即"人之血随气行，气上升不已，血即随之上升不已，以致脑中血管充血过甚"（《医学衷中参西录·医案·脑充血门》），有碍神经，以致语言肢体謇涩不利，口眼歪斜等等。

根据脑充血之"肝木失和，肺气不降，肾气不摄，冲气、胃气又复上逆，脏腑之气化皆上升太过"[15]之病机，张氏提出治疗本病应"清其脏腑之热，滋其脏腑之阴，更降其脏腑之气，引脑部所充之血下行"的"镇肝熄风、引血下行"的原则，并创制镇肝熄风汤（怀牛膝、生赭石、生杭芍、天冬、生龙骨、生牡蛎、生龟板、玄参、川楝子、生麦芽、茵陈、甘草）作为治疗本病的主方。方中赭石降胃，平肝镇冲，下行通便；牛膝善引上部之血下行，二药合用，相辅相成；玄参、天冬、白芍滋阴退热；龙骨、牡蛎、龟板、芍药敛戢肝火、镇熄肝风，以缓其肝气上升之势；玄参、天冬清肺制肝；山药、甘草和胃缓肝；茵陈为"青蒿之嫩者，禀少阳初生之气，与肝木同气相求，最能将顺肝木之性，且又善泻肝热"，为清凉脑部之凉药也；麦芽"善助肝木疏泄以行肾气"；川楝子善引肝气下达，又能折其更动之力。本方标本兼治，镇潜共用，引涵兼施，直中病之肯綮，确有独到之处。

此外，张氏还参照西医病理，阐述了脑充血、脑溢血、脑出血之证型及用药的不同。对脑部血管中之血渗出者，他在友人"脑充血证，宜于引血下行药中加破血之药以治之"的启发下，指出对其身体壮实者，可酌加大黄数钱以逐瘀；其身形脉象不甚壮实者，加桃仁、丹参等化瘀。并明确提出"脑充血当通大便为要务"。对脑充血后期脉象柔和而肢体痿废者，主张"少用黄芪助活血之品以通络"，但应谨慎从事。而对于"血菀于上"的脑充血者，因黄芪之情，补而兼升，气升则血必随之升，故病初应忌用黄芪，误用则凶危立见。其辨证之严谨，用药之精确，可见一斑。

【医案例举】

例一 刘铁珊将军丁卯来津后，其脑中常觉发热，时或眩晕，心中烦躁不宁，脉象弦长有力，左右皆然，知系脑充血证。盖其愤激填胸，焦思积虑者已久，是以有斯证也。为其脑中常觉热，俾用绿豆实于囊中作枕，为外治法，又治以镇肝熄风汤，于方中加生地一两，连服数剂，脑中已不觉热。遂去川楝子，又将生地黄改用六钱，服过旬日，脉象和平，心中亦不烦躁，遂将药停服。(《医学衷中参西录·医方·镇肝熄风汤》)

分析 张氏处处重视情志为病，且常配外治法，其经验可取。加生地者，意在增强滋阴清热之功，因阴虚火亢，冲气最易上冲。去川楝者，因肝气已平之故。

例二 谈丹崖，北平大陆银行总理，年五十二岁，得脑充血头痛证。

病因 禀性精明强干，分行十余处多经其手设立，因此劳心过度，遂得脑充血头痛证。

证候 脏腑之间恒觉有气上冲，头即作痛，甚或至于眩晕，其夜间头痛益甚，恒至疼不能寐。医治二年无效，浸至言语謇涩，肢体渐觉不利，饮食停滞胃口不下行，心中时觉发热，大便干燥，其脉左右皆弦硬，关前有力，两尺重按不实。

处方 生赭石一两，生地一两，怀牛膝六钱，枸杞六钱，龙骨六钱，牡蛎六钱，萸肉五钱，白芍五钱，茵陈二钱，甘草二钱。共煎汤一大盅，温服。

药服四剂，头痛减，睡眠佳，脉弦硬减，再以本方加减出入，又二诊而愈。(《医学衷中参西录·脑充血门》)

分析 本案脉象弦硬，自觉气上冲、心中热、头痛、眩晕，均为肝火（气）过升之象，而两尺重按不实，为上实下虚，阴分不足之明证。血随气逆于上，下虚而不润，故有大便干燥等象。张氏处方以滋阴清热、平肝镇肝、疏肝通便、引血下行为法，而收速效，其辨证用药之精当，值得师法。

2. 脑贫血治疗

与脑充血证相反，张氏认为脑贫血证则为血之上注于脑过少，无以养其脑髓神经，致使脑神经失其所司。而血之上注过少，实由"宗气虚寒，不能助血上升"[16]。故治疗脑贫血证，主张"应峻补其胸中大气"，自拟当归补血汤益气温阳、补血活血，治疗中风脉象迟弱，身软，肢体渐觉不利，或头重目眩，或神昏健忘，甚或昏仆，移时苏醒致成偏枯者。方中主以黄芪升补胸中大气，使血随气升，上达脑中；用当归、龙眼肉、鹿角胶养血生髓；丹参、乳、没开血痹，化瘀滞；甘松助心房运行有力，以多输血于脑，且又为调养神经之品。对于脑贫血肢体痿废或偏枯，脉象极微细无力者，又拟干颓汤[17]、补脑振痿汤[18]治疗。并指出肢体偏废，服药久不效者，应着重补肾通络，多选用胡桃肉、地龙、䗪虫、马前子等。

【医案例举】

高姓叟，年过六旬，渐觉两腿乏力，浸至时欲眩仆，神昏，健忘。恐成痿废，求为诊治。其脉微弱无力，为制此方（指当归补血汤）服之，连进十剂，两腿较前有力，健忘亦见愈，而仍有眩晕之时。再诊其脉，虽有起色，而不任重按。遂于方中加野台参、天门冬各五钱，威灵仙一钱，连服二十余剂始愈。用威灵仙者，欲其运化参、芪之补力，使灵活也。（《医学衷中参西录·医方·当归补血汤》）

分析 本例脉证合参，知为气虚之证。张氏认为气随血行，气虚血不能上注于脑，脑中贫血，脑髓神经失养则见健忘、眩仆及下肢痿废等症。故重用生黄芪一两益气，使气行血升，再辅以当归、乳、没等养血活血而收效。再诊时，适其脉虽有起色，但气虚之象仍存，故加用台参协助黄芪益气，用天门冬监制温补之燥，共奏益气升血、健脑养髓之功。

（二）重视冲气为病，善用镇冲降逆

冲脉为奇经八脉之一，张氏论病极重视冲气，指出"冲气上冲之病甚多，而医者识其病者甚少。即或能识此病，亦多不能洞悉其病因"[19]。因而，对冲气的生理，尤其是冲气上冲的病因、病理、病脉、治法都作了详细阐述，自成一家之言。其述冲脉，兼采《内》《难》之说，认为其"在胞室之两旁，与任脉相连，为肾脏之辅弼，气化相通……上系原隶阳明胃腑"[19]，并认为"冲气上冲之证，固由于肾脏之虚，亦多由于肝气恣横，素性多怒之人，其肝气之暴发，更助冲胃之气上逆"[19]。即肾虚无以涵木，不能收敛冲气，冲气上行，肝气横逆，胃气上逆而呈上冲之弊。张氏描述的冲气上冲证，除自觉有气自下上冲，脉多弦硬而长外，主要表现有胃脘或腹中满闷，嗳气，呃逆连连，呕吐不止，或见吐血、衄血等胃气上逆不降见症；或两胁痛胀，头目眩晕，甚而气火挟痰上冲，发生突然昏仆等；或为胸满窒塞，喘息大作。其治疗，主张以敛冲镇冲为主，降胃平肝为佐，独创参赭镇气汤[20]、镇冲降胃汤[21]等镇冲诸方。其组方特色，一为善用镇冲降逆之品，如赭石、龙、牡等；一为善用补虚固涩之品，如山萸肉、山药、白芍、芡实等，攻中有补，降敛结合，用之临床，确有良效。其冲气学说为中医临床治疗杂病又辟新径。

【医案例举】

例一 一妇人，年三十余，劳心之后兼以伤心，忽喘逆大作，迫促异常。其翁知医，以补敛元气之药治之，觉胸中窒碍不能容受。更他医以为外感，投以小剂青龙汤喘益甚。延愚诊视，其脉浮而微数，按之即无，知为阴阳两虚之证。盖阳虚则元气不能自摄，阴虚而肝肾又不能纳气，故作喘也。为制此汤（指参赭镇气汤），病人服药后……果一剂病愈强半。又服数剂全愈。（《医学衷中参西录·医方·参

赭镇气汤》）

分析 胸满喘逆一证，病多有之，属小青龙证者，乃心下有水气为患，常兼咳痰而喘；属大气下陷证者，乃胸中气陷为患，常表现为短气、少气不续，多兼汗出，怔忡，小便失禁；属冲气上冲证者，常觉有气上冲，喘息，或兼哕气，呃逆，头目眩晕等症，且脉象虚实亦不同。此例患者为肾虚不摄，冲气上干，致胃气不降而作喘满，故方取生赭石镇胃降逆，野台参虽有温补之性，但与赭石并用，则力专下注，降气归原。龙骨、牡蛎可助赭石镇敛冲气；萸肉、山药、白芍、芡实收摄补阴，敛冲固肾；苏子降气化痰，合而用之，补中寓降，标本兼得，则效如桴鼓。

例二 天津，张某某，年三十五岁，得吐血证，年余不愈。

病因 禀性偏急，劳心之余，又兼有拂意之事，遂得斯证。

证候 初次所吐甚多，屡经医治，所吐较少，然终不能除根。每日或一次或两次，觉心中有热上冲，即吐血一两口。因病久身羸弱，卧床不起，亦偶有扶起少坐之时，偶或微喘。幸食欲犹佳，大便微溏，日行两三次，其脉左部弦长，重按无力，右部大而芤，一息五至。

诊断 凡吐血久不愈者，多系胃气不降，致胃壁破裂，出血之处不能长肉生肌也。再即此脉论之，其左脉之弦，右脉之大，原有肝火浮动挟胃气上冲之象，是以其吐血时，觉有热上逆。至其脉之弦而无力者，病久而气化虚也，大而兼芤者，失血过多也。至其呼吸有时或喘，大便日行数次，亦皆气化虚而不摄之故。治此证者，当投以清肝降胃、培养气血、固摄气化之剂。

处方 赤石脂两半，生山药一两，净萸肉八钱，生龙骨六钱（捣碎），生牡蛎六钱（捣碎），生杭芍六钱，大生地黄四钱，甘草二钱，广三七二钱，药共九味，将前八味煎汤送服三七末。（《医学衷中参西录·血病门》）

分析 张氏认为吐血多缘冲气上冲并致胃气上逆，故其治多以降胃之品为主，并认为"降胃之最力者，莫若赭石"，但赭石又能通便，本案大便微溏，故不宜用，而代以赤石脂，降胃固肠。张氏认为本品除降胃外，还有"生肌"，"使肠壁破裂出血之处早愈"的功效，龙、牡不但敛冲，且能镇肝；因冲气上逆，恒与肝气有关，镇肝则血无随气上升之虞，生地、芍药、甘草，酸甘敛阴，则血不妄动；气易随血而散，故加萸肉以敛气；三七止血不留瘀，化瘀不伤新血，故用于出血证最为适宜。由此案可窥张氏治疗吐血病证遣方制药的大法。

此外，张氏认为，"吐衄血之证，忌重用凉药及药炭强止其血。因吐衄之时，血不归经，遽止以凉药及药炭，则经络瘀塞，血止之后，转成血痹虚劳之证……"，因而可配伍三七，使止血而不留瘀滞、化瘀而不伤新血。

（三）脱分上下内外，治脱重视肝虚

张氏认为脱虽有上、下、内、外之别，概由肝虚，其云："凡人元气之脱，皆脱在肝"。[22]他根据肝主疏泄、调畅气机的功能，认为元气的运行和胃气的布化，全赖于肝脏正常的疏泄功能。倘肝虚则损泄元气，耗散肾气，而为上脱或下脱。"盖元气上脱由于肝，其下脱亦由于肝。诚以肝能为肾行气，即能泻元气自下出也"。（《医学衷中参西录·医案·霍乱门》）上脱之证，"喘逆迫促，脉若水上浮麻"，张氏制参赭镇气汤救之。方中以人参补虚极之诸气，借"赭石下行之力，挽回将脱之元气"；苏子助赭石降气；生山药、生白芍滋补肝胃之阴，以守持元气；山萸肉、生芡实、生龙骨、生牡蛎酸敛收涩，固摄元气。下脱，如"日夜吐泻不已，脉沉细欲无，虚极将脱者，为至危之候"，张氏以急救回阳汤救之，方用人参以回阳；山药、芍药滋阴；重用山萸肉敛肝固脱。上下两脱兼见者，挽阴回阳，以"既济汤"[23]酸敛固涩。

除元气上脱、下脱之外，又有所谓外脱、内脱。外脱者，症见周身汗出不止，或"目睛上窜，或喘逆，或怔忡，或气虚不足以息"，张氏认为此乃"肝胆虚极而元气欲脱也"。即肝阴过虚，肝风萌动，元气欲脱，用来复汤[24]治之。内脱，如"胸中大气下陷，气短不足以息，或努力呼吸，有似乎喘，或气息将停，危在顷刻……其脉象沉迟微弱，关前尤甚；其剧者，或六脉不全，或参伍不调"[25]，此系中气自内而陷的内脱证，张氏以"升陷汤"升补下陷之气，再加山萸肉收敛气分之耗散，使升者不至复陷，共挽中气下陷所致之内脱。

从上述救脱方可见，张氏救脱善用山萸肉。他认为山萸肉味酸性温，固涩滑脱，通利九窍，流通血脉，为补肝之妙药，其救脱之功，较参、术、芪更胜。"盖萸肉之性，不独补肝也，凡人身之阴阳，气血将散者，皆能敛之，故救脱之药，当以萸肉为第一"[25]。常用萸肉治疗各种虚脱危证，或配以生龙骨、牡蛎敛汗；或配人参、附子、山药、炙甘草益气回阳固脱；或配当归、熟地填补精血等。其论脱证病机及治法用药，别开生面，对后人启迪尤深。

【医案例举】

例一　一人，年二十余，禀资质羸弱，又耽烟色，于秋初患疟，两旬始愈。一日大便滑泄数次，头面汗出如洗，精神颓愦，昏昏似睡。其脉上盛下虚，两寸摇摇，两尺欲无，数至七至。延医二人皆不疏方，愚后至为拟此汤，一剂而醒，又服两剂遂复初。（《医学衷中参西录·医方·既济汤》）

分析　本案素体虚弱，病后复加滑泄，阴阳不相维系，阳从上脱可见喘逆或自汗或汗出如洗；阴从下脱或失精或小便不禁或大便滑泄。既济汤用人参配伍赭石纳气归根，用熟地、山药以峻补真阴，俾阴足自能潜阳，佐以附子之辛热、芍药之酸收引浮越之阳下归其宅。更用萸肉、龙骨、牡蛎以收敛，俾其阴阳固结以止脱。

例二　赵叟，年六十三岁，于仲冬得伤寒证，痰喘甚剧。其脉浮而弱，不任循按，问其平素，言有劳病，冬日恒发喘嗽。再三筹思，强治以小青龙汤去麻黄，加杏仁、生石膏，为其脉弱，俾预购补药数种备用。服药后喘稍愈，再诊其脉弱益甚，遂急用净萸肉一两，生龙骨、生牡蛎各六钱，野台参四钱，生杭芍三钱为方，皆所素购也。煎汤甫成，此时病人呼吸俱微，自觉气息不续，急将药饮下，气息遂能接续。（《医学衷中参西录·医方·来复汤》）

分析　劳病痰喘，强用小青龙汤加减治疗后，喘虽微减，但查其脉象知气有外脱之嫌，故急用来复汤收敛救脱。方中山茱萸重达一两，辅以芍药酸敛补肝固脱，佐以龙、牡收摄元气止汗，以固阴阳气血之将散。

（四）遣药制方心得

张氏制方用药颇有独到经验，通性味，善配伍，别具匠心。具体表现在以下几个方面。

1. 精研药物，颇多新见

张氏认为学医的第一层功夫即是识药性，其对药性的理解，于诸家本草学之外，颇多新见。书中专列《药物》一章，对常用的79种药物详加解释，阐述了他对药物的独到认识与经验。其中他研究最精的药物有黄芪、山萸肉、赭石、山药、三七、党参、乳香、没药、三棱、水蛭、牛膝、龙骨、牡蛎等。

例如，他广泛应用大剂量石膏治疗外感热性病屡收良效，认为并无损伤脾胃之弊，且随着热退病愈而饮食倍增，为清解大热之特效药。善用三棱、莪术，认为二药善破血、调气，化瘀则三棱优于莪术，理气则莪术优于三棱，若"二药合用，常有协同之功"。认为水蛭破瘀最效，善除日久之瘀滞，能使瘀血默消于无形之中，乳香善透窍理气，没药善化瘀理血，二药并用为宣通脏腑、流通经络之要药，常用于治心、胃、胁、腹及肢体关节诸痛，经痛，产后瘀血腹痛，月经不调，风寒湿痹，中风四肢不遂及一切疮疡肿痛；鸡内金味酸性温，药性平和，有补脾胃之妙，善化有形之瘀积；山楂化瘀血而不伤新血，开郁气而不伤正气；茵陈、麦芽皆具疏肝解郁之效，体弱阴虚不任柴胡升散者，常以其代之；黄芪性温味微甘，补气兼能升气，善治气虚、气陷诸证，且其"性温而上升，以之补肝有同气相求之妙用"[26]，故凡肝气虚弱不能条达，用一切补肝之药皆不效者，倡重用黄芪为主，而少佐以理气之品，并据此批评"肝虚无补法"之谈。这些独创性见解，扩大和丰富了药物的临床应用范围。

2. 善用生药，注重配伍

张锡纯在《医学衷中参西录》中自拟良方百余首，以生药见长，对生药的使用独具卓见。如水蛭，方书多谓必须炙透方可使用，但张氏认为，此物生于水中，原得水之精气而生，炙之则伤水之精气，不若生用。因而在治疗经闭不行、产后恶露不尽或瘀血顽症时，常于理冲汤[27]、理冲丸[28]中加入水蛭一钱或一两，并标明"不用炙"。认为赭石色赤性微凉，生血兼能凉血，且因其质重坠，又可镇逆、降痰、止呕、通便，"生研服之不伤肠胃……且生服则养气纯全，大能养血"[29]。故治阴阳两虚、喘逆迫促之喘息，重用生赭石伍以生龙牡敛冲降逆；又与肉苁蓉、当归并用，补肾敛冲，润便通结。张氏临床常用的生药还有生乳香、生没药、生鸡内金、生黄芪、生山药、生杭芍、生石膏等。

此外，张氏根据其临床经验和体会，总结出许多新的药对配伍关系。如山药配牛蒡子，疏补兼行，补肾健脾，清肺止咳，祛痰降气；人参配代赭石，刚柔相济，升降互用，治疗脾胃气虚，冲气相干，或用于上盛下虚、气血将脱；黄芪配知母，寒热平调以益气升举；人参配威灵仙治气虚小便不利；生龙、牡配萸肉，三药联合应用，收敛固脱、涩精止汗等，均可资临床参考。

3. 潜心实践，创制新方

张氏对方药的运用也颇有心得，创立了许多有效的方剂，广及内、外、妇、儿各科，其多有所宗，遵经而不泥古，通变而不失规矩。其中，有不少为师法仲景原意而化裁创制的新方。如治吐衄诸方是受《金匮》泻心汤影响，以降胃为主，故喜用赭石、半夏。治疗胸中蕴热为外感所束，不能发泄而致烦躁的犹龙汤[30]，立意源于大青龙汤，由连翘、生石膏、蝉蜕、牛蒡子组成。治满闷短气，呼吸不利的荡胸汤[31]，于大陷胸汤中取用芒硝，于小陷胸汤中取用瓜蒌，又于治心下痞硬之旋覆代赭汤中取用赭石，而复加苏子以为下行之向导，可以代大陷胸汤、丸，亦可代小陷胸汤。又如其治疗妇科病之理冲汤、理冲丸，用参、术、当归、山药等补气健脾扶正，莪术、三棱、水蛭等活血化瘀，为攻补兼施，扶正化瘀，治闭经及癥瘕之虚实夹杂证良方。又如治崩漏的安冲汤[32]、固冲汤[33]，熔塞流、澄源、补虚于一炉，止血而不留瘀，清热而不凉遏，温补而不闭邪。再如，如治阴虚劳嗽之资生汤[34]，治脑充血头目眩晕之建瓴汤[35]，治心腹疼痛、癥瘕痰癖的活络效灵丹[36]，治肾虚滑胎的寿胎丸[37]等等，都是行之有效的名方。其组方选药少而精，大多数方剂组成在二至九味，一般以三、五、七味居多，少则一味。其用药纯，用量重，屡用屡验者不胜枚举。

　　张氏对食疗法深有研究，对老幼体虚之人用食疗之药物有山药、核桃、芝麻、萝卜等三十余种，剂型有粥、饼、饮之别。并创制了不少食疗名方，如一味薯蓣饮（山药四两切片，煮汁代茶饮）治劳嗽怔忡；珠玉二宝粥（生山药、生苡米、柿霜饼）治劳嗽；薯蓣苤苢粥（山药、车前子末）治阴虚肾燥，小便不利，大便滑泄或虚劳痰嗽；益脾饼（白术、干姜、内金、枣肉）治脾胃虚寒，完谷不化；宁嗽定喘饮（山药、蔗汁、石榴汁、鸡子黄）治体弱喘嗽等等，这些都是生活中极普通的食品，可久服常服。

四、学术评议

　　（一）张锡纯是近代一位学验俱富，善取众长，又多发挥的医家。在19世纪末20世纪初，西医学传入我国，民国政府限制中医发展的困难时期，为发展中医学提出"衷中参西"的学术主张，并身体力行，理论与实践相结合，作出了贡献，其学术思想是新颖的。限于历史条件，他的一些观点现在看来不免有牵强附会之处，但瑕不掩瑜，其敢于创新、注重实践的治学精神和丰富的临床经验值得我们学习和研究。所著《医学衷中参西录》为后世临床医家所重视。

　　（二）张氏在学术上善于思考，敢于提出不同见解，在论述气机升降、临床治病、遣药制方等方面颇多建树。其对胸中大气的阐发，进一步充实和完善了喻昌大气论的内容；治脱重视肝虚，喜用酸敛收涩之品；论治温病主张寒温统一，注重清透，擅用白虎汤加减；治气注重降胃平肝、敛冲镇冲等，足资临床借鉴。

　　（三）张氏结合临床，立足实践，对不少药物的功用提出了独特见解，扩大和丰富了药物的使用范围。他自创了近200首方剂，被广泛运用，为继承发扬中医学作出了不可磨灭的贡献。

【注释】

[1]《医学衷中参西录·治癫狂方》

[2]《医学衷中参西录·论吐血衄血原因及治法》

[3] 平胃寒降汤：生赭石一两（轧细），瓜蒌仁一两（炒捣），生白芍八钱，嫩竹茹三钱（细末），牛蒡子三钱（捣碎），甘草钱半，水煎服。

[4] 滋阴清降汤：生赭石八钱（轧细），生怀山药一两，生地黄八钱，生龙骨六钱（捣

细），生牡蛎六钱（捣细），生杭芍四钱，甘草二钱，广三七二钱（细末，分两次用头煎、二煎之汤送服）。

[5]《医学衷中参西录·治大气下陷方》

[6]《医学衷中参西录·医论·温病治法详于伤寒论解》

[7]《医学衷中参西录·温病门》

[8] 清解汤：薄荷叶四钱，蝉蜕三钱（去足、土），生石膏六钱（捣细），甘草一钱五分。

[9] 凉解汤：薄荷叶三钱，蝉蜕二钱（去足、土），生石膏一两（捣细），甘草一钱五分。

[10] 寒解汤：生石膏一两（捣细），知母八钱，连翘一钱五分，蝉蜕一钱五分（去足、土）。

[11] 白虎承气汤：生石膏八钱（捣细），大潞党参三钱，知母八钱，甘草二钱，粳米二钱，后四味煎汤一盅半，生石膏细末分两次，用温汤送服。

[12] 石膏粳米汤：生石膏二两（轧细），生粳米二两半。

[13] 镇逆白虎汤：生石膏三两（捣细），知母半两，清半夏八钱，竹茹粉六钱，用水五盅，煎汁三盅，温服。

[14] 通变白虎加人参汤：生石膏二两（捣细），生杭芍八钱，生山药六钱，人参五钱（用野党参按此分量，若辽东真野参宜减半，至高丽参则断不可用），甘草二钱，上五味，用水四盅，煎取清汤两盅，分二次温饮之。

[15]《医学衷中参西录·医方·治内外中风方》

[16]《医学衷中参西录·医论·论脑贫血治法》

[17] 干颓汤：生箭芪五两，当归一两，甘枸杞果一两，净杭萸肉一两，生滴乳香三钱，生明没药三钱，真鹿角胶六钱（捣碎），前药煎十余沸，去渣，入鹿角胶末溶化，取汤两大盅，分两次温饮下。

[18] 补脑振痿汤：生箭芪二两，当归八钱，龙眼肉八钱，杭萸肉五钱，胡桃肉五钱，䗪虫三枚（大者），地龙三钱（去净土），生乳香三钱，生没药三钱，鹿角胶六钱，制马前子末三分，将前九味煎汤两盅半，去渣，将鹿角胶入汤内融化，分两次送服马钱子末一分五厘。

[19]《医学衷中参西录·医论·论冲气上冲之病因病状病脉及治法》

[20] 参赭镇气汤：野台参四钱，生赭石六钱（轧细），生芡实五钱，生山药五钱，萸肉六钱（去净核），生龙骨六钱（捣细），生牡蛎六钱（捣细），生杭芍四钱，苏子二钱（炒捣）。

[21] 镇冲降胃汤：赭石一两、山药一两，龙骨八钱，牡蛎八钱，白芍三钱，甘草二钱，三七细末二钱（药汁送服）。

[22]《医学衷中参西录·医方·来复汤》

[23] 既济汤：大熟地一两，萸肉一两（去净核），生山药六钱，生龙骨六钱（捣细），生牡蛎六钱（捣细），茯苓三钱，生杭芍三钱，乌附子一钱。

　［24］来复汤：萸肉二两（去净核），生龙骨一两（捣细），生牡蛎一两（捣细），生杭芍六钱，野台参四钱，甘草二钱（蜜炙）

　［25］《医学衷中参西录·医方》

　［26］《医学衷中参西录·药物解·黄芪解》

　［27］理冲汤：生黄芪三钱，党参二钱，於术二钱，生山药五钱，天花粉四钱，知母四钱，三棱三钱，莪术三钱，生鸡内金三钱（黄者），用水三盅，煎至将成，加好醋少许，滚数沸服。

　［28］理冲丸：水蛭一两（不用炙），生黄芪一两半，生三棱五钱，生莪术五钱，当归六钱，知母六钱，生桃仁六钱（带皮尖）。

　［29］《医学衷中参西录·药物解·赭石》

　［30］犹龙汤：连翘一两，生石膏六钱（捣细），蝉蜕二钱（去足、土），牛蒡子二钱（炒捣）。

　［31］荡胸汤：蒌仁二两（炒捣），生赭石二两（研细），苏子六钱（炒捣），芒硝四钱（冲服），用水四盅，煎取清汁两盅，温服。

　［32］安冲汤：白术六钱炒，生黄芪六钱，生龙骨六钱（捣细），生牡蛎六钱（捣细），大生地六钱，生杭芍三钱，海螵蛸四钱（捣细），茜草三钱，川续断四钱。

　［33］固冲汤：白术一两炒，生黄芪六钱，煅龙骨八钱（捣细），煅牡蛎八钱（捣细），萸肉八钱（去净核），生杭芍四钱，海螵蛸四钱（捣细），茜草三钱，棕边炭二钱，五倍子五分（轧细药汁送服）。

　［34］资生汤：生山药一两，玄参五钱，於术三钱，生鸡内金二钱（捣碎），牛蒡子三钱（炒，捣）。

　［35］建瓴汤：生怀山药一两，怀牛膝一两，生赭石八两（轧细），生龙骨六钱（捣细），生牡蛎六钱（捣细），生怀地黄六钱，生杭芍四钱，柏子仁四钱。

　［36］活络效灵丹：当归五钱，丹参五钱，生明乳香五钱，生明没药五钱，上药四味作汤服，若为散，一剂分作四次服，温酒送下。

　［37］寿胎丸：菟丝子四两（炒，炖），桑寄生二两，川续断二两，真阿胶二两，将前三味轧细，水化阿胶为丸一分重，每服二十丸，开水送下。

【复习思考题】

1. 试述你对张锡纯中西汇通的看法。

2. 试述张锡纯治疗中风、脱证及冲气上逆的经验。

3. 张锡纯制方遣药有哪些突出特点？举例说明。

4. 张锡纯是如何调治大气下陷的？

附　篇

中国历代主要医家生平著作简表

（战国时期至清末、民国初期）

姓名	字号	生活年代	籍贯	主要著作	备注
				《黄帝内经》18 卷	皇甫谧："黄帝内经十八卷，今有针经九卷，素问九卷，二九十八卷，即内经也。"传本《素问》《灵枢》（一名《针经》）各为 24 卷
秦越人	扁鹊	战国时期	渤海郡郑（河北任丘）	《难经》1 卷	旧题"黄帝八十一难经一卷，秦越人撰"
				《神农本草经》3 卷	原书散佚，其内容历代本草均有转引，现存明清医家辑佚本
淳于意	仓公	约公元前205 年~？	齐临菑（山东临淄）	诊籍	《史记》载仓公 25 例医案，称为"诊籍"，这是我国最早的病史纪录
华佗	元化 旉	约公元？~208 年	沛国谯（安徽亳县）	《中藏经》1 卷	旧题"华佗中藏经一卷"。另有《内照法》1 卷、《华佗神医秘传》22 卷等，亦题华佗撰
张机	仲景	东汉末年	南阳郡（河南南阳）	《伤寒杂病论》16 卷	原书曾散佚，后经王叔和撰次；至宋代经医官校正，为《伤寒论》10 卷、《金匮要略方论》3 卷，即世传本
吴普		东汉末年至三国时期	广陵（江苏扬州）	《吴普本草》6 卷	原书散佚，其部分内容散见于《艺文类聚》《太平御览》《证类本草》等书中
吕广	博望	三国时期		《黄帝众难经》	本书即《难经》吕广注本，原书散佚，其有关内容散见于《难经本义》《难经集注》等书中。吕广曾任吴国太医令
王熙	叔和	魏晋时期	高平	《脉经》10 卷	曾任晋太医令
皇甫谧	士安 玄晏先生	公元 215 ~282 年	安定朝那（甘肃平凉）	《针灸甲乙经》12 卷	皇甫谧撰集《针经》《素问》《明堂孔穴针灸治要》三部，论其精要而成本书
葛洪	稚川 抱朴子	公元 284 ~364 年	丹阳句容（江苏）	《肘后备急方》8 卷	葛洪《玉函方》百卷，经采其要，约为《肘后备急方》3 卷，后人补为 8 卷本

（续表）

姓名	字号	生活年代	籍贯	主要著作	备注
范汪	玄平	公元 301～365 年	颍阳（河南许昌）	《范东阳方》105 卷	原书散佚，其部分内容散见于后世文献中，如《外台秘要》辑范汪方170 余首
陈延之		晋代		《小品方》12 卷	原书散佚，其部分内容散见于《千金要方》《外台秘要》《医心方》等书中，其中《外台秘要》辑 180 余首方
雷敩		南北朝时期宋		《炮炙论》3 卷	原书散佚，其部分内容保存于《证类本草》中，今有辑佚本
释僧深	文梅	南北朝时期宋齐间	广陵（江苏扬州）	《僧深药方》30 卷	原书散佚，其部分内容散见于后世文献中，如《外台秘要》辑深师方290 余首。
褚澄	彦道	南北朝时期	阳翟（河南）	《褚氏遗书》	旧题"褚澄褚氏遗书一卷"
全元起		南北朝齐梁间		《黄帝素问》8 卷	本书即《素问》全元起注本，世称"训解"。原书散佚，于《新校正》注文中可窥其概略
龚庆宣		南北朝时期		《刘涓子鬼遗方》5 卷	本书为晋末刘涓子所传，龚氏编次，成于齐永元元年己卯（公元 499 年）
陶弘景	通明华阳隐居华阳真逸贞白先生	公元 456～536 年	丹阳秣陵（江苏南京）	《本草经集注》7 卷	原书残阙，书中汇集"神农本草经三品"、"名医副品"等内容为《新修本草》所保存。另有《补阙肘后百一方》自"太岁庚辰"（公元 500 年）成书后，复经金·杨用道于"皇统四年"（公元 1144 年）附方，即《肘后备急方》之流通本
姚僧垣	法卫	公元 499～583 年	吴兴武康（浙江钱塘）	《集验方》12 卷	原书散佚，《外台秘要》等书保存其部分内容
徐之才	士茂文明	公元 505～572 年	丹阳（江苏镇江）	《药对》2 卷	原书散佚，其部分内容散见于《千金要方》《证类本草》等书中。另有"徐之才逐月养胎方"收载于《千金要方·妇人方》；"徐之才十剂"见《本草纲目》等书
巢元方		南北朝时期至隋代		《诸病源候论》50 卷	巢元方等撰《诸病源候论》，书成于大业六年（公元 610 年）
甄权		公元 541～643 年	许州扶沟（河南扶沟）	《明堂人形图》	原书散佚，其部分内容保存于《千金要方·针灸》。甄权另撰《脉经》《针方》，佚

（续表）

姓名	字号	生活年代	籍贯	主要著作	备注
甄立言		南北朝时期至隋唐	许州扶沟（河南扶沟）	《古今录验方》50卷	原书散佚,《外台秘要》辑其方480余首
孙思邈		公元 581～682 年	京兆华原（陕西耀县）	《备急千金要方》30卷《千金翼方》30卷	《备急千金要方》书成于永徽三年（公元652年）。《千金翼方》书成于公元682年。世传《银海精微》,为后人托名之作
杨上善		南北朝时期至隋唐		《黄帝内经太素》30卷	本书残阙,国内存23卷,书成于隋唐年间。另有《黄帝内经明堂类成》,现存残卷
宋侠		唐代（7世纪）	洺州清漳（河北肥乡）	《经心录方》10卷	原书散佚,其部分内容散见于《外台秘要》
张文仲		唐代（7世纪）	洛阳	《随身备急方》3卷	原书散佚。另有"疗风气诸方"等,亦散佚。《外台秘要》存"张文仲方"290余首。公元684年文仲为侍御医
李勣	懋功	公元 594～669 年	离狐（山东东明）	《新修本草》54卷	李勣、苏敬等撰《新修本草》,书成于显庆四年（公元659年）,为我国第一部药典
孟诜		公元 621～713 年	汝州梁县（河南临汝）	《食疗本草》3卷《必效方》10卷	《食疗本草》原书残阙。其部分内容保存于《证类本草》等书中。《必效方》原书散佚,《外台秘要》辑其方250余首
王焘		约公元 670～755 年	郿（陕西郿县）	《外台秘要》40卷	本书成于天宝十一年（公元752年）。晋唐间散佚的医书,均赖此书识其概略,得以流传
王冰	启玄子	唐景云、贞元年间		《黄帝内经素问》24卷	本书即《素问》王冰注本,世称"次注"。书成于唐宝应元年（公元762年）。另撰《玄珠》,无传本。世传《玄珠密语》《元和纪用经》等,为后人托名之作
刘禹锡	梦得	公元 772～842 年	洛阳（河南）	《传信方》2卷	原书散佚,其部分内容保存于《证类本草》等书中,今有辑佚本
蔺道人		唐代（9世纪）	长安（陕西西安）	《仙授理伤续断秘方》	本书为我国早期的骨伤科专书
昝殷		唐代（9世纪）	蜀（成都）	《经效产宝》3卷《食医心鉴》3卷	《经效产宝》原名《产宝》,书成于大中六年（公元852年）,为我国现存最早的产科专书。《食医心鉴》原书散佚,其部分内容散见于《医方类聚》,现存辑佚本

（续表）

姓名	字号	生活年代	籍贯	主要著作	备注
李珣	德润	约公元 855 ~930 年	梓州（四川三台）	《海药本草》6 卷	原书散佚，其部分内容散见于《证类本草》《本草纲目》等书中
刘翰		公元 919 ~ 990 年		《开宝新详定本草》20 卷	原书散佚，李昉等曾修订本书，定名为《开宝重订本草》。本书虽佚，但于《证类本草》中可得其梗概
王怀隐		北宋（10 世纪）	宋州（河南商丘）	《太平圣惠方》100 卷	王怀隐等撰《太平圣惠方》，书成于北宋淳化三年（公元 992 年）
王惟一	惟德	公元 987 ~ 1067 年		《铜人腧穴针灸图经》3 卷	本书成于北宋天圣四年（公元 1026 年）
掌禹锡	唐卿	约公元 992 ~1068 年	许州郾城（河南）	《嘉祐补注神农本草》20 卷	原书散佚，其部分内容保存于《证类本草》中
王衮		北宋（11 世纪）	太原（山西）	《博济方》5 卷	原书刊于北宋庆历七年（公元 1047 年）。传本辑自《永乐大典》
韩祗和		北宋（11 世纪）		《伤寒微旨论》2 卷	本书成于北宋元祐元年（公元 1086 年）。传本辑自《永乐大典》
苏颂	子容	公元 1019 ~ 1101 年	泉州（福建泉州）	《本草图经》20 卷	原书散佚，其部分内容保存于《证类本草》中
沈括	存中	公元 1031 ~ 1095 年	钱塘（浙江杭州）	《灵苑方》20 卷《良方》10 卷	《灵苑方》原书散佚，其部分内容散见于《证类本草》《幼幼新书》等书中。世传《苏沈良方》保存了《良方》的内容
钱乙	仲阳	约公元 1032 ~1113 年	郓州（山东东平）	《小儿药证直诀》3 卷	本书成于北宋宣和元年（公元 1119 年），阎孝忠编集
庞安时	安常	约公元 1042 ~1099 年	蕲州蕲水（湖北浠水）	《伤寒总病论》6 卷	本书约成于北宋元符年间（公元 1098 ~1100 年）
董汲	及之	北宋（11 世纪）	东平（山东东平）	《小儿癍疹备急方论》1 卷《旅舍备要方》1 卷《脚气治法总要》2 卷	《小儿癍疹备急方论》一书成于北宋元祐八年（公元 1093 年），钱乙为之作序
史堪	载之	北宋（11 世纪 ~12 世纪初叶）	眉州（四川眉州）	《史载之方》2 卷	本书成于北宋政和年间（公元 1111 ~1117 年）

（续表）

姓名	字号	生活年代	籍贯	主要著作	备注
唐慎微	审元	约公元 1056～1093 年	蜀州晋原（四川崇庆）	《经史证类备急本草》32 卷	本书成于北宋元丰六年（公元 1083 年）。书中辑录北宋以前大量原著和大部分散佚的医学文献，如《雷公炮炙论》《本草经集注》《新修本草》《食疗本草》《传信方》和《灵苑方》等，均赖本书得以保存。公元 1108 年，艾晟等予以重刊，改称为《经史证类大观本草》。公元 1116 年，曹孝忠重校本书，改名《重修政和经史证类备用本草》
陈直		北宋（11 世纪）		《寿亲养老书》1 卷	本书经元·邹铉续增为《寿亲养老书》4 卷，刊于元大德丁未年（公元 1307 年）
朱肱	翼中无求子	北宋（11 世纪～12 世纪初叶）	乌程（浙江吴兴）	《伤寒类证活人书》22 卷	本书初名为《无求子伤寒百问》，书成于北宋大观元年（公元 1107 年）。朱肱于北宋政和八年（公元 1118 年）予以重校，改名为《南阳活人书》。明·吴勉学刊印时，又易名为《伤寒类证活人书》
陈师文		北宋（11 世纪～12 世纪初叶）	临安（浙江杭州）	《太平惠民和剂局方》10 卷	本书为北宋"惠民和剂药局"配方书之校正本，书成于北宋大观年间（公元 1107～1110 年）。原本 5 卷，裴宗元、陈师文等共同校正。后经多次重修、增补为 10 卷
寇宗奭		北宋（11 世纪～12 世纪）		《本草衍义》20 卷	本书成于北宋政和六年（公元 1116 年）
东轩居士		宋代（12 世纪）		《卫济宝书》2 卷	原书散佚，今本辑自《永乐大典》
成无己		约公元 1063～1156 年	聊摄（山东聊城）	《注解伤寒论》10 卷《伤寒明理论》4 卷	《注解伤寒论》约刊于金皇统甲子年（公元 1114 年），《伤寒明理论》约刊于金皇统壬戌年（公元 1142 年）
张锐	子刚	宋代（11 世纪～12 世纪）	蜀（四川）	《鸡峰普济方》30 卷	旧题"张锐鸡峰备急方一卷"，书成于南宋绍兴三年（公元 1133 年），即《鸡峰普济方》
王贶	子亨	宋代（11 世纪～12 世纪）	考城（河南）	《全生指迷方》4 卷	原书 3 卷，书成于 12 世纪初叶。原著散佚，今本辑自《永乐大典》

（续表）

姓名	字号	生活年代	籍贯	主要著作	备注
许叔微	知可	公元 1080 年～约 1154 年	真州白沙（江苏仪征）	《普济本事方》10 卷《伤寒百证歌》5 卷《伤寒发微论》2 卷《伤寒九十论》1 卷	另有《普济本事方续集》10 卷。许叔微是南宋绍兴二年进士，官集贤院学士，故世称许学士
赵佶		公元 1082～1135 年	涿州（河北赵县）	《圣济经》10 卷《圣济总录》200 卷	旧题"宋徽宗圣济经十卷"，书成于北宋重和戊戌年（公元 1118 年），吴禔注解。《圣济总录》书成于北宋政和丁酉年（公元 1117 年），宋徽宗组织人员编撰
郭稽中		宋代（11 世纪～12 世纪）		《妇人产育宝庆集》1 卷	本书初为"产论二十一篇"，由李师圣收藏，后经郭稽中于北宋大观年间（公元 1117～1110 年）编集，遂成本书，刊于南宋绍兴辛亥年（公元 1131 年）
窦材		宋代（11 世纪～12 世纪）	山阴（浙江绍兴）	《扁鹊心书》3 卷	本书成于南宋绍兴丙寅年（公元 1146 年）
刘昉	方明	约公元?～1150 年	潮阳（广东）	《幼幼新书》40 卷	本书刊于南宋绍兴二十年（公元 1150 年）
				《小儿卫生总微论方》20 卷	本书作者不详。版于杭州太医局（公元 1216 年），重刻时曾改称《保幼大全》
郭雍	子和白云先生	约公元 1104～1187 年	洛阳（河南）	《伤寒补亡论》20 卷	本书成于南宋淳熙八年（公元 1181 年）
杨倓	子靖	约公元 1120～1185 年	代州崞县（山西代县）	《杨氏家藏方》20 卷	本书成于南宋淳熙五年（公元 1178 年）
陈言	无择	公元 1131～1189 年	青田（浙江青田）	《三因极一病证方论》18 卷	本书一名《三因极一病源论粹》，书成于南宋淳熙元年（公元 1174 年）
朱端章		宋代（12 世纪）	长乐（福建）	《卫生家宝产科备要》8 卷《卫生家宝汤方》3 卷	《卫生家宝产科备要》一名《卫生家宝产科方》，书刊于南宋淳熙甲辰年（公元 1184 年）
薛轩	仲昂	宋代（12 世纪）		《坤元是保》2 卷	本书成于南宋乾道元年（公元 1165 年）
王璆	孟玉	宋代（12 世纪）	山阴（浙江绍兴）	《是斋百一选方》20 卷	本书刊于南宋庆元丙辰年（公元 1196 年）
李迅	嗣立	宋代（12 世纪）	泉州（福建）	《集验背疽方》1 卷	本书成于"庆元岁"（公元 1195～1200 年），原书散佚。今本系辑自《永乐大典》

（续表）

姓名	字号	生活年代	籍贯	主要著作	备注
王执中	叔权	宋代（12 世纪 ~ 13 世纪）	瑞安（浙江瑞安）	《针灸资生经》7 卷	本书刊于嘉定庚辰年（公元 1220 年）
刘完素	守真 通玄处士	约公元 1120 ~ 1200 年	河间（河北）	《黄帝内经宣明论方》15 卷 《素问玄机原病式》1 卷 《素问病机气宜保命集》3 卷 《三消论》	《素问病机气宜保命集》书成于大定丙午年（公元 1186 年）。《三消论》原无刊本，《儒门事亲》15 卷本中予以收载，后有《周氏医学丛书》本。守真居于河间，故世称刘河间
张元素	洁古	金代（12 世纪 ~ 13 世纪）	易州（河北易县）	《医学启源》3 卷 《洁古老人珍珠囊》1 卷 《洁古家珍》1 卷 《藏府标本药式》	《藏府标本药式》一名《藏府标本寒热虚实用药式》，此书原无刊本，明代医家始予收录，今有《周氏医学丛书》本
张从正	子和 戴人	约公元 1156 ~ 1228 年	睢州考城（河南兰考）	《儒门事亲》15 卷	本书卷十三"河间先生三消论"，今有《周氏医学丛书》本。子和所居考城，春秋时属戴国，故世称张戴人
张杲	季明	南宋（12 世纪 ~ 13 世纪）	歙县（安徽）	《医说》10 卷	本书成于嘉定十七年（公元 1224 年）。张杲约生于 12 世纪 60 年代
张璧	云岐子	金代（12 世纪 ~ 13 世纪）	易州（河北易县）	《论经络迎随补泻法》1 卷 《七表八里九道脉诀》1 卷 《保命集论类要》2 卷	张洁古之子张璧，此论著三种，均保存于元·杜思敬《济生拔萃》
周守忠	榕庵	公元 1168 ~ 1248 年？		《历代名医蒙求》2 卷 《养生月览》2 卷 《养生类纂》2 卷	《历代名医蒙求》书成于嘉定十三年（公元 1220 年），为我国现存早期医史著作。养生之书均保存于明代胡文焕《格致丛书》中
马宗素		金代	平阳（山西）	《伤寒医鉴》1 卷	
葛雍		金代		《伤寒直格》3 卷	本书亦名《习医药用直格》，或题刘完素著
镏洪		金代		《伤寒心要》1 卷	本书或题刘完素著
常德	仲明	金代		《伤寒心镜》1 卷	本书或题张从正著

（续表）

姓名	字号	生活年代	籍贯	主要著作	备注
李杲	明之 东垣老人	公元 1180 ~ 1251 年	真定 （河北正定）	《内外伤辨惑论》3 卷 《脾胃论》3 卷 《兰室秘藏》3 卷 《用药法象》	《内外伤辨惑论》初撰于南宋绍定四年（公元 1231 年），南宋淳祐七年题序刊行。《用药法象》亦名《药象论》，王好古《汤液本草·卷上》予以载录。李杲所居真定，秦时名东垣，故自称东垣老人
宋慈	惠父	公元 1185 年 ~1249 年	建阳 （福建）	《洗冤录》4 卷	本书成于南宋淳祐七年（公元 1247 年），亦称《宋提刑洗冤集录》，为法医学专著
施发	政卿	约公元 1190 年 ~ ？	永嘉 （浙江温州）	《察病指南》3 卷 《续医简方论》6 卷	《察病指南》书成于南宋淳祐元年（公元 1241 年）
陈自明	良甫	公元 1190 ~ 1270 年	临川 （江西抚州）	《妇人良方》24 卷 《外科精要》3 卷	《妇人良方》书成于南宋嘉熙元年（公元 1237 年）。卷十七保存了杨子建《十产论》的有关内容
陈文中	文秀	南宋（12 世 纪末叶 ~ 13 世纪）	宿州符离 （安徽宿县）	《小儿痘疹方论》1 卷 《小儿病源方论》4 卷	《小儿痘疹方论》书成于南宋宝祐元年（公元 1253 年），《小儿病源方论》书成于南宋宝祐二年（公元 1254 年）
窦杰	子声 汉卿	公元 1196 ~ 1280 年	广平肥乡 （河北肥乡）	《流注指要赋》 《针经指南》1 卷	《流注指要赋》书成于南宋绍定壬辰年（公元 1232 年），《针经指南》旧题金·窦杰撰，书刊于元至大辛亥年（公元 1311 年）。窦杰，一名默，曾任昭文馆太师，故亦称窦太师
王好古	进之 海藏老人	约公元 1200 ~1264 年	赵州 （河北赵县）	《阴证略例》1 卷 《医垒元戎》1 卷 《汤液本草》3 卷 《此事难知》2 卷 《癍论萃英》	《阴证略例》书成于 1236 年。《医垒元戎》书刊于 1291 年，别本为 12 卷。《此事难知》书刊于 1308 年
严用和	子礼	南宋庆元至 咸淳年间	庐山 （江西）	《济生方》10 卷 《济生方续》	《济生方》书成于南宋宝祐元年（公元 1253 年），《济生方续》书成于咸淳三年（公元 1267 年）。原书散佚，今有辑复本
杨士瀛	登父	南宋（13 世 纪）	怀安故县 （福建福州）	《仁斋直指附遗方论》 26 卷 《伤寒类书活人总括》 7 卷 《仁斋小儿方论》5 卷 《医学真经》2 卷	《仁斋直指附遗方论》书成于南宋景定五年（公元 1264 年）

（续表）

姓名	字号	生活年代	籍贯	主要著作	备注
曾世荣	德显 育溪	约公元 1217年~？		《活幼心书》3 卷 《活幼口议》20 卷	《活幼心书》书成于元至元甲午年（公元 1294 年）
罗天益	谦甫	约公元 1220~1290 年	真定（河北正定）	《卫生宝鉴》24 卷	本书刊于元至元辛巳年（公元 1281 年）
杜思敬	宝善老人	约公元 1235年~？	铜鞮（山西）	《济生拔萃》19 卷	本书成于元延祐乙卯年（公元 1315 年），是年杜思敬 81 岁。书中汇辑金元医家著作 19 种。其中有《洁古老人珍珠囊》《云岐子论经络迎随补泻法》《云岐子七表八里九道脉诀并治法》和《云岐子保命集论类要》等，均无单行刊本，惟赖本书得以流传
王国瑞	瑞庵	元代	婺源（江西）	《扁鹊神应针灸玉龙经》	本书刊于元天历二年（公元 1329 年）
杜本	伯原 原父 清碧先生	公元 1276~1350 年	清江（江西）	《敖氏伤寒金镜录》	本书成于元至正元年（公元 1341 年），为我国早期的舌诊专书
危亦林	达斋	公元 1277~1347 年	南丰（江西）	《世医得效方》20 卷	本书成于元（后）至元三年（公元 1337 年）
忽思慧		元代（13 世纪末叶~14世纪）		《饮膳正要》3 卷	本书成于元天历三年（公元 1330 年）
齐德之		元代		《外科精义》2 卷	本书成于元（后）至元元年（1335 年）
朱震亨	彦修	公元 1281~1358 年	婺州义乌（浙江）	《格致余论》 《局方发挥》 《本草衍义补遗》 《丹溪心法》5 卷	《格致余论》约撰于公元 1347 年，《本草衍义补遗》载录于《丹溪心法附余》，《丹溪心法》，程充校刊于明成化十七年（公元 1481 年）。另有《丹溪手镜》《脉因证治》等书行于世。朱震亨家居义乌丹溪，故世称朱丹溪
倪维德	仲贤 敕山老人	公元 1303~1377 年	吴县（江苏苏州）	《原机启微》2 卷	本书刊于"洪武庚戌"（公元 1370 年），曾经薛己校注
葛乾孙	可久	公元 1305~1353 年	长洲（江苏苏州）	《十药神书》1 卷	本书成于"至正乙酉"（公元 1345 年），刊于"至正戊子"（公元 1348 年）

（续表）

姓名	字号	生活年代	籍贯	主要著作	备注
滑寿	伯仁 撄宁生	元、明代（14世纪）		《十四经发挥》3卷 《诊家枢要》1卷 《难经本义》2卷 《读素问钞》	《十四经发挥》书成于至正初元（公元1341年），《读素问钞》后经汪机重集，于正德己卯年（公元1519年）编入《汪氏医书》
赵良仁	以德	元、明代（14世纪）	江浦（江苏）	《金匮方论衍义》3卷	本书为《金匮要略》早期注本
徐彦纯	用诚	约公元?～1385年	会稽（浙江绍兴）	《本草发挥》4卷 《医学折衷》	《医学折衷》曾经刘纯增补，易名为《玉机微义》
楼英	全善	公元1320～1389年	萧山（浙江）	《医学纲目》40卷	原著卷40为《内经运气类注》
戴思恭	原礼	约公元1324～1405年	浦江（浙江）	《证治要诀》12卷 《证治类方》4卷 《金匮钩玄》3卷 《推求师意》2卷	《金匮钩玄》（后易名为《平治荟萃》）传为朱丹溪撰，原礼校补。《推求师意》为汪机编辑
刘纯	宗厚	明代（14世纪～15世纪）		《医经小学》 《玉机微义》50卷	《玉机微义》书成于洪武丙子年（公元1396年）
王履	安道 畸叟 抱独山人	公元1332～1391年?	昆山（江苏）	《医经溯洄集》1卷	王履另著《百病钩元》等书，均佚。"洪武十六年"（公元1383年）王履曾游华山，时年52岁
朱橚		公元?～1425年	濠州钟离（安徽凤阳）	《普济方》426卷 《救荒本草》2卷	《普济方》原书168卷，明·朱橚、藤硕、刘醇等编撰，书成于永乐四年（公元1406年），为我国现存最大一部方书
陶华	尚文 节庵道人	公元1369年～?	余杭（浙江）	《家秘的本》1卷 《明理续论》1卷 《伤寒琐言》1卷 《杀车槌法》1卷 《一提金启蒙》1卷 《证脉截江网》1卷 《痈疽神秘验方》	《伤寒琐言》书成于正统十年（公元1445年），是年陶华77岁。《痈疽神秘验方》薛己曾予校注。另有《伤寒全生集》4卷、《伤寒点点金书》等，亦题陶华撰
盛寅	启东	公元1375～1441年	吴江（江苏）	《医经秘旨》2卷	
兰茂	延秀 止庵	公元1397～1476年	嵩明（云南）	《滇南本草》3卷 《医门擎要》2卷	
寇平	衡美	明代		《全幼心鉴》4卷	本书刊于成化四年（公元1486年）
方贤		明代（15世纪）		《奇效良方》69卷	本书董宿原集，方贤、杨文翰加订正，刊于成化六年（公元1470年）

（续表）

姓名	字号	生活年代	籍贯	主要著作	备注
虞抟	天民 恒德	公元 1438 ~ 1517 年	义乌 （浙江）	《医学正传》8 卷	本书成于正德乙亥年（公元 1515年）
王纶	汝言 节斋	公元 1465 ~ 1521 年	慈溪 （浙江）	《明医杂著》6 卷 《本草集要》8 卷	《明医杂著》书成于弘治十五年（公元 1502 年）。《本草集要》书成于1496 年
刘文泰		明代		《本草品汇精要》42 卷	本书成于弘治十八年（1505 年）
汪机	省之 石山	公元 1463 ~ 1540 年	祁门 （安徽）	《石山医案》3 卷 《运气易览》 《痘治理辨》 《针灸问答》 《外科理例》 《医学原理》	汪机著作成书于"正德庚辰"至"嘉靖辛卯"间（公元 1520 ~ 1531 年），汪机另有补订《脉诀刊误》，重集《读素问钞》，编辑《推求师意》等
王九思	敬夫 渼陂	公元 1468 ~ 1551 年	鄠 （陕西户县）	《难经集注》5 卷	
韩㦬	天爵 飞霞子	明代（15 世纪 ~ 16 世纪）	泸州 （四川）	《韩氏医通》2 卷	本书成于明嘉靖改元壬午年（公元 1522 年）
高武	梅孤	明代（15 世纪 ~ 16 世纪）	鄞县 （浙江宁波）	《针灸聚英》5 卷 《针灸节要》3 卷	《针灸聚英》刊于明正德十四年（公元 1519 年），《针灸节要》一名《针灸素难要旨》，刊于明嘉靖十六年（公元 1537 年）。高武另于明嘉靖己未年（公元 1559 年）撰《痘疹正宗》4 卷
方广	约之 古庵	明代（15 世纪 ~ 16 世纪）	新安休宁 （安徽休宁）	《丹溪心法附余》24 卷	本书成于明嘉靖十五年（公元 1536年），正文前载录朱震亨《本草衍义补遗》
薛己	新甫 立斋	约公元 1487 ~ 1558 年	吴县 （江苏苏州）	《外科发挥》8 卷 《外科枢要》4 卷 《外科心法》7 卷 《外科经验方》 《口齿类要》 《正体类要》2 卷 《疠疡机要》3 卷 《内科摘要》2 卷 《女科撮要》2 卷 《保婴撮要》20 卷 《保婴金镜录》 《本草约言》4 卷	《保婴撮要》20 卷，前 10 卷为薛铠所撰，后 10 卷为薛己自著，刊于明嘉靖三十五年（公元 1556 年）。《保婴金镜录》一名《过秦新录》，书成于嘉靖庚戌年（公元 1550 年）。薛己另校注有《原机启微》《小儿直诀》《外科精要》《平治荟萃》《明医杂著》《小儿痘疹方论》《妇人良方》和《痈疽神验秘方》等。今有《家居医录》《薛氏医案二十四种》等版本

（续表）

姓名	字号	生活年代	籍贯	主要著作	备注
李濂	川父	公元 1448~1566 年	祥符（河南开封）	《李濂医史》	本书原名《医史》，约成于明正德年间（公元 1515 年）
万全	密斋	公元 1488~1578 年	罗田（湖北）	《幼科发挥》2 卷 《片玉心书》5 卷 《片玉痘疹》13 卷 《痘疹心法》23 卷 《保命歌括》35 卷 《养生四要》5 卷 《伤寒摘锦》2 卷 《妇人秘科》2 卷 《育婴家秘》2 卷 《广嗣纪要》16 卷	《痘疹心法》一名《痘疹世医心法》，书成于明嘉靖二十八年（公元 1549 年）。《幼科发挥》书成于明万历己卯年（公元 1579 年）
沈之问	无为道人	明代（16 世纪）		《解围元薮》4 卷	本书约成于 16 世纪中叶
徐春甫	汝元	明代（16 世纪）	祁门（安徽）	《古今医统大全》100 卷	本书成于明嘉靖丙辰年（公元 1556 年）
江瓘	民莹	公元 1503~1565 年	歙县（安徽）	《名医类案》12 卷	本书成于嘉靖己酉年（公元 1549 年）。江民莹，世称篁南子、江山人。 本书刊于嘉靖壬子年（公元 1552 年）
张时彻	维静 九一 东沙	约公元 1504 年~？	鄞县（浙江宁波）	《摄生众妙方》11 卷	本书刊于 1550 年
方谷		约公元 1508 年~？	钱塘（杭州）	《医林绳墨》8 卷	本书成于万历甲申年（公元 1584 年），是年方谷 77 岁
李梴	健斋	明代（16 世纪）	南丰（江西）	《医学入门》8 卷	本书成于万历三年（1575 年）
李时珍	东璧 濒湖	公元 1518~1593 年	蕲州（湖北蕲春）	《本草纲目》52 卷 《濒湖脉诀》 《奇经八脉考》	《本草纲目》书成于万历六年（公元 1578 年），刊于万历庚寅年（公元 1590 年）
杨继洲	济时	公元 1522~1620 年	三衢（浙江衢县）	《针灸大成》10 卷	本书成于万历二十九年（公元 1601 年）
方有执	中行 九龙山人	约公元 1523 年~？	歙县（安徽）	《伤寒论条辨》8 卷	本书成于万历二十一年（1593 年），是年方氏 71 岁。另有《痉书》，成于万历己亥年（公元 1599 年），附于《伤寒论条辨》后
高濂	深甫 瑞南道人	明代（16 世纪）	钱塘（杭州）	《遵生八笺》20 卷	本书万历十九年（公元 1591 年）撰

（续表）

姓名	字号	生活年代	籍贯	主要著作	备注
孙一奎	文垣 东宿 生生子	明嘉靖、万历年间	休宁（安徽）	《赤水玄珠》30卷 《医旨绪余》2卷 《痘疹心印》 《孙文垣医案》5卷	《赤水玄珠》书刊于万历甲申年（公元1584年），内容包括《医旨绪余》《孙文垣医案》。《痘疹心印》书成于万历丁酉年（公元1597年）
马莳	玄台 仲化	明代（16世纪）	会稽（浙江绍兴）	《黄帝内经素问注证发微》9卷 《灵枢注证发微》9卷	
申拱辰	子极 斗垣	明代（16世纪）	长洲（江苏苏州）	《外科启玄》12卷	本书刊于17世纪初叶
周之幹	慎斋	明代（16世纪）	太平（安徽）	《周慎斋三书》 《慎斋遗书》10卷	《慎斋遗书》由周氏门人辑
龚廷贤	子才 云林	明代（16世纪~17世纪初叶）	金溪（江西）	《万病回春》8卷 《寿世保元》10卷 《云林神彀》4卷 《鲁府禁方》4卷 《种杏仙方》4卷 《本草炮制药性赋定衡》13卷 《眼外科神验全书》6卷	另有《古今医鉴》，由龚信纂辑，龚廷贤续编。《种杏仙方》书成于万历九年（公元1581年），《万病回春》书成于万历十五年（公元1587年），余著均刊刻于16世纪90年代。17世纪初叶
张三锡	叔承 嗣泉	明代（16世纪）	应天（南京）	《医学六要》19卷	本书包括《四诊法》《经络考》《病机部》《治法汇》《本草选》《运气略》等六部分，成书于"万历乙酉"（公元1585年）
缪希雍	仲淳 慕台	约公元1552~1627年	常熟（江苏）	《本草经疏》30卷 《先醒斋医学广笔记》4卷	明·丁元荐于1613年将仲淳医方辑成《先醒斋笔记》，后缪氏于1622年予以增益
王肯堂	损庵 宇泰 念西居士	公元1549~1613年	金坛（江苏金坛）	《杂病证治准绳》8卷 《杂病证治类方》8卷 《伤寒证治准绳》8卷 《疡医证治准绳》6卷 《幼科证治准绳》9卷 《女科证治准绳》5卷 《古今医统证脉全书》	王肯堂《证治准绳》六种，成书年代自万历壬寅年（公元1602年）至万历戊申年（公元1608年）。《古今医统证脉全书》辑医著44种，如《类证活人书》《素问玄机原病式》《黄帝素问宣明论方》《素问病机气宜保命集》《儒门事亲》《内外伤辨惑论》《脾胃论》《兰室秘藏》《格致余论》《局方发挥》等
吴崑	山甫 鹤皋	约公元1552~1620年	歙县（安徽）	《吴注黄帝内经素问》24卷 《医方考》6卷 《脉语》2卷 《针方六集》6卷	《医方考》书成于万历十二年（公元1584年），《吴注素问》书成于万历甲午年（公元1594年），《针灸六集》书成于万历四十六年（公元1618年），是年吴崑67岁

（续表）

姓名	字号	生活年代	籍贯	主要著作	备注
陈实功	毓仁 若虚	约公元 1555 ~1636 年	南通 （江苏）	《外科正宗》4 卷	本书成于万历丁巳年（公元 1617 年）
赵献可	养葵 医巫闾子	明万历、崇祯年间	鄞县 （浙江宁波）	《医贯》6 卷 《邯郸遗稿》4 卷	赵氏生年无考，现据黄宗羲"赵养奎，名献可，宁波人，与介宾同时"之说
张介宾	景岳 会卿 通一子	公元 1563 ~ 1640 年	会稽 （浙江绍兴）	《类经》32 卷 《类经图翼》11 卷 《类经附翼》4 卷 《景岳全书》64 卷 《质疑录》1 卷	《类经》书成于明天启四年（公元 1624 年），《类经附翼》包括"三焦包络命门辨"、"大宝论"、"真阴论"等内容。《景岳全书》卷五十~卷六十包括"新方八阵"、"古方八阵"等内容
武之望	叔卿	明代（16 世纪 ~ 17 世纪）	关中 （陕西）	《济阴纲目》14 卷 《济阳纲目》108 卷	《济阴纲目》原作 5 卷，经汪淇重订为 14 卷
张鹤腾	元溪 天平 凤逵	约公元? ~ 1635 年	颍州 （安徽阜阳）	《伤暑全书》2 卷	本书成于明天启壬戌年（公元 1622 年）
陈文治	岳溪	明代（16 世纪 ~ 17 世纪）	秀水 （浙江嘉兴）	《疡科选粹》8 卷 《广嗣全诀》12 卷 《痘疹真诀》2 卷	《疡科选粹》书刊于公元 1628 年
龚居中	应园	明代（16 世纪 ~ 17 世纪）	金溪 （江西）	《痰火点雪》4 卷 《外科百效全书》4 卷	《痰火点雪》亦名《红炉点雪》，刊于 17 世纪初叶
胡慎柔		约公元 1572 ~1636 年		《慎柔五书》5 卷	本书刊于 17 世纪中叶
吴有性	又可	明末清初（16 世纪末叶 ~ 17 世纪）	姑苏洞庭 （江苏吴县）	《温疫论》2 卷	本书成于明崇祯十五年（公元 1642 年）
喻昌	嘉言 西昌老人	公元 1585 ~ 1664 年	新建 （江西南昌）	《医门法律》6 卷 《尚论篇》4 卷 《寓意草》	《尚论篇》书成于清顺治戊子年（公元 1648 年），《医门法律》书成于清顺治十五年（公元 1658 年）
刘若金	云密 用汝 蠹园逸叟	约公元 1586 ~1666 年	潜江 （湖北清江）	《本草述》32 卷	本书成于清康熙甲辰年（公元 1664 年），后经清·杨时泰重辑，定名为《本草述钩元》，刊于清道光二十二年（公元 1842 年）

（续表）

姓名	字号	生活年代	籍贯	主要著作	备注
李中梓	士材 念莪	公元 1588 年 ~1655 年	华亭 （上海松江）	《医宗必读》10 卷 《内经知要》2 卷 《删补颐生微论》4 卷 《伤寒括要》2 卷	另有《士材三书》（包括《诊家正眼》《本草通玄》《病机沙篆》三种），清·尤乘辑，刊于清康熙丁未年（公元 1667 年）。传本《雷公炮制药性解》6 卷，旧题李中梓注。《医宗必读》书成于明崇祯丁丑年（公元 1637 年），《内经知要》经薛雪重校于清乾隆甲申年（公元 1764 年）重刊
张遂辰	卿子	公元 1589 ~ 1668 年	杭州 （浙江）	《张卿子伤寒论》7 卷	
陈司成	九韶	约公元 1592 年~？	海宁 （浙江）	《梅疮秘录》1 卷	本书成于崇祯壬申年（公元 1632 年）
傅仁宇	允科	明末	江苏	《审视瑶函》6 卷	本书又名《眼科大全》，傅维藩编集
秦昌遇	景明	明末	上海	《症因脉治》4 卷 《幼科折衷》2 卷 《痘疹折衷》2 卷	《症因脉治》后经清·秦之桢补辑，刊于康熙丙戌年（公元 1706 年）
绮石		明末		《理虚元鉴》2 卷	
傅山	青主	公元 1607 ~ 1684 年	太原 （山西）	《傅青主女科》4 卷	本书旧题傅青主撰
张志聪	隐庵	生于明万历三十八年，卒于清康熙十三年（公元 1610 ~ 1674 年）	钱塘 （浙江杭州）	《黄帝内经素问灵枢集注》18 卷 《伤寒论纲目》9 卷 《伤寒论宗印》8 卷 《金匮要略注》4 卷 《侣山堂类辨》2 卷	张志聪于公元 1660 ~1664 年注《伤寒论》《金匮要略》。自公元 1664 ~1667 年注释《素问》，于康熙庚戌年（公元 1670 年）成《黄帝内经素问集注》9 卷
柯琴	韵伯 似峰	明末清初 （17 世纪）	慈溪 （浙江）	《伤寒来苏集》8 卷	本书系《伤寒论注》（书成于公元 1669 年）、《伤寒论翼》《伤寒附翼》之合称
徐彬	忠可	明末清初	嘉兴 （浙江）	《金匮要略论注》24 卷	本书成于康熙十年（公元 1671 年）。另有《伤寒一百十三方发明》等书，亦题徐彬撰
汪昂	讱庵	约公元 1615 ~1695 年	休宁 （安徽）	《医方集解》3 卷 《本草备要》4 卷 《汤头歌诀》 《素问灵枢类纂约注》3 卷	《本草备要》书成于康熙甲戌年（公元 1694 年），是年汪昂 80 岁。《医方集解》书成于康熙壬戌年（公元 1682 年）。另有《经络歌诀》1 卷，今本附于《汤头歌诀》末。

（续表）

姓名	字号	生活年代	籍贯	主要著作	备注
张璐	路玉 石顽老人	公元 1617~ 1700 年	长洲 （江苏吴县）	《张氏医通》16 卷 《伤寒缵论》2 卷 《伤寒绪论》2 卷 《诊宗三昧》1 卷 《本经逢源》4 卷 《千金方衍义》30 卷	《伤寒缵论》书成于清康熙丁未年（公元 1667 年），《张氏医通》《本经逢源》均成于清康熙乙亥年（公元 1695 年），是年张璐 79 岁
李延昰	辰山 寒村 期叔	公元 1628~ 1697 年	南汇 （上海）	《脉诀汇辨》10 卷	本书约成于公元 1664 年，卷九辑录李中梓医案若干则
高世栻	士宗	约公元 1637 年~？	钱塘 （浙江杭州）	《素问直解》9 卷 《伤寒论集注》6 卷 《本草崇原》3 卷	《素问直解》书成于清康熙乙亥年（公元 1695 年），《伤寒论集注》张隐庵原著，高士宗纂集，书成于清康熙癸亥年（公元 1683 年）。《本草崇原》张隐庵原撰，高士宗辑集。另有《医学真传》
周扬俊	禹载	清代（17 世纪）	苏州 （江苏）	《伤寒论三注》 《金匮玉函经二注》 《温热暑疫全书》	周扬俊论著三种先后成于清康熙十六年至二十六年（公元 1677~1687 年）
张锡驹	令韶	清代（17 世纪~18 世纪）	钱塘 （浙江杭州）	《伤寒论直解》6 卷	本书成于清康熙壬辰年（公元 1712 年）
秦之桢	皇士	清代（17 世纪~18 世纪）	上海	《伤寒大白》4 卷	本书刊于清康熙甲午年（公元 1714 年）。秦皇士曾补辑秦景明《症因脉治》，刊于清康熙丙戌年（公元 1706 年）
李惺庵	用粹 修之	清代（17 世纪）	上海	《证治汇补》8 卷	本书成于清康熙丁卯年（公元 1687 年）
陈士铎	敬之 远公 朱华子	清代（17 世纪）	山阴 （浙江绍兴）	《辨证录》14 卷 《石室秘录》6 卷	《辨证录》书成于 17 世纪末叶，《石室秘录》书刊于公元 1688 年
冯兆张	楚瞻	清代（17 世纪~18 世纪）	海盐 （浙江）	《冯氏锦囊秘录》50 卷	本书包括《女科精要》《外科精要》《痘疹全集》等八种，书成于清康熙壬午年（公元 1702 年）
叶桂	天士 香岩	公元 1667~ 1746 年	吴县 （江苏）	《温热论》 《临证指南医案》10 卷	《温热论》原系叶桂口述，门人整理。王孟英撰《温热经纬》收录本书，名为《外感温热篇》。另本见《吴医汇讲》卷一，名为《温热论治》。《临证指南医案》叶桂撰，由门人辑录，刊于清乾隆三十一年（公元 1766 年）

（续表）

姓名	字号	生活年代	籍贯	主要著作	备注
陈梦雷	则霞 省斋	约公元? ~ 1741 年	闽侯 （福建）	《古今图书集成·医部全录》520 卷	本书由陈梦雷、蒋廷锡等编辑，原隶《古今图书集成·博物汇编艺术典》
王维德	洪绪 定定子 林屋散人	约公元 1669年 ~?	吴县 （江苏）	《外科证治全生集》	本书成于清乾隆庚申（公元 1740年），是年王维德约 72 岁
魏荔彤	念庭	清代（17 世纪 ~ 18 世纪）	直隶柏乡 （河北赵县）	《伤寒论本义》18 卷 《金匮要略方论本义》22 卷	《伤寒论本义》书成于清雍正二年（公元 1724 年），《金匮要略方论本义》书成于清康熙五十九年（公元 1720 年）
林之翰	慎庵、宪百 苔东逸老	清代（17 世纪 ~ 18 世纪）	乌程 （浙江）	《四诊抉微》8 卷	本书成于清雍正元年（公元 1723年）
尤怡	在泾 拙吾 饲鹤山人	约公元? ~ 1749 年	苏州 （江苏）	《伤寒贯珠集》8 卷 《金匮要略心典》3 卷 《医学读书记》 《金匮翼》8 卷	另有《静香楼医案》，后经柳宝诒评注，汇入《柳选四家医案》。《金匮要略心典》书成于清雍正七年（公元 1729 年）
戴天章	麟郊 北山	公元 1644 ~ 1722 年	上元 （江苏江宁）	《广瘟疫论》4 卷	本书刊于清乾隆四十三年（公元1778 年）
程国彭	钟龄 恒阳子 普明子	公元 1662 ~ 1735 年	歙县 （安徽）	《医学心悟》6 卷	本书成于清雍正十年（公元 1732年）。今本卷六为《外科十法》
薛雪	生白 一瓢 扫叶山人 牧牛老朽	公元 1681 ~ 1770 年	吴县 （江苏）	《医经原旨》6 卷	本书刊于清乾隆十九年（公元 1754年）。薛雪曾校刊李中梓《内经知要》，即现今流通本。另有《湿热条辨》，亦题薛雪撰
吴谦	六吉	公元 1723 ~ 1795 年	歙县 （安徽）	《医宗金鉴》90 卷	吴谦、刘裕铎等主编《医宗金鉴》，包括医学各科共 15 种，内容为伤寒、金匮、四诊、运气、杂病、妇科、痘疹、外科、正骨等，书刊于清乾隆七年（公元 1742 年）
徐大椿	灵胎 洄溪老人	公元 1693 ~ 1772 年	吴江 （江苏）	《难经经释》2 卷 《神农本草经百种录》 《医贯砭》2 卷 《医学源流论》2 卷 《伤寒类方》 《兰台轨范》8 卷 《慎疾刍言》	徐大椿医著七种先后成书于清雍正五年（公元 1727 年）至清乾隆三十二年（公元 1767 年）

（续表）

姓名	字号	生活年代	籍贯	主要著作	备注
何梦瑶	报之 西池	约公元1693～1764年	南海（广东）	《医碥》7卷 《痘疹辑要》3卷 《妇科辑要》 《幼科辑要》	《医碥》成书于清乾隆十六年（公元1751年）
顾世澄	练江 静斋	清代（17世纪末叶～18世纪）	芜湖（安徽）	《疡医大全》40卷	本书成于清乾隆二十五年（公元1760年）
王琦	琢崖 载韩 绎庵 胥山老人	约生于公元1696～1774年	钱江胥山（浙江杭州）	《医林指月》	本丛书共辑12种，包括《医学真传》《质疑录》《芷园臆草存案》《疟疾论疏》《学古诊则》《达生编》等。书刊于清乾隆三十二年（公元1767年）
陈复正	飞霞	清代（18世纪）	罗浮（广东）	《幼幼集成》6卷	本书成于清乾隆十五年（公元1750年）
黄元御	坤载 研农 玉楸子	约公元1705～1758年	昌邑（山东）	《伤寒悬解》14卷 《金匮悬解》22卷 《四圣心源》10卷 《四圣悬枢》5卷 《长沙药解》4卷 《伤寒说意》10卷 《素灵微蕴》4卷 《玉楸药解》8卷 《难经悬解》	黄元御医著九种先后成书于清乾隆戊辰年（公元1748年）至清乾隆二十一年（公元1756年）。黄氏生年据《伤寒悬解》暂作公元1705年
吴仪洛	遵程	清代（18世纪）	海盐（浙江）	《本草从新》18卷 《成方切用》13卷 《伤寒分经》10卷	吴仪洛医著先后成书于清乾隆丁丑年（公元1757年）至清乾隆丙戌年（公元1766年）
杨璿	玉衡 栗山老人	约公元1706年～？	中州夏邑（河南）	《伤寒温疫条辨》6卷	本书成于清乾隆四十九年（公元1784年），是年杨栗山79岁
俞震	东扶 惺斋	约公元1709年～？	嘉善（浙江）	《古今医案按》10卷	本书成于清乾隆戊戌年（公元1778年），是年俞东扶79岁
沈金鳌	芊绿 汲门 尊生老人	公元1717～1767年	无锡（江苏）	《沈氏尊生书》72卷	本书成于清乾隆三十八年（公元1773年），共有七种医著，包括《杂病源流犀烛》30卷、《伤寒论纲目》18卷、《妇科玉尺》6卷、《幼科释谜》6卷等
赵学敏	依吉 恕轩	约公元1719～1805年	钱塘（浙江）	《串雅内篇》4卷 《串雅外篇》4卷 《本草纲目拾遗》10卷	《串雅内篇》书成于清乾隆己卯年（公元1759年），《本草纲目拾遗》书成于清乾隆乙酉年（公元1765年）
魏之琇	玉璜 柳洲	约公元1722～1772年	钱塘（浙江）	《续名医类案》36卷	本书原为60卷，约成书于18世纪70年代。另有《柳洲医话》，系王孟英辑评

（续表）

姓名	字号	生活年代	籍贯	主要著作	备注
余霖	师愚	清代（18 世纪）	常州（江苏）	《疫疹一得》2 卷	本书成于清乾隆五十九年（公元 1794 年），是年余霖年近七十
郑宏纲	梅涧	约公元 1727 ~ 1787 年	歙县（安徽）	《重楼玉钥》2 卷	本书刊于清道光十八年（公元 1838 年）
陈念祖	修园良有慎修	公元 1753 ~ 1823 年？	长乐（福建）	《伤寒论浅注》6 卷 《长沙方歌括》6 卷 《金匮要略浅注》10 卷 《金匮方歌括》6 卷 《伤寒医诀串解》6 卷 《伤寒真方歌括》6 卷 《神农本草经读》4 卷 《灵枢素问集注·灵素节要浅注》12 卷 《医学三字经》4 卷 《医学从众录》8 卷 《医学实在易》4 卷 《时方妙用》4 卷 《时方歌括》 《景岳新方砭》4 卷 《女科要旨》4 卷 《十药神书注解》	《时方妙用》书成于清嘉庆癸亥年（公元 1803 年），《医学三字经》书成于清嘉庆九年（公元 1804 年）。今丛书本《陈修园医书》16 种、《南雅堂医书》15 种，均为陈修园自撰或后人据其遗著校刊本，余如《陈修园医书》21 种、40 种、48 种、50 种、60 种、72 种等多种刊本，均为历代医家著作之汇集
钱秀昌	松溪	清代（18 世纪 ~ 19 世纪初）	上海	《伤科补要》	本书成于清嘉庆戊辰年（公元 1808 年）
吴瑭	配珩鞠通	公元 1758 ~ 1836 年	淮阴（江苏）	《温病条辨》6 卷	《温病条辨》书成于清嘉庆三年（公元 1798 年）。另有《医医病书》2 卷、《吴鞠通医案》5 卷
王清任	勋臣	公元 1768 ~ 1831 年	玉田（河北）	《医林改错》2 卷	本书成于清道光十年（公元 1830 年）
章楠	虚谷	清代（18 世纪 ~ 19 世纪）	会稽（浙江绍兴）	《医门棒喝》4 卷 《医门棒喝二集》9 卷	《医门棒喝》书成于清道光九年（公元 1829 年），《医门棒喝二集》即《伤寒论本旨》书成于清道光十五年（公元 1835 年）
林珮琴	云和羲桐	公元 1772 ~ 1839 年	丹阳（江苏）	《类证治裁》8 卷	本书成于清道光十九年（公元 1839 年）
吴其浚	瀹斋雩娄农	公元 1789 ~ 1847 年	固始（河南）	《植物名实图考》38 卷	本书刊于清道光二十八年（公元 1848 年）

（续表）

姓名	字号	生活年代	籍贯	主要著作	备注
王泰林	旭高 退思居士	公元 1798 ~ 1862 年	无锡 （江苏）	《退思集类方歌注》 《医方证治汇编歌诀》 《西溪书屋夜话录》	今本《王旭高医书六种》包括《退思集类方歌注》《医方证治汇编歌诀》《西溪书屋夜话录》《增订医方歌诀》《薛氏湿热论歌注》。另有《环溪草堂医案》，柳宝诒评注并汇入《柳选四家医案》
吕震名	建勋 楘村	公元 1798 ~ 1852 年	杭州 （浙江）	《伤寒寻源》3 卷	本书成于清道光三十年（公元 1850 年），另撰有《内经要论》
吴尚先	师机	公元 1806 ~ 1886 年	杭州 （浙江）	《理瀹骈文》	本书成于清同治四年（公元 1865 年），一名《外治医说》
王士雄	孟英 梦隐 半痴山人 潜斋	公元 1808 ~ 1867 年	海宁 （浙江）	《温热经纬》5 卷 《霍乱论》2 卷 《归砚录》 《四科简效方》 《随息居饮食谱》	《温热经纬》书成于清咸丰二年（公元 1852 年），《霍乱论》初撰于 1838 年，王氏于 1862 年重订
费伯雄	晋卿	约公元1810 ~ 1885 年	武进 （江苏）	《医醇賸义》4 卷 《医方论》	一说卒于 1878 年
陆懋修	九芝	约公元1818 ~ 1886 年	元和 （江苏吴县）	《世补斋医书》	本书正集 6 种为陆氏自撰
柳宝诒		清末（19 世纪）	江阴 （江苏）	《温热逢源》3 卷 《柳选四家医案》	《柳选四家医案》包括王旭高《环溪草堂医案》、曹仁伯《继志堂医案》、尤在泾《静香楼医案》、张仲华《爱庐医案》，刊于 1904 年
陆以湉	定圃	清末（19 世纪）	桐乡 （浙江）	《冷庐医话》5 卷	本书成于清咸丰八年（公元 1858 年）
石芾南	寿棠 湛棠	公元 1821 ~ 1861 年	安东 （江苏）	《医原》3 卷	另有《温病合编》4 卷行世
唐宗海	容川	公元 1846 ~ 1897 年	彭县 （四川）	《血证论》8 卷	本书乃《中西汇通医书五种》之一，刊于清光绪十年（公元 1884 年）
张锡纯	寿甫	公元 1860 ~ 1933 年	盐山 （河北）	《医学衷中参西录》30 卷	本书刊于公元 1918 ~ 1934 年
莫枚士	文泉	公元 1862 ~ 1933 年	归安 （浙江）	《研经言》4 卷 《经方例释》3 卷附录 1 卷	

（续表）

姓名	字号	生活年代	籍贯	主要著作	备注
丁泽周	甘仁	公元 1865～1926 年	武进（江苏）	《药性辑要》《脉学辑要》《喉痧证治概要》《思补山房医案》	《药性辑要》《脉学辑要》《喉痧证治概要》均为丁氏亲自辑录，另有《孟河丁甘仁医案》《诊方辑要》《丁甘仁用药一百十三法》《思补山房膏方集》《思补山房医案》《丁甘仁医案续编》等，为子孙或学生所编辑
张寿颐	山雷	公元 1872～1934 年	嘉定（上海）	《重订中风斠诠》3 卷《疡医纲要》	张山雷另著有《妇科辑要笺正》《钱氏儿科案疏》等多种医著
恽树珏	铁樵	公元 1878～1935 年	武进（江苏）	《群经见智录》3 卷	本书乃恽铁樵《药庵医学丛书》二十二种之一

教材与教学配套用书

新世纪全国高等中医药院校规划教材

注：凡标○号者为"普通高等教育'十五'国家级规划教材"；凡标★号者为"普通高等教育'十一五'国家级规划教材"

（一）中医学类专业

1 中国医学史（常存库主编）○★
2 医古文（段逸山主编）○★
3 中医各家学说（严世芸主编）○★
4 中医基础理论（孙广仁主编）○★
5 中医诊断学（朱文锋主编）○★
6 内经选读（王庆其主编）○★
7 伤寒学（熊曼琪主编）○★
8 金匮要略（范永升主编）★
9 温病学（林培政主编）○★
10 中药学（高学敏主编）○★
11 方剂学（邓中甲主编）○★
12 中医内科学（周仲瑛主编）○★
13 中医外科学（李曰庆主编）★
14 中医妇科学（张玉珍主编）★
15 中医儿科学（汪受传主编）○★
16 中医骨伤科学（王和鸣主编）○★
17 中医耳鼻咽喉科学（王士贞主编）○★
18 中医眼科学（曾庆华主编）★

19 中医急诊学（姜良铎主编）○★
20 针灸学（石学敏主编）○★
21 推拿学（严隽陶主编）○★
22 正常人体解剖学（严振国 杨茂有主编）★
23 组织学与胚胎学（蔡玉文主编）○★
24 生理学（施雪筠主编）○★
    生理学实验指导（施雪筠主编）
25 病理学（黄玉芳主编）○★
    病理学实验指导（黄玉芳主编）
26 药理学（吕圭源主编）
27 生物化学（王继峰主编）○★
28 免疫学基础与病原生物学（杨黎青主编）○★
    免疫学基础与病原生物学实验指导（杨黎青主编）
29 诊断学基础（戴万亨主编）★
    诊断学基础实习指导（戴万亨主编）
30 西医外科学（李乃卿主编）★
31 内科学（徐蓉娟主编）○

（二）针灸推拿学专业（与中医学专业相同的课程未列）

1 经络腧穴学（沈雪勇主编）○★
2 刺法灸法学（陆寿康主编）★
3 针灸治疗学（王启才主编）
4 实验针灸学（李忠仁主编）○★

5 推拿手法学（王国才主编）○★
6 针灸医籍选读（吴富东主编）★
7 推拿治疗学（王国才）

（三）中药学类专业

1 药用植物学（姚振生主编）○★
   药用植物学实验指导（姚振生主编）
2 中医学基础（张登本主编）
3 中药药理学（侯家玉 方泰惠主编）○★
4 中药化学（匡海学主编）○★
5 中药炮制学（龚千锋主编）○★
   中药炮制学实验（龚千锋主编）

6 中药鉴定学（康廷国主编）★
   中药鉴定学实验指导（吴德康主编）
7 中药药剂学（张兆旺主编）○★
   中药药剂学实验
8 中药制剂分析（梁生旺主编）○
9 中药制药工程原理与设备（刘落宪主编）★
10 高等数学（周 喆主编）

11	中医药统计学（周仁郁主编）		有机化学实验（彭松　林辉主编）
12	物理学（余国建主编）	15	物理化学（刘幸平主编）
13	无机化学（铁步荣　贾桂芝主编）★	16	分析化学（黄世德　梁生旺主编）
	无机化学实验（铁步荣　贾桂芝主编）		分析化学实验（黄世德　梁生旺主编）
14	有机化学（洪筱坤主编）★	17	医用物理学（余国建主编）

（四）中西医结合专业

1	中外医学史（张大庆　和中浚主编）	9	中西医结合传染病学（刘金星主编）
2	中西医结合医学导论（陈士奎主编）★	10	中西医结合肿瘤病学（刘亚娴主编）
3	中西医结合内科学（蔡光先　赵玉庸主编）★	11	中西医结合皮肤性病学（陈德宇主编）
4	中西医结合外科学（李乃卿主编）★	12	中西医结合精神病学（张宏耕主编）★
5	中西医结合儿科学（王雪峰主编）★	13	中西医结合妇科学（尤昭玲主编）★
6	中西医结合耳鼻咽喉科学（田道法主编）★	14	中西医结合骨伤科学（石印玉主编）★
7	中西医结合口腔科学（李元聪主编）	15	中西医结合危重病学（熊旭东主编）
8	中西医结合眼科学（段俊国主编）★	16	中西医结合肛肠病学（陆金根主编）★

（五）护理专业

1	护理学导论（韩丽沙　吴瑛主编）★	12	外科护理学（张燕生　路潜主编）
2	护理学基础（吕淑琴　尚少梅主编）	13	妇产科护理学（郑修霞　李京枝主编）
3	中医护理学基础（刘虹主编）★	14	儿科护理学（汪受传　洪黛玲主编）★
4	健康评估（吕探云　王琦主编）	15	骨伤科护理学（陆静波主编）
5	护理科研（肖顺贞　申杰主编）	16	五官科护理学（丁淑华　席淑新主编）
6	护理心理学（胡永年　刘晓虹主编）	17	急救护理学（牛德群主编）
7	护理管理学（关永杰　宫玉花主编）	18	养生康复学（马烈光　李英华主编）★
8	护理教育（孙宏玉　简福爱主编）	19	社区护理学（冯正仪　王珏主编）
9	护理美学（林俊华　刘宇主编）★	20	营养与食疗学（吴翠珍主编）★
10	内科护理学（徐桂华主编）上册★	21	护理专业英语（黄嘉陵主编）
11	内科护理学（姚景鹏主编）下册★	22	护理伦理学（马家忠　张晨主编）★

（六）七年制

1	中医儿科学（汪受传主编）★	10	中医养生康复学（王旭东主编）
2	临床中药学（张廷模主编）○★	11	中医哲学基础（张其成主编）★
3	中医诊断学（王忆勤主编）○★	12	中医古汉语基础（邵冠勇主编）★
4	内经学（王洪图主编）○★	13	针灸学（梁繁荣主编）○★
5	中医妇科学（马宝璋主编）○★	14	中医骨伤科学（施杞主编）○★
6	温病学（杨进主编）★	15	中医医家学说及学术思想史（严世芸主编）○★
7	金匮要略（张家礼主编）○★	16	中医外科学（陈红风主编）○★
8	中医基础理论（曹洪欣主编）○★	17	中医内科学（田德禄主编）○★
9	伤寒论（姜建国主编）★	18	方剂学（李冀主编）○★

新世纪全国高等中医药院校创新教材（含五、七年制）

1	中医文献学（严季澜主编）★	3	中医内科急症学（周仲瑛　金妙文主编）★
2	中医临床基础学（熊曼琪主编）	4	中医临床护理学（杨少雄主编）★

新世纪全国高等中医药院校规划教材配套教学用书

（一）习题集

（二）易学助考口袋丛书

中医执业医师资格考试用书